D1754919

Haug

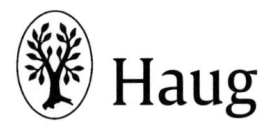

Bewährte Anwendung der homöopathischen Arznei

Band 2: Die Arznei und ihre Anwendung

Norbert Enders

2., überarbeitete Auflage

Karl F. Haug Verlag · Stuttgart

Bibliografische Information der Deutschen Bibliothek

Die Deutsche Bibliothek verzeichnet diese Publikation in der Deutschen Nationalbibliografie; detaillierte bibliografische Daten sind im Internet über http://dnb.ddb.de abrufbar

1. Auflage 2002

© 2005 Karl F. Haug Verlag in
MVS Medizinverlage Stuttgart GmbH & Co. KG
Oswald-Hesse-Str. 50, 70469 Stuttgart

Unsere Homepage: www.haug-verlag.de

Wichtiger Hinweis: Wie jede Wissenschaft ist die Medizin ständigen Entwicklungen unterworfen. Forschung und klinische Erfahrung erweitern unsere Erkenntnisse, insbesondere was Behandlung und medikamentöse Therapie anbelangt. Soweit in diesem Werk eine Dosierung oder eine Applikation erwähnt wird, darf der Leser zwar darauf vertrauen, dass Autoren, Herausgeber und Verlag große Sorgfalt darauf verwandt haben, dass diese Angabe **dem Wissensstand bei Fertigstellung des Werkes** entspricht. Für Angaben über Dosierungsanweisungen und Applikationsformen kann vom Verlag jedoch keine Gewähr übernommen werden. **Jeder Benutzer ist angehalten,** durch sorgfältige Prüfung der Beipackzettel der verwendeten Präparate und gegebenenfalls nach Konsultation eines Spezialisten festzustellen, ob die dort gegebene Empfehlung für Dosierungen oder die Beachtung von Kontraindikationen gegenüber der Angabe in diesem Buch abweicht. Eine solche Prüfung ist besonders wichtig bei selten verwendeten Präparaten oder solchen, die neu auf den Markt gebracht worden sind. **Jede Dosierung oder Applikation erfolgt auf eigene Gefahr des Benutzers.** Autoren und Verlag appellieren an jeden Benutzer, ihm etwa auffallende Ungenauigkeiten dem Verlag mitzuteilen.

Geschützte Warennamen (Warenzeichen) werden **nicht** besonders kenntlich gemacht. Aus dem Fehlen eines solchen Hinweises kann also nicht geschlossen werden, dass es sich um einen freien Warennamen handelt.
Das Werk, einschließlich aller seiner Teile, ist urheberrechtlich geschützt. Jede Verwertung außerhalb der engen Grenzen des Urheberrechtsgesetzes ist ohne Zustimmung des Verlages unzulässig und strafbar. Das gilt insbesondere für Vervielfältigungen, Übersetzungen, Mikroverfilmungen und die Einspeicherung und Verarbeitung in elektronischen Systemen.

Printed in Germany

Umschlaggestaltung: Thieme Verlagsgruppe
Umschlagfotos: Bruno Vonarburg, CH-Teufen, John Foxx Images und Corel Corporation
Satz: Satzpunkt Ewert GmbH, Bayreuth
Druck: Westermann Druck Zwickau GmbH

ISBN 3-8304-7214-5   1 2 3 4 5 6

Inhalt

Vorwort XI

Arzneien von A–Z

Abies nigra	3	Ammonium carbonicum	35
Abrotanum	3	Ammonium causticum	35
Absinthium	5	Ammonium jodatum	36
Acalypha	5	Ammonium muriaticum	36
Acidum aceticum	5	Ammonium phosphoricum	36
Acidum benzoicum	5	Amylium nitrosum	36
Acidum carbolicum	6	Anacardium	37
Acidum formicicum	7	Angustura	38
Acidum hydrocyanicum	7	Anhalonium	38
Acidum hydrofluoricum	8	Anthracinum	39
Acidum lacticum	10	Antimonium arsenicosum	39
Acidum muriaticum	10	Antimonium crudum	39
Acidum nitricum	11	Antimonium sulfuratum aurantiacum	42
Acidum oxalicum	14	Apis	42
Acidum phosphoricum	15	Apocynum	45
Acidum picrinicum	17	Apomorphinum	46
Acidum salicylicum	17	Aralia	46
Acidum sarcolacticum	17	Aranea avicularis → Mygale	
Acidum succinicum	18	Aranea diadema	47
Acidum sulfuricum	18	Arctium	47
Aconitum	20	Argentum metallicum	48
Actaea	25	Argentum nitricum	48
Adonis	26	Aristolochia	51
Aesculus	26	Arnica	52
Aethiops antimonialis	26	Arsenicum album	57
Aethusa	26	Arsenicum jodatum	67
Agaricus	27	Artemisia vulgaris	67
Agnus castus	29	Arum triphyllum	67
Ailanthus	30	Asa foetida	68
Aletris	30	Asarum	69
Allium cepa	30	Asclepias tuberosa	69
Aloe	31	Asparagus	70
Alumen chromicum	31	Aurum	70
Alumina	32	Aurum muriaticum	74
Ambra	33	Avena sativa	74
Ammonium bromatum	35		

Bacillinum	74
Badiaga	74
Balsamum peruvianum	74
Balsamum copaivae → Copaiva	
Bang	75
Baptisia	75
Barium carbonicum	76
Barium jodatum	79
Barium muriaticum	79
Belladonna	79
Bellis	82
Berberis	84
Beryllium	85
Bismuthum subnitricum	86
Blatta orientalis	86
Borax	86
Bovista	87
Bromum	88
Bryonia	89
Bufo	93
Cactus	93
Cadmium sulfuricum	94
Calabar	94
Caladium	94
Calcium carbonicum	95
Calcium fluoratum	101
Calcium phosphoricum	103
Calcium sulfuratum	106
Calculi biliarii	106
Calculi renalis	106
Calendula	106
Camphora	107
Cancerinum (Carcinosinum)	108
Cannabis indica	109
Cannabis sativa	109
Cantharis	110
Capsicum	112
Carbo animalis	114
Carbo vegetabilis	114
Carboneum sulfuratum	117
Carduus	117
Castor equi	118
Castoreum	118
Caulophyllum	118
Causticum	119
Ceanothus	124
Cedron	124
Cepa → Allium cepa	
Cerium oxalicum	125
Chamomilla	125
Chelidonium	126
Chenopodium	127
Chimaphila	128
China	128
Chininum arsenicosum	131
Chininum sulfuricum	131
Chionanthus	131
Chloralum	132
Chlorum	132
Cholesterinum	132
Cicuta	132
Cimicifuga	133
Cina	135
Cinnabaris	136
Cinnamomum	136
Cistus	137
Clematis	137
Colbaltum nitricum	138
Coca	138
Cocculus	138
Coccus cacti	139
Coffea	140
Colchicum	141
Collinsonia	142
Colocynthis	142
Condurango	144
Conium	144
Convallaria	146
Copaiva	146
Corallium rubrum	146
Crataegus	147
Crocus	147
Crotalus	148
Croton	150
Cubeba	150
Cuprum aceticum	150
Cuprum arsenicosum	151
Cuprum metallicum	151
Cuprum oxydatum nigrum	153

Inhalt

Cyclamen 153
Cypripedium. 154
Cytisus laburnum 154

Datisca 154
Digitalis 154
Dioscorea 155
Diphtherinum 156
Dolichos 156
Drosera 156
Dulcamara 157

Echinacea 158
Elaps 159
Elaterium 159
Equisetum 159
Erigeron 160
Eryngium 160
Euonymus europaea 160
Eupatorium perfoliatum 160
Eupatorium purpurea 161
Euphorbium 161
Euphrasia. 161

Ferrum arsenicosum 162
Ferrum jodatum 162
Ferrum metallicum 162
Ferrum phosphoricum 163
Ferrum picrinicum 165
Formica rufa 165
Fraxinus 166
Fucus vesiculosus. 166

Galega 166
Galinsoga 166
Galphimia 166
Gambogia → Gutti
Gelsemium 166
Geranium 170
Ginseng 170
Glonoinum 170
Gnaphalium 172
Gossypium 172
Graphites 172
Gratiola 175

Grindelia 175
Guaiacum 175
Gutti 176

Hamamelis 176
Harpagophytum 178
Hedera helix 178
Hekla lava 178
Helleborus 179
Heloderma 181
Helonias 181
Hepar sulfuris 181
Herniaria 185
Hirudo 185
Histaminum 186
Hydrastis 186
Hydrocotyle 187
Hydrophobinum → Lyssinum
Hyoscyamus 187
Hypericum 192

Iberis 193
Ignatia 193
Influencinum 196
Ipecacuanha 196
Iris 198

Jaborandi 198
Jalapa 199
Jatropha. 199
Jodum 199
Juglans cinerea 201
Juglans regia 201

Kalium arsenicosum 202
Kalium bichromicum 202
Kalium bromatum 204
Kalium carbonicum 204
Kalium chloratum 207
Kalium chloricum 207
Kalium jodatum 207
Kalium nitricum 208
Kalium phosphoricum 208
Kalium sulfuricum 209
Kalmia 209

VII

Inhalt

Kaolinum (Alumina silicata) 210
Kreosotum 210
Kresolum 212

Lac caninum 212
Lac defloratum 213
Lachesis 213
Lachnanthes 221
Lactuca 222
Lapis 222
Lathyrus 222
Latrodectus 222
Laurocerasus 223
Ledum 223
Leptandra 224
Lespedeza 225
Lilium 225
Lithium carbonicum 226
Lobelia 227
Lolium 227
Luesinum 227
Luffa 229
Lycopodium 229
Lycopus 235
Lyssinum 235

Magnesium carbonicum 235
Magnesium fluoratum 238
Magnesium muriaticum
(chloratum) 238
Magnesium phosphoricum 239
Mandragora 240
Manganum aceticum 240
Manganum muriaticum 240
Marum verum (Teucrium) 241
Mater perlarum 241
Medorrhinum 241
Melilotus 243
Menyanthes 244
Mephitis 244
Mercurius bijodatus rubrum 244
Mercurius corrosivus 245
Mercurius cyanatus 246
Mercurius dulcis 246
Mercurius jodatus flavus 247

Mercurius solubilis 247
Mezereum 250
Millefolium 251
Morbillinum 252
Moschus 252
Murex 252
Mygale (Aranea avicularis) 253
Myrica 253
Myristica 253
Myrtillus (Vaccinuum myrtillus) . . 253

Naja 253
Naphthalinum 254
Natrium carbonicum 254
Natrium fluoratum 255
Natrium muriaticum (chloratum) . . 255
Natrium sulfuricum 262
Niccolum metallicum 263
Niccolum sulfuricum 264
Nuphar 264
Nux moschata 264
Nux vomica 265

Ocimum 271
Oenanthe 271
Okoubaka 271
Oleander 271
Oleum terebinthinae → Terebinthina
Onosmodium 272
Opium 272
Origanum 274

Paeonia 275
Palladium 275
Pareira 275
Paris quadrifolia 275
Passiflora 275
Pel talpe 276
Petroleum 276
Petroselinum 278
Phellandrium 278
Phosphorus 279
Physostigminum → Calabar
Phytolacca 287
Plantago major 289

Platinum 289	Senega 321
Platinum muriaticum 292	Sepia .322
Plumbum jodatum 292	Serum anguillae. 327
Plumbum metallicum 292	Silicea .328
Podophyllum 294	Sinapis nigra 333
Pollen .295	Solidago. 333
Populus 295	Spigelia 334
Prunus 295	Spongia 335
Psorinum 295	Stannum jodatum. 336
Ptelea .296	Stannum metallicum 336
Pulsatilla 297	Staphisagria 337
Pyrogenium 303	Sticta .339
	Stillingia 340
Quassia 304	Stramonium 340
Quebracho 304	Strontium carbonicum 342
Quercus. 304	Strophantus 344
	Strychninum nitricum 344
Radium bromatum 304	Strychninum phosphoricum 344
Ranunculus bulbosus. 304	Sulfur .345
Raphanus 305	Sulfur jodatum 353
Ratanhia 305	Symphytum 353
Rheum 305	Syzygium 354
Rhododendron. 306	
Rhus aromatica 306	Tabacum 354
Rhus toxicodendron 306	Tarantula cubensis 355
Ricinus 310	Tarantula hispanica. 355
Robinia 310	Taraxacum 356
Rubia .310	Tartarus stibiatus 357
Rumex. 310	Tellurium metallicum 358
Ruta 311	Terebinthina 358
	Tetanus 359
Sabadilla 311	Tencrium marum verum
Sabal. .312	→ Marum verum
Sabina 312	Teucrium scorodonia 359
Sambucus 313	Thallium aceticum 359
Sanguinaria 313	Thallium metallicum 359
Sanguinarium nitricum 314	Thea 360
Sanicula aqua 315	Theridion 360
Sarsaparilla. 316	Thlaspi 361
Scarlatinum 317	Thuja .361
Scilla. .317	Thyreoidinum 364
Scorpio 318	Toxoplasmose 364
Secale 318	Trillium 364
Selenium 320	Tuberculinum bovinum 365
Senecio 321	Tuberculinum GT 367

Umckaloabo 367
Uranium nitricum. 368
Urtica urens 368
Usnea 368
Ustilago 369

Vaccinuum myrtillus → Myrtillus
Valeriana 369
Vanadium 369
Variolinum 370
Veratrum album 370
Veratrum viride 373
Verbascum 374
Vespa crabro 374
Viburnum 374

Vinca minor 374
Viola odorata 375
Viola tricolor 375
Vipera 375
Viscum album 375

Wyethia 376

Xanthoxylum 376
Xerophyllum 376

Yucca 376

Zincum metallicum 376
Zincum valerianicum 379
Zingiber 379

Anhang

Arzneinamen 383
Literatur 387

Vorwort

Lange geplant und endlich verwirklicht: Die Zusammenstellung aller bewährten Anwendungen einer Arznei zur raschen Orientierung unter der entsprechenden Arznei, zur Ergänzung des bisherigen Arzneischatzes und zur klinisch therapeutischen Absicherung der gewählten Arznei.

Nicht als neuartige Arzneilehre, sondern nur innerhalb dieser Begrenzung möchte ich dieses Buch verstanden wissen. Ein Leben lang begegnen wir kranken Menschen mit einer vorgefertigten klinischen Diagnose, die uns nichts anderes bietet als ein Herantasten an den eigentlichen Kern seiner Beschwerden, als einen Einstieg in die Tiefe seiner gestörten Person. Das ist unumstritten. Denn mit den Jahren der Erfahrung im Umgang mit kranken Menschen und mit den Bildern der Arzneien prägen sich auch hinter einer klinischen Diagnose verschiedene Bilder, die wir mit zunehmendem Verständnis um den kranken Menschen gegeneinander abwägen, um die ähnlichste daraus für ihn auszuwählen.

Deshalb betrachte ich den Band 1 der „Bewährten Anwendungen" – nach klinischer Diagnose und Beschwerden geordnet – wie auch dieses Buch als eine praktische Hilfe im Alltag, solange ich am Wesentlichsten in der Homöopathie, an der Arznei, nicht vorbeigehe.

Es bleibt mir, für diese überarbeitete Neuauflage meinen Verlagsfreunden zu danken, allen voran Gabriele Müller und Silvia Mensing, die der Verwirklichung dieser Arbeit wohlwollend ihre Hand liehen. Allen sei mein Dank.

Frühjahr 2005 *Dr. med. Norbert Enders*

Arzneien
von A–Z

Abies nigra

Verfassung

Missempfindungen
Kloß, vom Magen aufsteigend, wie ein Ei, bleibt in der Luftröhre stecken.

Magen

Schlaff, gesenkt (atonisch), Gefühl wie ein hart gekochtes Ei am Mageneingang;
Magenschleimhautentzündung (Gastritis), Krämpfe und Schmerz von unten nach oben, wie ein Ei am Mageneingang, saures Aufstoßen.

Abrotanum

Auslösung

Blutverlust
erschöpft, blass, hohläugig, appetitlos.

Nahrung
Verlangen nach *Brot* in *gekochter Milch*.

Reise
Frostbeulen, Erfrierungen, flohstichartige Schmerzen, feinste Venenzeichnung sichtbar.

Röntgen
Verbrennung, Geschwüre, Arznei stärkt die Kapillaren (kleinsten Adern).

Würmer
Schwäche durch Verwurmung, appetitlos, hohläugig, ruhelos.

Verfassung

Aussehen, Erscheinung
Abmagerung allgemein von unten nach oben;
abgemagertes *Gesicht*;
Beine mager, eingesunken wie sein Gesicht;
Knollennase (Rhinophym), sommers rot, winters blau.

Verhalten des Kindes
Frech und appetitlos, abgemagert, hohläugig.

Verhalten in der Jugend
Rollenkonflikt: depressiv, magert ab an den Beinen.

Appetit
Vermindert bei abgemagerten Kindern;
Magersucht (Anorexia nervosa), verweigert Nahrung;
Arznei wird das „homöopathische Fressmittel" genannt.

Diathese
Genesungszeit, hohläugig, kann sich nicht erholen, abgemagert von unten nach oben bei chronischen Krankheiten;
Bauchfellkrebs und Metastasen im Bauchfell tastbar;
Metastasen mit Lungenwasser (Pleuraerguss), schmerzlos.

Kopf

Kopfschmerz in der Genesungszeit mit Blässe.

Nase

Knollennase (Rhinophym), chronisch, im Sommer rot, im Winter blau.

Darm

Dünndarmentzündung Crohn (Enteritis regionalis Crohn), Durchfälle mit Koliken;
Durchfall im Wechsel mit Rheuma mit Hämorrhoiden, Bauch aufgetrieben, Blähungskoliken, Verstopfung;

Sprue (Zöliakie), Schleimhaut, Drüsen, Abmagerung.

Männliches Genitale

Wasserbruch (Hydrozele) des Hodens und des Samenstranges;
jede Wasseransammlung in serösen Häuten in Verbindung mit Drüsenerkrankungen.

Haut

Äderchenerweiterung (Angiektasien), schwache, brüchige Kapillaren (Teleangiektasien);
Beingeschwür (Ulcus cruris) bei Durchblutungsstörungen der Adern;
Blutschwamm (Hämangiom), Flammenmal, schlimmer im Winter; Arznei wirkt auf Gefäße; schwache, frostige Kinder;
Frostbeulen, Erfrierungen, flohstichartige Schmerzen, feinste Venenzeichnung sichtbar;
Gesichtsrose (Acne rosacea), im Winter schlimmer, blass, schwach, hohläugig, lymphatisch, Nase blau;
Knotenrose (Erythema nodosum), knotenförmige Hautrötung, rheumatische Hautknötchen, kälteempfindlich, frostig, im Winter schlimmer;
Recklinghausen (Nervengeschwülste), Fibrome der Haut;
Sklerodermie (chronische Gefäßbindegewebs-Systemerkrankung), wachsartige, derbe Verhärtung der Haut, Maskengesicht, Madonnenfinger, proximal sich ausbreitend;
Wundliegen (Dekubitus), Arznei zur Vorbeugung bei schwachen Gefäßen und blassen Druckstellen, schwacher, fröstelnder Mensch.

Muskeln

Dupuytren (Sehnenplattenverhärtung der Innenhand), Beugekontraktur der Finger, Knoten und Stränge in der Hohlhand (Stadium I).

Gelenke

Rheuma im Wechsel mit Durchfall bei Kälte, Nässe, Nebel bei Kümmerlingen, an Lymphdrüsentuberkulose denken!

Beine

Beingeschwür bei arteriellen Durchblutungsstörungen, schwache, brüchige Äderchen;
Frostbeulen, Erfrierungen der Zehen, flohstichartige Schmerzen, feinste Venenzeichnung sichtbar.

Blut

Bei *Polyzythämie* (vergrößerte Blutkörperchen im Knochenmark) zur Stärkung der Schwäche und der kleinen Gefäße.

Drüsen

Boeck'sches Sarkoid (Brustraumtumor), müde, matt, schwach, blass, abgemagert, lymphatisch.

Gefäße

Äderchenerweiterung (Angiektasien) in der Haut, schwache, brüchige Kapillaren (Teleangiektasien).

Nerven

Neurofibromatose (Geschwülste der Hautnervenwände) Recklinghausen.

Absinthium

Auslösung
Alkohol
Nervöser Tick bei Alkoholikern.

Verfassung
Aussehen, Erscheinung
Rot, kräftig.

Verhalten, Benehmen
Heftig, zornig, brutal;
klaut gern;
oft Kinder von Alkoholikern.

Gemüt
Zwangsneurose, Bewegungszwang, nervös, Tick, Hysterie, Epilepsie, *fällt rückwärts*.

Nerven
Ticks, nervöse Nervenzuckungen durch Alkoholabusus.

Acalypha

Lunge
Bluthusten nach trockenem Hustenanfall, morgens hell, gussweise, abends dunkel.

Acidum aceticum

Auslösung
Vergiftung
Durch *Nahrungsmittel*, durch *desinfizierende Mittel* (Karbolsäure), zur Nachbehandlung der Schwäche einsetzen.

Verfassung
Aussehen, Erscheinung
Erschöpftes, wächsernes *Gesicht* wie Christus am Kreuz;
größte Erschöpfung;
Bleichsucht junger Mädchen.

Appetit
Magersucht (Anorexia nervosa) mit zunehmender Schwäche, Müdigkeit, ausgezehrtes, wächsernes, starres Aussehen.

Diathese
Wassersucht (Ödeme), alabasterfarbene Haut, saures Wasseraufstoßen, viel Durst;
Karzinom, erschöpft, abgemagert, aufgeopfert, enttäuscht, großer Durst, aber trinkt nur kleine Schlucke, verlangt *Saures* und *Essig*, kalte, stinkende, wunde, *zersetzende Schweiße* nachts, droht zu ersticken.

Geist
Gedächtnisschwäche, Vergesslichkeit bei allgemeiner großer Schwäche und Blässe.

Magen
Magenschleimhautentzündung (Gastritis) mit zu wenig Säure (hypazide), heftiges Sodbrennen, heftiger Durst.

Acidum benzoicum

Verfassung
Bettnässen
Mehrmals in der Nacht, scharf wie *Pferdeharn*, verfärbt die Wäsche, manchmal auch zu Beginn der Nacht.

Diathese
Harnsaure Diathese, Gicht (chronische Arthritis), kleine Gelenke, Knötchen, Sehnenreißen, Gelenkkrachen, Urin scharf.

Augen

Bindehautentzündung (Konjunktivitis) mit Gelenk- und Harnleiterentzündung (Morbus Reiter), kleine Gelenke, Kniegelenke, Gicht, blasses, kaltschweißiges Aussehen.

Herz

Rheumatische Herzbeschwerden, nachts Stolpern und Klopfen; *Entzündung* des Muskels, der Herzhäute.

Blase

Blasenbeschwerden bei Rheuma, extrem scharf stinkender Urin.

Männliches Genitale

Harnröhrenentzündung (Urethritis) mit Gelenk- und Bindehautentzündung (Morbus Reiter); *Prostataentzündung* bei Rheuma.

Haut

Schuppenflechte (Psoriasis) und Gelenkbeschwerden, Beginn im Herbst und Herbst verschlimmert.

Muskeln

Ganglion (Nervenknoten) bei harnsaurer Diathese, kräftiger, roter Mensch.

Gelenke

Akute Gelenkentzündung (Arthritis acuta), *Gichtanfall*, reißend, stechend, besser durch Kälte, Urin stinkt scharf, Gelenk-, Harnröhren- und Bindehautentzündung (Morbus Reiter), blass, kaltschweißig; kleine Gelenke, Kniegelenke, Gicht; *chronische Gicht* und Harnsymptome mit scharf stinkendem Urin; *PCP* (primär chronische Polyarthritis) mit Schmerzen der kleinen Gelenke;

Rheuma mit Herzbeteiligung, nachts Stolpern und Klopfen, Entzündung des Herzmuskels, der Herzhäute; *Rheuma* mit Blasenbeschwerden, extrem stinkender, scharfer Urin.

Acidum carbolicum

Auslösung

Insektenstich
Bläschen, Eiter, *Brennen*, drohende Blutvergiftung.

Reise
Mückenstich, Bläschen, Eiter, Brennen, drohende Blutvergiftung.

Verbrennung
III. Grades, Geschwüre, starke Verschorfung.

Verletzung
Risswunden und *Quetschung* durch stumpfe Gegenstände, vor allem der Fingerspitzen;
Knochenbruch, offener Bruch, starke Verschorfung der Wunden.

Verfassung

Diathese
Scheidenkrebs, heftiges Brennen, scharfe, ätzende, übel riechende Absonderungen.

Schwangerschaft

Erbrechen mit schwerem Kopfschmerz, appetitlos, reizbar, Brennen und Rumpeln im Magen.

Haut

Insektenstiche, Bläschen, Eiter, Brennen, drohende Blutvergiftung;
Verbrennung III. Grades, Geschwüre, starke Verschorfung;

Risswunden und Quetschung durch stumpfe Gegenstände, vor allem der Fingerspitzen.

Knochen

Knochenbruch, offener Bruch, starke Verschorfung der Wunden.

Acidum formicicum

Auslösung

Wetter
Nässe, Kälte, Kaltbaden, Wetterwechsel, Zugluft.

Verfassung

Aussehen, Erscheinung
Rot, kräftig, liebenswert, freundlich.

Diathese
Allergisch-rheumatisch, juckende, brennende, nesselsuchtartige Hautreizungen, Heuschnupfen;
Arznei zur Vorbeugung des Heuschnupfens ab Januar bis April unter die Haut gespritzt und zur Umstimmung bei Rheuma.

Kopf

Kopfweh, rotes Aussehen, anhaltend, drückend, stechend in der Stirn, mit Schwindel und Übelkeit.

Augen

Allergisch gerötet, gereizt.

Nase

Heuschnupfen, wässrig, wund, schlimmer bei Wetterwechsel, Nässe, Kälte, Kaltbaden, Zugluft und Licht, besser durch Wärme in jeder Form, frische Luft und Höhenklima.

Rachen

Heiser.

Lunge

Würgende *Hustenattacken*, nach Frischluft verlangende Atemnot, Asthma.

Gelenke

Rheuma, anhaltend, *wandernd*, heftig nachts, bei Wetterwechsel, Nässe, Kälte, Kaltbaden, Zugluft, besser durch Wärme.

Acidum hydrocyanicum

Auslösung

Infektionen
Fortgeschrittene *Cholera*, letztes Stadium, alle Absonderungen stoppen, blau, schwach, Tetanie;
Tetanus (Wundstarrkrampf), Dauerkrämpfe, blaue Lippen, Schaum vor dem Mund, rückwärts gebeugt.

Verfassung

Aussehen, Erscheinung
Blaue Lippen durch Atembelastung, lokal oder zentral.

Missempfindungen
Elektrische Schläge, blitzartig vom Kopf bis zum Fuß, vor allem im Hinterkopf.

Diathese
Cheyne-Stokes-Syndrom, blass-kaltes Gesicht, blaue, schaumumrandete Lippen.

Mund

Lippenzyanose, livide, bläuliche Lippenfärbung.

Hals
Tetanie (Nebenschilddrüsenschwäche) mit blauen Lippen und blauer, kalter Nasenspitze.

Herz
Herzschwäche (Herzinsuffizienz) mit schwerer, sinusartiger Atemnot (Cheyne-Stokes), blass-kaltes Gesicht, blaue, mit Schaum umrandete Lippen.

Lunge
Bedrohlicher *Asthmaanfall* nachts, eiskalte Schweiße, bläuliche Haut, Hals und Brust wie zugeschnürt, röchelt;
Hyperventilation (rasche, tiefe Atmung), Tetanie, bläuliche, eiskalte Haut, kalter Schweiß.

Darm
Darmentzündung (Enterokolitis mit Brechdurchfall), fortgeschritten, letztes Stadium, alle Absonderungen stoppen, blau, schwach, Tetanie.

Muskeln
Tetanische Krampfanfälle mit blauen Lippen und blauer, kalter Nasenspitze.

Nerven
Epilepsie mit blauem Gesicht, schwach, benommen, bewusstlos.

Acidum hydrofluoricum

Auslösung
Alkohol
Leberzirrhose bei Säufern, Leber steinhart.

Reise
Sonnenallergie, wenn die unbedeckten Teile sich röten und brennen, Frieseln oder Blasen.

Schule
Schulkopfschmerz, Kopfweh mit Ohnmacht, durch übermäßige Konzentration oder durch Einhalten von Stuhl und Urin, wird rot, kollabiert, Schüler mit zartem Knochenbau, schlank, untergewichtig, hellhäutig, hellhaarig.

Sonne
Lichtdermatose, Sonnenallergie, Brennen, Blasen klein, groß oder zusammenlaufend, wenn die unbedeckten Teile sich röten und brennen.

Wetter
Bei *schönem heiterem, trockenem* Wetter: Empfindlichkeit der Venen, blasige Sonnenallergie, Fußpilz.

Verfassung

Aussehen, Erscheinung
Strotzt vor scheinbarer Gesundheit trotz bösartiger, tief greifender, destruktiver Erkrankungen;
Knollennase (Rhinophym), nur sommers, äußerst sonnenempfindlich, Lichtdermatose;
dünn, *untergewichtig*, zarte *Knochen*, schlechte *Zähne*, helle *Haut* und *Haare*.

Verhalten, Benehmen
Frühaufsteher, euphorisch, geschwätzig, voller Kraft;
Casanova, liebenswürdiger Schmetterling, *Nachtschwärmer*, stets im Begriff, seine Männlichkeit zu demonstrieren;
gleichgültig gegen Familie, schickt alle weg, will allein sein, abends voller Zweifel.

Verhalten des Kindes
Kraftmeier, schon beim Erwachen;

abends müde, verzweifelt, gefräßig; *lebensfroh.*

Verhalten in der Jugend
Junger *Nachtschwärmer*, flaniert genüsslich durch die Straßen, liebäugelt mit allen Röcken, sucht Abwechslung.

Diathese
Sonnenallergie, die unbedeckten Teile röten sich und brennen, Friesel oder Blasen;
Krebsgeschwulst, höchst schmerzempfindlich;
Schilddrüsenkrebs, harte Knoten;
Enddarmkrebs;
Afterkrebs, Plattenepithelkarzinom, noch kräftige, hitzige Menschen mit genügender Abwehr, sehen nicht krank aus.

Geist
Gedächtnisschwäche, Vergesslichkeit, bei allgemeiner Schwäche.

Gemüt
Seelisch *verhärtet*, *sadistisch*;
neigt zu *sexuellem Missbrauch*;
Verlangen, Dinge zu *zerschneiden*;
„es ist etwas Böses in mir".

Kopf
Hirnhauttumor (Meningeom), sich verhärtend.

Nase
Chronische *Knollennase* (Rhinophym), nur sommers schlimm.

Zähne
Zahnfistel, im Sommer schlimmer, Sekret dünn, scharf, wundmachend, Kälte lindert;
Zahnfleischentzündung mit anschließendem *Zahnfleischschwund*;
Unverträglichkeit von Prothesen.

Brustdrüse
Brustknoten bei hitzigen, kräftigen Frauen, nach Erweichung der Knoten zur Gewebsstärkung einsetzen.

Darm
Afterfistel, im Sommer schlimmer.

Leber
Verhärtete Leber, *Leberzirrhose*, steinhart durch Alkoholabusus.

Haut
Beingeschwür (Ulcus cruris), narbig, hartnäckig hitzig, Venen erweitert, schlimmer sommers, Hitze, Schwüle;
Blasensucht (Pemphigus), Blasen und Hautablösungen, eher im Sommer;
Blutschwamm (Hämangiom), rot, schlimmer in der Wärme, Arznei wirkt auf Gewebe, Person kräftig oder kraftlos;
Ekzem;
Nesseln, Quaddeln, Bläschen, Petechien;
destruktive, tiefe Hautstörungen mit schlimmem Juckreiz;
mikrobielles Ekzem, schlimmer in der Wärme, im Sommer, in der Sonne;
Fußpilz (Mykose) zwischen den Zehen, akut im Sommer, blasig, tiefe Risse;
Gesichtsrose (Acne rosacea) im Sommer schlimmer, rote, kräftige, destruktive Person;
Keloid, derbe bindegewebige Wulstnarbe bei allgemein straffem Bindegewebe, juckt;
Lichtdermatose, Blasen beim ersten Sonnenstrahl, Brennen, Blasen klein, groß oder zusammenlaufend;
Sklerodermie (chronische Gefäßbindegewebs-Systemerkrankung, Autoimmunerkrankung), derbe, wachsartige Verhärtung der Haut, plaqueartig, Zentrum hell, Rand blauviolett [lilac ring];

Sonnenallergie, die unbedeckten Teile röten sich bereits und brennen.

Haare

Kreisrunder *Haarausfall* (Alopecia areata), brüchige Haare.

Nägel

Niednägel, eingewachsene Nägel, chronisch entzündet, verhärtet.

Knochen

Knochenfistel, Sekret dünn, scharf, ätzend, im Sommer schlimmer, Kälte lindert; *chronische Knocheneiterung* (Osteomyelitis chronica), nach außen offen.

Beine

Beingeschwür (Ulcus cruris), narbig, hartnäckig hitzig, Venen erweitert; schlimmer sommers, bei Hitze und Schwüle;
periphere *Durchblutungsstörungen* der Glieder, Füße kalt, feucht, blaurot, nachts heiß, Gewebsschwäche;
Fußpilz zwischen den Zehen, akut im Sommer, blasig, tiefe Risse.

Blut

Polyzythämie bei strähnigen Erwachsenen.

Gefäße

Periphere *Durchblutungsstörungen* der Glieder, Füße kalt, feucht, blaurot, nachts heiß, Gewebsschwäche.

Drüsen

Boeck'sches Sarkoid (Brustraumtumor), Morgenmensch, abends verzweifelt; folgt gut auf *Silicea.*

Nerven

Hirnhauttumor (Meningeom), sich verhärtend.

Acidum lacticum

Bauchspeicheldrüse

Therapiebeginn bei *Diabetes,* Person noch gut beisammen, trocken, gieriger Hunger, Kur wiederholen, falls sie nicht gut anschlägt.

Acidum muriaticum

Auslösung

Drogensucht
Bewusstlos, vergehend blass, trockene, braun-schwarz belegte Zunge, röchelnde Atmung.

Infektionen
Typhus, fortgeschritten mit Schwäche, rutscht zum Bettende runter, Schleimhautgeschwüre, Zunge rasselt.

Operation
Folge von *Magenoperation* (Billroth II), Dumping-Syndrom, verträgt keine Milch.

Verfassung

Verhalten in der Jugend
Rollenkonflikt: gibt auf, ausgezehrt, vertrocknet, erstarrt.

Appetit
Magersucht mit zunehmender Schwäche, Müdigkeit, ausgezehrt, vertrocknet, starr.

Diathese
Herabfallen des *Unterkiefers* bei chronischen Krankheiten, vergehend blass, trockene, braun-schwarz belegte Zunge, röchelnde Atmung;
Magenkrebs, Schwäche, erschöpft, abgemagert, liegt im Todeskampf.

Augen

Halbsichtigkeit (Hemianopsie), Ausfall einer Bildhälfte, *senkrecht,* rechts oder links, mit Schwäche.

Magen

Magenschleimhautentzündung (Gastritis) mit zu wenig Säure (hypazid), ranziger, fauliger Geschmack im Mund.

Darm

Darmentzündung (Enterokolitis mit Brechdurchfall), fortgeschritten mit Schwäche, rutscht zum Bettende hinunter, Schleimhautgeschwüre, Zunge rasselt;
Stuhlinkontinenz (unfreiwillige Stuhlentleerung), versehentlich beim Urinieren.

Acidum nitricum

Auslösung

Angst
Vor der Angst beim *Darandenken,* destruktiv, klebrig;
Angst bei *Aufwärtsbewegung,* Schwäche, Gelenkknacken;
Angst vor *Schlaflosigkeit,* durch Übernächtigung, erwacht halbstündlich aus Halbschlaf, schläft nach 2 oder 4 Uhr nicht mehr ein.

Infektionen
Scharlach, eitrig geschwürige Halsentzündung, Atem riecht streng und scharf;
Syphilis, Sekundärstadium (Lues II), Papeln bluten, splitterartiger Schmerz, Bubonen eitern, Kopfknochen schmerzen, bohrend, berührungsempfindlich, Kupferflecke;
chronischer *Tripper* (Gonorrhöe), Ausfluss dünn, wund, brennt, Splitterschmerz, Feigwarzen;
Tuberkulose vor der Kavernenbildung, Blutandrang, Bluthusten, *beachte*: Wärme schlimmer (!);
fortgeschrittener *Typhus* mit schleimigen, eitrigen Blutungen.

Nahrung
Verlangen begierig nach *Fett,* aber auch Abneigung davor, nach *Fisch, Hering,* nach *Salzigem,* nach *Limonade* bei blassen, frostigen Menschen, nach *Unverdaulichem* mit sichtbarem Vergnügen wie Kreide, Bleistifte, Erde;
Abneigung gegen *gewürzten Käse*;
verdorbener Magen durch *Milch* mit Übelkeit.

Röntgen
Verbrennung, Geschwüre, dünne Absonderung, übel riechend.

Wetter
Jeder *Wetterwechsel* zu *nasskalt,* Katarrhe, Stimmung fällt.

Verfassung

Aussehen, Erscheinung
Pickel im *Gesicht,* kleine stechende auf der *Stirn,* warziges Gesicht, Warzen auf dem *Augenlid,* gelbe *Augenringe*;
Pickel im Bereich des *Brustkorbs,* vorne und hinten, klein, stechend.

Verhalten, Benehmen
Flucht, schwört, spuckt, krampfend blasses Aussehen;

hinterlistig, schwört Rache, immer unzufrieden;
angriffslustig, flucht über alle und alles; beleidigt und *beschimpft* andere ständig, anfallsartig;
greift an.

Verhalten des Kindes
Angriffslustig, plötzliche, heftige, hasserfüllte Ausbrüche, flucht und spuckt;
spielt gern mit dem Feuer;
schlecht in der Schule;
isst süß und scharf nacheinander.

Schlaf
Angst vor *Schlaflosigkeit* durch *Übernächtigung*, erwacht halbstündlich aus Halbschlaf, schläft nach 2 oder 4 Uhr nicht mehr ein.

Missempfindungen
Einschießen, splitterartig bei Bewegung an Haut-Schleimhaut-Grenzen.

Diathese
Destruktiv;
Anlage zu *Feigwarzen*, Feuchtwarzen, riechen durchdringend scharf, streng, übel wie Pferdeharn;
Herpesbläschen;
Brustkrebs, geschwürig, schmierige, stinkende Beläge, blutige Einrisse, Schwäche;
Enddarmkrebs bei blassen, erschöpften, abgehärmten Menschen;
Afterkrebs, Plattenepithelkarzinom;
Muttermundkrebs, geschwürig zerfallend mit schmierigen, stinkenden Belägen und blutigen Einrissen, allgemeine Schwäche.

Gemüt
Einbildungen, behauptet, ihr Kind sei nicht das ihre, kann Körperliches in ihrem Geist nicht annehmen;
Geist sei vom Körper getrennt;
neigt zum Erschießen;

habe zwei Willen, einen geistigen, einen körperlichen.

Kopf
Ekzem im behaarten Kopf, nässend, übel riechend, eher an den Haargrenzen;
Kiefergelenkarthrose, Knarren, Schaben, Gelenkzerfall.

Augen
Bindehautentzündung (Konjunktivitis) mit Gelenk- und Harnleiterentzündung (Morbus Reiter) bei blasser, trockener Person;
Hornhautentzündung (Keratitis, Anlage beachten!), dünnes, ätzendes Sekret, Splitterschmerz;
Hornhautgeschwüre (Ulcus corneae), oberflächlich beginnend, dünne, ätzende Absonderung, Splitterschmerz;
Hornhautherpes (Herpes corneae), immer wiederkehrend, brennt, Absonderungen scharf, wundmachend, sieht Funken.

Ohr
Warzenfortsatzentzündung (Mastoiditis) bei chronischer Mittelohrentzündung;
Abszess im Warzenfortsatz.

Nase
Oberflächliche *Schleimhautgeschwüre* in der Nase, übel riechender Belag, dünne, ätzende Absonderung;
Stinknase (Ozäna) mit stinkenden Geschwüren;
Schrunden, Einrisse (Rhagaden) am Nasenflügel, tiefe, eitrige, juckende Risse und Geschwüre.

Mund
Mundfäule (Stomatitis aphthosa), kleine Geschwüre der Schleimhaut, stechen wie mit vielen Splittern, strenger Atem, kaltes Wasser lindert;

Acidum nitricum

Mundgeruch (Foetor ex ore), streng, scharf, Schleimhaut-Splitterschmerz, Kälte lindert;
Schrunden, Einrisse an den Lippen am Übergang von Haut zu Schleimhaut, Mundfäule, Schleimhautkrebs.

Rachen

Halsschmerzen (Pharyngitis), wie ein Splitter im Hals, anhaltend, geschwürig.

Lunge

Husten beim Niederlegen, chronisch trockener, kurzer Hackhusten, Splitter im Hals.

Darm

Afterfissur (kleine Afterrisse), winzige, juckende Einrisse der Afterhaut, schmerzen wie Splitter an der Haut-Schleimhaut-Grenze, After und Lippen (!), Durchfall;
Darmentzündung (Enterokolitis mit Brechdurchfall), fortgeschritten mit Blutungen, schleimig, eitrig;
Darmpolypen, chronisch entzündet, am unteren Darmabschnitt;
Afterekzem, stärkster, nässender Ausschlag, kratzt sich blutig;
Hämorrhoiden, blutend mit Schleim, Nässen, Stiche wie eingerammte Splitter; tiefe eitrige, juckende Risse am After, Geschwüre (Proktitis), Ekzem, Feigwarzen.

Blase

Blasenpolypen mit bösartiger Entartung, bluten, Urin riecht streng;
Harnröhrenentzündung (Urethritis), chronisch, Ausfluss dünn, wund, brennt, Splitterschmerz, Feigwarzen.

Männliches Genitale

Harnröhrenentzündung mit Gelenk- und Bindehautentzündung (Morbus Reiter) bei blasser, trockener Person;
Herpes im Genitalbereich, eitrig, blutig, mit scharfem Geruch;
auch trockene Feigwarzen;
Prostataentzündung bei Rheuma;
Schrunden, Einrisse (Rhagaden) am Penis, tiefe, eitrige, juckende Risse oder Geschwüre.

Weibliches Genitale

Ausfluss, übel riechend, bräunlich, blutig, ätzend, dünn, grün, stinkt, brennt, hartnäckig, bei Feigwarzen, verlangt Wärme;
Gebärmutterhalsentzündung (Zervixerosion), geschwürig, übel riechend;
Juckreiz (Pruritus sine materia) am Scheideneingang, besonders nach dem Koitus oder vor der Periode, wunde, kalte Haut;
Scheidenblutung (Vaginalblutung) bei Untersuchung, geschwürig, übel riechend;
Schrunden, Einrisse (Rhagaden) an der Vulva, tiefe, eitrige, juckende Risse, Geschwüre, Feigwarzen.

Haut

Akne an der *Stirnhaargrenze* als Ausdruck einer Verhaltensstörung, Person dürr, unruhig, stinkt, flucht, spuckt, destruktiv;
Blasensucht (Pemphigus), Blasen und Hautablösungen, tiefste, rissige Schrunden, eher im Winter;
Ekzem an den Haut-Schleimhaut-Grenzen, dünn, nässend, wund, *hinter den Ohren*, übel riechend, tropfend, Krusten bildend, Ekzem am *behaarten Kopf*, nässend, übel riechend, eher an den Haargrenzen, *um den After*, stärkster nässender Ausschlag, kratzt sich blutig;

Acidum nitricum

Gesichtsrose (Acne rosacea), einsetzen wenn rote Nase blass wird, Person ausgezehrt, spuckt mit Worten oder aufs Trottoir;
Herpesbläschen an den Lippen, leicht eitrig, blutig, stinkend, breiten sich aus;
Taubheitsgefühle der Kopfhaut (Parästhesien);
Schrunden, Einrisse an der Vulva, am Penis, an den Lippen, am Nasenflügel, allgemein am Übergang von Haut zu Schleimhaut, tiefe, eitrige, juckende Risse und Geschwüre, Schleimhautkrebs;
Feigwarzen, Feuchtwarzen, durchdringend scharf, streng, übel riechend wie Pferdeharn.

Gelenke

Akute *Gelenkentzündung* (Arthritis acuta) mit Harnröhren- und Bindehautentzündung (Morbus Reiter), Person blass, trocken, große Gelenke betroffen, Schienbeinschmerz;
Kiefergelenkarthrose mit Knarren, Schaben.

Beine

Beingeschwür (Ulcus cruris), schmerzhaft wie Holzsplitter;
dünner, scharf stinkender Eiter, trockene Wärme lindert.

Nerven

Gangunsicherheit (Ataxie), Torkeln (lokomotorisch), Verkalkung;
scharfe, blitzartige, spannende Schmerzen, Tabes.

Acidum oxalicum

Verfassung

Diathese
Chronische Krankheiten: *Darandenken* verschlimmert alles, Schmerz von einem Punkt ausgehend.

Kopf

Kopfschmerz, von einem Punkt des Kopfes ausgehend, nach allen Seiten ausstrahlend.

Augen

Bindehautentzündung (Konjunktivitis) mit Gelenk- und Harnleiterentzündung (Morbus Reiter), Person rot, warmschweißig.

Herz

Aortaschwäche (Aorteninsuffizienz), Schmerzen ziehen von einem Punkt über dem Herzen zur linken Schulter;
Herzbeschwerden, als bliebe das Herz stehen, es setzt tatsächlich aus, wenn er daran denkt.

Männliches Genitale

Harnröhrenentzündung (Urethritis) mit Gelenk- und Bindehautentzündung (Morbus Reiter), roter, warmschweißiger Mensch;
Prostataentzündung bei Rheuma;
Samenstrangneuralgie, Schmerzen ziehend, von einem Punkt ausgehend.

Gelenke

Morbus Reiter (Gelenk-, Harnleiter- und Bindehautentzündung), Finger- und Zehengelenke betroffen.

Nerven
Neuralgie der *Samenstränge*, ziehend, von einem Punkt ausgehend.

Acidum phosphoricum

Auslösung

Blutverlust
Erschöpft, blass, teilnahmslos.

Heimweh
Eher bei *Kindern*, erschöpft von Kummer, ziehen sich zurück, liegen nur noch auf dem Bett.

Infektionen
Typhus, fortgeschritten mit Delirium, seelische Apathie, glasiger Blick, Blähbauch, Rumpeln, Stuhl schmerzlos.

Kummer
Liebeskummer, Jugendliche und Junggebliebene, rundlich, zart;
Kränkung, Demütigung, schwach, blass, elegisch, immer wieder verliebt.

Nahrung
Verlangen nach *frischer Nahrung, Saftiges, Obst*;
Übelkeit nach *Schwarzbrot*;
Blähsucht, bitteres Aufstoßen nach *sauren* Speisen.

Reise
Übelkeit junger Männer nach tollen Sexspielen, erschöpft, enttäuscht!

Überanstrengung
Geistiger Art, zart, blass, erschöpft, seufzt, zieht sich zurück, Kummer.

Verfassung

Aussehen, Erscheinung
Wangen zu mager, zart, rosa oder erschöpftes *Gesicht*, apathisch, gleichgültig, schläfrig, hinfällig;
Achselschweiß zu übermäßig, reichlich, schwächend.

Verhalten, Benehmen
Gleichgültig, interessenlos, erschöpft; empfindet nichts mehr nach lang anhaltendem Kummer.

Verhalten des Kindes
Gleichgültig, *erschöpft* und verlangt nach nichts mehr, Liebeskummer mit seiner Umwelt.

Verhalten in der Jugend
Reagiert übermäßig *gefühlsbetont*, Liebeskummer;
maulfaul, schwach, zart, hübsch wie gemalt;
Rollenkonflikt: fühlt sich sexuell beschmutzt, enttäuscht, erschöpft, teilnahmslos, nach Onanie, nach Koitus;
eifersüchtig in der Pubertät aus Liebeskummer, zieht sich zurück.

Sexuelles Verhalten
Impotenz bei Diabetikern;
Erektion mangelhaft beim Koitus, schwach, erschöpft;
Samenerguss zu früh, schon vor Erektion entleert oder Erektion erlischt beim Koitus, erschöpft, gleichgültig oder ängstlich über diesen Zustand;
Übelkeit und Schwindel nach Koitus, erschöpft, enttäuscht;
Samenerguss ungewollt nachts, mit Erregung, chronisch jede Nacht, Schuldgefühle darüber quälen.

Sprache
Leise, ablehnend, einsilbig.

Appetit
Magersucht mit zunehmender Schwäche, Müdigkeit, noch zart.

Acidum phosphoricum

Missempfindungen
Brennen, Rücken und Glieder, wenn erschöpft.

Diathese
Chronische Krankheiten: *rutscht im Bett ab* bei Kissenhochlage, sehr schwach.

Geist
Vergesslichkeit bei allgemeiner Schwäche, blass, immer schwächer.

Gemüt
Erschöpfungsdepression, erschöpft, gleichgültig, interessenlos, verlangsamt; empfindet nichts mehr nach lang anhaltendem Kummer;
sexuelle Depression durch Onanie;
Kummer, Kränkung, Demütigung, schwach, blass, elegisch, immer wieder verliebt;
Liebeskummer rundlicher, zarter Jugendlicher und Junggebliebener.

Kopf

Kopfschmerz bei zarten Jugendlichen *nach Koitus* mit Herzklopfen, Kopfschmerz durch *Überanstrengung der Augen*, dumpf, schwach, schwindlig im Hinterkopf; müde, lichtempfindliche Augen, Kopfschmerz durch *geistige Überanstrengung*, zarte, erschöpfte Menschen mit Liebeskummer;
nervöser *Schwindel* nach Koitus mit Übelsein, erschöpft, enttäuscht.

Herz

Herzklopfen bei schnell wachsenden, zarten, schlanken Kindern und Jugendlichen, auch nach Onanie.

Darm

Durchfall ohne Schmerzen, erschöpft, erschöpfende Schweiße, Plätschern im Oberbauch oder Durchfall nicht schwächend, wässrig, dünn, viel Durst auf kaltes Wasser, Schweiß am ganzen Körper, mit Unsicherheitsgefühl im After, *Schließmuskelschwäche*, Blähungen rumpeln und plätschern im Bauch.

Bauchspeicheldrüse

Diabetes, Person schwach, rasch erschöpft, schwitzt nachts, mit Impotenz; Diabetes *bei sehr zarten, blassen, stillen Kindern* (insipidus), rasch geistig und körperlich erschöpft, viel Durst, appetitlos, viel farbloser, phosphatreicher Urin.

Weibliches Genitale

Ausfluss nach der Periode, gelb, juckend mit großer Schwäche.

Haut

Übermäßiger Schweiß, in den Achseln, reichlich, schwächend.

Haare

Nervöser Haarausfall (Alopecia nervosa) aus Liebeskummer, durch Blutarmut.

Muskeln

Ganglion (Überbein) bei schwachen Gelenken schwächlicher Menschen, die sich rasch erholen.

Gelenke

Rheuma mit nächtlichen Knochenschmerzen, Hüfte, Wirbelsäule, *schabend wie mit Messern*, Wärme lindert.

Blut

Perniciosa (Störung der Vitamin-B_{12}-Aufspaltung), fehlende Magensäure, Schleimhautschwund.

Gefäße

Durchblutungsstörungen der Glieder, *Froschhände*, eiskalt, feucht, mit nervöser Erschöpfung.

Nerven

Gangunsicherheit (Ataxie) durch sexuelle Übertreibung;
rasch erschöpft, Prickeln wie mit Nadeln, schmerzhafte Erektionen.

Acidum picrinicum

Auslösung

Kummer
Kränkung, *Demütigung*;
schwach, blass, eckig, apathisch, glaubt, es lohne sich nicht mehr;
Liebeskummer Jugendlicher und Junggebliebener, Person eckig, eckt an.

Appetit
Magersucht (Anorexia nervosa) mit zunehmender Schwäche und Müdigkeit.

Verfassung

Verhalten, Benehmen
Gleichgültig, interessenlos, erschöpft, Rückenweh, Kopfweh, überarbeiteter Unternehmer, will Stille.

Verhalten in der Jugend
Maulfaul, schwach aus Liebeskummer, eckiges Verhalten, voller Pickel im Gesicht.

Sexuelles Verhalten
Samenerguss ungewollt nachts, mit Erregung, *heftige Erektion*, Schwäche danach.

Geist
Vergesslichkeit bei allgemeiner Schwäche.

Kopf

Kopfschmerz bei eckigen Jugendlichen nach Koitus, Rückenweh.

Acidum salicylicum

Verfassung

Aussehen, Erscheinung
Achselschweiß zu übermäßig, warm, feucht, reichlich.

Verhalten in der Jugend
Reagiert übermäßig gefühlsbetont, heiter *erregt* oder *pessimistisch* verzagt.

Diathese
Rot, warm, feucht, *hitzig*, erregt; reichlich *schwächende Schweiße*.

Geist
Gedächtnisschwäche bei allgemeiner Schwäche.

Haut

Ekzem, Nesseln, Quaddeln, Bläschen, *Petechien*;
triefende, übermäßig schwächende *Schweißausbrüche*, besonders in den Achseln (Hyperhidrose);
Erythrasma (Corynebakterien-Infektion), z.B. *Intertrigo*, scharf begrenzte, rötlichbraune Flecke.

Acidum sarcolacticum

Verfassung

Gemüt
Azetonämisches Erbrechen bei Kindern als Folge von *Kummer*.

Magen

Azetonämisches Erbrechen mit Übelkeit, Druckschmerz, Säure, saure Stühle, erschöpft, frostig, möchte zugedeckt werden.

Schwangerschaft

Muskelschmerzen im Wochenbett, lahme Rückenmuskeln, Beinmuskeln mit Krämpfen bei geringster Anstrengung.

Acidum succinicum

Auslösung

Kummer
Durch *Tagessorgen*, wie bei *Ambra*, folgt gut danach;
verzweifelt an seinen Alltags- und Geschäftssorgen, besonders wenn sie erwähnt werden.

Verfassung

Aussehen, Erscheinung
Blasses, *eingefallenes* Gesicht mit *roten* Flecken.

Verhalten, Benehmen
Schüchtern-gehemmt, ängstlich;
reibt sich aus Verlegenheit dauernd die Nase;
eigensinnig, kindisch, hysterisch, man kann ihm nichts recht machen;
will *allein sein*, verweigert Trost.

Nase

Fließschnupfen anfangs, wässrig, wundmachend, später *verstopft*, fließt aber weiter.

Lunge

Kitzelhusten, Kloß im Hals;
nervöses *Asthma*, blass, asthmatoide nervöse Bronchitis, Heuasthma, friert, möchte aber frische Luft.

Acidum sulfuricum

Auslösung

Alkohol
Chronischer *Alkoholmissbrauch*, Person blass, kalt, verschrumpelt, verschlampt, hastig;
nach *Nux vomica* einsetzen;
Säufererbrechen, morgendliches Säurewürgen, bei Trinkwunsch in D30 einsetzen, auch für die Willensstärke;
Säuferwahn, fühlt sich angegriffen, ausgelacht, verhöhnt, verfolgt.

Drogensucht
Folgen von *Drogensucht*, Person vernachlässigt, verschlampt, verschrumpelt.

Infektionen
Gelbfieber, spätere Stadien, blutet schwarz, schwitzt stark und erschöpfend, stinkende Stühle.

Reise
Bluterguss; *Gelbfieber*.

Vergiftung
Blei (Farben, Farbstoff, Kitt).

Verletzung
Boxerauge, Brillenhämatom oder Bluterguss, wenn Rand wie *ausgefranst*, mit glasiger Schwellung.

Verfassung

Aussehen, Erscheinung
Verschlampter, verwahrloster, *verschrumpelter* Mensch;

Gesicht gerötet, gedunsen; *Achselschweiß* zu übermäßig, stinkt, Person wäscht sich nicht.

Verhalten, Benehmen
Folge von Vernachlässigung bei jungen Menschen; männliche Partner von *Bufo*, verwahrlost, Säufer.

Sexuelles Verhalten
Impotenz bei Alkoholikern.

Appetit
Magersucht (Anorexia nervosa) mit zunehmender Schwäche, Müdigkeit.

Geist
Gedächtnisschwäche bei allgemeiner Schwäche.

Kopf

Kopfschmerz bei Hitzewallungen in den *Wechseljahren*, Gefühl wie mit Wasser übergossen, Kopfschmerz *bei Trinkern*, Stauungskopfschmerz.

Augen

Boxerauge, *Brillenhämatom*, wenn Rand wie ausgefranst, mit glasiger Schwellung.

Herz

Herzklopfen (Tachykardie), Person glaubt, jeder sähe es.

Lunge

Bronchialasthma der Großstadtkinder mit Ekzem, rasselnd, pfeifend, locker, ermüdender Reizhusten.

Magen

Erbrechen und Magenbeschwerden bei Trinkern, morgendliches Säurewürgen.

Bauchspeicheldrüse

Diabetes, Person verwahrlost, säuft, Unterhautblutungen, viel Schweiß, diabetische Nervenentzündung, schwere Nervenschmerzen, Muskelschmerzen und Juckreiz nachts.

Männliches Genitale

Unfruchtbarkeit beim Mann, besonders bei Alkoholikern.

Weibliches Genitale

Hitzewallungen mit Kopfschmerzen in den *Wechseljahren*, Kopfweh im ganzen Kopf, *beginnt allmählich, hört plötzlich auf*, Gesicht gedunsen oder Hitzewallungen mit kalten, erschöpfenden Schweißen, Person ruhelos mit zitternder Hast, schlaflos mit Hautjucken; heftiges *Jucken* am äußeren Genitale in der Menopause, *beachte*: Diabetes!

Haut

Ekzem der Großstadtkinder, heftiger *Juckreiz*; *Unterhautblutungen* (Petechien) mit auslaufendem Rand, häufig bei Alkoholikern; übermäßig stinkender *Schweiß* in den Achseln; *Bluterguss*, Rand wie ausgefranst, glasige Schwellung.

Gelenke

Rheuma, besser durch Alkohol, Gelenk- und *Nervenschmerzen*.

Blut

Hautblutungen (Petechien); Perniciosa (Störung der Vitamin B_{12}-Aufspaltung), fehlende Magensäure, Schleimhautschwund.

Drüsen
Unfruchtbarkeit (Sterilität) beim Mann, bei Trinkern.

Gefäße
Krampfadern, Arznei zur Gefäßwandstärkung bei bläulich schimmernden Venen einsetzen.

Aconitum

Auslösung
Angst
Plötzlich, unbegründet;
Herzangst, Herzenge, Herzrasen, Herzanfall;
Angst vorm *Alleinsein*, glaubt, er könne sich der *Todesstunde* nähern, möchte die Hand gehalten haben;
Angst vor *Beengung*, vor Enge, Platzangst;
Angst, eine geschäftige *Straße* zu überqueren, es könnte etwas passieren;
Angst vor *Geräuschen*, vor lauten Menschen, lauter Musik, vor Streit;
Angst, in der Gesellschaft *abgelehnt zu werden*, meint, man bemerke sein Herzklopfen, seine Erregtheit;
Angst vor *Unheil*, Unglück, es könne etwas passieren, unruhig und unnütz aufgeregt;
Angst vor einer *Reise*, plötzliche Angst, es könne etwas schiefgehen, *ruhelos*;
Angst in der *Schwangerschaft*;
Angst vor dem *Tod*, sagt die Todesstunde voraus, ruhelos, eher abends;
Angst vor *Überraschungen*.

Ärger
Schreck, Kolik, Durchfall, Schlaflosigkeit, Zittern *nach Ärger*, das Herz pocht und stolpert, die Beine versagen, Person ist rot.

Blutverlust
Akut, mit Atemnot, Brustenge, Fieber.

Entzündungen
Aktives, *hyperämisches* Stadium (Blutfülle, Rötung), hellrot, trocken, plötzlich, heftig, Person ängstlich, unruhig.

Grippe
Beginn der Erkältlichkeit bei eher *schlanken*, kantigen Menschen, bei trockenem Kratzen in Nase und Hals, durch Zugluft, kalten Wind;
Grippe *mit Fieber*, trocken, Person unruhig, ängstlich, Kühle suchend.

Infektionen
Schüttelfrost vor Fieber mit heißer Haut, ausgelöst durch trockene, kalte Winde;
Fieberbeginn, hellrot, trocken, *plötzlich*, heftig, Person ängstlich, unruhig, starker Durst;
Cholera der Säuglinge (Cholera infantum), Spinatstühle, Fieber, Ruhelosigkeit, Ohnmacht vor Stuhlentleerung;
akutes *Gelbfieber* mit plötzlich hohem, trockenem Fieber, Frost, springendem Puls, Ruhelosigkeit;
anfängliche *Masern* mit plötzlichem, trockenem Fieber, Person verlangt nach Kälte;
Pocken, bei plötzlich hohem Fieber im Beginn, Person ist durstig, ruhelos;
Röteln bei anfangs plötzlichem, trockenem Fieber, verlangt nach Kälte, Ausschlag hellrot;
zur Vorbeugung bei *Röteln* in der Umgebung oder bei Epidemie;
akuter *Tripper* (Gonorrhöe), Urin spärlich, heiß, brennt, Harnröhre trocken, Krabbeln.

Ohnmacht
Todesangst, Person hellrot, ruhelos.

Aconitum

Operation
Hauptarznei bei Störungen nach *Augenoperation* mit Gefühl, als seien die Augen wie voll von feinem Sand.

Reise
Plötzlicher Durchfall im *Sommer* bei heißen Tagen und kalten Nächten, Stühle häufig, aber spärlich mit Krämpfen; plötzliche *Angst vor einer Reise*, glaubt, es könne etwas schiefgehen, ruhelos; Erkältlichkeit, Kopfschmerz bei *Kälte*, besonders bei *trockenen, kalten Winden*, Sturm und Zugluft; *Sonnenstich* mit Unruhe, geht auf und ab, Delir, spricht vom nahenden Tod; hochroter Kopfschmerz durch *Sonne, Hitze, Überwärmung* mit panischer Angst, Gefühl, als hebe sich die Schädeldecke ab; Unterkühlung im *Schnee* durch kalten, trockenen *Nordwind* mit Schüttelfrost, Zittern, Kopfweh; Nackensteife, Nervenschmerz in der Schulter durch *Zugluft* (offenes Fenster); *Kälteschock* durch trocken-kalten Nordwind, Schüttelfrost, Zittern, Kopfweh; akutes *Gelbfieber* mit plötzlich hohem, trockenem Fieber, Frost, springendem Puls und Ruhelosigkeit.

Schlaganfall
Bei *hohem Blutdruck*, Person hochrot, panische Angst, sagt die Todesstunde voraus, besonders *nach Ärger, Aufregung*.

Schreck
Unruhig, panisch ängstlich aufgeregt; Schock des *Neugeborenen* nach der Geburt: „raus in die Kälte" mit Unruhe und Zittern.

Sonne
Sonnenstich mit Unruhe, geht auf und ab, *Delir*, spricht vom nahenden Tod.

Verbrennung
I. Grades: hellrot, trockene Hitze, flacher, roter Ausschlag, Kälte lindert.

Vergiftung
Schock, Kollaps, *Todesangst*, Person wirft sich umher, stöhnt laut.

Wetter
Erkältung an *schönen, trockenen* Tagen und *trocken-kalten* Nächten; Augenentzündung durch *Sonne* im Gebirge oder *zugige, kalte, trockene* Luft oder durch Fremdkörper (!); plötzlicher Sommerdurchfall an *heißen Tagen* und *kalten Nächten*, Stühle häufig, spärlich, mit Krämpfen; Herzbeschwerden bei *Sonne* und *heißer, trockener Hitze*; Kopfschmerz bei *Hitze, Sonne*, Person hochrot mit panischer Angst, Gefühl, als hebe sich die Schädeldecke ab; Bindehautentzündung durch *Kälte, Durchnässung* oder *Zugluft* mit Sandgefühl, Lichtscheue; Kopfschmerz bei *Kälte* und Erkältlichkeit durch *trockene, kalte Winde, Sturm, Zugluft*; Venenstau bei *Trübwetter*, Bauch gestaut, Hämorrhoiden, trockene Haut, Person depressiv, reizbar, unlustig; Krupp-Husten durch *trockenen, kalten Wind* und *plötzlichen Temperaturabfall*, Fieber nach Spaziergang, Krupp um Mitternacht; Cabriofahrer, *trockenen Wind* verachtend, bekommt Erkältung, Fieber mit Unruhe und Angst; Herzklopfen, Kopfschmerz, Erkältung, Fieber durch *Zugluftempfindlichkeit* bei *trockenen Winden*.

Zahnen
Mit *plötzlich* trockenem *Fieber*, *Zahnfleischentzündung*, Kind ruhelos, verlangt Kälte.

Verfassung

Verhalten, Benehmen
Durch *Schreck* ausgelöste, ungerichtete, *panische Angst* vor einem drohenden Unheil;
ungeduldig, fühlt eine *drohende Katastrophe* herannahen, fleht die Umwelt an, etwas dagegen zu tun;
ungeduldig mit Bewegungsdrang als chronische Folgen von Schreck, Angst, Herzklopfen, Person sucht Trost, will Hand gehalten haben.

Missempfindungen
Akut *einschießende* Schmerzen, irgendwo am oder im Körper.

Schläfrigkeit
Müdigkeit im Frühjahr durch Wind, Sturm, Gewitter, Föhn, Zugluft, raschen Wetterwechsel.

Schlaf
Schlaflos nach Ärger, Herz pocht und stolpert;
hellseherische Träume, welche die Lösung von Tagesproblemen enthalten.

Kinderschlaf
Ängstlich, will nicht zu Bett, Angst vor Unglück, Angst vor dem Tod.

Diathese
Akutes *Adams-Stokes-Syndrom*, langsamer, schneller oder wechselnder Puls, mit entzündlicher Ursache;
allergische Diathese, akute Quaddeln, plötzlich, heftig, Kühle bessert;
Neigung zu vermehrter *Harnsäure*, Gichtanfall (akute Arthritis) mit Brennen oder Eiseskälte, Taubheit, Schmerz plötzlich einschießend, krampfig.

Gemüt
Plötzliche Psychose mit erregender Unruhe, manisch, depressiv, eher abends, hinfällige Unruhe und Todesangst;
Verfolgungswahn, Vergiftungswahn, voller Angst und Unruhe.

Kopf

Kopfschmerz bei Blutdruckkrise, nach Ärger, Aufregung, bei Hitze, Sonne, Überwärmung, bei Kälte und Erkältlichkeit durch trockene, kalte Winde, Sturm, Zugluft, nach Wetterwechsel, mit Blutandrang zum Kopf, Gefühl, als hebe sich die Schädeldecke ab, mit Harnflut, die Besserung anzeigt, Person hochrot, mit panischer Angst, Unruhe, verlangt Kühle;
plötzlicher Schwindel bei rotem Hochdruck, bei Blutdruckkrise, Schwindel beim Erheben, beim Aufrichten, wird rot beim Erheben des Kopfes, wenn er gebückt war.

Augen

Verletzungen der Augen, erste Arznei (!);
Bindehautentzündung (Konjunktivitis), traumatisch durch Fremdkörper, Wunden, Verbrennung, Verätzung oder durch Kälte, Durchnässung, Zugluft mit Sandgefühl, Lichtscheue;
Grüner Star (Glaukom), akut bis chronisch, Augen wie voller Sand, verträgt keine Zugluft;
akute *Regenbogenhautentzündung* (Iritis), l. Stadium, Auslösung durch Fremdkörper, Verätzung, Wunden, Verbrennungen, plötzlich, trocken, brennend, *keine* Lichtscheu.

Ohr

Außenohrentzündung (Otitis externa), akut, stechend, schneidend, nachts, bei Wärme, Ohr dunkelrot;
Furunkel im Gehörgang nur bei Schmerzbeginn wirksam;
Mittelohrentzündung (Otitis media) durch plötzlichen Temperaturabfall, Zug-

luft, kalten Wind, plötzliche, stechende, schneidende, wahnsinnige Schmerzen, besonders nachts, verlangt Kälte, Trommelfell dunkelrot.

Nase

Heuschnupfen ohne Ausfluss, Nase dick, heiß, geschwollen, Person fröstelt, unruhig, geht trotzdem nach draußen;
Nasenbluten bei Fieber mit ängstlicher Unruhe, hellrot, plötzlich, reichlich;
akute, fiebrige *Nebenhöhlenentzündung* (Sinusitis), nur erstes Stadium mit Kribbeln, Niesen, Nase geschwollen, heiß, trocken;
Schnupfen durch kalten, trockenen Wind mit trockenem, unruhigem Fieber, Frösteln, Niesen, besser in der frischen Luft trotz anfänglichem Frost.

Zähne

Neuralgische Zahnschmerzen nach Wind, Sturm, anhaltend, prickelnd, unerträglich, „es muss was geschehen";
Zahnungsbeschwerden mit Fieber, Zahnfleischentzündung, plötzlich trockenes Fieber, ruhelos, verlangt Kälte.

Rachen

Akute *Halsschmerzen* (Pharyngitis), nur im allerersten Stadium wirksam (!), Kälte lindert;
akute *Mandelentzündung* (Tonsillitis), hellrot, trocken, plötzlich, heftig, starker Durst nach Kaltem.

Kehlkopf

Akute *Kehlkopfentzündung* (Laryngitis acuta), 1. Stadium, trockenes Fieber nach Schüttelfrost, Heiserkeit;
Krupp-Husten um Mitternacht, immer am Anfang einsetzen (!), Person ringt plötzlich nach Atem, große Angst, große Unruhe, heiße Haut, durch trockenen, kalten Wind, Fieber nach Spaziergang.

Brustdrüse

Akute *Brustentzündung* (Mastitis), Anfangsfrost, Kühle lindert.

Herz

Herzbeschwerden (Dyskardie), ausgelöst durch Angst, Aufregung, Ärger, Wind, Sturm, Gewitter, Wetterwechsel, Föhn, Zugluft, anfallsartig, Druck, Krampf, Rasen, Stolpern, Blutandrang, Übelkeit, Brechreiz;
Missempfindungen bei Sonne und Hitze, mit plötzlichem Blutandrang, Klopfen, Übelkeit, Brechreiz, Taubheit im linken Arm, Prickeln in den Fingern (entzündlich, funktionell), Person heiß, trocken, mit großer Angst, besonders um Mitternacht, rot, eckig, kantig, möchte jemanden bei sich haben;
hat Angst zu sterben bei *frischem Herzinfarkt* mit Todesangst, plötzlicher Anfall, rotes Gesicht;
Herzklopfen (Tachykardie) mit Ohnmacht, sterbensängstlich, erregt danach, Herzklopfen bei Prüfungen, plötzlich, mit Angst;
Herzrhythmusstörungen (arrhythmisch, tachykard, bradykard), akuter Anfall wie Adams-Stokes-Syndrom, langsamer oder schneller Puls oder beides, entzündliche Ursache, Herzrhythmusstörungen mit zunächst langsamem Herzschlag (bradykard), dann schnell, Unruhe, große Angst, muss sich bewegen.

Lunge

Bronchialasthma der Kinder, plötzlich bei Erkältung, eckig, trocken, unruhig, ängstlich, Kühle suchend;

beginnende *spastische Bronchitis* bei zarten, trockenen Kindern;
akute, *fieberhafte Bronchitis* durch Erkältung, mit plötzlichem, trockenem Fieber, ängstlicher Unruhe, vollem harten Puls, Kühle suchend;
Erkältungshusten um Mitternacht;
akute *Lungenentzündung* (Pneumonie) am ersten Tag bei kräftig rotem Aussehen, höchster Unruhe und Ängstlichkeit mit Todesangst, besonders bei Kindern nach langem Spiel in kaltem, trockenem Wind;
beginnende *Rippenfellentzündung* (Pleuritis) mit Schüttelfrost, hohem trockenem Fieber und scharfen Stichen im unteren Brustkorb.

Darm

Akute *Blinddarmentzündung*, aber noch nicht operationsreif, Froststadium, wenig Schmerz;
Darmentzündung (Enterokolitis) mit Brechdurchfall oder Erbrechen, Spinatstühle, Fieber, Ruhelosigkeit, Ohnmacht vor Stuhlentleerung;
plötzlicher *Sommerdurchfall* mit Krämpfen an heißen Tagen und kalten Nächten, Stühle häufig, spärlich.

Leber

Gelbsucht (Ikterus) bei Neugeborenen infolge Geburtsschocks.

Nieren

Akute, nicht blutende *Nierenentzündung* (Nephritis acuta) oder akut wiederkehrend, mit plötzlichem, trockenem Fieber, dumpfem Schmerz, wenig Urin, ausgelöst durch Zugluft.

Blase

Akute *Blasenentzündung* (Cystitis acuta) mit Unruhe und Angst, nur im ersten Stadium mit plötzlicher Harnverhaltung einsetzen;
Harnentleerungsstörung (Miktionsstörung), Harnverhaltung der Mutter nach der Geburt, plötzlich, heftig;
akute *Harnröhrenentzündung* (Urethritis), Harn spärlich, heiß, brennt, Harnröhre trocken, Krabbeln;
akute *Harnverhaltung* (Anurie), funktionell bedingt oder entzündlich durch Angst, Ärger, Aufregung, Wind, Sturm, Wetterwechsel, Unterkühlung;
Reizblase durch Unterkühlung oder Zugluft.

Männliches Genitale

Akute *Prostataentzündung* durch Unterkühlung, plötzlich, stürmisch, mit Angst.

Weibliches Genitale

Eierstockentzündung (Adnexitis) mit aktivem Blutandrang (hyperämisch), plötzlich, heftig mit Angst und Unruhe;
Blutfluss während Periode *setzt* zwischendurch *aus*, helle Blutung;
ausbleibende Periode (sekundäre Amenorrhöe) nach Schreck, Ärger, Angst, trockener Kälte;
erste Blutung (Menarche) zu früh, durch plötzliche Ereignisse wie Veränderungen, Schreck, Angst usw.;
Hitzewallungen ohne Schweiße in den Wechseljahren, plötzlich mit Unruhe, Todesangst, mit Taubheitsgefühl, Schwindel;
Kreislaufstörungen in der Menopause, plötzlich, hellrot, bei eckigen, ängstlichen, ruhelosen Frauen.

Schwangerschaft

Drohende Fehlgeburt (Abortus) durch Ärger, Schreck, mit Todesangst und Ruhelosigkeit;

Geburtsschock des Neugeborenen durch plötzliche Kälte mit Unruhe, Zittern;
Harnverhaltung bei der Mutter, plötzlich, heftig, stürmisch;
plötzlicher *Nervenschmerz* in der Schwangerschaft mit Taubheitsgefühlen;
Ischias durch plötzliche Unterkühlung mit Todesangst, sagt ihre Todesstunde voraus.

Haut

Allergie, meist *Quaddeln*, akut, plötzlich, heftig, Kühle bessert;
akuter *Ausschlag* (Exanthem), flächenhaft, hellrot, plötzliche, trockene Hitze, Unruhe, Kälteverlangen;
hellroter *Rötelnausschlag*;
Missempfindungen der Haut (Parästhesien) bei roten Menschen, plötzlich, nachts, funktionell oder nervlich bedingt, Prickeln, Taubheit, Kälte;
Verbrennung I. Grades, hellrote Fläche, trockene Hitze;
flacher roter *Ausschlag* (Erythem), Kälte lindert.

Gelenke

Akute *Gelenkentzündung* (Arthritis acuta);
Gichtanfall mit Brennen oder Eiseskälte, Taubheit, einschießend, krampfig.

Wirbelsäule

Akuter Ischias, plötzlich, entzündlich, durch Kälte, Feuchtigkeit, Zugluft, Ärger, Aufregung mit Taubheit und Kribbeln;
Ischias in der Schwangerschaft durch plötzliche Unterkühlung.

Arme

Nächtlicher *Nervenschmerz* (Neuralgie) der Arme, plötzliches Erwachen durch Schmerz um Mitternacht.

Gefäße

Hoher Blutdruck (Hypertonie) bei Schlaganfall, hochrot, panische Angst, sagt seine Todesstunde voraus, nach Ärger, nach Aufregung;
Blutdruckkrise hochroter Menschen mit panischer Angst, als hebe sich die Schädeldecke ab, durch Ärger, Aufregung.

Nerven

Fazialisparese (Lähmung des Gesichtsnervs), akut und chronisch, plötzlich nachts, besonders kurz vor Mitternacht, brennend, prickelnd, taub, kalt, durch trocken-kalten Wind, Glieder gelähmt;
Missempfindungen der Haut (Parästhesien) bei roten Menschen, plötzlich, nachts, meist kurz vor Mitternacht, nervlich bedingt, ohne Befund;
akute *Nervenentzündung* (Neuritis) durch Kälte, mit Ruhelosigkeit, Taubheit und Kälte der befallenen Teile, eher nachts;
akuter *Nervenschmerz* (Neuralgie), rot, heiß, plötzlich, durch kalten Wind, Zugluft, schlimmer nachts, mit Angst, Kälte;
Kieferneuralgie nach Wind, Sturm, anhaltend, prickelnd, unerträglich, „es muss was geschehen";
akute *Trigeminusneuralgie* (Schmerzen des Gesichtsnervs), plötzlich nachts, brennt zum Schreien, durch Erkältung, Zugluft, Kälte bessert.

Actaea

Gelenke

Rheuma der *kleinen Gelenke* in Händen, Sprunggelenken und Zehen, schwellen rot an, reißende, kribbelnde, berührungsempfindliche Schmerzen nur während jeglicher Bewegung, große Mattigkeit.

Adonis

Herz

Herzschwäche (Herzinsuffizienz) der rechten Herzkammer (z.B. Mitralklappe, Aortenklappe, chronische Aortitis), v.a. nach Rheuma, Erkältung (rheumatische Myokarditis und Endokarditis), Haut- und Herzwassersucht (Perikarditis infolge Herzverfettung), Herzklopfen, Herzstolpern, Atemnot, schwaches Herz, schwacher Puls (langsam oder rasch), schwache Lebenskraft.

Aesculus

Darm

Hämorrhoiden wie Kletten im Hintern.

Haut

Beingeschwür (Ulcus cruris) bei Durchblutungsstörungen der Venen;
Beckenvenenstau, Splittergefühl, Kreuzschmerz, Hämorrhoiden;
Missempfindungen der Haut (Parästhesien) nachts, rheumatisch, venöse Stauung.

Arme

Neuralgie der Arme nachts, Venenstau, Kälte bessert, kräftiger Mensch.

Gefäße

Bei *Krampfadern* zur Gefäßwandstärkung angezeigt, volle, hitzige Venen, schmerzhaft, stechend, mit Hämorrhoiden.

Nerven

Missempfindungen der Haut nachts durch venöse Stauungen.

Aethiops antimonialis

Augen

Flügelfell (Pterygium) am inneren Augenwinkel, Absonderung sahnig, eitrig; beginnende *Hornhautgeschwüre* (Ulcus corneae), falls die Schleimhaut mehr entzündet ist als die Hornhaut;
Hornhautkrümmung (kegelförmige Vorbauchung der Hornhaut, Keratokonus), angeboren oder durch Entzündungen.

Darm

Dickdarmdivertikel (Kolondivertikulose), entzündet, schleimig;
Dickdarmentzündung (Colitis mucosa), Schleimhautprozess mit Fisteln, schleimig, seelisch bedingt;
Sprue (Zöliakie) mit Durchfall, viel Schleim, Krämpfen, sitzt ewig auf der Toilette, meint es käme noch Stuhl.

Aethusa

Auslösung

Nahrung
Erbrechen und/oder Durchfall durch *Milch*, stärkster Brechdurchfall bei Säuglingen, Erbrochenes wie geronnen.
Reise
Durchfall und *Erbrechen* bei Kindern im Sommer nach dem Essen.
Wetter
Durchfall und Erbrechen bei Kindern im *Sommer*, danach gleich wieder Hunger.

Magen

Akutes *Erbrechen* der Kinder, spucken in hohem Bogen große, grüne Gerinnsel von Milch oder schaumig milchige Masse oder Nahrung nach dem Essen; ebenso bei *Milchunverträglichkeit* der Säuglinge; *Brechdurchfall* mit Schweiß und Schwäche, abends, frühmorgens.

Darm

Akuter *Durchfall* bei Kindern im Sommer mit Hunger danach, dünn, unverdaut, grünlich (Cholera infantum); Durchfall nach Milch; stärkster *Brechdurchfall* bei Säuglingen (cave: Exsikkose!); *Sprue* (Zöliakie) mit schleimigem Durchfall, krampfend.

Agaricus

Auslösung

Arzneimittel
Psychopharmaka, die ebenso umgekehrte Wirkung haben können: Übererregung, Ticks, Krämpfe.

Drogensucht
Bewusstlos, regungslos, zuckt in Händen und Füßen, jammert vor Schmerzen.

Geburtsschaden
Hirnleistungsschwäche hampelnder Kinder, dauernd abgelenkt, als „Hirnfutter" einsetzen.

Infektionen
Fieberdelir, Person springt aus dem Bett, zittert am ganzen Körper.

Reise
Frostbeulen, Erfrierungen, juckt wie mit tausend Eisnadeln, vor allem nachts, auch vorbeugend geben.

Schule
Müdigkeit, *hirnmüde*, Konzentrationsschwäche, albert, trödelt, grimassiert, *„homöopathisches Studentenfutter"*.

Überanstrengung
Der *Augen*, heftiges Lidzucken, Sehschwäche, Grauer Star.

Wetter
Erfrierungen, Frostbeulen, juckt wie mit tausend Eisnadeln, vor allem nachts, auch vorbeugend.

Verfassung

Aussehen, Erscheinung
In der Regel *klein*, kleine, kräftige Hände; plötzliche, *blitzartige Ticks*, v.a. Gesicht und Glieder.

Verhalten, Benehmen
Albernes Lachen, hektisch, *hampelt* von einem Thema zum anderen;
kann der Rede eines anderen *nicht zuhören*, schwätzt oder schweigt und antwortet auf keine Frage;
Frühaufsteher, lustig, tanzt, grimassiert;
meckert über alles, leicht gereizt durch Leute, die über alles meckern;
lässt Dinge fallen, erregt, zittrig, schusselig;
liebt *Äxte*;
wärmt *Probleme* auf, die längst gelöst sind (verhaftet im Archaischen);
sucht die Welt, die ihn versteht: Drogen, Süchte, Meister, Indianer, Schamanen.

Verhalten des Kindes
Antwortet auf keine Frage, weil geistig abwesend, *Träumer*;
Grimassenschneider, tickartig an Augen und Lippen, Krämpfe am Hals, Rücken, an den Gliedern;
neugierig;
Kinder fassen zwanghaft Gegenstände an, es gibt leicht Scherben;

Agaricus

unruhig, labil, unreif, *überaktiv*, wildes Gehabe, verletzt sich, verstümmelt sich; leidet unter Schmach, wird *gehänselt*, wird wütend oder kehrt in sich.

Entwicklung
langsam, sowohl körperlich wie geistig.

Schlaf
Einschlafstörungen, Durchschlafstörungen, wird heiß im Bett, schläft plötzlich ein, wird plötzlich wach, hellwach, nervzehrend;
glaubt, eine *Hand* oder ähnliches sei unter dem Bett;
Träume von aktiver oder passiver Verfolgung, von nordischen Sagen (kämpft wie ein Berserker), von Drachen, von Hexen.

Geist
Legasthenie (erworbene Lese- und Rechtschreibschwäche bei normaler oder überhöhter Intelligenz), Person blass, schwach, hampelig, hirnmüde, albern, trödelt, grimassiert, Lidzucken, krampfartige Bewegungen der Glieder.

Gemüt
Halluzinationen von Macht, von persönlicher Wichtigkeit mit quälender Zittrigkeit, verwirrten Reden und angriffslustiger Raserei oder dichtet in Stabreimen;
wechselhafte *Launen*;
glaubt, *nicht von dieser Welt* zu sein (Sehnsucht nach Unendlichkeit);
glaubt, er sei eine *andere Person*, ein Mächtiger;
religiöser Wahn, fällt auf die Knie, bekennt seine Sünden und versucht, sich mit einem Pilz den Bauch aufzuschlitzen (Volksmund: *Blitzpilz*).

Kopf

Kopfrollen (Jactatio capitis) durch Hirnreizung, *Hampelmann*, überbeweglich;

Kopfschmerz, besser durch Blähungsabgang.

Augen

Grauer Star (Katarakt), chronisch, nach Anstrengung, Lider und Augenmuskeln zucken;
Lidkrampf (Blepharospasmus), chronisch, klonisch, heftig, Augen und Geist überanstrengt;
nervöses *Lidzucken*, heftig bei Hampelmännern;
Linsenschlottern (Nystagmus), Augen bewegen sich rasch hin und her;
Sehstörungen, kurzsichtig, Nebelsehen, kann Farben und Größen nicht einschätzen;
Schielen (Strabismus) nervöser Art ohne Muskellähmungen;
Überanstrengung der Augen mit heftigem Lidzucken.

Ohr

Frostbeulen an den Ohrmuscheln, juckt wie von tausend Eisnadeln;
Ohrgeräusche (Tinnitus), hört leise Stimmen.

Zähne

Zahnungsbeschwerden mit Hirnreizung, Hautjucken und Muskelzucken, Person rot, reizbar, ruhelos.

Schwangerschaft

Ischias in der Schwangerschaft, wenn die Schwangere nicht weich sitzen kann;
Linsenschlottern während der *Geburt*;
Grimassieren bei *Neugeborenen* (Geburtsschaden?).

Haut

Frostbeulen, Erfrierungen, jucken wie mit tausend Eisnadeln;

Missempfindungen der Haut (Parästhesien), wie mit tausend Eisnadeln.

Wirbelsäule

Ischias in der Schwangerschaft, kann nicht weich sitzen.

Beine

Erfrierungen der Zehen, juckt wie mit tausend Eisnadeln.

Nerven

Epilepsie mit schwerer Störung der Hirnfunktionen, Person albern, dreist, ungeschickt, unbeliebt, lernunfähig, überbeweglicher Hampelmann;
epileptische Aura, plötzliche Absencen ohne Erinnerung;
Kopfrollen (Jactatio capitis) durch Hirnreizung;
Missempfindungen der Haut (Parästhesien) wie mit tausend Nadeln oder kalt wie Eisnadeln;
Multiple Sklerose mit Sprachschwierigkeiten, Halskrämpfen, Silbenstottern, Hals wie zusammengeschnürt;
Parkinson bei roten Menschen, „tausend Eisnadeln unter der Haut", Zucken, Veitstanzkrämpfe;
Tic convulsiv (ruckartige Nervenzuckungen), besonders der Lider;
kleiner *Veitstanz* (Chorea minor), krampfendes *Zucken* im Gesicht, am Hals, an den Gliedern, *blitzartig*, Person wie im Rausch.

Verfassung

Verhalten in der Jugend
Reagiert übermäßig *gefühlsbetont*, zu viel Sexus, kann nicht mehr.

Sexuelles Verhalten
Impotenz, Folge sexueller Exzesse, schwermütig, aber erregbar wie eh und je, sexuelles Unvermögen, sexuelle Luftschlösser;
Übelkeit und Schwindel *nach Koitus*, nervenzerrüttet, *hypochondrisch*.

Kopf

Schwindel nach Koitus mit Übelsein.

Männliches Genitale

Sterilität (Unfruchtbarkeit) beim Mann, sexuelles Unvermögen, sexuelle Luftschlösser, zerrüttete Nerven.

Schwangerschaft

Stillschwierigkeiten der Mutter und Saugschwierigkeiten des Kindes;
Milchmangel bei ruhigen, eher apathischen Müttern.

Haut

Akne als Folge der Pille bei roten Frauen;
Akne auch vor der Periode bei Gelbkörperschwäche der Eierstöcke;
Missempfindungen (Parästhesien), *Kältegefühle* am männlichen Genitale.

Drüsen

Unfruchtbarkeit beim Mann.

Agnus castus

Auslösung

Arzneimittel
Akne als Folge der *Pille* bei roten Personen.

Ailanthus

Auslösung

Infektionen
Komplikationen bei *Scharlach* mit Fieber, Frost, kaltem Schweiß, unregelmäßiger Ausschlag, großfleckig, dunkelrot bis bläulich.

Darm

Durchfall mit Erbrechen und großer Schwäche bei Kindern im Sommer, schleichend, Fieber, Sepsis, bösartiger Verlauf.

Aletris

Verfassung

Schläfrigkeit
Ständig müde, blutarm, mit *Stuhlverstopfung* ohne Drang, ständig *kranker Unterleib* bleichsüchtiger Mädchen und schwangerer Frauen.

Weibliches Genitale

Ausfluss (Fluor vaginalis), reichlich, wundmachend infolge der Blutarmut; *Gebärmutterverlagerung*, reichliche *Periode* mit wehenartigen Schmerzen; ständig müde Frauen, besonders in den *Wechseljahren*, mit Stuhlverstopfung ohne Drang, ständig kranker Unterleib, ausgeweitete Gebärmutter.

Schwangerschaft

Drohende Fehlgeburt (Abortus imminens) durch Gebärmutterverlagerung mit Verstopfung, Schwäche unüberwindbar, möchte nur liegen;

Erbrechen mit Ekel vor Speisen und Kollapsneigung;
Muskelschmerzen wie Wehen, so genannte „falsche Wehen".

Allium cepa

Auslösung

Entzündungen
Wässrige Absonderungen, schlimmer drinnen.

Nahrung
Isst *Knoblauch, rohe Zwiebeln*, verträgt sie.

Wetter
Nasskaltes Wetter;
Heuschnupfen bei *Regen*;
Grippe, Kopfweh, Husten, Asthma im Zimmer;
draußen alles besser.

Nase

Heuschnupfen mit verstopfter Nase drinnen und draußen, heftig juckende, wunde, wässrige Nase, *milder Tränenfluss*, Augenwinkel bitzeln, in den Hals absteigend mit berstendem Kehlkopfhusten, frische Luft lindert, *scharfer*, tränenreicher *Nasenfluss*, mit anhaltendem Niesen drinnen in der Wärme;
Fließschnupfen drinnen, besser in frischer Luft, Nase draußen frei, mit Niesen als zerreiße es den Kopf, mit *wunder* Nase, mit *milden* Tränen.

Nerven

Amputationsneuralgie, Phantomschmerz nach Amputation, sehr bewährt!

Aloe

Auslösung

Reise
Kostumstellung in fremden Ländern (Klimawechsel), *explosionsartige* Durchfälle mit Blähungen, Kollern und Rumpeln im Bauch, Windabgang mit Stuhlbeimengungen („falsche Freunde").

Verfassung

Aussehen, Erscheinung
Blähbauch, Kneifen und Rumpeln im Oberbauch.

Essen, Trinken
Durchfall *nach* Essen und Trinken, mit Winden und Harn gleichzeitig, Durchfall erleichtert, aber fühlt sich schwach danach.

Bauch

Aufgeblähter *Trommelbauch* bei Magen-Darm-Beschwerden, Kneifen und Rumpeln im Oberbauch, viele Blähungen, die mit Stuhl oder Urin abgehen.

Darm

Geschwürige *Dickdarmentzündung* (Colitis ulcerosa), blutige Durchfälle, explosionsartig mit viel Winden, Pflockgefühl, Unsicherheit im After;
Durchfall nach Essen und Trinken mit Winden und Harn gleichzeitig, mit Blähungen, große Mengen, die im Unterbauch kneifen, Stuhl geht mit Blähung ab, meist gehen beide gleichzeitig ab, nicht wissend, ob Blähung oder Stuhl drückt, *Unsicherheitsgefühl im After*, mit heftigem Drang aus dem Bett treibend, rast zur Toilette;
Durchfall bei *Sprue* (Zöliakie) mit Blähungen, explosionsartig wegspritzend mit Unsicherheit im Enddarm;
Hämorrhoiden, entzündet oder durch Leberstau, traubenartig vorgetrieben, brennend, stechend, bessern sich auf Kälte; *unfreiwilliger Stuhl* bei Blähung, beim Urinieren („falsche Freunde"), bei Rückenmarkerkrankungen;
Einkoten (Enkopresis) tags und nachts.

Nerven

Multiple Sklerose mit unwillkürlichem Stuhl bei Blähungsabgang, beim Urinieren.

Alumen chromicum

Verfassung

Aussehen, Erscheinung
Trocken, *dürr*, bleich wie der Tod mit *bläulichen* Lippen, Person total verstopft.

Augen

Bindehaut rot geschwollen, voller Tränen, lichtscheu.

Nase

Heuschnupfen, fließt gelb, mild, absteigend in die Bronchien.

Kehlkopf

Trockener *Kitzelhusten* trotz haftendem, dickem, gelbem Schleim, Gaumenzäpfchen *schlaff* wie eine gestielte Beere, wie *eingeengt*;
Schluckbeschwerden, v.a. für Flüssiges.

Lunge

Heuasthma bei Heuschnupfen, trocken kitzelnd, kratzend mit *Hustenanfall*, am schlimmsten morgens, mit reichlich klarem Schleim, meidet klare, frische Luft, verweilt drinnen in der Wärme, Schwächegefühl im Brustraum.

Alumina

Auslösung

Angst
Gewissensangst (schlechtes Gewissen), als habe er jemanden ermordet;
Angst, *verrückt zu werden*;
depressive, furchtsame Schwäche.

Nahrung
Verträgt *kein Gemüse*, *Verlangen* nach trockenem *Reis*, Obst und *Trockenobst*, isst *Unverdauliches* mit sichtbarem Vergnügen wie *Stärke, Lehm*;
Magenbeschwerden nach Essen mit Druck, Schwere, Übelkeit, bitteres Aufstoßen nach *Kartoffeln*.

Verfassung

Aussehen, Erscheinung
Runzelige, blasse *Lippen*, überall ausgetrocknet, Runzeln um den *Mund*, *Hände* und *Finger* zu mager, faltig.

Verhalten, Benehmen
Anmaßend, *gleichgültig*, interessenlos, abgespannt, *ausgelaugt*, will nur noch liegen;
kann kein *Blut sehen*, grässliche Anwandlungen, *Zwang zu Mord* und Selbstmord;
ständig in *Eile*, kann nichts schnell genug tun;
Zeit vergeht *zu langsam*.

Missempfindungen
Gefühl von *Spinnweben* im Gesicht bei allgemeiner Austrocknung;
wie ein *glühendes Eisen* in der Wirbelsäule.

Gemüt
Einbildungen, er habe ein Verbrechen begangen, lebt ständig in hektischer Furcht und Angst;
hypochondrischer Wahn, glaubt, er werde nicht mehr gesund;
Mordsucht beim Anblick von Blut und Messern.

Kopf
Juckreiz am behaarten Kopf, in der Bettwärme unerträglich;
kleine *Schuppen* bei dünnen, trockenen Haaren.

Augen
Alte, chronische, trockene *Bindehautentzündung* (Konjunktivitis);
Augenwinkel trocken, rissig;
Haarausfall (Alopezie) der Augenbrauen, Ausfall der äußeren Hälfte bei frostigen, ausgezehrten Frauen;
Lidlähmung (Lidptose) aus Schwäche bei alten Menschen mit allgemeiner Schwäche und Trockenheit;
chronische, trockene *Lidrandentzündung* (Blepharitis) bei alten Menschen mit Schrunden, Einrissen an den Augenlidern, juckend, brennend, mit *Wimpernausfall*.

Ohr
Juckendes *Gehörgangekzem*, Arznei sehr lange einsetzen.

Rachen
Halsschmerzen (Pharyngitis) mit dunkelrotem Hals, mit gläserner, trockener, schlaffer Schleimhaut, mit geschwollenem, verlängertem Zäpfchen, ausgelöst durch Überbeanspruchung bei Rednern, Predigern.

Kehlkopf

Kehlkopfentzündung (Laryngitis acuta), trockene Heiserkeit durch Überanstrengung.

Magen

Magenbeschwerden (Gastropathie), Magen schlaff, gesenkt (atonisch), Magen kraftlos, Gemüt saftlos.

Darm

Afterfissur (winzige, juckende Einrisse der Afterhaut), wie Nadelstiche; After und Fingerkuppen rissig; *Stuhlinkontinenz* (unfreiwillige Stuhlentleerung) bei Rückenmarkerkrankungen; *Schließmuskellähmung*; kleinknollige, trockene *Verstopfung* ohne Stuhldrang (atonische Obstipation), bröckelig wie Schafskot, stückchenweise Entleerung oder mechanische Entfernung; Verstopfung bei vertrockneten Kindern, hart oder weich, geht *besser ohne Pressen*.

Weibliches Genitale

Reichlicher *Ausfluss* (Fluor vaginalis) mit großer Schwäche, wässrig, durchsichtig, scharf, wie Eiweiß oder klebrig, gelb, fließt dünn die Oberschenkel hinab, eher tagsüber, Person ausgezehrt, matt, blutarm, könnte nur liegen; *Gebärmuttersenkung* (Uterusdescensus) bei chronischer Entzündung im Unterleib, trockenste Frauen; *Jucken* am äußeren Genitale nach den *Wechseljahren*, sehr trocken, nicht wollüstig.

Haut

Allgemeine *Bindegewebsschwäche* mit aggressiver Unruhe; *mikrobielles Ekzem*, sehr trocken, vor allem im Winter; *Gehörgangekzem*; *Juckreiz* ohne Ausschlag (Pruritus sine materia), besonders am behaarten Kopf, unerträglich in der Bettwärme; trockene *Schrunden*, Einrisse (Rhagaden) an den Augenlidern mit Jucken und Brennen bei trockener Lidrandentzündung, blutende Risse an den Händen, besonders in der Hohlhand, an den Fingerspitzen.

Haare

Haarausfall (Alopezie) der *Augenbrauen*, Ausfall der *äußeren Hälfte* bei frostigen, ausgetrockneten Frauen mit allgemeiner Trockenheit (sicca) als Ausdruck schleichender Krankheiten.

Arme

Blutende *Schrunden*, Hände, Hohlhand, Fingerspitzen.

Gefäße

Krampfadern, sichtbar geschlängelt unter trockener, dünner Haut.

Nerven

Gangunsicherheit (Ataxie), Torkeln (lokomotorisch) durch Austrocknung des Gehirns, Fußsohlen geschwollen; Gefühl von *Spinnweben* im Gesicht; *Multiple Sklerose*, unwillkürlicher Stuhl, Schließmuskellähmung.

Ambra

Auslösung

Angst
Arm zu sterben, ständig in Sorge, Geschäfte könnten fehlschlagen;

Angst vor *Begegnung*, vor Enge, vor *Menschenmenge*, greift Nerven an und macht schlaflos.

Fernsehen
Schlaflos danach durch Sorgen, verspricht sich, Gedanken reißen ab.

Kummer
Kränkung, Demütigung, Tagessorgen, Geschäftssorgen, verliert den roten Faden, gestörter Schlaf.

Verfassung

Verhalten des Kindes
Menschenscheu, lieb, gehemmt, sorgenvoll.

Verhalten in der Jugend
Reagiert übermäßig *gefühlsbetont*, *Nervenzusammenbruch*.

Schlaf
Einschlafen gestört, sorgenvoll, *Sorgen* um Tagesgeschäfte, Gedanken verlieren den roten Faden;
Schlafstörungen bei Arteriosklerose, liegt ruhig da, Gedanken kreisen um Sorgen.

Geist
Gedächtnisschwäche, Vergesslichkeit, vergisst, was er sagen wollte, es reißt ihm der rote Faden.

Gemüt
Kummer, Kränkung, Demütigung, *Tagessorgen*, Geschäftssorgen;
Lebenskrise (Midlife-Crisis), existenzielle Selbstzweifel, weiß danach nicht mehr, welche Gefühle er sich erlauben darf.

Kopf

Kopfschmerz durch Kränkung, durch akute Probleme;
Schwindel alter, blasser, nervöser Leute mit Sorgen.

Lunge

Nervöses Asthma, blass;
asthmatoide *nervöse Bronchitis*;
nervöser Husten, gefolgt von leerem Aufstoßen.

Magen

Ausgefallene *Übelkeit* nach gewohntem oder ungewohntem Rauchen.

Darm

Dickdarmentzündung, schleimig (Colitis mucosa), seelisch bedingt, schlimmer vor dem Essen.

Blase

Harnentleerungsstörung, kann nicht in Gegenwart anderer urinieren wegen frischer, seelischer Belastungen.

Weibliches Genitale

Juckreiz ohne Ausschlag am Scheideneingang (Pruritus sine materia), v.a. in den *Wechseljahren* unerträglich, überempfindlich;
wundmachender *Ausfluss*, will allein sein, schlaflose Frauen, ziehen sich zurück.

Haut

Juckreiz am Scheideneingang ohne Ausschlag.

Gefäße

Durchblutungsstörungen des Gehirns mit Schlafstörungen, apathisch, ruhig, Gedanken reißen ab, Gedanken kreisen um Sorgen.

Ammonium bromatum

Auslösung

Wetter
Trübwetter macht depressiv.

Verfassung

Gemüt
Depression bei Trübwetter unruhiger, reizbarer Menschen.

Lunge
Trockener, krampfartiger, erstickender *Reizhusten* die ganze Nacht, stundenlang, besonders abends und gegen 3 Uhr morgens.

Ammonium carbonicum

Auslösung

Wetter
Verschlimmerung bei *trockenem und feuchtem* Wetter;
Asthma oder Rheuma bei *Feuchtigkeit*;
Herz, Nerven oder Gemüt bei *Trockenheit*;
Depression bei *Trübwetter*, Person ruhig, apathisch, angegriffen.

Verfassung

Verhalten, Benehmen
Schallendes Lachen über Nichtigkeiten, leer.

Schläfrigkeit
Müdigkeit *morgens*, Person matt, niedergeschlagen, lähmige Angst vor dem Tag, schlimmer bei Trübwetter.

Gemüt
Depression ruhiger, apathischer, fettleibiger, unreinlicher Menschen bei Trübwetter.

Kopf
Kopfschmerz vor und bei der Periode, nach dem Erwachen mit erhitztem Gesicht.

Nase
Säuglingsschnupfen, Nase anhaltend verstopft mit beißendem, blutigem Schleim;
Schnupfen absteigend in die Bronchien.

Lunge
Bronchialasthma der Kinder;
tief sitzende *Bronchitis* (Bronchiolitis) mit tief sitzendem, fest sitzendem Husten, mit tiefen, feinblasigen Geräuschen, mit Kreislaufschwäche, Beklemmung und Schnappatmung, am schlimmsten um *3 Uhr* und eher im *kaltwindigen* Winter (cave: Lungenentzündung!), Person dunkelrot, gedunsen, schläfrig, frostig, verschlackt.

Weibliches Genitale
Kopfschmerz *vor* und *bei* häufiger und starker *Periode*, oft mit Durchfall, aber auch mit Verstopfung.

Ammonium causticum

Kehlkopf
Krupp, lauter, rauer, wund brennender, metallisch klingender, unablässiger Bellhusten mit aufgelagerten Membranen (fibrinös), absteigend hinter das Brustbein, Kalttrinken lindert;

Stimmverlust;
Krampf der Stimmritzen (Glottisspasmus!) mit Erstickungsgefahr.

Ammonium jodatum

Lunge

Bronchitis mit Kreislaufschwäche, nach *Ammonium carbonicum* oder nach *Jodum* einsetzen;
drohende *Wassersucht* der Lunge mit drohendem Kollaps.

Ammonium muriaticum

Auslösung

Alkohol
Alkoholtoxische Leberzirrhose bei schlaffen, kraftlosen *Alkoholikern*.

Rachen

Halsschmerzen (Pharyngitis), Räusperzwang mit reichlich klebrigem, zähem, eiweißartigem Schleim, wird selbst mit Mühe nicht abgeräuspert, Rachen rau, Kehlkopf heiser, Essen lindert.

Kehlkopf

Kehlkopfentzündung (Laryngitis acuta) mit kratzendem Räusperzwang und angekratzter Stimme, kann sich nicht niederlegen.

Leber

Leberzirrhose durch Alkoholabusus, Stuhl hart, bröckelig mit glasigem Schleim, Person schlaff, kraftlos.

Wirbelsäule

Ischias, spannt wie eingeschraubt, nur im Sitzen, muss sich erheben, bewegen, im Liegen schmerzlos;
eisige Kälte zwischen den *Schulterblättern*.

Beine

Amputationsneuralgie, Phantomschmerz, Fuß wie zu kurz.

Ammonium phosphoricum

Verfassung

Aussehen, Erscheinung
Gichtknoten an den Fingern und Handrücken bei schwachen, schwankenden Menschen.

Diathese
Neigung zu vermehrter *Harnsäure*, hellrotes Urinsediment.

Gelenke

Chronische *Gelenkentzündung*, chronische *Gicht*, Gichtknoten an den Fingergelenken und Harnsäureablagerungen in den deformierten Gelenken.

Amylium nitrosum

Herz

Tumultöses *Herzklopfen* (Tachykardie) mit arteriellen Blutwallungen mit Gefühl der Einschnürung, mit Angst (Angina pectoris), beklemmende Atemnot, Person ungestüm, rotes Gesicht, rote Ohren.

Anacardium

Auslösung

Alkohol
Folgt im *Säuferwahn* zwei Willen mit entgegengesetzten Aufträgen, hört Stimmen.

Angst
Angst, wenn sich *jemand nähert*;
Angst, beim Gehen *verfolgt* zu werden, fühlt sich *von Feinden umgeben*;
Angst, *nicht* wieder *gesund* oder *gelähmt* zu werden;
Angst vor dem *Tod*, weil er glaubt, in die Hölle zu müssen, und der *Teufel* warte dort auf ihn.

Infektionen
Gedächtnisverlust als Folge von Pocken.

Reise
Erschöpfung durch überschäumende Liebesspiele: mehr der Kultur und Kunst des Landes widmen!

Verletzung
Sehnenriss, falls starke Schmerzen weiterhin bestehen.

Verfassung

Aussehen, Erscheinung
Viele kleine, *flache Warzen* an den Händen, besonders auf dem Handrücken.

Verhalten, Benehmen
Heftig gereizt, *zornig*, schlägt zu, ärgerlich, übellaunig, *flucht, spuckt* auf die Straße, schwört, tobsüchtig rot, *dämonisch*, bösartig;
beleidigt Ehepartner in Gegenwart der Kinder (oder Fremder);
lacht bei traurigen Anlässen oder lacht, obwohl er weinen wollte;
möchte nur *Gutes* tun, weiß, dass es nötig ist, aber *tut* nur *Böses*, gegen seinen Willen.

Appetit
Anfälle von *Heißhunger* mit Magenschmerzen vor dem Essen, wobei *Essen bessert*.

Essen, Trinken
Magenschmerzen *vor dem Essen* und *zwei Stunden nach dem Essen*;
Schmerzen besser durch Essen, nach zwei Stunden kommt der Schmerz zurück und er muss wieder essen, auch nachts.

Schlaf
Träume von *Verfolgung* durch Fremde, durch Feinde.

Geist
Gedächtnisschwäche, vergisst Namen, nicht alle, aber einzelne;
Gedächtnisverlust, total verwirrt, Vorsicht: beginnende Wahnvorstellung.

Gemüt
Einbildungen, glaubt, er habe *zwei Willen* mit entgegengesetzten Ansprüchen, die sich ständig widersprechen;
hört Stimmen, die von weither mit ihm reden, ihn rufen;
er sei *von Feinden umgeben*, geht nicht mehr ins Freie;
glaubt, er *sei doppelt* durch zwei sich widersprechende Willen;
die Mutter behauptet nach der Geburt, ihr *Kind* sei *nicht das ihre*, handelt aus *Zwang*, nicht aus Unmoral;
sieht sich um, glaubt, *jemand rufe ihn*;
Teufelswahn, Teufel ist der böse Wille in ihm, tobsüchtig quellen die Augen hervor, mit Verlust von Zeit und Raum, verwechselt Gegenwart mit Zukunft;
Säuferwahn, folgt zwei Willen mit entgegengesetzten Aufträgen;
religiöser Wahn, möchte nur Gutes tun in dieser Welt, zwanghaft siegt das Böse;
Feuerwahn, sieht Blut und Streit;
chronischer Wahn, flucht und schwört unwiderstehlich und gegen seinen Willen;

Schizophrenie lithämischer, blasser, kalter, trockener, streitsüchtiger Menschen, die fluchen, schwören, spucken, die *besessen* und in sich gespalten sind.

Kopf

Kopfschmerz, Gefühl wie von einem Band um den Kopf, wie ein Pflock im Hirn, schlimmer bei geistiger Arbeit, bei leerem Magen, Essen bessert.

Magen

Magenbeschwerden (Gastropathie), Schmerzen besser durch Essen, kommen nach zwei Stunden zurück, muss wieder essen, auch nachts.

Darm

Hämorrhoiden wie Holzstücke im Hintern;
heftige, verkrampfte *Verstopfung* (spastische Obstipation) ohne Kraft bei genügender Darmtätigkeit, wie ein Pflock im Enddarm;
Zwölffingerdarmgeschwür (Ulcus duodeni) mit Nüchternschmerz, besser durch Essen, hinfällig zwei Stunden nach dem Essen.

Schwangerschaft

Erbrechen, durch Essen besser;
Magendruck, *Sodbrennen* wenn nüchtern.

Haut

Viele kleine *flache Warzen* an den Händen, auf dem Handrücken.

Muskeln

Sehnenriss, falls starke Schmerzen weiterhin bestehen.

Nerven

Epilepsie mit religiösem Wahn, Person hat blaue Augenränder, zwei Willen und flucht.

Angustura

Gelenke

Gelenkknacken der Finger bei Überdehnung;
auch Knacksen im ziehenden, spannenden, druckempfindlichen Nacken;
überempfindliche Gelenke, nervlich bedingt, vom Rückgrat aus (spinalmotorisch).

Anhalonium

Auslösung

Schreck
Schreckerlebnis, Person ist erregt, aufgebracht, zittert.

Verfassung

Sexuelles Verhalten
Schock nach *Vergewaltigung* mit Zittern.

Gemüt
Psychose mit Auflösung von Zeit, Raum und Identität, *verwirrt über seine Person*, Visionen in prachtvollen Farben und Licht, heller als die Sonne, hell leuchtende, anhaltende Nachbilder;
Schizophrenie, destruktiv, Person blass, kalt, trocken, alt, erregt, beflügelt, sprunghaft, geschwätzig oder antriebslos, willenlos, gespalten.

Anthracinum

Auslösung

Entzündungen
Lebensbedrohliche Eiterung, zum Beispiel Gangrän, Phlegmone, Ekzem, Wunde, Pickel, Abszess.

Infektionen
Mumps bei gewebsbrandiger Eiterung; *beachte:* bedrohlich!

Haut

Abszess mit *schwarzer* Eiterkrone; chronische Eiterungsprozesse, fressende Furunkel, dicht beieinander, meist am Nacken und Rücken, wenn *Arsenicum album* versagt;
heftig brennender, tödlicher Schmerz; wiederkehrende *Wundrose* (Erysipel), bläulich schwarze Bläschen, geschwürig, Gangrän, wund, stinkt, brennt.

Antimonium arsenicosum

Lunge

Tief sitzende *Bronchitis* (Bronchiolitis), Person blass, alles bedrohlicher, ängstlicher, unruhiger, hinfälliger als bei *Ammonium carbonicum*, mit Kreislaufschwäche, hinfällige Unruhe, kann nicht mehr husten, kann nur noch aufsitzen; *Lungenemphysem* mit schwerer Atemnot, viel Schleim, beim Essen, beim Niederlegen.

Antimonium crudum

Auslösung

Erkältung
Nach *Kaltbaden* an heißen Tagen.

Infektionen
Windpocken, solange einsetzen, bis die Krusten abfallen, verhindert Narbenbildung;
auch bei Komplikationen;
Husten nach Erkältung.

Nahrung
Übelkeit nach *Gebäck, Kuchen*;
Verlangen nach *saurem Obst*, danach Durchfall;
Verlangen und Unverträglichkeit von *Saurem, Gurken, Pickles*;
erbricht nach *saurem Wein*;
Allergie nach *sauren Speisen*.

Reise
Durchfall und *Erbrechen* bei Kindern im *Sommer* nach kaltem Essen an heißen Tagen;
Durchfall nach Saurem trotz Verlangen danach;
akutes, saures Erbrechen im Sommer bei Magenüberfüllung, nach schwerem oder saurem Essen und Trinken, weiß belegte Zunge(!);
Durchfall im Sommer nach *Baden* und *Schwimmen* (Unterkühlung) an heißen Tagen, Kälteschauer, Kopfweh, Nierenschmerz, Durchfall, Fieber;
Magenbeschwerden mit Kopfschmerz, überfüllter Magen, Neigung zum *Überessen, „Fressattacken"*, Ekel vor Speisen; chronische Magenschleimhautentzündung durch zu viel *Kaltes*, durch Überessen;
Schrunden durch *Kälte*, Lippen, Hände, Füße, Fersen reißen ein.

Wetter

Sommerdurchfall, allmählich nach Baden und Schwimmen (Unterkühlung) an *heißen Tagen*;
Zunge dick weiß belegt;
Durchfall und Erbrechen bei Kindern im Sommer *nach Kaltbaden*, nach kaltem Essen und Trinken an *heißen Tagen*, Halsweh, Husten, Magenweh.

Verfassung

Aussehen, Erscheinung

Warzen an den *Händen*, auch am *Körper* und an den *Fußsohlen*, sehr bewährt;
Körperform zu fett (auch bei Kindern), *Beckenpartie, Pobacken* zu fett, aber fest, Person *übergewichtig*, bleich, auffallende *Rötung um die Augen*;
pockennarbige *Pickel* im *Gesicht* an *Wangen* und Seiten.

Verhalten, Benehmen

Romantiker nur bei Mondschein, rezitiert Gedichte;
sonst heftig gereizt, ärgerlich, verärgert, verdrießlich, reizbar, ängstlich, ungeduldig, gehetzt, rüpelhaft, rülpst laut.

Verhalten des Kindes

Gefräßig, dick, übergewichtig, bleich, auffallende Rötung um die Augen, reizbar, furchtsam, je mehr man sich bemüht, desto weniger lässt es sich ansehen oder anfassen, *verkriecht* sich störrisch bei der Mutter, lässt sich nicht untersuchen, wird bleich, weint störrisch;
Berührung bringt ihn leicht aus der Fassung, kann bis zur Ohnmacht gehen;
weinerlich, leicht beeindruckbar, leicht *fassungslos*.

Appetit

Fettsucht (Adipositas) bei Erwachsenen und Kindern, essen ungeniert, schimpfen, rülpsen und furzen dabei, dicke, weiß belegte Zunge als Leitsymptom.

Essen, Trinken

Kann trotz Hunger zum *Frühstück* nichts essen, dabei unangenehmes Leeregefühl in der Herzgrube und kalter Körper; neigt zum *Überessen*;
chronische Magenschleimhautentzündung durch zu viel *Kaltes*, durch Überessen;
Erbrechen durch Essen nach *kaltem Essen* an heißen Tagen.

Diathese

Neigung zu vermehrter *Harnsäure, Gicht*; gichtige Magensymptome mit Rülpsen.

Gemüt

Selbstmordneigung durch Erschießen, Person blass.

Kopf

Kopfschmerz bei chronischen Magenbeschwerden, bei überfülltem Magen mit saurem Erbrechen, Zunge weiß.

Augen

Schrunden, Einrisse (Rhagaden) an den Augenlidern, *Lidwinkel* rissig;
chronisch trockene *Lidrandentzündung* (Blepharitis).

Nase

Schnupfen nach Kaltbaden an heißen Tagen, Zunge dick weiß belegt, mit Halsweh, Husten, Durchfall;
Sommerschnupfen nach Aufenthalt im kühlen Freibad;
Schrunden, trockene Einrisse am Nasenflügel, durch Unterkühlung im Sommer nach Baden im Verbund mit chronischer Magenbelastung.

Mund

Schrunden, Einrisse an den Lippen, rissig.

Bauch

Oberbauchsyndrom (Völle und Blähungen im Oberbauch), beengt, drückt zum Herzen hoch, rüpelhafter Vielfraß, rülpst höchst unmanierlich.

Magen

Akutes *Erbrechen* im Sommer bei Magenüberfüllung, nach Essen und Trinken, dick weiß belegte Zunge, wie gekalkt (!);
Magenbeschwerden (Gastropathie) mit Kopfschmerz, überfüllter Magen, saures Erbrechen;
Oberbauchsyndrom Roemheld (gastrokardialer Symptomenkomplex), Person beengt, rüpelhaft berührungsempfindlich, rülpst höchst unmanierlich.

Darm

Afterfissur, winzige juckende Einrisse der Afterhaut;
Verdauungsmensch (!), von kalkweiß belegter Zunge bis zu knolligem Durchfall;
Sommerdurchfall, allmählich erscheinend nach Baden und Schwimmen an heißen Tagen;
Durchfall und Erbrechen bei Kindern im Sommer nach kaltem Essen und Trinken an heißen Tagen;
Durchfall nach Saurem trotz Verlangen danach;
Pilzbefall durch Candida albicans (Candidiosis), Soor mit Duchfall von Unverdautem, dicke, weiß belegte Zunge, wie mit Kalk angestrichen.

Schwangerschaft

Durchfall wechselnd mit *Verstopfung*;
Stillschwierigkeiten der Mutter und des Kindes, Brustwarzen schrundig, rissig, Kind will nicht saugen.

Haut

Akne bei Trinkern, rote Pickel;
kleinpapulöser Ausschlag (Lichen ruber planus), derbe, stecknadelkopfgroße, rote Knötchen auf dunkelrotem Grund;
bläschenförmiges Ekzem am Körperstamm;
Windpockenbläschen, einsetzen bis die Krusten abfallen, verhindert Narbenbildung;
Impetigo (Grindflechte), Bläschen, Pusteln, gelbbraune Krusten, Eiterbläschen, dann hornige Krusten;
schmerzhafte *Schrunden*, Einrisse an der Fußsohle, an den Fersen, hornige, trockene Risse, trockene, brennende, schwielige Fußsohlen, Schrunden auch auf den Handflächen, am Nasenflügel, an den Lippen und an den Augenlidern;
schmerzhafte *Warzen* an den Fußsohlen, an den Händen und am Körper, viele kleine, harte Hörner;
Hühneraugen an den Zehen.

Gelenke

Chronische *Gelenkentzündung*;
chronische *Gicht* mit Magensymptomen;
Rheuma mit empfindlichem Fußsohlenschmerz.

Beine

Hornartige Warzen auf der Fußsohle.

Blut

Infolge *Blutverlustes* Verstopfungsdurchfall, Brocken mit flüssigen Massen.

Antimonium sulfuratum aurantiacum

Lunge

Altersbronchitis, „das Maul voll" von grünem, schmierigem Schleim;
chronischer Erstickungshusten;
Lungenemphysem (Erweiterung der Lungenbläschen) mit Bronchienerweiterung (Bronchiektasien).

Apis

Auslösung

Entzündungen
Ödematöse Durchtränkung (Schwellung) der Haut und Schleimhäute, hellrot, glänzend.

Geburt
Geburtsschaden, Geburtstrauma, als Therapiebeginn bei Hirnschwellung, Neigung zu Wasserkopf, zu überstrecktem Kopf, Fieber.

Impfung
Hirnschaden als *Impfschaden*;
Fieber mit Hirnhautreiz (Genick zurückgezogen), Cri encéphalique (Hirnschrei).

Infektionen
Beginnendes *Fieber*, Person hellrot, gedunsen, trocken, unruhig, stechende Schmerzen, *kein Durst*;
akute *Hirnhautentzündung* (Meningitis) oder *Hirnentzündung* (Enzephalitis), rotes Fieber ohne Durst, Stiche, Kopf zurückgezogen, schrille Schreie;
Masern, beginnender Ausschlag, Schwellungen;
Scharlach, Ausschlag hellrot, geschwollen mit trockener Hitze ohne Durst, mit glatter Zunge.

Insektenstiche
hellrote, wässrige, stechende Schwellung wie *Bienenstich*, Kühle lindert;
beim *anaphylaktischen Schock* in D200 alle 5 Minuten, Schwellung von Körperteilen und des Kehlkopfes mit Ohnmacht;
bei *Zeckenstich* im Beginn, wenn er schmerzt wie ein Bienenstich, kühl halten.

Reise
Bienenstich;
Zeckenstich im Beginn;
Sonnenstich, trockenes Fieber, stechende Kopfschmerzen, Delir;
blasser *Kopfschmerz* und motorische Unruhe durch Sonne, Hitze, Überwärmung;
Nesselsucht durch Nesseln oder Gras, Brennen durch Kälte besser;
Augenentzündung mit roten, brennenden, stechenden Augen.

Röntgen
Lymphstau nach Bestrahlung, Schwellung blass, wächsern, teigig, warm, Kälte lindert.

Sonne
Sonnenstich mit trockenem Fieber und stechendem Kopfschmerz durch Hirnschwellung, Person deliriert.

Verbrennung
I. Grades, Röte, Hitze, stechendes Brennen, wässrige Schwellung, Kälte lindert.

Wetter
Augenentzündung durch *Sonne* im Gebirge, rote, brennende, stechende Augen;
Kopfschmerz bei *Hitze*, Sonne, Person blass mit motorischer Unruhe.

Verfassung

Verhalten, Benehmen
Eifersüchtig mit unbegreiflichen, überraschenden Stacheln und Sticheleien, Hirnödem (?);

lässt ungewollt Dinge aus der Hand fallen, *hysterisch*;
knirscht mit den *Zähnen* im Schlaf.

Sexuelles Verhalten
Übermäßiges Verlangen bei Frauen nach langem Versagen, Folge von unterdrücktem Geschlechtsleben, „feurige Witwe", besonders in den Wechseljahren.

Schlaf
Erwachen mit Aufschreien, hellrot, panisch;
Zähneknirschen und krankhafte Rückenlage während des Schlafes.

Diathese
Wassersucht (Ödeme) nach seröser Entzündung, durstlos;
ererbte, *allergische* Anlage, Nesselsucht, Nesselfieber, Quaddeln, Schwellung (Phlegmasia alba), sticht, brennt, trocken;
Eierstockkrebs, eher rechts, Stechen;
Metastasen mit Lungenwasser (Pleuraerguss), stechend;
Zysten am Eierstock, an der Niere.

Kopf

Akute *Hirnentzündung* (Enzephalitis) oder *Hirnhautentzündung* (Meningitis) oder akute *Hirnhautreizung* (Meningismus), rotes, trockenes Fieber ohne Durst, Stiche, Kopf zurückgezogen, benommen, schrille Schreie, heiß, deckt sich ab;
Hirnhauttumor (Meningeom) mit Hirnschwellung, Kissenbohren (Kind gefährdet!);
Kopfrollen (Jactatio capitis) durch Hirndruck, eine Hälfte gelähmt, die andere verkrampft, rot, unruhig, erregt oder schon blass, durstlos;
Wasserkopf (Hydrozephalus), akute Entzündung oder mangelhafter Auflösung (Resorption) des Hirndrucks am Beginn und Ende;

Kopfschmerz bei *Hitze*, Sonne, Überwärmung, blass mit motorischer Unruhe,
Kopfschmerz bei *Nierenerkrankungen*, Wassersucht, wie eingeschnürt, zusammengepresst, erst rot, dann blass, wie zum Platzen, Auslösung beachten: Sonne, Impfung, Infekt usw.

Augen

Akute *Bindehautentzündung* (Konjunktivitis), wässrige, rote Schwellung, stechende Schmerzen;
akutes *Gerstenkorn* (Hordeolum) mit umgebender Schwellung;
allergische, stechende, juckende, brennende *Lidschwellung* (Lidödem), kältebedürftig, besonders des Unterlides;
frische *Netzhautablösung* (Retinaablösung), plötzlicher Stich, Schwellung;
akute *Tränensackentzündung* (Dakryozystitis) mit Schwellung, Kälte lindert.

Ohr

Bläschenartige *Außenohrentzündung* (Otitis externa) mit wässriger Schwellung.

Zähne

Zähneknirschen, nicht nur bei Kindern, bei Hirnhautreizung, Hirndruck mit Cri encéphalique.

Rachen

Akute *Halsschmerzen* (Pharyngitis), anhaltend stechender Schluckschmerz, mit geschwollenem, verlängertem Zäpfchen wie ein hellroter Wassersack, Hals wie zusammengeschnürt, glänzt wässrig, Kälte lindert, kein Durst;
Mandelentzündung (Tonsillitis), hellrot, wässrig, glänzend, stechend, verlangt Eiskrawatte.

Kehlkopf

Kehlkopfentzündung (Laryngitis acuta); Schwellung des *Kehlkopfdeckels* (Glottisödem!), Gefühl, als sei jeder Atemzug der letzte.

Hals

Zystischer *Kropf* (Struma), heiß, akut.

Herz

Entzündung der Herzaußenhäute (Perikarditis), mit Stichen, weiß nicht, wie er den nächsten Atemzug angehen soll; *Herzschwäche* (Herzinsuffizienz) mit Erstickungsgefühlen, so eng, als stünde der Tod nahe, keine Angst (!); Herzschwäche mit *Wassersucht* (Ödeme) der Beine, glänzend gespannt, als ob der Tod nahe sei, angstlos, durstlos.

Lunge

Feuchte *Rippenfellentzündung* (Pleuritis exsudativa) ohne Durst, einsetzen, wenn Fieber und Schmerz nachlassen.

Darm

Stechender *Blinddarmreiz*, akut und wiederkehrend, empfindlich auf Druck, Eisbeutel lindert; *Durchfall* mit Unsicherheitsgefühl im After, Gefühl, als ob der After offen stünde.

Niere

Nierenbeschwerden (Nephropathie) mit Kopfschmerzen und Wassersucht, kein Durst;
akute *Nierenentzündung* (Nephritis acuta) mit Bauchwasser (Aszites), Schwellungen, kaum Urin, blutig, eiweißhaltig, viel Drang, müde, matt, Atemnot, Erstickungsgefühl durch Lungenwasser;
Nierenzyste, solitär in der Niere, nicht krankhaft, manchmal stechend, aber meist schmerzlos, meist Zufallsbefund durch Röntgen.

Blase

Akute *Blasenentzündung* (Zystitis acuta), tröpfchenweiser, stechender Drang, Urin blutig, eiweißhaltig, dunkles bis schwarzes Blutharnen (Hämaturie), Person durstlos, erstickt, mit Wassersucht (Ödeme).

Männliches Genitale

Hodenhochstand (Kryptorchismus); *Pendelhoden*, eher rechts.

Weibliches Genitale

Eierstockentzündung (Adnexitis) mit wässriger Schwellung (ödematös), eher rechts, stechend, brennend, Eisbeutel lindert, Person unruhig, durstlos, äußerst berührungsempfindlich;
Eierstocktumor (Ovartumor), vergrößert, geschwollen, mit entzündlichen oder nicht aufgelösten Schwellungen, wie „Bienenstiche";
Eierstockzyste (Ovarialzyste) als Tastbefund (und im Ultraschall), stechender Schmerz, eher rechts;
Mittelschmerz zwischen zwei Perioden, Stiche im rechten Eierstock;
Periode bleibt aus (sekundäre Amenorrhoe) nach Absetzen der Pille, Folge von unterdrückter, natürlicher Libido;
Hitzewallungen ohne Schweiße in den Wechseljahren mit Bluthochdruck, Husten, Asthma, Person hitzig, schwirrt wie eine Biene, mit sexueller Übererregtheit als Folge von unterdrücktem Geschlechtsleben.

Schwangerschaft

Spontane *Fehlgeburt* (Abortus) ohne Vorzeichen in den ersten Monaten; gespannte Schwellung der Beine.

Haut

Hellroter, weicher *Abszess*, wie ein Bienenstich;
Allergien, Nesselsucht, Nesselfieber, stechend, brennend, trockenes Fieber, Person hat keinen Durst, verlangt nach kühl;
Quaddeln, stechend, brennend, mit Schwellung (Phlegmasia alba), Kühle lindert;
Ausschlag (Exanthem) wie Scharlach, hellrot geschwollen;
Insektenstiche mit hellroter, wässriger, stechender Schwellung wie Bienenstich, Zeckenstich im Beginn, *kühl halten*;
akute oder chronische Schleimbeutelentzündung (Bursitis), hochrot, geschwollen, stechende Schmerzen, wenn akut;
Verbrennung I. Grades mit Röte, Hitze, stechendem Brennen, wässriger Schwellung;
akute *Wundrose* (Erysipel) mit hellroter Schwellung, stechendem Spannschmerz, Kälte lindert.

Muskeln

Ganglion (Überbein), akute Schwellung, warm, berührungsempfindlich.

Gelenke

Kniegelenkentzündung (Gonarthritis) mit heller Röte, Hitze, Schwellung, mit stechendem Dauerschmerz, trockenem Fieber ohne Durst, Kälte lindert, Erguss; akutes *Rheuma*.

Beine

Wassersucht (Ödeme) bei Venenentzündung, nach Becken- oder Oberschenkelthrombose, Haut gespannt und *glänzend*.

Drüsen

Akute *Lymphdrüsenentzündung* (Lymphadenitis), oberflächliche Entzündung, Schwellung der Umgebung, kalte Auflage bessert.

Gefäße

Krampfadern mit Lymphstau, glänzend, entzündet (Thrombophlebitis), umschrieben hellrot, sticht schmerzhaft.

Nerven

Akute *Hirnhautreizung* (Meningismus) mit zurückgezogenem Kopf, mit trockenem Fieber, Person durstlos, benommen, schreit schrill (Cri encéphalique), ist heiß, deckt sich ab, Hirndruck gesteigert;
Hirnhauttumor (Meningeom) mit Hirnschwellung, Kissenbohren, Kopfrollen, schrillem Schreien, eine Hälfte ist gelähmt, die andere verkrampft, Kind gefährdet (!);
Hirnschaden nach Impfungen;
Wasserkopf (Hydrozephalus), akute Entzündung, wenn schon blass und durstlos, mangelhafter Auflösung (Resorption) des Hirndrucks, am Beginn und am Ende;
Kopfrollen (Jactatio capitis) durch Hirndruck, Person rot, unruhig, erregt, Auslösung beachten: Sonne, Impfung, Infekt usw.

Apocynum

Verfassung

Diathese

Wassersucht (Ödeme) mit *viel Durst*, Schwächegefühl in der Magengrube.

Apocynum

Kopf

Kopfschmerz bei Nierenerkrankungen, bei Wassersucht, mit unstillbarem Durst; *Wasserkopf* (Hydrozephalus), seröse Ausschwitzung (Exsudation) mit Stirnhöcker, offenen Fontanellen, schielt, stete, unwillkürliche, einseitige Bewegungen der Glieder, kein schrilles Schreien!

Herz

Herzklopfen (Tachykardie) alter Menschen mit Hautwassersucht; *Herzschwäche* (Herzinsuffizienz) mit Wassersucht (Ödeme) und *Schwächegefühl in der Magengrube*, viel Durst, aber viel trinken macht Beschwerden.

Lunge

Lungenwasser bei Herzschwäche, Schwächegefühl in der Magengrube, unstillbarer Durst.

Niere

Nierenbeschwerden (Nephropathie) mit Kopfschmerzen, Wassersucht, unstillbarer Durst;
chronische *Nierenschrumpfung* (Nephrose), Schwellungen überall mit spärlichem Urin, Krämpfen, Koma;
vorbeugend einsetzen (!);
urämische Eklampsie, akutes Nierenversagen mit Krämpfen, Erbrechen, Bewusstlosigkeit.

Blase

Akute *Blasenentzündung* (Zystitis acuta) mit Wassersucht (Ödeme), unstillbar durstig.

Schwangerschaft

Eklampsie während Schwangerschaft und Geburt mit Krämpfen, Erbrechen, Koma;

Nierenentzündung mit wenig *sherryfarbenem* Urin, mit Schwellungen und Krämpfen, unstillbarer Durst.

Nerven

Wasserkopf (Hydrozephalus), seröse Ausschwitzung (Exsudation), vorstehende Stirnhöcker, offene Fontanellen, Schielen, mit steten, unwillkürlichen, einseitigen Bewegungen der Glieder, *kein schrilles Schreien!*

Apomorphinum

Kopf

Schwindel mit zerebralem Erbrechen.

Magen

Erbrechen (Vomitus) vom Gehirn ausgelöst und gesteuert, plötzlich, reichlich, *ohne Übelkeit.*

Schwangerschaft

Erbrechen (Hyperemesis) mit Speichelfluss bei geringster Nahrungsaufnahme, mit Schweiß und Unruhe, keine Übelkeit!

Aralia

Lunge

Krampfhusten bei Bronchitis und asthmatischen Zuständen, meist *Heuasthma* mit heftigem Niesen und reichlichem, wundwachendem Fließschnupfen, schlimmer beim Niederlegen und im ersten Schlaf, um *23 Uhr*, Rachen kitzelt, Fremdkörpergefühl, Brust beengt, sitzt auf.

Aranea avicularis

→ Mygale

Aranea diadema

Auslösung

Nikotin
Rauchen *bessert* Asthma, Erschöpfung, Zwangsweinen (Neigung aller Spinnengifte).

Verletzung
durch Injektionen, *Danebenspritzen* von Chemotherapeutika (Spritzenabszess), heftigste bissartige Schmerzen, blaurot zerfallende Wunde.

Wetter
schlimmer bei jedem *Wetterwechsel* zu *feucht*, zu *nasskalt*; Rheuma und Neuralgien bei nasskaltem Wetter, bei *Nebel*, Feuchtigkeit.

Verfassung

Diathese
Krebsgeschwulst, Narben brechen auf nach Krebsoperation, werden blaurot.

Lunge

Bronchialasthma, Zigarettenrauchen lindert Atemnot, sehr beeindruckend!

Bauchspeicheldrüse

Diabetische Nervenentzündung, tief bohrend, von Ferse bis Kniekehle, 3. bis 5. Finger taub, Herzkranzgefäße angegriffen!

Milz

Milzschwellung (Splenomegalie), Person schlaff, matt, fröstelt, Feuchte und Nässe verschlimmern.

Haut
Erweiterung der *Äderchen* (Angiektasien); flohstichartige *Hautausschläge*; übermäßiger *Schweiß*, nachts heftig, kritisch.

Gelenke
Rheumatische *Gelenkbeschwerden* im Herbst bei nasskaltem Wetter, Frost, Kältegefühl, auch Muskelschmerzen, Fersenbein- und *Fersenschmerz,* Taubheit im *Ulnarisgebiet* (3. bis 5. Finger).

Beine
Fersenschmerz, Herbstrheuma, zieht entlang der Wade nach oben.

Gefäße
Äderchenerweiterung (Angiektasien) in der Haut.

Arctium

Darm
Durchfall im Wechsel mit Rheuma, häufige, gelbe Stühle am Vormittag mit Übelkeit.

Männliches Genitale
Chronische *Prostataentzündung* mit *Harnröhrenentzündung,* Schmerz wie gequetscht in diesem Bereich.

Gelenke
Rheumatische *Gelenkbeschwerden* im Wechsel mit Durchfall, dumpfe wunde Schmerzen in den Muskeln, Bewegung verschlimmert.

Argentum metallicum

Auslösung

Nikotin
Unverträglichkeit von Tabakrauch, Widerwille dagegen, selbst beim Denken daran, Magen empfindlich.

Verfassung

Missempfindungen
Einschießen von Schmerzen, als wenn *an einem Nerv gerissen* würde, bei Kopfweh oder durch die Brust.

Kopf

Bohrender *Kopfschmerz* in der Stirn, im rechten Höcker.

Kehlkopf

Kehlkopfentzündung (Laryngitis acuta), Heiserkeit bei Sängern, Rednern, raues Brennen, veränderte Stimmlage, loser, stärkeartiger Schleim.

Herz

Schwäche und Zittern *nach Herzinfarkt*, Person sehr aufgeregt.

Weibliches Genitale

Eierstockschmerzen (Ovarialgie), wie gequetscht, links, als ob er *vergrößert* sei.

Haut

Gesichtsrose (Acne rosacea), rote Nase wird blass, Person fahl wie Erde, unsicher, nervös.

Nerven

Parkinson, kurativ einsetzen, wenn Person blass.

Argentum nitricum

Auslösung

Angst
Vor *Abwärtsbewegung*, erblasst, Magen hebt sich, fällt;
vor *Verspätung*;
Terminangst, kommt stets zu früh angehastet;
Angst, eine Straße oder *leere Plätze* zu überqueren;
Angst, an einer *bestimmten Ecke* vorbei zu gehen;
Angst, die *Häuser* könnten auf ihn *einstürzen*;
Angst vor dem *Sterben*, stolpert dem Tod entgegen, wenn er allein ist;
Angst vor und in der *Sesselbahn*, Angst vor der *Höhe*, vor Runterschauen, die Tiefe zieht ihn magisch an, fährt ihm in den Magen, *„Hochhaus-Syndrom"*;
Angst vor *Schule*, vor *Prüfungen*, stolpert über ein Ereignis, über seine Füße, rast zum Klo, Person schlank, blass;
Platzangst, Magenkrämpfe, Stolpern, Vernichtungsgefühl;
Angst beim *Augenschließen*, Angst zu stolpern, macht große Schritte;
Angst vor *Alleinsein*, er könne sterben.

Ärger
Ärger über seine *Unsicherheit*, verschluckt ihn zur Magenkolik mit *Durchfall, Kolik, Zittern, Herzklopfen*, die Stimme versagt, wird blass.

Infektionen
Cholera der Kleinkinder (Ch. infantum), geräuschvolle Spinatstühle bei mumifizierten Kindern, verlangt Süßes;
Folge von *Hirnhaut-* und *Hirnentzündung*;
Lahmheit;
Masern, chronische Bindehautentzündung;

verklebt, eitrig, wund;
akuter *Tripper* (Gonorrhöe), dick, gelb, eitrig, geschwollen, nachts, sexuelle Träume mit Ergüssen.

Nahrung
Käse, Abneigung und Verdauungsstörungen oder Verlangen nach scharfem Käse;
Verlangen nach *Salz*, will seinen Magen stärken;
Verlangen nach *Süßem*, aber unverträglich;
Zuckerschlecker, Aufstoßen, Durchfall.

Reise
Angst vor einer Reise wegen Terminangst, er könnte seinen Flug verpassen, hastet, kommt trotzdem viel zu früh;
Durchfall bei Angst, *Erregung, Schreck* dünner, vertrockneter Kinder, Essen fällt zum After durch, wegspritzend;
Durchfall nach *Süßem*, trotzdem Verlangen danach;
Trommelbauch nach wenig Essen, Gegendruck erleichtert, Aufstoßen nicht;
„*Hochhaus-Syndrom*", Tiefe zieht ihn an, fährt ihm in den Magen;
reisekrank im *Lift*, Magen hebt oder senkt sich.

Schule
Schulangst, Angst vor Prüfungen und bei Stress, schlanke, blasse Schüler, stolpern über Ereignisse, über ihre Füße, rasen zum Klo.

Wetter
Cabriofahrer, liebt frische, kühle Luft um den Kopf.

Verfassung

Aussehen, Erscheinung
Kümmerlinge, aschfahl, eingefallen, *Beine* mager, *Oberschenkel* magern zuerst ab;
Blähbauch, *Trommelbauch*.

Verhalten, Benehmen
Ungeduldig aus unbewusster Panik;
von gespannter *Nervenunruhe*, getrieben vor bekannten, zu erwartenden Ereignissen;
Brechwürgen bei Aufregung, krampfhaft, erschöpfend;
ständig in Eile, wie von der Peitsche getrieben, geht immer schneller.

Verhalten des Kindes
Unruhig;
ängstlich, gehemmt, zeigt überstürzte, *ungerichtete* Interessen, beginnt begeistert, verliert den Faden.

Verhalten in der Jugend
Rollenkonflikt: depressiv, magert ab, von unten nach oben.

Essen, Trinken
Völle, Blähung, Aufstoßen nach dem Essen, *Trommelbauch nach wenig Essen*, Druck erleichtert, Aufstoßen nicht;
Essen verschlimmert;
Magengeschwürschmerz, nagend, strahlt in alle Richtungen aus.

Missempfindungen
Einschießen von Schmerzen, *splitterartig* bei Entzündung, Kopfweh, Magenweh, Gliederweh;
Gefühl, *keinen Boden unter den Füßen* zu haben, in der Dämmerung, bei Dunkelheit, hebt die Beine zu großen Schritten.

Schlaf
Träume vom *Fallen*, Zwang, der von der Höhe nach unten zieht;
Träume von *Schlangen*, sie verfolgen ihn;
sexuelle Träume mit Ergüssen.

Sprache
Stottern, stolpert über Worte, Beine, Stufen, Ereignisse, über sein Leben;
schlechte, kindische Qualität der Sprache.

Geist

Vergesslichkeit, vergisst, was er sagen wollte, kann *nicht* mehr *zusammenhängend denken* und *verspricht* sich.

Gemüt

Halluzinationen, hält sich für etwas anderes, er sei eine *Sprudelflasche*;
er sei *unheilbar krank*;
Selbstmordneigung, möchte aus dem Fenster springen, blasse Erscheinung.

Kopf

Hirnentzündung (Enzephalitis) und Hirnhautentzündung (Meningitis) mit Lahmheit;
Hirnhauttumor (Meningeom) mit Lähmungen und Ausfallserscheinungen, krampfartige, veitstanzähnliche, steife, stolpernde Bewegungen;
Kopfschmerz, festes Einbinden des Kopfes bessert, gibt Halt, eher links, als sei der Kopf *vergrößert*, Bohren im *Stirnhöcker*;
Schwindel nach dem Lesen, Kopf verwirrt, wie zu groß, Schwindel bei organischen Hirnerkrankungen, zittert beim Überqueren einer Straße, eines Platzes, in engen Gassen, Schwindel in der Dunkelheit, stolpert, Schwindel im Lift, Magen hebt sich oder senkt sich, anfallsartiger, plötzlicher Schwindel beim Überqueren der Straße, im Dunkeln, geht wie auf Wolken, stolpert beim Abwärtssehen, Hochhausschwindel, Karussellschwindel, Schwindel beim Augenschließen, Angst zu stolpern, macht große Schritte.

Augen

Chronische *Bindehautentzündung* (Konjunktivitis) durch Masern, Lider durch reichlich *dünnen* Eiter geschwollen, verklebt, wund;
Flügelfell (Pterygium) am inneren Augenwinkel, schleimig;
Hornhautkrümmung (Keratokonus), angeboren oder durch Pubertät bedingt;
Lidrandentzündung (Blepharitis) nach Baden in chloriertem Wasser;
Weitsichtigkeit durch schlechte Akkommodation;
Sehschwäche, sieht graue Linien und schlangenartige Gebilde.

Nase

Schleimhautgeschwüre in der Nase, Blut haftet am Finger beim Nasepopeln.

Rachen

Halsschmerzen (Pharyngitis) mit Räuspern.

Kehlkopf

Kehlkopfentzündung (Laryngitis acuta), *Räusperzwang*, zäher, klarer Schleim, Splittergefühl im Hals, Stimme belegt.

Herz

Herzbeschwerden (Dyskardie), als bliebe das Herz stehen, schlimmer beim Stillsitzen;
Herzklopfen (Tachykardie) mit Zittern bei Prüfungen.

Lunge

Hüsteln und Räuspern bei Aufregung, bei aufregenden Ereignissen.

Bauch

Aufgeblähter *Trommelbauch*, Magen-Darm-Beschwerden, Krämpfe.

Magen

Krampfhaftes *Erbrechen* bei Aufregung, im Lift, Magen hebt sich oder senkt sich;
Magenbeschwerden (Gastropathie), Ver-

langen nach süß, ist aber unverträglich, bekommt Durchfall;
Völle, Blähung, Aufstoßen, *Trommelbauch* nach wenig Essen, Gegendruck erleichtert, Aufstoßen ändert nichts;
Magengeschwür (Ulcus ventriculi), Schmerzen nach dem Essen, nagend am Mageneingang, strahlt in alle Richtungen aus;
Magenschleimhautentzündung (Gastritis) mit zu viel Säure (hyperazid) bei Ärger und Aufregung vor Ereignissen mit kolikartigen Magenkrämpfen.

Darm

Darmentzündung (Enteroklitis) mit Brechdurchfall, mumifizierte Kinder mit Verlangen nach Süßem und geräuschvollen Spinatstühlen;
Dickdarmentzündung (Colitis mucosa), schleimig, seelisch bedingt, schlimmer nach dem Essen;
Durchfall mit Blähungen, jede seelische Erregung geht wie ein Wind in die Hose, Durchfall bei Angst, Erregung, Schreck, Essen fällt zum After durch, wegspritzend, Durchfall nach Süßem trotz Verlangen danach, nascht gern, dünne, vertrocknete Kinder.

Bauchspeicheldrüse

Diabetes bei Kindern (Diabetes insipidus), aufgeregt, erdfahles Aussehen, viel trüber Urin mit süßlichem Geruch.

Nieren

Nierenbluten, nicht entzündlich, *dunkle* Gerinnsel, krebsartig.

Blase

Akute *Harnröhrenentzündung* (Urethritis), dick, gelb, eitrig, geschwollen, nachts; schmerzhafte *Reizblase* bei Aufregung, Angst.

Haut

Nervöses *Ameisenlaufen*, besonders am Kopf.

Nerven

Epilepsie, falls Misserfolg mit *Cuprum*, erregbare Person, verlangt süß, verträgt es nicht;
Gangunsicherheit (Ataxie), Torkeln (lokomotorisch) nach Erregung, im Dunkeln, beim Augenschließen, Beine wie gequetscht, wie aus Holz oder wie Watte;
Hirnhauttumor (Meningeom) mit Lähmungen und Ausfallserscheinungen, krampfartig, veitstanzähnliche Bewegungen, steife, stolpernde Beine;
amyotrophe Lateralsklerose (fortschreitende Degeneration der Willkürmotorik), besonders im Unterschenkel, Krämpfe der Arme, Beine, stolpert, plötzlich einschießender Schmerz;
nervöses *Ameisenlaufen* besonders am Kopf;
Parkinson, Person blass, erdfahl, trocken, stottert, stolpert, mit Schwindel im Dunkeln.

Aristolochia

Verfassung

Verhalten in der Jugend
Rollenkonflikt: verweiblichte Jungens, vornehm, zart, empfindlich, misstrauisch, eifersüchtig, störrisch, menschenscheu.

Entwicklungsstörung
Bei Kindern infolge *hormoneller* Störung, eher feine Mädchen.

Kopf

Kopfschmerz um die Periode bei unterdrückter Regel und vor der Regel.

Männliches Genitale

Hodenhochstand (Kryptorchismus), Hoden weder sichtbar noch tastbar.

Weibliches Genitale

Die *erste Periode* kommt spät, „alles zu spät", Gebärmutter zu klein, primär *ausbleibende Periode* (Amenorrhöe); Kopfschmerz besonders bei *unterdrückter Regel* und *vor* der *Regel*; primäre *Unfruchtbarkeit* (noch nie schwanger gewesen), die *edle Pulsatilla*.

Haut

Keloid (bindegewebige Wulstnarben), weich, mit Gallebeteiligung.

Drüsen

Unfruchtbarkeit (Sterilität) bei der Frau.

Arnica

Auslösung

Angst
Beim *Augenschließen*;
Angst, wenn sich jemand nähert, jemand könnte ihn *berühren*, ihn *vergiften*, lehnt deshalb Arzt und Arznei ab;
Angst vor *Begegnung*;
Angst vor *Grausamkeit*, fürchtet, ein Entgegenkommender schlage auf ihn ein, ahnt das Trauma und zieht es an;
Angst vor jeglicher *Gewalt* und Verletzung;
Angst vor Gewalttätigkeit folgert, dass dieser Mensch auch gewalttätig sein kann (!);
Angst, in der Gesellschaft *abgelehnt* zu werden;
Angst, man *bemerke* seine *Verletzlichkeit*;
Angst vor *Schlaganfall*, vor *Herzinfarkt*.

Blutverlust
Überempfindlich, ängstlich, *zerschlagen*; Vorsicht bei Annäherung ans Bett!

Entzündungen
Passives *hyperämisches Stadium* (Blutfülle, Rötung), hellrot, gedunsen, erschüttert, Verletzungsfolgen, Schlaganfall.

Geburtsschaden
Als *Therapiebeginn* einsetzen, Folge von Blutung, Verletzung, Erschütterung, Angst, auch für die Mutter!

Impfung
Nach *Tetanus-Impfung*;
bei jeder Verletzung einsetzen, wirkt intensiver schützend als das Serum!

Infektionen
Folge von *Hirnhaut-* und *Hirnentzündung*, Person rot, kräftig, Geburtstrauma?
Tetanus-Vorbeugung, die Verletzung geht dem Tetanus immer voraus;
anfänglich bei *Typhus*, ähnlich wie bei *Baptisia*, Körper wie geprügelt, Hautblutungen, Stuhl und Urin gehen unwillkürlich ab, Gleichgültigkeit, Stupor, Starre.

Ohnmacht
Kräftig rot, apathisch, *schreckhaft*.

Operation
Arznei am Tag der Operation morgens einsetzen, vermeidet Blutungen, Schmerzen, Operationsschock, Kreislaufversagen;
nach Operation alles wie geprügelt, übel, starr, bewusstlos;
Laparotomie-Schmerzen, ganzer Bauch wie zerschlagen;
Kathetern (Folge von Verletzung), Schmerz, Blutung; *Querschnittsläsion* nach Operation.

Reise
Sonnenbrand, nicht vergessen (!), Körper wie geprügelt, große Angst, berührt zu werden;

erste Hilfe bei allen *Verletzungen*, vermindert Schmerz und inneres, unsichtbares Bluten;
danach erst spezifische Arznei unterscheiden (!);
Tetanus-Vorbeugung bei jeder offenen Wunde;
Beschwerden bei *Radtouren*, Muskelkater, Radsturz;
Erschöpfung beim *Wandern*, beim *Bergsteigen* durch Anhäufung von Stoffwechselgiften, Milchsäure steigt, Blutzucker sinkt, zerschlagen, Puls und Atem beschleunigt, erhöhte Temperatur, *beachte*: erst ausruhen, dann absteigen (!), viel Tee und Säfte zum Nierenspülen (!);
Erschöpfung bei *Skilangläufern*, *Abfahrtsläufern*, Muskeln steif, schmerzen, krampfen;
Verstauchung, Verrenkung, falls offene Verletzung, dann bandagieren (!);
akuter *Typhus*, Hautblutungen, Stuhl und Urin gehen unwillkürlich ab, Gleichgültigkeit, Stupor, Starre.

Schlaganfall
Erste Hilfe, Person kräftig rot, Bett ist zu hart, möchte weich liegen, jede Erschütterung schmerzt, hoher Blutdruck, Verkalkung der großen Gefäße, plötzliche Blutung.

Schreck
Schreckerlebnis, *Schockerlebnis*, regungslos, *wie erschlagen*.

Sonne
Bei *Sonnenbrand* nicht vergessen (!), Körper wie geprügelt, große Angst, berührt zu werden.

Überanstrengung
Körperlich, Kreuz, Knochen, Muskeln *wie geprügelt*, wie zerschlagen, möchte ruhen, findet aber keine Ruhe.

Unfall
Frische *Gehirnerschütterung*, „alles ist zu hart", möchte weich liegen, jede Erschütterung schmerzt, Kopfweh, Schwindel;
Hirnverletzung, Folge von Blutung, Kopfschmerzen, *große Ängste*.

Verbrennung
I. Grades, nicht vergessen (!), infolge Verletzung, wie zerschlagen, Berührungsangst.

Verletzung
Folge von jeder Verletzung, Verwundung, innerlich, äußerlich, offen, geschlossen, auch Gehirnerschütterung, Muskelkater, Muskelriss mit Bluterguss und traumatischer Entzündung, Operation, Zahnziehen, dämpft die Blutung, nimmt den Schmerz;
Gehirnerschütterung, „alles ist zu hart", möchte weich liegen, Erschütterung schmerzt, Kopfschmerz nach Gehirnerschütterung, als Therapiebeginn erwägen, auch wenn Ereignis lange zurückliegt;
Rückenschmerzen nach *Wirbelsäulenverletzung* und *Schleudertrauma*, immer zuerst als Therapiebeginn.

Verfassung

Aussehen, Erscheinung
„*Säufernase*", rote Nasenspitze, entzündete Haarbälge, kräftige Person;
Kleinwuchs, Knochenbrüchigkeit (Osteogenesis imperfecta).

Verhalten, Benehmen
Ablehnend (lehnt auch Arzt und Arznei ab), rot, fürchtet, er könne vergiftet werden, *bösartig*, *diktatorisch*, verletzend.

Missempfindungen
Graben, Wühlen, Schaben, besonders nachts, Rheuma, Gicht, Gelenke, Muskeln, Überanstrengung.

Schlaf
Kann nicht *einschlafen*, findet *keinen ruhigen Platz*, geprügelt im Bett wie im Leben.

Diathese
Chronischen Krankheiten: *Herabfallen des Unterkiefers*, Stuhl und Harn gehen unwillkürlich ab, Person kräftig rot, starr; Neigung zu vermehrter *Harnsäure*, *Gichtanfall* (akute Arthritis), besonders in rechter Großzehe, Kälte lindert;
Lungenkrebs, Bluthusten, kleine Arterien verletzt.

Kopf
Frische *Gehirnerschütterung* (Commotio cerebri), möchte weich liegen, jede Erschütterung schmerzt;
Folgebeschwerden von *Hirnhautentzündung* (Meningitis), Geburtstrauma? Therapiebeginn bei Kopfschmerz durch alte *Gehirnerschütterung*, auch wenn Ereignis lange zurückliegt;
Kopfschmerz mit Blutandrang zum Kopf, Folge von Unfall, verlangt Kühle;
Schwindel bei Gehirnerschütterung, durch Geräusche und Benommenheit, bei rotem Bluthochdruck infolge Verkalkung der großen Gefäße mit Herzvergrößerung, schlimmer beim Augenschließen, mit großer Angst, jemand könnte ihn berühren, ihn vergiften;
Menière, schlimmer beim Gehen, bei Erschütterung, Ohrknorpel schmerzt wie zerbrochen;
Verkalkung (Arteriosklerose) des Gehirns, lehnt Arzt ab, glaubt, er vergifte ihn, auffallend kräftig roter, starrer Mensch.

Augen
Lidlähmung (Lidptose) aus Schwäche, nach Überanstrengung;
frische *Netzhautablösung* (Retinaablösung) nach Verletzung, Verkalkung;
traumatische *Regenbogenhautentzündung* (Iritis) durch Schlag.

Ohr
Akuter *Hörsturz*, plötzlich wie ein Schlag, Gefäße verkalkt, Blutung? *Innenohrschwindel* (Menière), beim Gehen, bei Erschütterung;
Schwerhörigkeit durch Lärmbelastung, als Folge von Verletzung verstanden.

Nase
Haarbalgentzündung auf der ganzen Nase (Follikulitis), besonders Nasenspitze, eher dunkelrot;
Nasenbluten bei kräftigen, roten Kindern nach Anstrengung, nach Verletzung, nach Popeln, hellrotes Nasenbluten bei Heranwachsenden mit Neigung zu Verletzungen (z.B. beim Sport).

Zähne
Zahnschmerzen durch *Zahnziehen*; vorher genommen vermeidet es Blutung.

Rachen
Halsschmerzen (Pharyngitis);
Seitenstrangangina (Mandeln entfernt), bei beständigem Halsreiz 10 Tropfen ins Zahnglas, gurgeln.

Brustkorb
Rheuma der Brustkorbmuskeln, wie geprügelt bei Nässe, Kälte, muskulärer Überanstrengung.

Herz
Herzbeschwerden (Dyskardie) mit *großer Angst*;
Sportlerherz, Beklemmung nach Anstrengung, später Muskelschwäche durch Muskelschwund;

Herzenge (Angina pectoris) auf der Straße, bei hohem Blutdruck, mit drückender, roter Angst, wie ein Elefantenfuß, Herzenge junger Menschen mit Bluthochdruck nach Anstrengung; anfallsartige *Herzrhythmusstörungen* (tachyarrhythmisch, tachykard), Klopfen, Stolpern, Person rot, kräftig, pyknisch, gestaut.

Lunge

Rippenfellentzündung (Pleuritis) nach äußerer Verletzung mit blutigem Erguss.

Darm

Anfängliche *Darmentzündung* (Enterokolitis) mit Brechdurchfall, alles wie geprügelt, dösig, Hautblutungen, Stuhl und Harn ungewollt;
Stuhlinkontinenz (unfreiwillige Stuhlentleerung), unbemerkt bei chronischen Krankheiten mit rotem Gesicht.

Niere

Nicht entzündliches *Nierenbluten*, hell oder dunkel, durch Verletzungen bei *Nierensteinen, Nierengrieß*;
bei Nierensteinen (Nephrolithiasis) als Kur im schmerzfreien Intervall einsetzen, wenn durch die Steinbewegung Schmerzen auftreten.

Blase

Hellrotes *Blutharnen* (Hämaturie) als Folge von Verletzungen durch Nierensteine;
Schmerz und Blutung als Folge von Katheterlegen.

Männliches Genitale

Ekzem in der Leiste (Intertrigo), Bläschen, Pusteln, nässend, dunkelrot, sehr berührungsempfindlich.

Weibliches Genitale

Wundschmerz nach *Ausschabung* (Abrasio), vorbeugend und nachsorgend;
Eierstockentzündung (Adnexitis) mit passivem Blutandrang (hyperämisch), gedunsen, drückend, Unterleib wie zerschlagen, bei Erschütterung schlimmer.

Schwangerschaft

Drohende Fehlgeburt (Abortus), ausgelöst durch Unfall, Verletzung, Überanstrengung, Angst, Unterleib wie zerschlagen; schmerzhaften Kindsbewegungen, Kind strampelt und tritt, schlafstörend;
Geburtsvorbereitung: 1 Woche vor Termin, beugt Geburtskomplikationen wie Schmerzen, Blutungen, abnormem Wochenfluss und mangelnder Rückbildung der Gebärmutter vor;
nach einer *Zangengeburt*, 4 Wochen lang für Mutter und Kind allgemein einsetzen;
Nachwehen mit Wundschmerz wie zerschlagen;
wenn vor Geburt homöopathisch behandelt wurde, ist keine Therapie nötig.

Haut

Abszess, Entzündungsstadium dunkelrot, hart, wie eine Prellung;
Beingeschwür (Ulcus cruris) bei Durchblutungsstörungen der Adern, bei Gefäßverkalkung, nach lokaler Verletzung;
Blutschwamm (Hämangiom), Flammenmal dunkelrot, schlimmer im Sommer, Arznei wirkt auf Äderchen;
Ekzem in der Leiste (Intertrigo), Bläschen, Pusteln, dunkelrot, nässend, sehr berührungsempfindlich;
Gesichtsrose (Acne rosacea) mit roter Nase;
Haarbalgentzündung auf der ganzen Nase (Follikulitis), besonders auf der Nasenspitze, Nase eher dunkelrot;

Missempfindungen der Haut (Parästhesien) bei roten Menschen, als Folge einer Wirbelsäulenverletzung;
Sonnenbrand und *Verbrennung I. Grades*, heftiges Brennen der Haut, nicht vergessen (!), Körper wie geprügelt, große Angst berührt zu werden;
Wundliegen (Dekubitus) zur Vorbeugung, passiver Blutandrang, dunkelrote Druckstellen, noch kräftiger, hitziger Mensch.

Muskeln

Unvollständige *Lähmung* (Parese) nach Schlaganfall, durch Hirnblutung; Überanstrengung;
Muskelkater wie geprügelt, Bewegungsdrang, aber kann sich nicht bewegen, findet keinen Platz;
Muskelriss mit Bluterguss und traumatischer Entzündung;
Überanstrengung, Muskeln, Knochen, Kreuz wie zerschlagen.

Gelenke

Gewohnheitsmäßige *Gelenkauskugelung* (habituelle Luxation) der Schultern;
akute *Gelenkentzündung* (Arthritis acuta), Gichtanfall, speziell *rechte Großzehe*, Kälte lindert;
rheumatische Gelenkbeschwerden, grabend, wühlend, schabend in der Nacht, findet keinen rechten Platz zum Ruhen;
Rheuma der Brustkorbmuskeln, wie geprügelt bei Nässe, Kälte, muskulärer Überanstrengung;
Tennisarm (Epicondylitis), Schmerz wie überanstrengt.

Knochen

Knochenwachstumsstörung (Osteogenesis imperfecta), Knochenbrüchigkeit, Minderwuchs junger oder alter Mensch; bei jedem Bruch Arznei zusätzlich einsetzen, zusammen mit *Symphytum D4*.

Wirbelsäule

Ischias (Ischialgie) nach Überanstrengung, wie geprügelt, wie gequetscht, Kühle lindert;
Nackenschmerzen (HWS-Syndrom);
Schleudertrauma;
Querschnittsverletzung (Verletzung der Rückenmarknerven);
Rückenschmerzen (BWS-Syndrom) nach Verletzung der Wirbelsäule.

Beine

Amputationsneuralgie (Nervenschmerzen im amputierten Bein/Arm), Phantomschmerz, wie zerschlagen;
Beingeschwür (Ulcus cruris) nach lokaler Verletzung bei arteriellen Durchblutungsstörungen infolge Gefäßverkalkung;
Durchblutungsstörungen der Arterien infolge verkalkter Gefäße verkalkter Menschen, nur tagsüber Schmerzen;
Hinken (Claudicatio intermittens) bei Gefäßverschlusskrankheit.

Blut

Polyzythämie (vergrößerte Blutkörperchen im Knochenmark) bei athletischen Erwachsenen, wenn Hautblutungen im Vordergrund stehen.

Gefäße

Aneurysma (Ausweitung einer Arterienwand) der großen Arterien;
Arterienentzündung (Arteriitis), Schmerzen und Blutaustritte an den Gliedern, Tagschmerz, Teile wie zerschlagen, Petechien;
hoher Blutdruck (Hypertonie);
Verkalkung der großen Gefäße, arterielle Durchblutungsstörungen, plötzliche Blutungen, verkalkte Gefäße, verkalkte Menschen, tagsüber Schmerzen;

Hinken (Claudicatio intermittens) bei *Gefäßverschlusskrankheit*; *Hirndurchblutungsstörung* (zerebrale Durchblutungsstörungen); Person lymphatisch, rot, starr, kräftig, lehnt Arzt ab, glaubt, dieser vergifte ihn.

Nerven

Amputationsneuralgie (Nervenschmerzen im amputierten Bein/Arm), Phantomschmerz, Folge von Verletzung, wie zerschlagen;
Epilepsie nach Unfall;
Hirnschaden nach Unfall, Folge von Blutung mit Kopfschmerz und Ängsten;
Folgebeschwerden bei *Hirnhautentzündung* (Meningitis), Geburtstrauma (?);
unvollständige *Lähmung* (Parese) nach Schlaganfall oder durch Hirnblutung;
Missempfindungen der Haut (Parästhesien) bei roten Menschen als Folge einer Wirbelsäulenverletzung;
traumatische *Nervenentzündung* (Neuritis), wund, wie zerschlagen, Kühle lindert.

Arsenicum album

Auslösung

Alkohol
Leberzirrhose bei *Säufern*;
Leberschrumpfung, ziemlich am Ende;
Säuferwahn, sieht Tiere, hört Stimmen schon nach geringem, aber häufigem Alkoholgenuss;
wiederholtes *Säuferdelir*, schwach, zittert, sieht Geister, Käfer und Würmer krabbeln auf ihm rum, versucht sie abzubürsten, Person wächsern blass, kalt, schwach, Totenmaske.

Angst
Urbangnis am Ende des Lebens, am Ende des Lebendigen;
Angst vorm *Alleinsein*, vor dem Altern, fürchtet sich vor den zwingenden *Krankheiten* des Alters, vor Bakterien, vor Verschmutzung, vor verdorbenen Lebensmitteln;
Angst morgens *beim Erwachen*, es könnte etwas von ihm verlangt werden;
Angst, er könne sich *ermorden*;
Gewissensangst (schlechtes Gewissen), als habe er noch immer *nicht genügend getan*, vor *Schule*, vor *Prüfungen*, glaubt immer, nicht genügend vorbereitet zu sein, totenmaskenähnliche Angst, verlässt das Klo nicht mehr;
Angst in der *Schwangerschaft*, vor dem Tod, sterben zu müssen, hasst den Tod oder umarmt ihn, schwarz ist der Tod, Person trägt gern schwarze Kleidung;
Angst um sein *Seelenheil*, glaubt, auf ewig verdammt zu sein, er sei der Gnade Gottes nicht würdig;
Angst vor *Tadel*, fängt an, sich mit Worten zu verteidigen;
Angst vor *Tieren, Ungeziefer*, vor *schwarzen Hunden*;
Angst vor *Verspätung*, er entwirft übergenaue, zeitliche Schlachtpläne.

Ärger
Zittert nach Ärger, leichenblass, ergeht sich über *Unachtsamkeiten*, über *Unordnung*.

Arzneimittel
Leber- und Milzschwellung nach *Chinin*-Missbrauch (Malaria-Vorbeugung).

Drogensucht
Motivation: *Langeweile*;
Größenwahn (durch *Kokain*), will hoch hinaus.

Entzündungen
Absonderungen *wässrig*;

Blutvergiftung (Sepsis), erst trockene Hitze, dann kaltschweißig, leichenblass.

Grippe
Durch *Zugluft*, Person frostig, ruhelos, ängstlich, erschöpft, durstlos, sucht nur Wärme;
Darmgrippe im Winter.

Infektionen
Septisches Fieber, erst trockene Hitze, dann kaltschweißig, leichenblass;
akute *Cholera*, spärliche, braungelbe, grüne Stühle, Durst auf kleine Schlucke, Ruhelosigkeit;
Cholera der Säuglinge (Cholera infantum), wenig Unverdautes, ruhelos, rasche Abmagerung;
spätere Stadien von *Gelbfieber*, anhaltendes, schwarzes, blutiges Erbrechen, Gesicht gelb, Brennen;
starke, anhaltende Anfälle von *Malaria*, Typho-Malaria, Brennen, Durst, Angst, *Folgen von Malaria*, Person sehr mager mit hinfälliger Ruhelosigkeit, je länger die Krankheit dauert, desto mehr ist die Arznei angezeigt, *Malaria-Neuralgien* bei kümmerlichen, ruhelosen Menschen, Gefühl wie brennende Nadeln, besonders nachts, Wärme lindert;
Maltafieber (Brucellose, Brucella melitensis), bakterielle Lebensmittelvergiftung im Mittelmeerraum durch Produkte von Schafen und Ziegen mit wellenförmigen Fieberschüben;
Pocken, Pusteln flach, bläulich, blutig, Durchfall, Schwäche, brennende Hitze; fortgeschrittene *Ruhr*, Stuhl wenig, unverdaut, schleimig, blutig, Durst auf kleine Schlucke, ruhelos;
Syphilis, Primärstadium (Lues I), nach *Mercur* einsetzen, heftig brennende, sich ausbreitende Geschwüre;
Typhus, fortgeschritten mit Schwäche, mit hinfälliger Ruhelosigkeit, mit großem Durst auf kleine Schlucke, *0 bis 3 Uhr* schlimmer.

Insektenstiche
Wespenstich mit großer, ruheloser, hinfälliger Schwäche.

Nahrung
Liebt *kulinarische Erlesenheiten*, demonstriert seine gesammelten Kenntnisse über genusssüchtige Dinge;
Verlangen nach *Roggenbrot* mit *Butter* und *Senf* oder *Schmalz*, aber auch Übelkeit schon beim Anblick oder Geruch von Fett und fetten Speisen möglich;
Eis, Verlangen oder unverträglich, mag nur Warmes, Eis (oder Kalttrinken) verursacht Magenbrennen, Erbrechen, Durchfall, sobald es im Magen warm wird;
Verlangen oder Abneigung nach/gegen *warme Nahrung*, es kann nicht heiß genug sein;
Saures, Verlangen oder unverträglich, eventuell *Allergie* auf *Saures* und *Roggenbrot*;
Fleisch unverträglich (*beachte*: Krebs!), Ekel, Erbrechen schon beim Geruch;
Durchfall nach vergifteter, *verdorbener Nahrung*, besonders durch Fleisch und Wurst, große Übelkeit, schwächende, braune bis blutige Stühle, nachts;
verdorbener Magen nach *Milch* mit Schmerzen und nach *Obst*, besonders durch *Äpfel* und *Melonen*;
keine Verdauung bei *zu wenigem Trinken*.

Ohnmacht
Blässe, kalter Schweiß, Ruhelosigkeit, deckt sich zu.

Operation
Operationsschock, Kreislaufversagen, hinfällige Ruhelosigkeit, Ängstlichkeit, Blässe, kalter Schweiß;
anhaltende Schwäche nach Operation, aber ruhelos.

Reise
Brechdurchfall oder Erbrechen nach zu kalten Speisen und Getränken, nach Obst, Milch, Eis, verdorbener Nahrung;
Ohnmacht nach *Überessen*, vor allem nach Verdorbenem, mit Übelkeit, Durchfall, warm zudecken (!);
Maltafieber (Brucellose); *Wespenstich* mit großer, ruheloser, hinfälliger Schwäche;
Sonnenbrand mit brennendem Durst, aber trinkt nur winzige Schlucke, verlangt nach Wärme;
Sonnenstich mit kaltschweißigem Totenmaskengesicht, Frost, Angst, will aus dem Bett, Schwindel, Übelkeit, würgt sterbenselendig;
Vipernbiss (beim *Camping*) mit großer Schwäche;
Frostbeulen, Erfrierungen, abgestorbene Glieder, Kälteschauer, Brennen der Teile nach leichter Erwärmung;
rascher *Höhenwechsel*, bei Lebensgefahr;
fortgeschrittene *Amöbenruhr*, Stühle wenig, unverdaut, schleimig, blutig;
akute *Cholera*, spärliche, braungelbe, grüne Stühle, durstlos, ruhelos;
spätere Stadien von *Gelbfieber*, anhaltendes, schwarzes, blutiges Erbrechen, Gesicht gelb, Brennen;
akute *Malaria* mit starken, anhaltenden Anfällen, *Typho-Malaria* mit Brennen, Durst, Angst.

Röntgen
Lymphstau, blass, wächsern, teigig, kalt, Wärme lindert.

Schlaganfall
Bei *niedrigem Blutdruck*, Person leichenblass, kaltschweißig, todelend, Todesangst, deckt sich zu.

Schule
Prüfungen, Stress, totenmaskenähnliche Angst, verlässt das Klo nicht mehr;
Schulleistungsschwäche, weil unterfordert, „alles oder nichts!", hängt teilnahmslos in der Bank, „Null Bock", Schulversagen, weiß alles besser: „Was können die mir schon beibringen?".

Sonne
Sonnenbrand mit brennendem Durst, aber trinkt nur winzige Schlucke, verlangt nach Wärme;
Sonnenstich mit kaltschweißiger Totenmaske, Frost, Angst, will aus dem Bett.

Unfall
Erfrierung, feurige Schmerzen nach der Wiederbelebung.

Verbrennung
II. Grades, brennende Bläschen, brennender Durst, trinkt wenig, verlangt Wärme.

Vergiftung
Allgemeine Maßnahmen bei *Schock* und *Kollaps*, vorbeugend bei *unbekanntem Gift*, Person erbricht, ist entkräftet, trotzdem unruhig, eingefallen, aschfahl, ängstlich;
desinfizierende Mittel (Karbolsäure), dazu Alkohol in jeder Form (außer Bier) trinken lassen;
Jod (antiseptische Mittel), dazu erst Kartoffelmehl oder Weizenmehl mit Wasser, dann Brechmittel geben;
Silbernitrat (Tinte, Reinigungsmittel), Salzwasser zum Erbrechen und Neutralisieren geben;
Eisentabletten, verdünnten Tomatensaft nach Backpulverlösung geben;
Nahrungsmittelvergiftung, Brechdurchfall mit großer, ängstlicher Unruhe und Schwäche.

Verletzung
Schlangenbiss mit großer, ruheloser, hinfälliger Schwäche.

Wetter
Frostbeulen, *Erfrierungen*, abgestorbene Glieder, Kälteschauer, Brennen der Teile nach leichter Erwärmung;

Grippe in *winterlicher Kälte*, immer ab *November*, trägt viel Wolle, aber nicht am Kopf;
Heuschnupfen bei *nasskaltem Wetter, Kälte*;
Verschlimmerung bei *trockenem* und *feuchtem* Wetter, *trocken-kalt, nasskalt, Feuchtigkeit, Wind*, Haut, Schleimhäute, Nerven beteiligt.

Verfassung

Aussehen, Erscheinung
Verklärtes Gesicht, durch andere durchblickend, hat den Durchblick, *geistreichster* Mensch;
blasser Perfektionist, verstandesmäßig planend, nervt seine Umwelt oder *erschöpft* durch Hingabe an andere, enttäuscht, verzweifelt, Todeswunsch;
Wangen sind zu mager, erschöpftes, wächsernes, leichenblasses Gesicht, runzelige *Lippen*;
Körper kalt, Seele ausgetrocknet, je schmaler und blasser die Lippen, desto kranker;
Hände und *Finger* zu mager, Leichenfinger, wächsern, zart;
Leberflecke.

Verhalten, Benehmen
Fragt: „haben Sie schon einmal einen Kranken wie mich gesehen?", hat seine Krankheitsakte gesammelt, zweifelt an ärztlicher Fähigkeit oder sagt: „ich fühle mich schon wohler" (nach der 1. Konsultation);
wägt *kritisch*;
glaubt, die natürliche *Ordnung* gefunden zu haben;
mehr Schein als Sein, Herr und Frau *Saubermann*;
Angeber, teilt mit, was er alles weiß;
Herr und Frau *Biedermann*, übertrieben sauber, *bespitzeln*, verraten und verleumden Christus noch am Kreuz;

Denunziant, Inquisitor;
Rentner bespitzelt Falschparker, Verdacht wird als gerechtfertigt erlebt;
Lehrer mit erhobenem Zeigefinger;
Tierquäler und *Menschenquäler* (inquisitorischer KZ-Wächter);
ablehnend (lehnt auch Arzt und Arznei ab);
Paranoia, Angst, er könne *vergiftet* werden, fühlt sich *verfolgt, angegriffen*, macht ihn verrückt;
depressiv, hoffnungslos, aber weiß immer noch alles besser;
selbstsüchtig, berechnend, *unerbittlich*, vorteilheischend;
weiß genau, was er damit will;
spöttisch, scharfsinnig, ungeduldig, von reizbarer Schwäche, von ängstlicher Unruhe getrieben, krankhafte, zwanghafte Erregung, treibt sich und die Umwelt gnadenlos zur Aktivität an;
Nägelkauen bis zur Nagelwurzel, pedantisch, nichts darf überstehen;
Mutter schleppt ihre ganze Familie zum Homöopathen, setzt sich äußerst *hartnäckig* dafür ein;
sucht einen Arzt nach dem anderen auf, probiert alle aus, bleibt aber dem treu, der ihr geholfen hat;
Vater *beleidigt Ehepartner* in Gegenwart der Kinder (oder Fremder);
im *Umgang mit der Liebe*: lässt sich auf gefühlsmäßig unvorteilhafte Position nicht ein, eifersüchtig;
im Umgang mit *seinen Kindern:* zu gewissenhaft, übernimmt die Führung und organisiert ihr Leben, manchmal zu rücksichtslos;
Dandy, geistreich, ausgezeichnete Kleidung, vollendete Manieren, stets verbindliches Lächeln, ist sich seiner Identität und Interessen bewusst;
der *feine Herr* mit dem silbernen Spazierstock;

genial, grenzenlose Fähigkeit, Dinge zur perfekten Vollendung zu bringen;
diskutiert gewandt, rechthaberisch, poliert sein Image;
widerspricht mit sichtlichem Vergnügen, ist spöttisch, um andere zu ärgern, kann der Rede eines anderen nicht zuhören, hört nur sich selbst gern reden;
kann andererseits schlecht „Nein" sagen, zeigt sich eher *gütig*, verständig, *opfert sich*, bis man ihn ans Kreuz nagelt;
liebt Tiere mehr als Menschen, besonders Katzen, bewundert sie wegen ihrer Unabhängigkeit;
Handbewegungen: hebt sie abwehrend hoch, droht mit dem Finger oder weist damit zurecht;
Qualität des *Händedrucks:* kalt, trocken, kräftig.

Verhalten des Kindes
„*Meins ist das Beste"*, frühzeitig entwickeltes Gefühl für Besitz und Ordnung, *sammelt* alles genau;
Petzer, Inquisitor;
depressiv, wenn allein (eher Mädchen), ist viel allein gelassen worden;
terrorisierte Kindheit;
verletzend aus Entrüstung, *tyrannisiert* seine Umwelt mit Kaprizen und Ansprüchen;
erregt, reizbar, nervös, überspannt, feinfühlend, vorwiegend ängstlich;
lässt sich *nicht ansehen* noch anfassen, *nicht untersuchen*, wendet sich ab, versteckt sich, kann mit Geduld beruhigt werden;
beißt auf Glas, sinnbildlich vergeblicher Versuch, seine Probleme zu lösen.

Verhalten in der Jugend
Interessenneigung: kreative Künste;
Rollenkonflikt: fühlt sich sexuell beschmutzt, möchte Christus gleich werden, gibt auf, distanziert sich, isoliert sich, einsam, hoffnungslos, verzweifelt;
hasst Unrecht, *will die Welt verbessern*, handelt mit Güte und Verstehen.

Appetit
Magersucht (Anorexia nervosa) mit schwankendem Appetit, Person trocken, rau, reizbar, ruhelos;
Durchfall, sobald er isst und trinkt;
hypochondrisch, redet sich ein, dass er das oder jenes nicht verträgt.

Essen, Trinken
Durchfall von Unverdautem *nach* dem Essen und nach Mitternacht, dunkel, schleimig, blutig, brennend, Geruch wie verwest;
Ohnmacht durch *Überessen*, vor allem nach Verdorbenem;
Übelkeit, Durchfall;
Erbrechen mit *Ekel* vor Speisen, beim Riechen von Speisen;
großer Durst, trinkt aber nur wenig Warmes;
Unverträglichkeit von *kalten Speisen*, kalten *Getränken*.

Schlaf
Kinderschlaf: Lichtverlangen, Angst;
reizbare Panik vor dem Alleinsein, vor schwarzen Gestalten, vor dem Tod.

Diathese
Ererbte *allergisch-ekzematöse* Anlage;
Asthma im Wechsel mit Ekzem, nur im Winter schlimmer, *friert* wie *Psorinum*, Haut sehr trocken, rissig;
Nesselsucht, Nesselfieber nach Eiweiß, brennt, Wärme lindert;
Anlage zur *Wassersucht* (Ödeme), wächserne Haut, Durchfall, viel Durst, trinkt nur wenig;
Todesangst (!);
Hautkrebs (Melanom) beim leichenblassen, ängstlichen Pedanten;
Magenkrebs, drohender Durchbruch, brennt wie Feuer;

Afterkrebs (Plattenepithel) bei wandelnden Leichen;
Metastasen (streuende Geschwülste) mit scharfen, stechenden, brennenden Schmerzen und hinfälliger Ruhelosigkeit.

Geist
Gedächtnisschwäche im Denkvermögen oder kritischer Verstand, pedantisch;
Schulleistungsschwäche, weil unterfordert, alles oder nichts (!), hängt teilnahmslos in der Bank;
Erschöpfungsdepression, ruhelos, vor allem nachts, hinfällige Todesangst, verstümmelt sich selbst;
Depression mit Lebensüberdruss, hoffnungslos, glaubt, er sei nichtswürdig, glaubt, er habe familiäre Zuneigung verloren;
religiöse Depression, glaubt, auf ewig verdammt zu sein, sei der Gnade Gottes nicht würdig;
Verhalten in der Depression: zwar hoffnungslos, aber *weiß* immer noch *alles besser*.

Gemüt
Einbildungen (Halluzinationen), fühlt sich *beobachtet*, glaubt, seine Fehler werden entdeckt; sei eine *andere Person*, Christus am Kreuz;
sieht Personen neben sich, die alles nachahmen, was er macht;
sieht Würmer und Ungeziefer, krabbeln im Bett herum;
habe ein *Verbrechen* begangen, werde von der Inquisition durch Verbrennen bestraft;
glaubt, er sei *verdammt*, sei keiner menschlichen Regung würdig;
Lebenskrise (Midlife-Crisis) mit existenziellen Selbstzweifeln, zweifelt an seinem ungelebten Leben, wandelnder Kadaver;
hypochondrischer Wahn, glaubt krebskrank zu sein;

Mordsucht, will sich selbst und andere erschießen;
Säuferwahn, sieht Tiere, *hört* Stimmen, schon nach geringem aber häufigem Alkoholgenuss;
Selbstmordneigung (Suizidneigung) durch Erhängen, durch Überfahrenlassen;
Zwangsneurose (zwanghafte Handlung), *Ordnungszwang*, skrupellos pedantisch, richtet stets Dinge aus, glaubt, nicht genügend getan zu haben, *Waschzwang*, hat noch nicht genug gesäubert, wäscht dauernd die Hände.

Kopf
Juckreiz im behaarten Kopf, eher in der Kälte, brennt nach Kratzen, Kleieschuppen auf rotem Grund;
Kopfschmerz bei schweren Nierenerkrankungen, abgemagert, ängstlich, wächsern gequollen, viel Eiweiß im Urin, brennender Durst, aber er trinkt nur winzige Schlucke, Kopfschmerz eher nachmittags, blass, gedunsen, neuralgisch, wärmebedürftig oder mit Hitze, kältebedürftig;
Schuppen im behaarten Kopf, brennendes Jucken, blutendes Kratzen;
Schwindel, Menière bei Geräuschen, Flimmern vor den Augen, letzte Wahl (!);
Schwindel beim Reisen, übel, würgt, sterbenselend, mit Brechdurchfall.

Augen
Aderinnenhautentzündung (Uveitis), Netzhauterkrankung (?), *beachte:* Erblindung;
chronische und allergische *Bindehautentzündung* (Konjunktivitis), letzte Rettung (!), brennt wie Feuer, besonders nachts, aber Wärme lindert;
schmerzlindernd bei *Grünem Star* (Glaukom) mit periodischen Schmerzen, nachts brennend;
Haarausfall (Alopezie) der Augenbrauen, schuppig, brennend;

beginnende *Hornhautgeschwüre* (Ulcus corneae), Brennen der Augen wie Feuer, muss warme Kompressen auflegen (!);
Lidschwellung (Lidödem), zarte Schwellung des ganzen Gesichts;
frische, entzündliche *Netzhautablösung* (Retinaablösung);
Netzhautdegeneration (Retinadegeneration) bei Bluthochdruck, Gefäßverfettung, bei Diabetes, sehr lichtscheu, Flimmern vor den Augen oder infolge Durchblutungsstörungen, auch bei chronischen Nierenerkrankungen, abgemagerter, ängstlicher, wächsern gequollener Mensch;
Netzhautentartung (Makuladegeneration), einfache, trockene Form, Gefäße degeneriert;
toxische *Sehnervdegeneration* (Optikusatrophie), Gefäße verkalkt, Nerv schwindet.

Ohr

Innenohrschwindel (Menière) bei Geräuschen mit Blässe, Flimmern vor den Augen, letzte Wahl!

Nase

Epidemischer *Heuschnupfen*, je kühler und feuchter das Wetter, mit Lichtscheu und Frösteln, sitzt auf der Heizung, bleibt drinnen, trägt dunkle Augengläser, nicht erleichterndes Niesen in der frischen Luft, mit scharfem, tränenarmem Nasenfluss, Wärme lindert, verstopfte Nase draußen, drinnen alles besser;
Fließschnupfen draußen, brennende Nase, brennende Tränen, Niesen;
epidemischer Schnupfen im Trauermonat November oder bei novemberlichem Wetter mit Frösteln, Nase verstopft, fließt draußen wundmachend, besser im Warmen;
gewohnheitsmäßiges *Nasenbluten* (habituell), anhaltend mit Brennen bei ausgezehrten Menschen, frösteln, hüllen sich warm ein, tragen viel Wolle, außer am Kopf, lieben Hitze jeder Art.

Herz

Herzbeschwerden (Dyskardie), *wuchtiges Brennen* im Herzen mit sehr *großer Angst*, Blässe, Zittern, Gefühllosigkeit, schlimmer um und nach Mitternacht, der Tod steht ihm bereits ins Gesicht geschrieben;
Herzentzündungen (Myo-, Endo-, Peri-, Pankarditis) nach unterdrückten Masern oder Scharlach, Augen- und Beinödeme, Ruhelosigkeit, Kurzatmigkeit, erstickend nach Mitternacht;
frischer Herzinfarkt mit Schwäche und Zittern, sieht aus wie der Tod, friert und will Wärme, hinfällige Unruhe;
hörbares *Herzklopfen* (Tachykardie) bei erweitertem Herzmuskel der Bergsteiger, der Bergbauern, der Leistungssportler, bei Prüfungen, mit Angst, Bauchkrämpfen, Durchfall, mit dem Gefühl zu vergehen;
Herzmuskelschwäche (Myodegeneratio cordis), fettige Degeneration eher des linken Herzens, Brennen, Erstickungsanfälle, ganzes Gesicht geschwollen;
Herzschwäche (Herzinsuffizienz) mit schwerer, sinusartiger Atemnot (Cheyne-Stokes), mit blassem, kaltschweißigem Gesicht, blassen Lippen, mit Wassersucht (Ödeme), mit wächsernen Augen und Füßen, als ob der Tod nahe stünde, angstreich, durstreich.

Lunge

Bronchialasthma oder *Bronchitis* der Kinder, nächtlicher Anfall um Mitternacht oder genau nach Mitternacht mit Angst zu ersticken, großer Unruhe, kalten Schweißen überall, Brust wund, brennt, brennender Durst, aber trinkt kaum, hef-

tiges Frösteln, hüllt sich in Decken, doch der Kopf braucht frische Luft;
Asthma im Wechsel mit Ekzem (Diathese beachten!), im Winter schlimmer, Haut sehr trocken, rissig;
eitrige, stinkende Bronchitis (foetida), giemt und hustet vergebens um Mitternacht bis 3 Uhr, Unruhe, Angst, Schwäche;
zur Auflösung feuchter *Rippenfellentzündung* (Pleuritis exsudativa) mit asthmatischer Atmung, mit Brennen, Schwäche und Unruhe;
Lungenwasser, Augen, Füße wächsern, viel Durst, trinkt nur wenig, erbricht unstillbar.

Magen

Anhaltendes *Erbrechen* mit Schwäche, Nahrung, Säure, Galle ohne Erleichterung, schlimmer von *0 bis 3 Uhr*, trinkt wenig, Erbrechen von *schwarzen Massen*, „Kaffeesatzerbrechen", erschöpfend, Ekel vor Speisen, Krebs (?), Erbrechen *mit Durchfall*, wenig, grün, viel Durst, kleine Schlucke, ruhelos, kalt-feucht, Zudecken, Erbrechen *auf Reisen*, übel, würgt sterbenselendig, Erbrechen *mit Ekel vor Speisen*, beim Riechen von Speisen;
Magenschleimhautentzündung (Gastritis) mit *Magengeschwür*, schlimmer nach dem Essen, Übelkeit mit Kollaps, Schock, Blässe, kaltem Schweiß, Ruhelosigkeit, deckt sich zu.

Darm

Akute *Blinddarmentzündung*, aber noch nicht operationsreif mit Schüttelfrost, hektischer Unruhe, Brechdurchfall, möchte warme Decke;
Brechdurchfall (Gastroenteritis acuta), Erbrechen von Nahrung, Säure, Galle ohne Erleichterung, besonders von 0 bis 3 Uhr, viel Durst, trinkt aber nur wenige, kleine Schlucke, *Durchfall* wenig, grün, ruhelos,

Körper kalt-feucht, möchte zugedeckt werden;
Darmentzündung (Enterokolitis) bei Säuglingen und Kleinkindern mit Brechdurchfall oder akutem Erbrechen von wenig Unverdautem, sobald er kleine Mengen isst oder trinkt, rasche Abmagerung und Schwäche, hinfällige Ruhelosigkeit, großer Durst auf kleine Schlucke;
unbemerkte *Darmpolypen*, Zufallsbefund, destruktiv;
fortgeschrittener, ruhrartiger *Durchfall*, spärlich, unverdaut, schleimig, blutig, *mit sehr großer Schwäche* nach wenig dunklem Stuhl, leichenblass, feucht, trinkt winzige Schlucke, ruhelos, Durchfall *nach Essen und Trinken* von kalten Speisen wie Eis oder nach kalten Getränken, sobald sich diese im Magen erwärmen mit fortschreitender Schwäche, Durchfall *von Unverdautem* nach dem Essen und nach Mitternacht, dunkel, schleimig, blutig, brennt, Geruch wie verwest, Durchfall *nach Fleischvergiftung*, nach Verdorbenem, schwächend, braun bis blutig, nachts; wichtige Reisearznei!

Leber

Leberschrumpfung (Hepatose) mit großer Schwäche, sieht aus wie ein wandelnder Leichnam;
Leberzirrhose (verhärtete Leber) durch Alkoholabusus, ziemlich am Ende.

Bauchspeicheldrüse

Diabetes, diabetische *Gangrän*, feucht, innerliche Kälte, brennende Schmerzen, braucht Wärme, diabetische Nervenentzündung, brennt, nachts, Wärme lindert, diabetische *Netzhautstörungen*, sehr lichtscheu, Flimmern vor den Augen;
akute *Pankreatitis* (Bauchspeicheldrüsenentzündung) mit Schock, Kollaps, kaltem Schweiß, Unruhe, will sich zudecken.

Niere

Akute *Nierenentzündung* (Nephritis acuta), blutend, eiweißhaltig, wächserne Schwellungen überall, wässriger Durchfall, Durst brennt;
Nierenschrumpfung (Nephrose) mit Gewebeschaden (Präurämie), mit Kopfschmerzen, abgemagert, ängstlich, wächsern gequollen, viel Eiweiß im Urin, Durst brennt, aber trinkt nur winzige Schlucke;
Urämie, urämische Krämpfe, hinfällig, ängstliche Ruhelosigkeit;
Nierenverkalkung (Nephrosklerose), viel Eiweiß, Blut und Zylinder im Urin.

Blase

Akute *Blasenentzündung* (Zystitis acuta) mit Wassersucht (Ödeme), brennend durstig, trinkt aber nur winzige Schlucke, später dunkler, eiweißhaltiger Urin, leichenblass, wächsern, wassersüchtig.

Weibliches Genitale

Reichlicher *Ausfluss* (Fluor vaginalis) mit großer Schwäche, dünn, wässrig, gelb, scharf, wundmachend, übel riechend, brennt (!), bei alten Frauen, bei chronischen Krankheiten;
Eierstockentzündung (Adnexitis), Blutvergiftung (Sepsis), eher rechts mit brennenden, spannenden Schmerzen, heiße Auflage lindert, Schock, kalter Schweiß, Ruhelosigkeit, Zudecken;
Gebärmutterblutung (Uterusblutung) nach den Wechseljahren wie *brennendes Fleischwasser*, ausgezehrt, Krebs?

Schwangerschaft

Angst vor dem Tod, Angst sterben zu müssen;
Blutarmut, erholt sich nicht mehr, Totenmaske;

unaufhörliches *Erbrechen* beim Sehen von Speisen, Brennen mit Angstgefühl in der Magengrube.

Haut

Allergie: Nesselsucht, Nesselfieber nach Eiweißgenuss, brennt, Wärme lindert;
kleinpapulöser Ausschlag (Lichen ruber planus), wachsartig glänzende, zentral eingedellte Papeln;
schmerzhaftes *Beingeschwür* (Ulcus cruris) mit wachsartigem Rand, mit blasser, brennender Wunde, Person braucht feuchte Wärme;
Brand (Gangrän), eitrig zerfallende, wachsartige Geschwüre, blasse Wunde, brennt nachts, braucht feuchte Wärme;
mikrobielles Ekzem, nässt und brennt, besonders hinter den Ohren, Person mit terrorisierter Kindheit, überbesorgt, pedantisch;
Hautausschlag im Wechsel mit Asthma, im Winter, sehr trocken, rissig;
Fischschuppenkrankheit (Ichthyosis), kleieartigen Schuppen (alle Formen, z.B. Simplex-Form);
Gesichtsrose (Acne rosacea), wenn rote Nase blass wird;
frische *Gürtelrose* (Herpes zoster), brüllender Brennschmerz nachts, bei „Nachwehen" mit lange anhaltendem, brennendem Nervenschmerz;
Hautkrebs (Melanom), schwarze, sich verändernde Muttermale;
fressende *Furunkel*, dicht beieinander, meist an Nacken und Rücken, brennend wie mit glühenden Kohlen, besonders nachts, Wärme lindert, nach *Rhus toxicodendron* einsetzen;
Schuppen mit brennendem *Juckreiz* im behaarten Kopf, eher in der Kälte, Kleieschuppen auf rotem Grund, blutendes Kratzen;

Krätze (Scabies), juckendes Brennen, Haut blass, dünn, im Winter schlimmer;
Leberflecke bei leichenblassem, ängstlichem Perfektionisten, Pedant, verstandesmäßig planend, räumt alles auf, dünn, ernst, genau, düster, vergehend, nervt seine Umwelt, Haut und Organe schwach;
Missempfindungen der Haut (Parästhesien) bei blassen Menschen, nachts *wie Feuer brennend*, schlimmer nach Mitternacht, Wärme lindert, Empfindung *wie mit tausend Nadeln* oder brennend wie Feuer;
Schuppenflechte (Psoriasis), girlandenartig, von Stiegele empfohlen als Zwischengabe;
übermäßiger Schweiß (Hyperhidrose), besonders im Gesicht und beim Einschlafen, kalt, klebrig, mit Todesangst, Todeselendigkeit, Kollaps;
Sonnenbrand, heftiges Brennen der Haut, brennender Durst, aber trinkt nur winzige Schlucke, verlangt nach Wärme;
Verbrennung II. Grades, brennende Bläschen;
Wundliegen (Dekubitus), brennende, verbrannte Wunde, blasser, wässriger Rand.

Haare

Haarausfall (Alopezie) der Augenbrauen mit Trockenheit (Alopecia sicca) und brennenden Schuppen.

Wirbelsäule

Ischias, neuralgisch, nicht entzündlich, nachts unerträglich, tagsüber beschwerdefrei, Wärme lindert.

Arme

Nächtlicher *Nervenschmerz* (Neuralgie), brennender Nervenkrampf, Wärme bessert.

Beine

Schmerzhaftes *Beingeschwür* (Ulcus cruris) mit wachsartigem Rand, blasser Wunde, brennend, braucht feuchte Wärme;
Brand (Gangrän), eitrig zerfallend, Aussehen wie Beingeschwür;
arterielle Durchblutungsstörungen bei blasser, ausgemergelter Person mit bröckeligen Gefäßen.

Blut

Leukämie mit ausgeprägter Blutarmut, Abmagerung, hinfällige Ruhelosigkeit und Angst vor dem Tod, letzte Arznei!

Drüsen

Addison (Nebennierenrindenschrumpfung, Bronzehautkrankheit), Appetitmangel, große Schwäche, Übelkeit, Blutarmut, Unterzuckerung.

Gefäße

Hoher Blutdruck (Hypertonie) mit Netzhautstörung (Retinopathie) bei Nierenschaden;
Gefäßverfettung, Gefäßdegeneration, fettige Degeneration der Niere (Nierenschrumpfung);
niedriger Blutdruck (Hypotonie) bei Schlaganfall, bei arteriellen Durchblutungsstörungen, Person leichenblass, kaltschweißig, todelend, ausgemergelt, Gefäße bröckelig, will nur noch Wärme, deckt sich zu, Todesangst.

Nerven

Chronisch brennende *Nervenentzündung* (Neuritis), ebenso schlimmer nachts, Wärme lindert;
chronischer *Nervenschmerz* (Neuralgie), verzweifelnd, Unruhe, steht auf, liebt Wärme, *beachte*: Diabetes (!);

Nervenschmerz lange *nach Gürtelrose* und *nach Malaria*, nachts wie brennende Nadeln;
wiederholtes *Säuferdelir* (Delirium tremens), Person schwach, zittert, *sieht* Geister, Käfer und Würmer krabbeln auf ihm rum, versucht, sie abzubürsten;
chronische *Trigeminusneuralgie* (Schmerzen des Gesichtsnervs), periodisch um Mitternacht, heftig brennend, Wärme bessert.

Haut

Übermäßiger Schweiß (Hyperhidrose) mit exzentrischem Geruch nach Knoblauch.

Nerven

Epilepsie, brutale Ausbrüche, Aura aus dem Bauch nach oben steigend oder ohne Aura nach Schreck, Schock, emotionalem Stress und nach Onanie.

Arsenicum jodatum

Nase

Fiebriger *Heuschnupfen* mit heftigem, anhaltendem Niesen, heftigem Fluss, besonders bei *feuchter Wärme*, schlimmer drinnen und *nachts*, mit dünnem, scharfem, tränenreichem Nasenfluss, der in die Bronchien absteigt.

Lunge

Heuasthma bei Heuschnupfen, feucht brennend, schlimmer im Zimmer, nachts und in feuchter Wärme;
Rippenfellentzündung (Pleuritis) bei Tuberkulose mit Erguss, Brennen, mit asthmatischer Atmung.

Artemisia vulgaris

Augen

Sehschwäche infolge schlechter Akkommodation, Buchstaben verschwimmen, Person sieht Wolken;
Sehstörungen und *Schwindel durch farbiges Licht*.

Arum triphyllum

Verfassung

Aussehen
Augen, Nase, Lippen und Mundhöhle sind rot und blutig wie Stücke rohen Fleisches.

Verhalten, Benehmen
Bohrt ständig in der Nase, *reibt* an den Nasenflügeln, *zupft* mit der Zahnleiste nervös die Lippenhaut ab, *atmet* mit *geöffnetem* Mund, *fasst* sich mit *beiden Händen* an den Hals.

Nase

Heuschnupfen mit bohrend schmerzender Nasenwurzel und verstopfter Nase, drinnen und draußen, nachts, morgens, bei feuchter Kälte, Nordwestwind, Sturm, Gewitter, Beengung, in warmen Räumen, reichlich gelber, scharfer, wundmachender, blutversetzter, stechender Nasen- und Tränenfluss, fiebrig, geschwürige, rissige, verklebte Nase;
chronischer *Stockschnupfen*, besonders nachts mit scharfem Sekret, Gurgeln und frische Luft lindern.

Mund

Schrunden, Einrisse (Rhagaden) an den *Mundwinkeln*, an den *Lippen*, zupft und nagt, bis es blutet; *Gaumen* aufgeraut.

Kehlkopf

Kehlkopfentzündung (Laryngitis acuta), *Heiserkeit* bei Sängern, Rednern, Stimme rutscht plötzlich eine Oktave höher, erst heiser, dann überschlagend, dann stumm.

Asa foetida

Auslösung

Infektionen
Syphilis, Tertiärstadium (Lues III), Schienbeinschmerz nachts, Gummen mit dünnem, aashaftem Eiter, Nekrosen.

Nahrung
Fett und schwere Speisen werden nicht vertragen, stinkendes Aufstoßen, Person blass.

Verfassung

Verhalten, Benehmen
Rülpst laut wegen umgekehrter Bewegungen des Verdauungstraktes.

Missempfindungen
Kloß, vom Magen aufsteigend, wie ein Klumpen, bleibt *im Hals* stecken.

Augen

Waagrechte *Halbsichtigkeit* (Hemianopsie), untere Hälfte blind;
akute *Netzhautentzündung* (Retinitis) mit Blutstau, klopfend, brennend, bohrend, Druck und Bewegen des Augapfels erleichtern;
Regenbogenhautentzündung (Iritis) mit Knochenschmerzen der Augenhöhle, klopfend, brennend oberhalb der Augenbrauen, Gegendruck lindert (!);
akute *Regenbogenhaut-Ziliar-Entzündung* (Iridozyklitis), heftigster, unerträglichster brennender Schmerz.

Nase

Schnupfen, *Stinknase* (Ozäna) mit aashaften Absonderungen;
Knochenkaries.

Speiseröhre

Speiseröhrenkrampf (Ösophagospasmus), Passagehemmung geschluckter Nahrung; Ballgefühl, umgekehrte Verdauungsbewegungen, knalliges Aufstoßen.

Magen

Luftschlucker (Aerophagie), Erwachsene, vulkanöses Aufstoßen, scheußlicher Mundgeruch;
Magenschleimhautentzündung (Gastritis), Krämpfe und Schmerz von unten nach oben, wie ein Ball, umgekehrte Darmbewegungen, Blähungen im linken Unterbauch.

Darm

Colon irritabile (Reizkolon), funktionell, ohne klinischen Befund.

Bauchspeicheldrüse

Diabetes, diabetische *Gangrän*, dünne, eitrige Wunde, stinkt aashaft, berührungsempfindlich.

Haut

Schmerzhaftes *Beingeschwür* (Ulcus cruris) mit bläulichem Rand;

Brand (Gangrän), eitrig zerfallende Geschwüre;
beide Wunden mit dünnem, aashaft stinkendem Eiter.

Gelenke

Rheuma mit nächtlichen Knochenschmerzen, besonders der Schienbeine, Schmerz schießt, klopft, bohrt unerträglich in Ruhe.

Knochen

Chronische *Knocheneiterung* (Osteomyelitis), nach außen offen, bei widerlich stinkenden Wundsekreten, Schienbein zieht und bohrt in der Ruhe wie mit Messern.

Beine

Schmerzhaftes *Beingeschwür* (Ulcus cruris) mit bläulichem Rand;
Brand (Gangrän), eitrig, geschwürig zerfallend.

Asarum

Auslösung

Operation
Störungen nach *Augenoperation*, Zucken im Auge, Erbrechen, Durchfall.

Überanstrengung
Der Augen, Augen steif, brennen oder werden kalt empfunden, schlimmer bei Sonne, kalte Auflage lindert.

Wetter
Ischias im Sitzen durch *trocken-kaltes* Wetter, Kopf, Herz, Darm, Gemüt betroffen; Person geistig erschöpft, hat das Gefühl zu schweben.

Verfassung

Schlaf
Träume vom Fliegen auf Wolken.

Kopf

Kopfschmerz vor und bei der Periode, Stirn und Hinterkopf klopfen beim Bücken, Kaltwaschen lindert;
Schwindel, geht wie auf Wolken, schwebend.

Augen

Störungen nach Augenoperation, Zucken im Auge, Erbrechen, Durchfall;
Überanstrengung der Augen, sind steif, brennen oder werden kalt empfunden, schlimmer bei Sonne, kalte Auflage lindert.

Weibliches Genitale

Kopfschmerz *vor* und *bei* der Periode, Stirn und Hinterkopf klopfen beim Bücken, Kaltwaschen lindert.

Asclepias tuberosa

Lunge

Feuchter, lockerer, rasselnder, stechender, oft blutiger *Husten*, schlimmer bei Kälte und kalter, feuchter Luft;
trockene *Rippenfellentzündung* (Pleuritis sicca), trockener Hackhusten, Person beugt sich vorwärts, ist schwächer als *Bryonia*.

Asparagus

Herz

Herzschwäche (Herzinsuffizienz) im Alter, Muskelschaden mit *Wassersucht*, Herzklopfen, wiederkehrender schwacher Puls, Atembeklemmung.

Aurum

Auslösung

Angst
In der *Gesellschaft* abgelehnt zu werden, man könne ihm das Schlachtfeld seiner „Ellbogen-Macht" entziehen, Angst vor *Schlaganfall*, vor *Herzinfarkt*, weiß um seinen Bluthochdruck, Angst zu *versagen*, die Macht könne ihm entgleiten.

Heimweh
Eher bei Erwachsenen, wird an sich selbst und am Leben *irre*, sehnt sich haltsuchend nach der Mutter oder nach den Kindern.

Infektionen
Syphilis, Tertiärstadium (Lues III), Gummen, stinkende Knochenkaries der Nase, Melancholie.

Kummer
Mit unterdrücktem *Hass*, Lebensunlust, *Verzweiflung*, Selbstmord.

Schlaganfall
Bei *hohem Blutdruck*, Person dunkelrot, Leber, Gefäßwandverhärtung, Dauerhochdruck, Blutung.

Schule
Schulleistungsschwäche, faul, geistig ohne Schwung, tut so, als strenge ihn alles gewaltig an.

Vergiftung
Durch *Quecksilber* (Thermometer, Pflanzenspray, Desinfektion) mit nachfolgender Depression.

Verfassung

Aussehen, Erscheinung
Sattelnase, flacher, breiter Nasenrücken; dunkelrote „*Säufernase*", rote Nasenspitze, Äderchen brüchig; *Knollennase* (Rhinophym).

Verhalten, Benehmen
Angeber, zeigt, wie mächtig er ist; *bösartig*, machtgierig, eifersüchtig, rot, sinnt auf Rache, führt sie aus; geborener *Führer*, selbstbewusst, aber unbeherrscht in allem; *vernichtet* mit Worten, wortstark, wortgewandt, schiebt seine Umwelt wie ein Bulldozer gegen die Wand; *gottlos*, ist sich selbst ein mächtiger Gott, vergängliche Macht in goldenem Käfig; *ungeduldig* durch Vereinsamung, trägt schwer am Gewicht echter und eingebildeter Verantwortung, sich selbst auferlegt oder gefordert durch Notwendigkeit widriger Umstände; *brütet*, macht sich Vorwürfe, hoffnungslos, ruhelos, tief melancholisch.

Verhalten des Kindes
Schlechtes Gedächtnis, schlechtes Erinnerungsvermögen oder *rascher Verstand*, lebhafte Interessen, versucht, seine Umgebung in Erstaunen zu versetzen; *lügt*, überschätzt sich selbst, wenn in Hochstimmung; *unruhig*, erregt, ständig in Bewegung, rasch ermüdbar; *hochmütig*, bestimmend, *herrisch*, gewalttätig, schlägt zu oder ist depressiv, leblos, *furchtsam*, schreckhaft, lange betrübt, seufzt, schluchzt im Schlaf; *schweigt* meist neben der Mutter, spricht

nur, um sein Missfallen kundzutun, *widerspricht* wütend; Person rot, untersetzt.

Verhalten in der Jugend
Rollenkonflikt: depressiv, hormonell bedingt, brütet über die Sinnlosigkeit des Lebens;
vermännlichte Mädchen, wie ein *Mannweib*;
Aufschneider, will andere mit seinen Leistungen beeindrucken.

Sexuelles Verhalten
Impotenz als Folge sexueller Exzesse, verzweifelt.

Appetit
Vermindert oder *Fettsucht* bei Erwachsenen und bei Kindern infolge geschädigten Keimblattes, Hoden versteckt, klein, untersetzt und melancholisch, entwickelt sich nur langsam.

Entwicklungsstörung
Hormonell bedingt bei Kindern, eher kräftige, untersetzte Jungens und Mädchen.

Sprache
spricht fast nur *in Fragestellung,* sehr wortgewandt, baggert andere gegen die Wand.

Diathese
Hautkrebs (Melanom), Melancholiker, rot, untersetzt, besitzstrebend;
Lungenkrebs, Lungentumore;
wie ein Gewicht auf der Brust, Atemnot, atmet schwer, heiser;
Prostatakrebs (Reihenfolge der Arzneien: 1. Pflanzen, 2. Mineralien, 3. Metalle), kräftige, untersetzte Geschäftsleute;
Hodenkrebs, hart, geschrumpft, eher rechts, Druck und Spannung wie gequetscht.

Geist
Vergesslichkeit, kann *Entfernungen* nicht einschätzen, alles scheint größer.

Gemüt
Beruft sich auf *höhere Lebenswerte;*
glückstrahlend oder zutiefst *depressiv;*
Enttäuschungsdepression, keiner achtet ihn mehr, nachdem er sie alle für seine Macht benutzte;
Depression vor der *Periode,* rot, machtstrebend;
Depression in der *Schwangerschaft,* tiefe Melancholie, will nicht mehr leben, plant schweigend ihren Tod;
Depression in den *Wechseljahren* mit Hitzewallungen, blaurot, untersetzt, mit Atemnot, Herzdruck, Hochdruck, Selbstmordgefahr (!);
Depression mit *Lebensüberdruss,* tief enttäuscht von sich, von Gott und der Welt;
Kummer mit unterdrücktem Hass, Lebensunlust, Verzweiflung, Selbstmord;
Einbildungen, beschuldigt sich, seine Pflicht versäumt zu haben, habe die Achtung seiner Freunde verloren, eine höhere Macht habe Einfluss auf ihn;
Schizophrenie, destruktiv, rot, warm, feucht, kräftig, machthungrig, rücksichtslos, depressiv, Abkehr;
Selbstmordneigung durch Erhängen.

Kopf

Sich verhärtender *Hirnhauttumor* (Meningeom);
Kopfschmerz bei chronischen Unterleibsentzündungen;
Schwindel bei rotem Hochdruck, destruktiv, Gefäßwandverhärtung, Leberverfettung, Nierenverfettung;
Verkalkung (Arteriosklerose) des Gehirns, Person rot, kräftig, untersetzt, machtstrebend, schwermütig, sehnt sich nach dem Tod, suizidgefährdet.

Augen

Grüner Star (Glaukom), akut bis chronisch, sehr gerötete, empfindliche Augen, Tränenfluss;
Halbsichtigkeit (Hemianopsie), Ausfall einer Bildhälfte, waagerecht, obere Hälfte blind;
beginnende *Hornhautgeschwüre* (Ulcus corneae), stark gerötete, empfindliche Augen, Tränen fließen;
Hornhauttrübung (Korneatrübung) durch abgelaufene Entzündungen;
Lidentzündung (Blepharitis chronica), verstopfte Meibom-Drüsen, viele Drüsen entzündet (trachomatös), tief greifender als *Pulsatilla*;
Nachbehandlung bei *Netzhautablösung* (Retinaablösung), chronische, destruktive Gefäßentzündung, Gefäßverkalkung;
Netzhautdegeneration (Retinadegeneration) infolge Durchblutungsstörungen, Gefäßverkalkung alter Menschen, Hochdruck, Herzdruck, Gemütsdruck;
Regenbogenhautentzündung (Iritis) mit Knochenschmerzen der Augenhöhle, bohrend, kreisend, überall.

Ohr

Mittelohrentzündung (Otitis media), Karies der Hörknöchelchen, anhaltendes Bohren, Rauschen, Stinken, Trommelfell perforiert (Loch), dicker, stinkender Eiter, bohrende Schmerzen, nachts;
Warzenfortsatzentzündung (Mastoiditis) bei chronischer Mittelohrentzündung, bohrend, stinkendes Sekret;
Ohrrauschen, geräuschempfindlich.

Nase

Knollennase (Rhinophym), chronisch;
Säufernase, dunkelrot;
Nasengeschwüre der Schleimhäute, tief greifend, zerstört Knorpel und Knochen;
Sattelnase mit flachem, breitem Nasenrücken.

Herz

Herzbeschwerden (Dyskardie) mit großer Angst bei roten, untersetzten, gestauten, aufstrebenden Ellbogenmenschen;
Herzenge in der Stille (Angina pectoris) bei hohem Blutdruck;
alter Menschen mit Bluthochdruck bei Flugreise.

Niere

Nierenverkalkung (Nephrosklerose), viel schmerzhafter Drang, roter, heißer, strenger, scharfer Urin.

Männliches Genitale

Chronische *Hodenentzündung* (Orchitis), hart, eher rechts, geschrumpft, krebsige Entartung, Samenstränge;
Hodenhochstand (Kryptorchismus), Hoden weder sichtbar noch tastbar oder wird sichtbar und ist aufgetrieben;
Hodentumor, Hodenschwellung zwischen gutartig und bösartig, hart, geschrumpft, rechts, Druck, Spannung;
Hodenunterentwicklung (Hypogonadismus), auch bei roten, dicken, kräftigen Kindern;
Krampfaderbruch (Varikozele), meist linksseitig, wie gespannt, drückend.

Weibliches Genitale

Eierstocktumor (Ovartumor), vergrößert, geschwollen, hart bei auffallend schwermütigen Frauen;
Endometritis (Entzündung im Genitalbereich) mit Kopfschmerzen bei roten, kräftigen Frauen;
Gebärmuttermyom (Uterusmyom) bei machtstrebenden, melancholischen Frauen;

Hypogonadismus (Unterentwicklung der Geschlechtsdrüsen) infolge Keimblattschädigung;
Depression *vor* der *Periode*;
Hitzewallungen mit Depressionen in den *Wechseljahren*, Person blaurot, untersetzt mit Atemnot, Herzdruck, Hochdruck, Selbstmordgefahr!

Schwangerschaft

Tiefe *Melancholie*, will nicht mehr leben, plant schweigend ihren Tod.

Haut

Äderchenerweiterung (Angiektasien); *Roseolen*, an Erkrankung der Leber denken (!);
Gesichtsrose (Acne rosacea), rote Nase;
Hautkrebs (Melanom), schwarze, sich verändernde Muttermale;
Missempfindungen (Parästhesien) bei roten Menschen.

Knochen

Destruktive *Wirbelsäulenerkrankungen*; *Pseudogelenkbildung* nach Knochenfraktur oder Knochenbruch (Sudeck-Syndrom) infolge chronisch-entzündlicher Durchblutungs- und Stoffwechselstörung (3 Monate lang einsetzen!).

Beine

Durchblutungsstörungen der Arterien, brüchige Gefäße, nachts Schmerzen;
Hinken bei Gefäßverschlusskrankheit (Claudicatio intermittens), destruktiver, gebrochener, roter, untersetzter Mensch.

Blut

Polyzythämie (vergrößerte Blutkörperchen im Knochenmark) bei untersetzten Erwachsenen, mürrisch-gereizt, depressiv (Hauptarznei, oft wiederholen!).

Drüsen

Boeck'sches Sarkoid (Brustraumtumor) bei kräftigen, untersetzten, melancholischen Menschen;
Geschlechtsdrüsen unterentwickelt, eher bei Männern.

Gefäße

Äderchenerweiterung (Angiektasien) in der Haut, roseolenartig, an Lebererkrankung denken (!);
Ausweitung einer *Arterienwand* der großen Arterien (Aneurysma);
Arterienentzündung (Arteriitis) mit nächtlichen Schmerzen und Blutaustritten an den Gliedern;
hoher Blutdruck, Gefäßwandverhärtung, Leberverfettung, Nierenverfettung;
hoher Blutdruck bei Schlaganfall, dunkelrotes Gesicht;
Durchblutungsstörungen der Arterien, brüchige Gefäße, gebrochene Menschen, nachts Schmerzen;
Hinken (Claudicatio intermittens) bei Gefäßverschlusskrankheit;
Hirndurchblutungsstörung, Verkalkung (Zerebralsklerose), Person destruktiv, rot, untersetzt, schwermütig, gebrochen, sehnt sich nach dem Tod, suizidgefährdet.

Nerven

Sich verhärtender *Hirnhauttumor* (Meningeom), roter, machtstrebender Mensch;
Missempfindungen der Haut (Parästhesien) bei roten Menschen mit destruktiver Wirbelsäulenerkrankung.

Aurum muriaticum

Herz

Anhaltendes *Herzklopfen* mit Stolpern beim Niederlegen ins Bett.

Niere

Akute *Nierenentzündung* (Nephritis acuta) des Gewebes (interstitiell) nach Eiterung, Tripper, Lues, Verdauung gestört, Nerven beteiligt; reizbar, schwindelig.

Avena sativa

Auslösung

Drogensucht
Nervös, *hektisch*, schlaflos, drohendes Delirium, Arzneihilfe bei Entwöhnung.

Verfassung

Schlaf
Einschlafen, motorische Unruhe.

Diathese
Metastasen mit Schmerzen, schlaflos, appetitlos.

Bacillinum

Nase

Nasenpolypen, lymphatisch, zugehörige Nosode.

Lunge

Chronisch wiederkehrende *Bronchitis*, zur Abwehrstärkung der tuberkulinischen Schwäche, grobblasiges Rasseln,

schleimiger, eitriger Auswurf, Atemnot bei älteren Menschen; feuchtes *Asthma*.

Haut

Bei *Ekzem* als Reaktionarznei einsetzen, wenn gut gewählte Arznei nur ungenügend durchwirkt.

Badiaga

Auslösung

Wetter
Wind, Sturm, *kalte* stürmische oder *warme feuchte* Luft.

Nase

Heuschnupfen, fließt plötzlich, brennt, niest draußen.

Lunge

Heuasthma, heißer Atem, erwürgender Husten, dicker, gelber Schleim fliegt aus dem Mund, schlimmer draußen, gegen 15 Uhr, besser drinnen, im warmen Zimmer, Haut wie wund, überall höchst berührungsempfindlich, trinkt große Mengen kaltes Wasser.

Balsamum peruvianum

Nase

Schnupfen, chronisch verschlampt, dicker, stinkender Schleim.

Lunge

Chronische *Bronchitis*, verschlampt, anhaltender, feucht-eitriger, cremeartig-schleimiger, laut rasselnder, lockerer, kurzer Husten mit wenig Auswurf, Nachtschweiße.

Balsamum copaivae

→ Copaiva

Bang

Auslösung

Infektionen
Brucellose (Bang-Krankheit, Brucella abortus), bakterielle Lebensmittelvergiftung durch Rinderprodukte.

Reise
Brucellose.

Schwangerschaft

Habituelle Fehlgeburt.

Baptisia

Auslösung

Grippe
Magen-Darm-Grippe mit fauligen Stühlen, fauligem Mundgeruch.

Infektionen
Fieber mit kritischem Schweiß, heiß, stinkt, nachts, roter Kopf;
bösartige Infektion, Fieberdelir, stumpfsinnig, Person meint, der *Körper sei in Stücke zerfallen*, sucht sie zusammen;
fortgeschrittene *Ruhr*, Krämpfe ohne Schmerz, Person hinfällig, stinkt;
anfänglicher *Typhus*, dumpfer Ausdruck, alles stinkt, Delir.

Reise
Amöbenruhr (Bakterienruhr), fortgeschritten, hinfällig, stinkt, Krämpfe ohne Schmerz;
akuter *Typhus*, benommen, stinkend.

Schlaganfall
Halbseitenlähmung, wenn sonst gesundet, Taubheits- und Vergrößerungsgefühl, kann nur Flüssiges schlucken.

Diathese
Herabfallen des Unterkiefers bei chronischen Krankheiten;
typhöses Fieber, schmerzlos, dümmlicher Ausdruck.

Gemüt
Einbildungen, Halluzinationen im Fieberdelir, jemand läge *neben ihm im Bett*, er *sei doppelt* oder er sei *in Stücke zerteilt*, die er zusammensucht.

Verfassung

Verhalten, Benehmen
Unempfindlich gegen Schmerz, steht im Widerspruch zur Schwere der körperlichen Erkrankung (z.B. schwere Mandelentzündung).

Rachen

Halsschmerzen (Pharyngitis), übel *geschwürig* entzündet, eiternd, übel stinkender Atem, äußert keine Schmerzen.

Speiseröhre

Reflux-Ösophagitis, Sodbrennen durch Rückfluss von Magensaft, die *Zunge* hat einen *braunen* Streifen in der Mitte, fauliger Mundgeruch, Hepatitis? *Speiseröhrenkrampf* (Ösophagospasmus) und angeborene *Speiseröhrenverengung* (Ösophagusstenose), Passagehemmung geschluckter Nahrung, Halsenge, *kann nur Flüssiges schlucken*, Festes reizt zum Würgen.

Baptisia

Magen

Luftschlucker (Aerophagie), eher bei Erwachsenen, Rumpeln, fauliger Mundgeruch;
Magenschleimhautentzündung (Gastritis) mit Krämpfen und Schmerz von unten nach oben.

Darm

Anfängliche *Darmentzündung* (Enterokolitis) mit Brechdurchfall, dumpfer Ausdruck, alles stinkt;
Delir: „als sei er in Stücke zerfallen";
fortgeschrittener, *ruhrartiger*, stinkender *Durchfall*, hinfällig, schmerzlose Krämpfe.

Haut

Kritischer, *übermäßiger Schweiß* (Hyperhidrose), Person heiß, rot, stinkt, besonders am Kopf, nachts, bei bösartiger Infektion, beim Fieberdelir.

Muskeln

Unvollständige, *aussichtslose Lähmung* (Parese), aufliegende Teile schmerzen, wie zerschlagen, Urin und Stuhl gehen ungewollt ab.

Nerven

Aussichtslose, *halbseitige Lähmung* (Parese) mit Taubheits- und Vergrößerungsgefühl;
kann nur Flüssiges schlucken, aufliegende Teile wie zerschlagen, unwillkürlicher Stuhl und Urin;
erst einsetzen, nachdem sonst gesundet.

Barium carbonicum

Auslösung

Angst
Morgens beim Erwachen;
Urangst, sich zu blamieren, verlorene Chance.

Geburtsschaden
Hirnleistungsschwäche, verdummt, unbeholfen, dicklich, klebrig.

Impfung
Scharlach-Impfung, hart geschwollene Lymphdrüsen.

Infektionen
Mumps, harte Schwellung, bis zur Auflösung geben;
Scharlach-Komplikation, harte, große Lymphdrüsen bleiben zurück.

Schlaganfall
Auf Hirnblutung folgende *Lähmung*, Person blass.

Schule
Schulleistungsschwäche, verminderte Konzentration, unfähig, dümmlich, kann sich auf nichts konzentrieren, endet immer mit Tränen.

Verfassung

Aussehen, Erscheinung
Offener Mund, *retardiert*, große Lymphdrüsen;
rundlich, dümmlich, fettes, unreines, schmutziges Gesicht, mitleiderregend, jung, lymphatisch, zurückgeblieben;
erworbene Missbildung, Fußschweiß zu übermäßig, übel riechend;
Kinder und Greise.

Verhalten, Benehmen
Ablehnend (lehnt auch Arzt und Arznei ab), verkalkt, verblödet, *klebrig*, verlang-

samt, unbeholfen, zurückgeblieben; *schallendes Lachen* wie wahnsinnig über Nichtigkeiten; *dumm*.

Verhalten des Kindes
Glaubt *ausgelacht* zu werden, versteckt sich, vergesslich, extrem schlechte Konzentration, kann sich nicht erinnern, *menschenscheu*, nicht lieb, gehemmt, dümmlich, reizbar, widerspenstig, leicht ermüdbar.

Verhalten in der Jugend
Rollenkonflikt: vermännlichte Mädchen, derb, verhärtet, verschlossen.

Verhalten im Alter
Schwatzhafte Greise, dummes, borniertes, unzusammenhängendes Zeug; *Sklerotiker*.

Appetit
Vermindert, Kind entwickelt sich nur langsam, rundliche, geistig zurückgebliebene Kinder;
Fettsucht bei Kindern, stumpfsinnig, abstoßend, störrisch, offener Mund, wächst nicht mehr;
Heißhunger mit Abmagerung, zwergenhaft, träge, faul, dickbäuchig, *lehnt Süßes ab*, schnell satt.

Bettnässen
Debile Menschen, rund, gedunsen, dick.

Entwicklungsstörung
Bei Kindern infolge *hormoneller* Störung; eher zurückgebliebene Jungen;
Kleinwuchs, greisenhaft, dumm, trüb, gedunsen, *dicke Oberlippe*, offener Mund.

Schlaf
Bauchlage im Schlaf;
schlimme Krankheitsvoraussage (Prognose).

Diathese
Chronische Krankheiten: *Adams-Stokes-Syndrom;*

Durchgangssyndrom, langsamer Puls, AV-Block wegen Herzgefäßverkalkung; *torpider Lymphatismus,* später erworben;
Krebsvorstufe (Präkanzerose), kein krankhafter Befund, klebt und haftet am Arzt, dümmlich, nervenraubend, plötzlicher unvermuteter Ausbruch des Krebses, *bitte beachten!*

Geist
Gedächtnisschwäche, Vergesslichkeit, vergisst, was er tun wollte, stumpfsinnig; Schulleistungsschwäche, verminderte Konzentration, unfähig, dümmlich, kann sich auf nichts konzentrieren, endet immer mit Tränen.

Gemüt
Einbildungen, fühlt sich *beobachtet,* wird *ausgelacht.*

Kopf

Schwindel bei blassem *Hochdruck,* dick, Gefäßverkalkung;
Verkalkung des Gehirns, blass, kindisch, verlangsamt, schwerfällig, verblödet, friert;
Wasserkopf (Hydrozephalus), möchte nicht spielen, großköpfig, ausgezehrt, dürr.

Ohr

Ohrspeicheldrüse entzündet, anfangs harte Schwellung;
bis zur Auflösung der Entzündung geben;
Schwerhörigkeit, anhaltend durch viele Entzündungen, infolge geschwollener Mandeln, taub, verkalkt, Geräusche.

Mund

Hoher Gaumenbogen, Zäpfchen fehlt oder ist verkümmert;
primäre Missbildung.

Rachen

Mandelentzündung (Tonsillitis), Mandeln stoßen aneinander, zeigen *Venenzeichnung*; chronische Angina, jede Erkältung schlägt auf die Mandeln, *runde*, ruhige Menschen.

Hals

Schilddrüsenunterfunktion (Hypothyreose), erworben, debil, verlangsamt, träge, schwach, fettleibig.

Herz

Herzrhythmusstörungen, langsamer Herzschlag (bradykard), verkalkt;
Herzkrämpfe;
AV-Block wegen Herzgefäßverkalkung.

Lunge

Adams-Stokes-Syndrom (Sauerstoffmangel im Gehirn durch akute Herzrhythmusstörungen), schwere Schädigung des Atemzentrums, *langsamer Puls.*

Bauch

Zwerchfellbruch, chronisch wiederkehrend.

Bauchspeicheldrüse

Altersdiabetes, blass, unbeholfen, schwitzt nie, Herzkrämpfe, Beinkrämpfe, verkalkt.

Männliches Genitale

Prostataadenom, chronische, harte Schwellung bei dicken, pastösen, gedunsenen Alten.

Weibliches Genitale

Erste Periode kommt spät, *„alles zu spät"* wegen sekundärer Keimblattschädigung, dick, dümmlich, dumm, debil.

Haut

Fettgeschwülste (Lipome), verschiebbar, weich bei eher rundlichen Menschen; an Verkalkung denken (!);
Missempfindungen der Haut (Parästhesien) bei blassen Menschen, Verkalkung, Hirnabbau;
Recklinghausen, Nervengeschwülste (Fibrome) der Haut;
Schweiß, übermäßig an den Fußsohlen, übel riechend, bei Kindern und Greisen;
Sklerodermie (chronische Gefäßbindegewebs-Systemerkrankung), wachsartige, derbe Verhärtung der Haut, lymphatischer Beginn, „Säbelhieb" an Stirn, Bandform an Extremitäten.

Haare

Haarausfall durch Hirnverkalkung (Alopecia sclerotica).

Beine

Schweiß, übermäßig an den Fußsohlen, übel riechend bei Kindern und Greisen.

Drüsen

Lymphdrüsenschwellung (Lymphadenome), groß, hart;
zur Ausheilung bei wiederholten Mandelentzündungen einsetzen.

Gefäße

Blasser Bluthochdruck bei dicken Menschen mit Gefäßverkalkung;
zerebrale *Durchblutungsstörungen* (des Gehirns), *Verkalkung* (Zerebralsklerose), blass, kindisch, verlangsamt, schwerfällig, verblödet, friert.

Nerven

Missempfindungen der Haut (Parästhesien) bei blassen Menschen mit Verkalkung, Hirnabbau;

Neurofibromatose Recklinghausen (Geschwülste der Nervenwände der Haut); *Lähmungen* als Folge von Schlaganfall oder Hirnblutung; *Wasserkopf* (Hydrozephalus), möchte nicht spielen, großköpfig, ausgezehrt, dürrer Nacken, große Drüsen; *Zittern* der Glieder bei Verkalkung.

Barium muriaticum

Drüsen
Lymphdrüsenschwellung (Lymphadenome), klein, steinhart; zur Ausheilung einsetzen.

Barium jodatum

Verfassung

Aussehen, Erscheinung
Offener Mund, *retardiert*, große Lymphdrüsen, *schlanke*, dümmliche Menschen, zurückgeblieben, erworbene Missbildung.

Diathese
Brustkrebs, knotig, hart, schmerzlos; *Eierstockkrebs*, schmerzlos, sehr hart.

Ohr
Schwerhörigkeit, anhaltend durch viele Entzündungen, bei *schlanken*, starren, debilen Menschen.

Rachen
Mandelentzündung (Tonsillitis), chronische Angina, *schlanke*, unruhige Menschen.

Männliches Genitale
Geschwulst der *Vorsteherdrüse* (Prostataadenom), chronische, harte Schwellung bei *schlanken*, müden, gedunsenen Alten.

Drüsen
Lymphdrüsenschwellung (Lymphadenome), klein und hart; zur Ausheilung einsetzen.

Belladonna

Auslösung

Angst
Von Anwesenden *vergiftet* zu werden, im Fieberdelir, im akuten Wahn.

Grippe
Durch *Entblößung*, nach *Frisörbesuch*, Kopfschmerz, Nackenkrampf, Nervenschmerzen, eher bei runden, dicklichen Menschen, Grippe mit schwitzigem Fieber, Wärme suchend.

Nahrung
Verlangen nach *Limonade*, möglichst Zitronenlimonade.

Schlaganfall
Erste Hilfe, falls *kirschrot*, bewusstos, weite Pupillen, Krämpfe, Urinabgang, bei hohem Blutdruck, bei plötzlicher Blutdruckkrise.

Sonne
Sonnenbrand, rot wie eine Tomate, fröstelt, verlangt nach Wärme.

Vergiftung
Kupfer (Pflanzenspray, Rattengift), Milch mit Eiweiß trinken lassen, dann Brechmittel einsetzen, Bauchkrämpfe; *Quecksilber* (Thermometer, Pflanzenspray, Desinfektion); *Kohlenmonoxid* (Leuchtgas), dunkelrotes Gesicht, Hirnreiz, rasendes Kopfweh, *beachte*: Gewaltausbrüche (!);

Nahrungsmittelvergiftung, erste Wahl bei rotem Gesicht, trockenen Schleimhäuten und keinen Ausscheidungen.

Zahnen
Zahnfleischentzündung mit plötzlich feuchtem Fieber, ruhelos, aufgeregt, verlangt Wärme.

Verfassung

Verhalten des Kindes
Vagabund, ständig außer Haus;
beliebtes Kind mit rosigen Wangen, „braves" Kind, aber heftig und unausstehlich, wenn es krank wird oder etwas schiefgeht;
spuckt nach anderen, zwanghaft;
Zorn durch Hirnerregung, zieht andere an den Haaren und klatscht sich Beifall;
Wandertrieb.

Bettnässen
Einnässen *im zweiten Schlaf*, schläft unruhig, krampft, jammert, deckt sich auf, Einnässen auch *tagsüber* bei rundlichen, roten Kindern, Urin häufig, wenig, hell.

Nabelkoliken
Bauchkrämpfe unklaren Ursprungs, wellenförmig, beugt sich zurück.

Schlaf
Zähneknirschen, nicht nur bei Kindern, Krämpfe, Zuckungen, Kopfrollen.

Sprache
Stammelt, *stottert*, kann „b", „p" und „m" nicht aussprechen.

Diathese
Neigung zu vermehrter *Harnsäure*, *Gichtanfall* (akute Arthritis) nach Durchnässen, Wärme lindert.

Geist
Manische Depression, voller Furcht, weint anfallsweise sehr heftig.

Gemüt
Akuter Wahn, hastig, heftig, singt, schreit, flucht, bellt, beißt, streckt die Zunge raus oder schnalzt mit der Zunge und verzerrt sein Gesicht;
Besessenheit, rot, heftig;
Feuerwahn, sieht alles in roter Festlichkeit, dann heftiges Entsetzen;
Verfolgungswahn, Vergiftungswahn, voller Heftigkeit, versucht zu fliehen, lacht, kreischt, knirscht mit den Zähnen, versteckt sich, greift in die Luft, Gefühl zu fallen, will sich festhalten, zerschneidet oder zerreißt seine Kleider, Blutandrang, Hitze, Person rot, hitzig, schwitzig, starr, nicht aufwecken (!), schlägt sonst gewalttätig um sich mit unbändigen Zornesausbrüchen, mit wildem Blick, wenn gestört wird;
Wochenbettpsychose, bellt, beißt wie ein tobsüchtiger Hund;
Kissenbohren, Kind gefährdet (!), heißer Kopf, kalte Füße, Entzündung, Hirnkrämpfe, Schielen, Starre.

Kopf

Kopfschmerz mit Blutandrang zum Kopf, rot wie angemalt, nach Unterkühlung und *Entblößen* des Kopfes, durch *Zugluft*, plötzliche, heftig schießende Schmerzen, zum Wildwerden, pochend in Stirn und Schläfen, Gehirn wie locker, schwappt, als ob die Schädeldecke bersten wolle, eventuell mit plötzlichem Sehverlust oder mit Flimmern und Schwindel, hüllt sich warm ein, sitzt aufrecht im Bett;
akuter *Wasserkopf*, feuchtes Fieber, Aufschreien, Zähneknirschen, klopfender Kopfschmerz.

Augen

Akute *Bindehautentzündung*, trocken, heftig, rot, keine Tränen;

Lidkrampf (Blepharospasmus) bei Entzündungen, höchste Empfindlichkeit gegen Licht;
akute *Netzhautentzündung* (Retinitis) mit Blutstau, plötzlich, heftig, krampfig;
akutes *Schielen* durch Muskellähmung.

Ohr

Akute *Außenohrentzündung* (Otitis externa) und akute *Mittelohrentzündung* (Otitis media), plötzliche Schmerzen, wellenartig grabend, bohrend, rasend, nachts schlimmer, verlangt nach Wärme, Ohr kräftig rot, Trommelfell tiefrot;
Nasenbluten bei rundlichen, roten Kindern, roter, pulsierender Blutfluss.

Zähne

Zahnungsbeschwerden, Zahnfleischentzündung mit plötzlich feuchtem Fieber, ruhelos, aufgeregt, verlangt Warmes.

Rachen

Akute *Mandelentzündung*, kräftig roter, trockener Lokalbefund, brennendes Kratzen, mäßiger Durst, verlangt nach einem Schal um den Hals.

Hals

Schilddrüsenüberfunktion (Hyperthyreose) mit Herzstörungen, Wallungen und Pulsieren bis zum Hals, mit dampfenden Schweißen, schlimmer um Mitternacht.

Brust

Akute *Brustentzündung* (Mastitis), rote Streifen von der Brustwarze ausstrahlend, klopfende Schmerzen, warme Auflage lindert;
nach *Aconitum* einsetzen.

Herz

Herzklopfen (Tachykardie) mit Blutwallungen, sichtbar am Hals und an den Schläfen, Pochen hallt im Kopf wider.

Lunge

Asthma bei rundlichen, dicklichen, schwitzigen Kindern durch *plötzliche Erkältung*, bei *spastischer Bronchitis*, Husten im ersten Schlaf;
Bellhusten, trocken, wund, nachts;
akuter *Erstickungshusten*, läuft tiefrot an, muss aufsitzen, was nicht erleichtert;
Keuchhusten, Anfälle abends, nachts, trocken, bellend;
Kind verlangt nach Wärme.

Bauch

Nabelkoliken unklaren Ursprungs, wellenförmig, beugt sich zurück;
Erbrechen durch Blutandrang im Kopf vom Gehirn gesteuert und ausgelöst.

Magen

Pförtnerkrampf (Pylorospasmus) runder, dicker Säuglinge und Kleinkinder, krampfartig, krümmen sich rückwärts.

Darm

Sommerdurchfall rundlich roter Kinder und Jugendlicher, plötzlich nach Kopfnässe.

Bauchspeicheldrüse

Akute *Bauchspeicheldrüsenentzündung* (Pankreatitis) mit Blutfülle, plötzlich, wellenförmig, mit Blutandrang zum Kopf, streckt sich rückwärts.

Nieren

Nierenkolik durch Nierengrieß, Nierensteine, einschießend, wellenförmig pulsierend, Rückbeugen lindert.

Männliches Genitale

Juckender *Hautausschlag* in der Leiste (Intertrigo), rot, glatt oder dunkelrot mit Papeln und Pusteln.

Weibliches Genitale

Ausfluss (Fluor vaginalis) mit abwärtsdrängendem Gefühl im Genitale, dünn, geruchlos bei entzündetem, angeschopptem Unterleib;
akute *Endometritis*, Entzündung des Gewebes um die Gebärmutter, ziehendes Hinabdrängen, Unterleib heiß, geschwollen, empfindlich;
Gebärmutterverlagerung, akut mit Blutandrang;
Unfruchtbarkeit (sekundäre Sterilität, bereits schwanger gewesen), durch angeschoppten, angestauten oder entzündeten Unterleib.

Schwangerschaft

Wochenbettpsychose, tobsüchtig, bellt, beißt wie eine tobsüchtige Hündin.

Haut

Exanthem, akut, flächenhaft, Röte, Hitze und dampfender Schweiß an bedeckten Teilen, Wärmeverlangen;
purpurroter *Masernausschlag*;
entzündeter *Grützbeutel* (Atherom, Talgdrüsengeschwulst), rot, hart, äußerst schmerzhaft;
Sonnenbrand, heftiges Brennen, Haut gerötet wie eine Tomate, fröstelt und sucht Wärme;
Verbrennung I. Grades, flachroter Ausschlag, warme Auflage lindert;
akute *Wundrose* (Erysipel), hellrote Schwellung, Schüttelfrost, hüllt sich in Decken, wiederkehrend bei älteren Menschen mit Rötung, Schwellung, Berührungsschmerz und Wärmeverlangen.

Wirbelsäule

Entzündlicher *Ischias*, plötzlicher Beginn durch Erkältung, Zugluft; sticht, nachts, bei Bewegen, steht auf.

Drüsen

Akute *Lymphdrüsenentzündung* (Lymphadenitis), rasche Schwellung, Hals, Achsel, Leiste.

Nerven

Fazialisparese, akut und chronisch, blitzartig, wellenartig, pulsierend;
akuter *Nervenschmerz* (Neuralgie) unter dem Auge (infraorbital), kommt und geht plötzlich, abends bis Mitternacht, eher rechts, schneidend, wärmebedürftig, Tränenfluss, Speichelfluss;
akutes *Säuferdelir* (Delirium tremens), rot, wild, Visionen von Ratten, Mäusen, will entfliehen;
akuter *Wasserkopf* (Hydrozephalus), feuchtes Fieber, Aufschreien, Zähneknirschen, klopfender Kopfschmerz.

Bellis

Auslösung

Operation
Verwachsungen im Bauch nach Operation (Adhäsionen) mit punktförmigen Schmerzen.

Verletzungen
Schürfwunden, einsetzen, bis die Krusten abfallen, dann entstehen keine Narben;
Knutschflecken (!);
bei *Brustverletzung* mit Bluterguss;
bei *Rippenprellung* sehr bewährt;
ebenso bei *Rippenbruch*, Gefühl „wie ein Schlag auf die Brust".

Verfassung

Aussehen, Erscheinung
ständige *Müdigkeit*, besonders in den *Wechseljahren* ohne besondere klinische Zeichen, ausgemergelter Unterleib.

Diathese
Allergische Anlage, juckende, brennende, beißende Quaddeln, nach warmem Bad schlimmer.

Kopf

Kopfschmerzen mit Nasenbluten infolge aktiven Blutandranges nach Anstrengung, ziehend, schlimmer beim Erwachen, beim Bücken, beim Bewegen;
Schwindel mit Übelkeit und Erbrechen bei alten, roten, herzlichen, warmherzigen Leuten.

Nase

Aktives *Nasenbluten* infolge Blutandrang mit ziehendem Kopfschmerz nach Anstrengung, schlimmer beim Erwachen.

Brustkorb

Rippenprellung, auch *Rippenbruch*, Gefühl *wie zerschlagen*;
sehr bewährt!

Brustdrüse

Verletzung der Brustdrüse, der Brustwarzen.

Bauch

Verwachsungen im Bauch nach Operation (Adhäsionen) mit punktförmigen Schmerzen.

Männliches Genitale

Prostataentzündung (Entzündung der Vorsteherdrüse), chronisch mit *Harnröhrenentzündung*, Gefühl „als ob alles unten herausfiele".

Weibliches Genitale

Wundschmerz nach *Ausschabung* (Abrasio), auch nachsorgend;
Eierstockschmerzen (Ovarialgie) durch Verwachsungen an den Eierstöcken;
überstrapazierter *Unterleib*, Gefühl *wie gequetscht*;
Eierstocktumor (Ovartumor) vergrößert, geschwollen, mit entzündlichen Verwachsungen;
Unfruchtbarkeit, bereits schwanger gewesen (sekundäre Sterilität), durch Verwachsungen nach Entzündungen;
Gebärmutter verlagert, mit Schmerzen wie gequetscht;
ständige Müdigkeit in den *Wechseljahren* (Klimakterium) mit Rückenweh, möchte nur liegen, ausgemergelte Gebärmutter.

Schwangerschaft

Bauchdeckenschmerz wie zerschlagen, als ob die *Hüfte auseinander fiele*, lahme Beine;
Nachwehen (Partus) mit *Wundschmerz* durch das ganze Becken, das auseinander zu fallen droht, kann kaum gehen.

Haut

Allergie, Quaddeln, Jucken, Brennen, Beißen, nach warmem Bad schlimmer;
Blutschwamm (Hämangiom), rotes Flammenmal, eventuell im täglichen Wechsel mit *Abrotanum* einsetzen;
Schürfwunden, bis die Krusten abfallen, hinterlassen keine Narben;
Knutschflecken.

Gelenke

Hüftgelenkschmerzen (Koxalgie), Gefühl wie gequetscht oder als fiele das Becken auseinander.

Knochen

Sudeck-Syndrom (Pseudogelenkbildung nach Knochenfraktur), tiefsitzendes *Wundheitsgefühl*, Teil wie zerschlagen, Wärme lindert.

Nerven

Traumatische *Nervenentzündung* (Neuritis), noch stärkeres Wundheitsgefühl als bei *Arnica*.

Berberis

Auslösung

Impfung
Tuberkulose nach *BCG-Impfung*.

Infektionen
Akute Hepatitis (Leberentzündung, H. epidemica) bei fahlen, müden Menschen;
Tuberkulose, nach BCG-Impfung;
chronisch-aggressive Hepatitis mit zunehmender Schwäche, zur Galleverflüssigung.

Reise
Hepatitis bei fahlen, müden Menschen.

Verfassung

Diathese
Harnsaure Diathese;
Gicht (chronische Arthritis), alle Glieder betroffen, lahme Lenden, wunde Fersen;
Gichtanfall besser durch Wärme oder Kälte, Schmerz am Beginn des Harnlassens;

Nierengrieß, brennt vorher, Harn heiß, dunkel, Satz wie hellrotes Mehl bis kristallartig.

Kopf

Folgebeschwerden von *Hirnhautreizung* (Meningismus), wenn Person müde, matt, schläfrig ist;
Juckreiz im behaarten Kopf, fressend am Hinterkopf und an der Stirn;
Kopfschmerz bei Nierenerkrankungen (Reizblase, Entzündung, Grieß, Steine).

Zähne

Zahnfistel, zur Nierenspülung, 4 Wochen lang einsetzen.

Darm

Afterjucken (Pruritus ani) ohne Ausschlag, fressendes, aggressives, nicht wollüstiges Jucken;
bei *Afterfistel* als Zusatzbehandlung.

Leber

Gelbsucht (Ikterus) mit Stichen zur rechten Schulter, zum Nabel hin bei fahlen, müden Menschen;
harnsaure *Gallensteine*;
akute *Leberentzündung* (Hepatitis epidemica) mit Mattigkeit;
chronisch-aggressive Leberentzündung mit zunehmender Schwäche.

Niere

Unterstützend einsetzen bei *Dialysepatienten* mit Schrumpfniere;
bei *Nierenbeschwerden* (Nephropathie) mit Kopfschmerzen, Reizblase, Entzündung, Grieß, Steinen;
bei chronischer *Nierenentzündung* (Nephritis chronica), wenn das Organ verspürt wird;

bei *Nierengrieß* infolge harnsaurer Diathese, Harnröhre brennt vor Wasserlassen, Harn heiß und dunkel, Satz wie hellrotes Mehl oder hellrote Kristalle;
bei *Nierenschrumpfung* (Nephrose), amyloide Degeneration;
bei *Nierensteinen* (Nephrolithiasis) kurativ im schmerzfreien Intervall einsetzen.

Blase

Blasensteine mit schneidendem Schmerz vor dem Harnen, heißer, dunkler Harn mit hellrotem Mehl, roten Kristallen;
Reizblase mit häufigem Drang, Krampf, Schleimfetzen, Schmerz zieht vom Rücken zur Blase, Hüftschmerz beim Harnen, Urin rot;
rheumatische Gelenkbeschwerden mit Blasenbeschwerden am Beginn des Harnens, rötlicher, trüber Urinsatz.

Männliches Genitale

Akute *Prostataentzündung* (Entzündung der Vorsteherdrüse) bei müden, matten Männern mit Kreuz- und Nierenschmerz.

Weibliches Genitale

Eierstockentzündung (Adnexitis) mit wässriger Schwellung (ödematös) und anhaltender Schwäche;
Scheidenfisteln mit eitrigen Gängen von Schleimhaut zur Haut;
Unfruchtbarkeit, noch nie schwanger gewesen (primäre Sterilität) bei müden, matten Frauen.

Haut

Afterjucken (Pruritus ani) ohne Ausschlag, fressendes, aggressives Jucken, harnsaure Diathese;
Ekzem, bei personenbezogenem Therapiebeginn zusätzlich zur Ausleitung der Gifte über die Niere einsetzen;
Fisteln von Schleimhaut zur Haut, zur Nierenspülung 4 Wochen lang einsetzen;
Juckreiz im behaarten Kopf, *fressendes* Hinterkopf- und Stirnjucken;
Schuppenflechte (Psoriasis) mit Gelenkbeschwerden mit *aggressivem* Jucken, ebenso 4 Wochen lang einsetzen, auch wenn unbeeinflussbar;
zur Ausleitung der Gifte über die Niere bei *girlandenartigem* Aussehen als Zwischenbehandlung.

Gelenke

Akute *Gelenkentzündung* (Arthritis acuta), *Gichtanfall* besser durch Kälte oder Wärme;
PCP (primär chronische Polyarthritis) mit Schmerzen aller Glieder, wunder Fersenschmerz, lahmes Kreuz;
Rheuma mit Blasenbeschwerden am Beginn des Harnens, rötlicher, trüber Satz.

Drüsen

Unfruchtbarkeit (Sterilität) bei der Frau.

Gefäße

Hoher Blutdruck (Hypertonie) mit Beinschwellungen, nierenbedingt.

Nerven

Bei Folgebeschwerden von *Hirnhautreizung* (Meningismus), Person müde, matt, schläfrig.

Beryllium

Verfassung

Aussehen, Erscheinung
Warziges Gesicht an den *Schläfen*, hornig im Alter.

Diathese

Metastasen in der Lunge, Brust wie umschnürt, Husten trocken, schneidend, süßlicher Auswurf; *Porphyrie*, Urin rot bis dunkelrot.

Kopf

Alterswarzen (Hyperkeratosis senilis), hornig, im Gesicht und am Kopf; knotig entzündetes *Kopfhaarekzem*.

Knochen

Sudeck-Syndrom (Pseudogelenkbildung nach Knochenfraktur), gestörte Phosphatase-Aktivität, das betroffene Teil ist kalt.

Blut

Porphyrinurie (Eiweißstoffwechselstörung), erythropoetische Form; Nesselsucht, Ödeme und Blasen in der Sonne, Urin im Licht rot oder dunkel, Milzschwellung (durch Hämolyse) und rote Zähne später.

Drüsen

Boeck'sches Sarkoid (Brustraumtumor), Person blass, kalt, trocken, schwach, abgemagert, destruktiv.

Bismuthum subnitricum

Magen

Magenschleimhautentzündung (Gastritis), Sodbrennen mit saurem, stinkendem Aufstoßen, kalte Getränke lindern, verträgt aber kein Wasser, wird erbrochen, wenn Magen voll ist, Magenkrampf zum Rücken, zu den Schulterblättern, Rückbeugen erleichtert.

Blatta orientalis

Herz

Herzschwäche (Herzinsuffizienz) im Alter, erweitertes, entgleistes Herz mit Wassersucht, mit Asthma.

Lunge

Asthma oder *asthmatoide Bronchitis* in Verbindung mit Herzschwäche, schleimig-eitriger Husten mit Atemnot, schlimmer bei Regenwetter bei eher stämmigen, rundlichen, älteren Leuten.

Borax

Auslösung

Angst
Vor *Abwärtsbewegung*;
schreit, ist „außer sich", Angst vor dem *Fliegen*, vor der Landung (Abwärtsbewegung!);
Angst der Kleinkinder beim Niederlegen ins Bett (ebenso Abwärtsbewegung!).

Nahrung
Nach Obst, besonders *Birnen,* ist der Magen verstimmt, und Fieber tritt auf.

Reise
Reisekrank bei jeder Abwärtsbewegung, beim Landen und Starten, im Lift.

Verfassung

Verhalten des Kindes
Reizbar, *schlägt* heftig um sich; empfindlich gegen leise Geräusche, weniger gegen laute.

Kopf

Schwindel im Lift, Magen hebt sich ängstlich beim Abwärtsfahren oder Treppab-, Bergabgehen, Schwindel anfallsartig und plötzlich, besonders bei ängstlichen, alten Frauen, Kindern und Schwangeren; *Weichselzopf*, Haare verfilzen an den Enden.

Augen

Wiederkehrender *Hornhautherpes* (Herpes corneae), juckt, reibt;
Lid nach *innen* gestülpt (Entropium), Lider entzündet, jucken.

Nase

Rote, *glänzend geschwollene* Nase, besonders die *Spitze*, klopfend, spannend, bei eher jungen Frauen;
trockene, krustige *Geschwüre* der Schleimhaut, Soorbelag.

Mund

Mundfäule (Stomatitis aphthosa), brennt, *heißer* Atem;
Pilzbefall (Candida albicans), Soor, Säuglinge schreien beim Stillen, im Verbund mit breiigem, stinkendem Durchfall.

Blase

Harnträufeln (Harninkontinenz) beim Tanzen;
Blasenentzündung bei Kindern, schreien vor dem Wasserlassen, rotes Sediment.

Weibliches Genitale

Reichlicher *Ausfluss* (Fluor vaginalis) wie *Kleister*, wie Stärke oder klebriges *Hühnereiweiß*, klumpig, mild, dick, klar, heiße Scheide, so heiß, als ob kochendes Wasser ausflösse, vermehrt zwischen den Perioden oder *nach* der Periode;

Periode zu früh, reichlich oder zu spät mit Magenübelkeit und Kreuzschmerz;
Eierstockentzündung (Adnexitis) mit Dauerschmerz, Ausfluss (als Tabletten vaginal einführen), Konstitution beachten (!);
Endometriose (chronische Gewebsentzündung um die Gebärmutter herum), versuchsweise, dazu personenbezogene Behandlung;
Pilzbefall, Candidiosis (Candida albicans), Soor in der heißen Scheide;
zu viel *Milchfluss* (Galaktorrhöe) bei stillenden Müttern, beim *Stillen* schmerzt die *andere Brust*;
Unfruchtbarkeit (primäre Sterilität), noch nie schwanger gewesen, wenn verbunden mit reichlich mildem, klebrigem Hühnereiweiß-Ausfluss.

Haut

Übermäßiger *Schweiß* (Hyperhidrose) an den Oberschenkeln, v.a. bei warmem Wetter.

Bovista

Verfassung

Verhalten, Benehmen
Lässt Dinge fallen, ungeschickt;
Glieder wie vergrößert.

Missempfindungen
Alle schmerzenden Teile wie *vergrößert*;
alles *fällt* aus den *Händen*.

Diathese
Hämorrhagische Diathese (ererbte Blutungsneigung), dunkle, passive Blutungen aufgrund schwacher Kapillaren, nachts und frühmorgens schlimmer;
Blutungen aus Nase, aus Unterleib, Zwischenblutungen.

Darm

Durchfall vor und bei der Periode, morgens, Gefühl eines Eisklumpens im aufgetriebenen Magen, Krümmkoliken, Essen bessert;
chronischer *Durchfall* bei alten Leuten.

Weibliches Genitale

Dunkle *Schmierblutungen* (Metrorrhagie) *zwischen* den *Perioden* und in den *Wechseljahren* bei geringster Anstrengung, nachts, frühmorgens, Körper geschwollen, druckempfindlich;
Krämpfe *bei* der *Periode*, eher nachts fließend mit morgendlichem Durchfall.

Gelenke

Schwellung nach Knochenbruch, eindrückbar.

Bromum

Auslösung

Angst
Über Brücken, über Wasser zu gehen und beim Schauen auf strömende Gewässer.

Infektionen
Keuchhusten mit Komplikationen, Reizhusten, Räuspern, besonders im warmen Zimmer und beim Niederlegen, trinkt kleine Schlucke kaltes Wasser.

Nahrung
Kopfschmerzen nach Milch, linksseitig; besser durch Rechtslage mit den Armen über dem Kopf.

Reise
Unverträglichkeit von zu *warmer* oder zu *kalter* Meeresluft, aber eine Bootsfahrt bessert *Katarrh* und Unruhe.

Wetter
Husten beim *Übergang ins Warme*, bellend, anstrengend.

Verfassung

Aussehen, Erscheinung
Pickel im Gesicht, an Schultern und Rücken, Körperform *zu fett* (auch bei Kindern), hellhäutig, blond, heiter, freundlich, leicht fassungslos, traurig.

Nervosität
Unruhe, speziell *in den Händen*.

Kopf

Schwindel beim Gehen über Brücken, über Wasser und beim Schauen auf strömende Gewässer;
linksseitiger *Kopfschmerz* nach Milch, besser durch Rechtslage mit den Armen über dem Kopf.

Kehlkopf

Krupp-Husten, lauter, metallisch klingender Bellhusten im 1. und 2. Stadium, schreckt aus dem Schlaf, pfeift, rasselt, hustet tief, heiser, verlangt einen Schluck kaltes Wasser, Gefühl, als ob eine lose Haut in der Kehle hinge oder als ob die Kehle voller Schleim sei, erstickende Atmung, möchte herumgetragen werden;
Heiserkeit mit Bellhusten und vielem Ausräuspern!

Hals

Schilddrüsenüberfunktion (Hyperthyreose) mit Herzstörungen, mit attackenhaftem Herzflattern, mit viel Schleimräuspern, Seefahrt bessert.

Herz

Herzbeschwerden (Dyskardie), *Sportlerherz*, Schwäche, plötzliches Klopfen, anhaltendes Stolpern, auch in Ruhe;

Herzrasen, attackenhafter, tachykarder Anfall bei Schilddrüsenüberfunktion mit viel Schleimräuspern, besser auf hoher See.

Lunge

Nervöses *Asthma* roter Menschen, hitzige, schelmische Kinder, *Kitzelhusten* beim Übergang ins Warme, trinkt kleine Schlucke kaltes Wasser, Beschwerden am Meer schlimmer, aber eindeutig besser bei einer Bootsfahrt auf dem Meer; *Keuchhusten* mit Reizhusten, Räuspern, schlimmer im warmen Zimmer, nach Erhitzen mit folgendem Schweiß und beim Niederlegen, trinkt kleine Schlucke Kaltes;
Bellhusten, anstrengend, heiser.

Darm

Durchfall nur nachmittags ab 14 Uhr, morgens normaler Stuhl.

Drüsen

Anhaltende *Lymphdrüsenentzündung* (Lymphadenitis), Drüsen hart, elastisch, besonders am Hals bei hellblonden, blauäugigen, trägen Kindern.

Bryonia

Auslösung

Angst
Arm zu sterben, vor einer *Reise* wegen bedenklicher Sorgen, sein Geschäft zu verlassen, grantiger Mensch.

Ärger
Ärger *über* seinen *Ärger*, Kolik oder Leberbeschwerden nach Ärger, ihm läuft die Galle über, Gelbsucht, Kopfweh, mürrischer, reizbarer, galliger Mensch.

Entzündungen
Fibrinöse Ausschwitzung (Fibrinbelag), stechende Schmerzen, *Erguss*, mäßige Wärme lindert, alle serösen Häute sind betroffen.

Grippe
An schönen trocken-heißen Tagen, *Brustgrippe* mit tiefsitzendem *Hackhusten*, besonders beim Übergang ins Warme, liebt lauwarmen Regen.

Infektionen
Akutes *Gelbfieber*, hohes Fieber, übel, erbricht bei geringster Bewegung;
akute *Hirnhaut*-, akute *Hirnentzündung*, rotes Fieber mit viel Durst, Stiche, Schwindel, Erbrechen;
Masern mit Verschleimung, Anfangshusten hart, trocken, schmerzt stechend;
bei Beginn von *Pocken* mit hohem Fieber, übel, erbricht, Kopfschmerz bei Bewegung;
anfänglicher *Typhus*, alles schmerzt bei geringster Bewegung, Fieberdelir: „möchte nach Hause".

Kummer
Durch Tagessorgen, *Geschäftssorgen*, träumt davon.

Nahrung
Austern, isst wenig auf einmal, verdirbt sich den Magen;
Unverträglichkeit von *Brot*, *Hülsenfrüchten* und *Sauerkraut*, Magenschmerzen, als drücke der Magen wie ein Stein;
Verlangen nach warmer *Milch*.

Operation
Kopfschmerz nach *Augenoperation*, stechend mit Erbrechen.

Reise
Angst vor einer Reise, will sein Geschäft nicht verlassen, wird grantig;
Durchfall im Sommer durch eiskalte Getränke, kühlen Wind, kühle Sommernacht, kühles Bad;

übergroßer Durst;
Magenbeschwerden mit Kopfschmerz, Gefühl eines Steins im Magen mit quälendem Durst und bitterem Aufstoßen, Leber drückt beim Durchatmen, bei der geringsten Bewegung, bitteres Erbrechen; Neigung zum *Überessen*, isst wenig, aber oft;
Völle, Übelkeit, galliges Erbrechen von Speisen;
Gallenkolik durch Ärger, den sie nur mit fletschenden Zähnen beantworten;
Kreuzschmerz, Ischias, Stiche schießen ins Kreuz, kann sich nicht bewegen;
akutes *Gelbfieber*, hohes Fieber, übel, erbricht bei geringster Bewegung;
akuter *Typhus*, alles schmerzt bei geringster Bewegung.

Vergiftung
Zur Nachbehandlung bei *Nahrungsmittelvergiftung*, falls trockene Kehle, Verstopfung, Kopfweh und starker Durst überdauern.

Verletzung
Muskelriss, sehr starke Schmerzen bei der geringsten Bewegung und Besserung durch Ruhigstellung.

Wetter
Erkältung, Bronchitis, Rheuma, Neigung zu Ischias bei *schönem, heiterem, trockenem Wetter* und bei *Hitze*, liebt *Regen*; schlimmer bei Wärme, Berührung, Bewegung;
Husten beim *Übergang ins Warme*, trocken, erschütternd, mit Kitzel in der Magengrube;
Rheuma bei schönem, trockenem Wetter, möchte sich bewegen, aber heftiger Bewegungsschmerz (Sommerrheuma).

Verfassung

Verhalten, Benehmen
Geschäftsmann unserer Zeit, starre Angespanntheit durch beständig *bohrenden* Ärger, denkt in größeren Dimensionen, beim Handel an der Börse, beim Essen; *will allein sein*, macht sich Dauersorgen, *überfrisst* sich, seine *Ungeduld* löst Beschwerden aus;
chronische, tief drinnen nagende, sich langsam aufbauende *Reizbarkeit* und Zornstarre, angespannt, brummt, fletscht die Zähne, wenn *gestört* wird; Geschäftssorgen, Überessen, Gallenkolik, Gelbsucht;
ablehnend (lehnt auch Arzt und Arznei ab), Furcht, er könne erkannt werden, faucht, grunzt, knurrt.

Verhalten des Kindes
Vagabund, ständig außer Haus, macht „Geschäfte" oder überfrisst sich bei Nachbarn;
reizbar, fletscht die Zähne, will nicht bewegt werden, *will seine Ruhe*.

Essen, Trinken
Neigt zum *Überessen*, isst wenig, aber oft, Völle, Übelkeit, Erbrechen von Speisen.

Diathese
Neigung zu vermehrter *Harnsäure*, Gichtanfall (akute Arthritis), Gicht (chronische Arthritis), *Schmerz scharf, stechend, schneidend bei der geringsten Bewegung*, in Gelenken, Muskeln und Leber.

Gemüt
Einbildungen (Halluzinationen), Soldaten stechen ihn nieder;
Kummer durch Tagessorgen, Geschäftssorgen, träumt davon.

Kopf

Akute *Hirnentzündung* (Enzephalitis); akute *Hirnhautentzündung* (Meningitis), rotes Fieber mit viel Durst;
Stiche, Schwindel, Erbrechen bei geringster Bewegung;
Kopfschmerz bei Beschwerden der Leber, Galle, Bauchspeicheldrüse oder bei

chronischen Magenbeschwerden, Gefühl eines Steines im Magen, bitteres Erbrechen, großkalibrig verstopft, Kopfweh besonders morgens nach dem Aufstehen, als ob die Schädeldecke bersten wolle und stechend bei geringster Bewegung, selbst bei Augenbewegung, beim Öffnen der Lider, Kopf wie eingeschnürt, zusammengepresst, Nasenbluten bessert, schlimmer durch Ärger, besonders stark auf dem Scheitel;
Schwindel bei Magenstörungen, erbricht, wird ohnmächtig, sobald der Kopf bewegt wird;
Menière roter Menschen, schlimmer bei plötzlicher Bewegung, beim Erheben vom Stuhl oder beim Aufrichten, sobald er liegend den Kopf hebt.

Augen

Aderhautentzündung (Chorioiditis) im Innenauge mit stechendem Augapfelschmerz;
Grüner Star (Glaukom), akut bis chronisch, Augapfel wie vergrößert, als würde er aus der Höhle hinausgedrückt;
Kopfschmerz nach *Augenoperation*, stechend mit Erbrechen;
akute *Regenbogenhautentzündung* (Iritis) mit scharfen, schießenden Schmerzen beim Augenbewegen, zum Hinterkopf ziehend und auf dem Scheitel;
akute *Tränensackentzündung* (Dakryozystitis) mit Schwellung, mäßige Wärme lindert.

Ohr

Innenohrschwindel (Menière) bei plötzlicher Bewegung, beim Erheben vom Stuhl, Person rot, kräftig, untersetzt.

Nase

Dunkles, passives Nasenbluten bei Heranwachsenden, anstatt der Periode, mit Kopfweh, das durch Nasenbluten gebessert wird;
Schnupfen, der in die Bronchien absteigt mit tiefsitzendem Hackhusten, besonders an schönen, trockenen Tagen, beim Übergang ins Warme, lauwarmer Regen lindert.

Brustdrüse

Akute *Brustentzündung* (Mastitis) mit Frost, Stechen bei Bewegung, mit harter Schwellung, mäßige Wärme lindert.

Herz

Rheumatische Entzündung der *Herzaußenhäute* (Perikarditis), Stechen bei geringstem Bewegen, Reibegeräusche.

Lunge

Anhaltende *Bronchitis* ohne Schleim, schlimmer in warmen Räumen oder beim Übergang in warme Räume, *Reizhusten* aus der Tiefe, *bollernd*, stechend, trocken, erschütternd, mit Kitzel in der Magengrube oder berstendem, stechendem Kopfschmerz, hält seinen Brustkorb beim Husten;
Lungenentzündung (Pneumonie) ab 2. Tag: Anschoppung, rostroter Auswurf, Fieber hält an, scharfes Stechen bei geringster Bewegung, ab Ende 1. Woche: Krise, rote Hepatisation, Fieber hält weiter an, Zunge trocken, großer Durst, Delirium, Apathie, ab 2. Woche: graue Hepatisation, Fieber fällt ab, Knistern und Rasseln beim Einatmen, Puls verlangsamt, eher rechts, stechender Leberkapselschmerz, kann nur rechts liegen, um stechende Schmerzen zu besänftigen, *fester Gegendruck lindert (!)*; ist bei gleichzeitiger Rippenfellentzündung zusammen mit *Phosphor* sehr bewährt (!);
trockene *Rippenfellentzündung* (Pleuritis sicca), die bei der geringsten Atembewe-

gung sticht, Person verlangt nach Wärme.

Magen

Magenbeschwerden (Gastropathie) mit Kopfschmerz, Gefühl, es sei ein *Stein im Magen*, bitteres Erbrechen, Übelkeit, nach dem Aufstehen, sobald er sich bewegt.

Darm

Blinddarmreiz (Appendixreiz), akut und wiederkehrend, sticht scharf bei Bewegung, pocht, Druck und mäßig feuchte Wärme lindern;
anfängliche *Darmentzündung* (Enterokolitis) mit Brechdurchfall, alles schmerzt bei geringster Bewegung;
Durchfall nach dem Aufstehen, kaum dass er sich bewegt;
trockene *Verstopfung* (atonische Obstipation) bei leicht zornigen Kindern, gebunden, *kein Drang*, trockene Verstopfung bei Erwachsenen, Verdauungsdrüsen und Enddarm untätig, trockene Schleimhäute, großkalibrige Stühle, wie verbrannt, ohne Stuhldrang, mechanische Entfernung nötig.

Leber

Gelbsucht (Ikterus) durch Ärger bei untersetztem, galligem Zornigel, friert, obwohl er heiß zu sein scheint, Stiche zur rechten Schulter bei jeder Bewegung, liegt rechts, Stuhl hart, trocken oder breiig.

Galle

Gallenkolik durch Ärger über sich selbst, Schmerz schießt bei jeder Bewegung ein, drückt dagegen.

Bauchspeicheldrüse

Diabetes, Person rot, zornig, cholerisch, müde, matt, mutlos, trockene Lippen!

Weibliches Genitale

Blutverlust mit *Brustschwellung*, Stechen beim Gehen, bei Bewegung, Gegendruck lindert, bindet ihre Brüste fest;
Eierstockentzündung (Adnexitis) mit fibrinöser Ausschwitzung und stechenden Schmerzen, mäßige Wärme und Ruhe lindern;
Nasenbluten anstelle der *Periode*, passiv, dunkel, bessert Kopfweh;
Mittelschmerz zwischen zwei Perioden, Stiche bei geringster Bewegung.

Schwangerschaft

Abstillen, falls noch *Brustspannung* besteht, im Wechsel mit *Phytolacca*.

Gelenke

Akute *Gelenkentzündung* (Arthritis acuta), *Gichtanfall*, scharf, stechend, schneidend bei der geringsten Bewegung;
Kniegelenkentzündung (Gonarthritis) mit Röte, Hitze, Schwellung, Schmerz, trockenem Fieber, viel Durst, hochrotes Gesicht, Wärme tut gut;
Erguss, Gelenk hochrot, Stiche beim geringsten Bewegen, warm-feuchte Auflage tut gut;
Rheuma der großen Gelenke mit wandernden Schmerzen bei der geringsten Bewegung, seröse Häute betroffen, akutes, trockenes Fieber mit viel Durst, schlimmer bei Schönwetter (trockenwarm), Person liebt Regen, möchte sich bewegen, aber heftiger Bewegungsschmerz, hält sich deshalb ruhig.

Wirbelsäule

Hexenschuss (Lumbago), schneidender Schmerz bei der geringsten Bewegung;
Ischias (Ischialgie), rheumatisch, schießt von oben nach unten, Wärme und fester Druck lindern.

Bufo

Verfassung

Verhalten, Benehmen
Vernachlässigt, jung, weiblich, *mannstoll*, männlich, *sexuell überreizt, schwachsinnig*, dämlich mit geilem Lachen, neigt dazu, niedrigen Instinkten zu folgen, Penner, Tippelbruder, Tippelschwester, alkoholberauscht, impotent.

Verhalten des Kindes
Geistesschwache, rote, kräftige Kinder mit gewalttätigem Zorn, der sich langsam aufbaut, um plötzlich zu zerstören; Säuglinge und Kleinkinder schieben *löffelförmig* ihre Zunge über die Unterlippe.

Sexuelles Verhalten
Homosexuell, eher Frauen;
küsst und umarmt alle hemmungslos, *biedert sich an*;
Onanie mit epileptischen Krämpfen, auch nach dem Verkehr;
Kinder ziehen sich zurück und onanieren, gehen deshalb freiwillig zu Bett; spielen und *zupfen* an ihren *Genitalien*.

Gemüt
Verlangt nach *Einsamkeit*, die er nicht verträgt;
Schizophrenie, Person destruktiv, rot, warm, feucht, blöd, aufdringlich, schamlos, sexuell überreizt.

Brustdrüse

Krebsgeschwulst, blaurote Tumore, offen, eitrig, nach Jauche stinkend.

Haut

Acne vulgaris, Furunkel, Karbunkel, eitrig mit blauroter, *livider* Verfärbung;
jede kleinste *Hautverletzung schwärt* eitrig;

Umlauf (Panaritium) mit Blutvergiftung (Sepsis), blauroter Streifen zieht nach oben, immer wiederkehrend;
Blutvergiftung, blauroter Streifen, herzwärts ziehend;
große Blasen (Pemphigus) auf Handflächen und Fußsohlen, juckend, brennend, sich öffnend, *jauchig* stinkend;
Ekzem (Neurodermitis), nässend, eitrig, rissig, schmutzig, zieht sich zurück und kratzt sich bis es blutet;
übermäßiger Schweiß beim Einschlafen und in der Wärme bei hitzigen, roten Menschen;
Wassersucht bei Herzleiden;
Wunden schwären vielerorts.

Cactus

Verfassung

Verhalten, Benehmen
Lehnt *Trost* ab, *weint* ohne Grund.

Diathese
Akutes Adams-Stokes-Syndrom bei chronischen Krankheiten;
langsamer Puls, Herz „wie von einem Eisenring umklammert".

Herz

Herzbeschwerden (Dyskardie) von der Wirbelsäule ausgehend;
Herzdruck, Herzkrampf, Krampf und Druck im Rücken mit kleiner Angst, wie von einer Eisenhand gepackt, welche das Herz am Schlagen hindert, kann nicht links liegen, Herz wie eingeschnürt;
Herzenge (Angina pectoris), wie von einer Faust gepackt mit drückender Angst;
Herzklopfen (Tachykardie) alter Menschen mit niedrigem Blutdruck;

Herzrhythmusstörungen, akuter *Anfall* (Adams-Stokes-Syndrom), *langsamer Puls,* langsamer Herzschlag (bradykard).

Wirbelsäule

Rückenschmerzen (BWS-Syndrom), herzbedingt, Herzdruck, Herzkrampf, Druck und Krampf im Rücken.

Cadmium sulfuricum

Verfassung

Diathese
Magenkrebs, drohender Durchbruch, heftige Übelkeit besser durch Essen, Druck und Krümmen, krampfhafter *Durchfall*; fröstelnder, kaum aufzuwärmender Mensch.

Magen
Hartnäckiges, erschöpfendes *Erbrechen* von schwarzen Massen, „Kaffeesatzerbrechen" (Blut, Galle, Schleim), Essen, Druck, Krümmen, Wärme und Ruhe erleichtern;
Magengeschwür, Magenkrebs.

Calabar

Auslösung

Infektionen
Tetanus (Wundstarrkrampf), Krämpfe der Wirbelsäule und der Beine im Wechsel, wechselnde Pupillenöffnung.

Augen

Doppeltsehen (Diplopie) mit Schwindel, *schwache Akkomodation,* als schwanke das Gehirn.

Muskeln
Progressiver *Muskelschwund* (progressive Muskeldystrophie), angeboren, Rücken brennt, zwickt, krampft, Füße und Hände taub, Krämpfe bei äußerem Druck.

Caladium

Auslösung

Nikotin
Zur *Raucherentwöhnung* bei Schwindel, Erschöpfung.

Würmer
Schwäche durch Verwurmung, Person erschöpft, wollüstiger Juckreiz der Scheide.

Verfassung

Sexuelles Verhalten
Impotenz durch sexuelle Exzesse, Onanie, Samenverluste, verlangt nach zärtlichem Zuspruch oder *Verlangen vermindert* bei ausgelaugten, niedergeschlagenen Männern;
Samenergüsse nachts ohne Erregung, ohne Erektion bei kalten, schlaffen Genitalien mit kaltem Genitalschweiß;
Frauen produzieren *übermäßiges Verlangen* in den Wechseljahren mit wollüstig juckender Scham, ist aber kalt und orgasmusunfähig.

Männliches Genitale

Sterilität (Unfruchtbarkeit) beim Mann durch übermäßige Onanie und Samenverluste, verlangt nach zärtlichem Zuspruch.

Weibliches Genitale

Juckreiz (Pruritus sine materia) am Scheideneingang, leicht mannstoll erregbar in der Bettwärme, in und nach den Wechseljahren, in der Schwangerschaft.

Drüsen
Unfruchtbarkeit (Sterilität) beim Mann.

Calcium carbonicum

Auslösung

Alkohol
Säuferdelir, akut, ängstlich, Visionen von Ratten, Mäusen;
folgt nach *Belladonna* und *Stramonium*.

Angst
Urbangnis am Beginn des Lebens, am Beginn des Lebendigen, Angst vor *Krankheit*, um seine Gesundheit, Angst verrückt zu werden;
Angst *vor der Angst* beim Denken daran, Angst *arm* zu sterben und *verlassen* zu sein, Angst beim Augenschließen, Angst vor und in der *Dunkelheit*, sieht Geister; Angst vor *Erfolg*, gibt seine blühende Karriere oder sein Geschäft auf wegen verlorenem Sinn oder wegen überwältigender Verantwortung, Angst zu *versagen* bei Älteren, Klügeren und Mächtigen, Angst, in der Gesellschaft *abgelehnt* und *ausgelacht* zu werden, man bemerke seine Unbeholfenheit, Angst vor Gewalttätigkeit, *Grausamkeit*, kann nicht verstehen, warum andere sich grundlos böse verhalten, Angst rundlicher Kinder, aus dem Bett genommen zu werden, *Aufwärtsbewegung* verschlimmert, Angst vor *Tadel*, sinnt still auf Rache, wird böse, scheitert als Erwachsener, Angst vor *Tieren*, Mäusen, Vögeln oder vor ganz bestimmten, ausgesuchten Tieren, Angst vor großen Hunden, vor der Größe anderer, Angst vor der *Zukunft*, unbeholfener *Schwarzseher*.

Fernsehen
Überanstrengung, Kopfschmerz, Sehstörungen, schlaflos danach durch Grausamkeiten, Gedankenzustrom, angstvolle Träume.

Grippe
Erkältung bei jedem *Wetterwechsel*, plötzlich läuft klares Wasser aus der Nase.

Infektionen
Cholera der Kleinkinder (Cholera infantum), grün, unverdaut, wässrig, sauer, abends, verlangt Eier, erbricht Milch;
Tuberkulose, 3. Stadium, große Kavernen bei Schwächlichen, Bleichen, Erkältlichen.

Nahrung
Begieriges Verlangen auf weich gekochte *Eier*;
nach *kalter Milch*, aber Abneigung gegen *heiße Milch*, verdorbener Magen, Übelkeit, saures Aufstoßen, Erbrechen weißer Gerinnsel und/oder saurer Durchfall, Verlangen nach *Nudeln, Spaghetti*, nach *rohen Kartoffeln*, nach *Süßem*, besonders nach Gebäck, Kuchen und Zucker, aber auch saures Aufstoßen danach, Verlangen nach *Unverdaulichem* wie *Kalk, Kreide* und *Sand* mit sichtlichem Vergnügen;
Abneigung vor *Fleisch*, treibt Leib auf, muss Gürtel öffnen;
Allergie auf *Milch, Eier, Süßes, Kuchen, Fleisch*.

Reise
Durchfall nach Milch, *Erbrechen* weißer Gerinnsel, *Schwindel*, Übelkeit, Krankheitsgefühl;
fahrkrank in der *Eisenbahn*, Schwindel.

Schule
Leistungsschwäche, akademisch *verspätet*, in allem zu langsam, bemüht sich sehr;

lernt schnell, vergisst schnell, kaum dass er das Buch weglegt, hat er das Gelesene vergessen;
oder *faul* (arbeitsscheu bei vorhandenem Arbeitsvermögen), kann wenn er will, aber unfähig durchzuhalten, pflegt seine kindliche Weltfremdheit;
begriffsstutzig für Weltgeschehen, weiß nicht mal, was mit ihm geschieht;
„*Null Bock*", Schulversagen, gibt auf, wenn seine Mühe nicht anerkannt wird, „lohnt sich doch nicht".

Überanstrengung
Der *Augen* nach zuviel *Fernsehen*, Kopfschmerz, Sehstörungen.

Wetter
Bindehautentzündung durch *Kälte, Durchnässung*, lichtscheu, Tränen fließen stetig;
Asthma *bei jedem Wetterwechsel*, hustet nachts ohne zu erwachen, tagsüber gelbschleimig nach Essen, bei Kälte.

Würmer
Schwäche durch Verwurmung mit *Rundwürmern* (Askariden), magert ab.

Zahnen
Zahnen mit *saurem Durchfall,* nicht schwächend bei runden, prallen Kindern mit offener Fontanelle.

Verfassung

Aussehen, Erscheinung
Großer *Kopf,* dicker Bauch, magere Glieder, unbeholfen, zurückgeblieben (retardiert), rundlich, angeborene Missbildung; *erschöpftes* Gesicht, müde;
Wangen zu fett, teigig rot;
Pausbacken, Dreifachkinn;
offener Mund, retardiert, große Lymphdrüsen, rundlich, *lächelt* mit offenem Mund;
das untere *Zahnfleisch* erscheint beim Lachen;
runzeliges Gesicht vom äußeren Augenwinkel zur Wange, von der Nase zu den Mundwinkeln, sonst teigig;
Körperform zu fett (auch bei Kindern), hellhäutige, weiche, träge Menschen, die trotz fehlender Spannkraft erstaunlich gut aussehen;
Rückenpartie zu fett, runder, gebeugter Rücken, steckt den Kopf in die Schultern wie eine Schildkröte;
Pobacken zu fett, weich, hängend;
Hände und Finger zu fett, blasse *Wurstfinger;*
Warzen an den Händen, groß, hart, zusammenfließend, um die Fingernägel;
Brüste umfangreich, rundweg füllig, aber schlaffes Gewebe;
Haltung beim Gehen, gebeugt durch Fettrücken, Knie berühren sich oder O-Beine;
übermäßiger *Fußschweiß*, kalt, Schuhe voller Wasser, Haut schält sich;
geschmacklos und *phantasielos* gekleidete Frauen.

Verhalten, Benehmen
Unerklärliche *Abneigung* gegen bestimmte Personen, schüchtern;
bemitleidet sich selbst, Freundlichkeit und Opferbereitschaft werden mit Füßen getreten;
jammert, klagt und beklagt sich laufend über seine Gesundheit oder Krankheit;
sucht *Trost*, braucht in allem Bestätigung;
Qualität des *Händedrucks* ist kalt, klamm, schlaff; albernes *Lachen,* träge, töricht, redet sinnlos, was ihm gerade in den Sinn kommt;
im Umgang mit der *Liebe* zu ihren *Kindern:* mühelos einfühlend, verwöhnt sie und erfreut sich an ihnen;
im Umgang mit *Problemen:* zieht sich zurück, traurig, stirbt;
verzweifelt still über seinen Schwächen, sorgenvoll, ablehnend, böse;

ungeduldig durch Trägheit, Auster ohne Schale, schutzlos, haltlos, hilflos, Angst und Besorgnis um seine Person machen nervös;
selbstsüchtig, weigert sich kindisch, seine Position aufzugeben, aber wenig kämpferisch;
geizig, aber verschwendet gern für sich selbst;
genial durch systematischen Ansporn von außen, mit Anerkennung dosiert;
exzentrisch, unkonventionell, *Original,* das in liebenswerter (unbewusster) Weise vom Üblichen abweicht;
anmaßend, unbeholfen;
angeborener *Schwarzseher;*
Duckmäuser, unbeholfen, gibt leicht auf;
„ich bin da", wenn er nach Hause kommt, aus Unsicherheit;
„ich fühle mich schon wohler" (nach der 1. Konsultation), ist dankbar für jedes Verständnis, Beschwerden werden im Alleinsein schlimmer!

Verhalten des Kindes
„Braves" Kind, aber böse, wenn es langzeitig getadelt wird oder unbeachtet bleibt;
spuckt nach anderen, wenn es ungerecht beleidigt wird;
weinerlich aus Unbeholfenheit, fürchtet verspottet oder ausgelacht zu werden, schweigt, steht am Rande, beobachtet;
depressiv durch Leistungszwang;
gefräßig, dick, öffnet seine Schale nur, um Essen aufzunehmen, träge;
lügt aus Angst, um nicht bestraft zu werden;
menschenscheu, lieb, gehemmt, unbeholfen;
Ausdauer beim Spiel *mangelt,* plumpe, schwerfällige Bewegungen;
antwortet auf keine Frage aus Angst, verspottet zu werden, *resigniert* mit Stummheit.

Verhalten in der Jugend
Rollenkonflikt: verweiblichter Junge, Riesenbaby, Milchgesicht, lieb, will kein Mann werden.

Sexuelles Verhalten
Samenerguss nachts, ohne Erregung aber mit Erektion, *leicht* gedanklich *erregt,* gegen 3 Uhr;
Schwäche nach dem *Koitus,* geistig und körperlich, reizbar, niedergeschlagen, lange anhaltend, auch bei zu rasch wachsenden Jugendlichen;
Erektion mangelhaft beim Koitus trotz leichter Erregbarkeit;
wünscht sich *Oralverkehr* oder führt ihn aus;
homosexuelle, unterentwickelte, unbeholfene, phantasievolle Frauen;
Männer leicht erregbar, aber ohne Phantasie.

Entwicklungsstörung
bei Kindern infolge *hormoneller* Störung, eher rundliche Jungen;
Kleinwuchs, träge, großköpfig, dickbäuchig, saurer Hinterkopfschweiß.

Appetit
Fettsucht bei Erwachsenen, braucht Fettpolster gegen die böse Umwelt, Fettsucht bei Kindern, Riesenbabys, brauchen Wärme und Schutz, Wille versagt, wenn ungeliebt;
Heißhunger mit Abmagerung, alles geschrumpft außer Kopf und Bauch, saure Schweiße, saurer Stuhl, Drüsen geschwollen;
Magersucht, regressiv;
geistig überfordert, angespannt, erschöpft, gibt alles auf, auch das Essen.

Essen
Husten *nach* dem Essen, bei Kälte, Asthmahusten gelb-schleimig.

Nabelkoliken
Seelischen Ursprungs, Kummer über Leistungsdruck in der Schule, Kolik morgens vor dem Schulegehen.

Schlaf
Kinder verlangen nach *Licht, Angst* vor Dieben, Einbrechern und Gespenstern; *Bauchlage* im Schlaf ist bei diesem Kind krankhaft, bedeutet abgewandt und abgeneigt zu sein; *Rückenlage* im Schlaf ist gesund mit Armen über dem Kopf.

Sprache
Fehlerhafte Aussprache, rollt das „r", verwechselt „l" mit „r", verwechselt Zischlaute.

Diathese
Feigwarzen, Feuchtwarzen, tuberkulinisch, trocken oder nach *saurem* Schweiß riechend;
torpider, ererbter *Lymphatismus*.

Geist
Leistungsschwäche, akademisch verspätet, lernt schnell, vergisst schnell, kaum dass er das Buch weglegt, hat er das Gelesene vergessen, in allem zu langsam, bemüht sich sehr, begriffsstutzig für Weltgeschehen, weiß nicht mal, was mit ihm geschieht.

Gemüt
Enttäuschungsdepression, ungeschickt, unbeholfen, hilflos, erholt sich nach einer Verletzung nur langsam (Wunden heilen schlecht!);
Einbildungen beim Augenschließen, verschwinden wieder, sobald er die Augen öffnet, *hört* Klappern über dem Bett und Klopfen unter dem Bett;
Schizophrenie, lymphatisch, blass, kalt, feucht;
hypochondrischer Wahn, meint krank zu werden, sterben zu müssen, sieht alles schwarz.

Kopf
Milchschorf der Säuglinge, flächenhafte Schorfe in den Kopfhaaren, kreideartige oder dick-eitrige Abschilferung, Haarausfall;
Juckreiz im behaarten Kopf, kratzt sich beim Erwachen am Hinterkopf;
Kleieschuppen auf hellem Grund;
Kopfschmerz vor Periode, halbseitig mit Völle und Blutwallung zum Kopf;
Schwindel in der Dunkelheit, versteckt sich, Schwindel beim Augenschließen, Angst steigt aus der Seele, ist verlassen, Schwindel treppauf, bergan, zieht untere Ebenen vor (!);
akuter *Wasserkopf*, blass, munter, altklug, großköpfig, dickbäuchig, durchfällig, Glieder ungeschickt, Kopfschweiß nachts, häufiges Schreien ohne Grund.

Augen
Entzündungen mit ständigem Tränenfluss, muss die Augen schließen, deckt sie fest ab;
Bindehautentzündung (Konjunktivitis) durch Kälte, Durchnässung, lichtscheu, Tränen fließen stetig;
Hornhautgeschwüre (Ulcus corneae), pustulöse Geschwüre, Lider immer verklebt;
Hornhauttrübung durch abgelaufene Entzündungen, milde Absonderung, Lider verdickt;
Neuralgie unter dem rechten Auge (infraorbital), zieht über Jochbein zum Ohr, häufiges Wasserlassen, Wärme lindert;
akute *Regenbogenhaut-Ziliarentzündung* (Iridozyklitis);
chronische *Tränensackfistel* (Dakryozystis fistula) bei rundem, phlegmatischem Mensch.

Ohr
Chronische *Schmerzen*, Trommelfell juckt, Summen und Brausen im Ohr, hört schlecht;

Polypen (!);
chronischer, eitrig stinkender, milder *Ohrfluss*;
Mittelohrentzündung (Otitis media), Trommelfell perforiert (Loch);
Schwerhörigkeit, anhaltend durch viele Entzündungen bei rundlichen, unbeholfenen Menschen.

Nase

Nasenpolypen, lymphatisch, Schleimhaut geschwollen, Nase verstopft, übler Geruch wie faule Eier;
Schnupfen bei jedem Wetterwechsel, plötzlich läuft klares Wasser aus der Nase.

Zähne

Zahnkaries bei dicken, gemütlichen Kindern;
späte *Zahnung*, Stummel erscheinen;
Zahnungsbeschwerden mit saurem, nicht schwächendem Durchfall bei runden, prallen Kindern mit offenen Fontanellen.

Hals

Weicher *Kropf*;
angeborene *Schilddrüsenunterfunktion* (Hypothyreose), verlangsamt, träge, schwach, fettleibig, lieb, phlegmatisch, unbeholfen, mag Süßes und Eier.

Lunge

Asthma bei jedem Wetterwechsel, hustet nachts ohne zu erwachen, tagsüber gelb-schleimig nach Essen, bei Kälte;
Lungenemphysem (Erweiterung der Lungenbläschen), Arznei wirkt gewebestärkend, dazu die entsprechenden Bronchitis-Arzneien geben.

Magen

Akutes *Erbrechen*, große, weiße Gerinnsel von Milch sofort nach dem Trinken;
ebenso bei *Milchunverträglichkeit* der Säuglinge, saurer Durchfall;
Magenbeschwerden, Verlangen nach süß, aber unverträglich, saures Aufstoßen, schlimmer durch Essen.

Darm

Darmentzündung (Enterokolitis) mit Erbrechen, grün, unverdaut, wässrig, sauer, abends;
chronischer *Durchfall* mit unverdauter Nahrung, mit saurem Geruch, schmerzlos, nicht schwächend, Heißhunger, Kopfschweiß, verlangt nach Unverdaulichem, Durchfall bei rachitischen, dicken, blassen Kindern mit gieriger Lust auf Eier, viel Durst auf kalte Milch (unverträglich!), Durchfall bei Zahnung runder, praller Kinder mit offener Fontanelle;
Verstopfung, fühlt sich nur wohl, wenn verstopft, fühlt sich sehr unwohl und schwach nach jeder Entleerung.

Bauchspeicheldrüse

Diabetes, blass, phlegmatisch, schwitzt bei geringster Belastung, Herzklopfen, verstopft.

Männliches Genitale

Hoden unterentwickelt (Hypogonadismus) bei blassen, dicken, schwächlichen Kindern.

Weibliches Genitale

Ausfluss vor der Pubertät bei liebevollen, kleinen Mädchen, milchig, mild, dick oder gelb, juckend, reichlich wie Milch, anhaltend, saurer Magen, kalt-feuchte Füße, große Lymphdrüsen;
Ausfluss zwischen den Perioden und nach der Periode wie gelbe Milch, Scheide juckt;

erste *Periode* kommt spät, „alles zu spät", primäre Keimblattschädigung, fett, schüchtern, lächelnd;
Periode *zu lang*, Blutfluss *zu stark* (Hypermenorrhöe), vor allem bei nasskaltem Wetter;
Kopfschmerz *vor* Periode, halbseitig mit Völle und Blutwallung zum Kopf.

Schwangerschaft

„Eugenische Kur", 6. bis 8. Monat bei rundlichen, lieben, unbeholfenen Schwangeren;
krampfhaftes *Erbrechen* des *Neugeborenen*, Milchunverträglichkeit?

Haut

Ekzem bei kleinen, rundlichen, blassen, schwachen, braven „Ja-Sagern";
Juckreiz im behaarten Kopf, kratzt sich beim Erwachen, Kleieschuppen auf hellem Grund;
Milchschorf der Säuglinge, kreideartige oder dick-eitrige Abschilferung;
Schuppenflechte, girlandenartig bei eher rundlichen, ruhigen, lieben Menschen;
übermäßiger, kalter, saurer *Schweiß*, Hände, Füße, Hinterkopf, Schuhe voller Wasser, Haut schält sich, übermäßiger Schweiß bei phlegmatischen Kindern im behaarten Kopf, nachts, bei Anstrengung, sauer, Hinterkopf;
Vitiligo (teilweise Entfärbung der Hautpigmente), im Wechsel mit *Tuberculinum* geben, bei eher rundlichen, freundlichen Menschen;
Warzen an den Händen, groß, hart, zusammenfließend, um die Fingernägel, Feigwarzen, trocken oder nach saurem Schweiß riechend.

Haare

Haarausfall durch Hirnverkalkung (sklerotica), allgemeine Verkalkung, Ekzeme.

Gelenke

Kniegelenkarthrose vom Arbeiten in kaltem Wasser, Knie geschwollen, Wärme lindert;
Kreuzarthrose (Ileosakralarthrose), Gelenkversteifung;
Rheuma der großen Gelenke, Folge von Nässe, kaltem Wasser, Gichtknoten der Finger.

Beine

Kalter Schweiß, übermäßig an den Fußsohlen, Schuhe voller Wasser, Haut schält sich.

Drüsen

Lymphdrüsenschwellung (Lymphadenome), hart, fest, groß;
rundliche, phlegmatische Kinder;
nach *Sulfur* geben.

Gefäße

Krampfadern mit Lymphstau, Haut eindrückbar.

Nerven

Neuralgie unter dem Auge (infraorbital) rechts, übers Jochbein zum Ohr ziehend; häufiges Wasserlassen, Wärme lindert;
Säuferdelir (Delirium tremens), akut, ängstlich, Visionen von Ratten, Mäusen, nach *Belladonna* und *Stramonium* einsetzen;
Wasserkopf (Hydrozephalus), akut in frühen Stadien, Bauch aufgetrieben, Glieder ungeschickt, Kopfschweiß nachts, häufiges Schreien ohne Grund, blass, munter, altklug, großköpfig, Kopfschweiß, Durchfall.

Calcium fluoratum

Auslösung

Entzündungen
Zur *Auflösung*, Ausheilung (Resorption) bei chronischer Knocheneiterung.

Geburtsschaden
Hirnschaden eckiger, dürrer, wilder, lauter Kinder.

Röntgen
Lymphstau im Gewebe durch wuchernde Narben (Keloide) nach Röntgen.

Verfassung

Aussehen, Erscheinung
Abgehärmtes Gesicht, *eckig*, beklagenswert;
Kleinwuchs;
Knochenbrüchigkeit (Osteogenesis imperfecta), fortlaufend einsetzen, zusätzlich monatlich die Erbnosoden.

Verhalten, Benehmen
Kann bei Todesfall nicht weinen, *verhärtet*;
im Umgang mit *Problemen*: setzt sich ein mit Kraft, gewissenhaft, will alles meistern.

Verhalten des Kindes
Kraftmeier, kasperhaft, angeberisch, erschöpft sich nur durch überschüssige Aktionen.

Diathese
Tuberkulinisch;
torpider Lymphatismus;
überbeweglich, *destruktiv*;
Hautkrebs (Melanom), Angeber, kräftig, strähnig;
Schilddrüsenkrebs, viele kleine Knoten;
Brustkrebs, wuchernde Narben;
Prostatakrebs schlanker, derber, hitziger Menschen mit hartem, knotigem Drüsenklumpen und steinharten Lymphknoten in der Leiste.

Kopf

Hirnhauttumor (Meningeom), sich verhärtend.

Augen

Grauer Star (Katarakt) mit teilweiser Blindheit, schwarze Punkte flimmern vor den Augen;
Hagelkorn (Chalazion), derb, zystisch, reizlos;
Hornhautgeschwüre (Ulcus corneae) mit Narben;
Tränensackentzündung (Dakryozystitis), chronisch, narbig.

Ohr

Außenohrentzündung (Otitis externa) mit Zerstörung der Knorpel;
anhaltende *Schwerhörigkeit* durch viele Entzündungen, Person eckig, wild.

Zähne

Zahnfistel, eher im Sommer, Sekret dünn, scharf, wundmachend, Kälte lindert;
Zahnkaries bei Kindern, eckig, strähnig, wild, Zahnschmelz blättert ab.

Rachen

Mandelentzündung (Tonsillitis), vernarbte Angina, Person schlank, hitzig, verlangt nach Kälte und Bewegung.

Hals

Kropf (Struma), derb, knotig, hart, derbes Gewebe, derber Mensch, schlank, hektisch.

Brustdrüse

Brustknoten, nach Erweichung der Brustknoten zur Gewebsstärkung einsetzen bei noch hitzigen, derben Frauen.

Lunge

Chronische *Bronchitis*;
Mukoviszidose (rezessiv vererbte Stoffwechselerkrankung) mit zähem Schleim der Atem- und Verdauungswege, im Sommer einsetzen.

Bauch

Zwerchfellbruch (Hernia diaphragmatica) bei schwachem Gewebe kräftiger, strähniger Menschen.

Darm

Afterfissur, winzige juckende Einrisse der Afterhaut, Schmerz *wie zerrissen*, harter Stuhl gleitet zurück;
Afterfisteln.

Weibliches Genitale

Scheidenfisteln, eitrige Gänge von Schleimhaut zur Haut;
Gebärmuttermyom, viele kleine, derbe Myome bei abgearbeiteten Frauen.

Schwangerschaft

„Eugenische Kur", 6. bis 8. Monat, bei kräftigen, dünnen, strähnigen Schwangeren.

Haut

Beingeschwür (Ulcus cruris), schmerzlos, narbig, bläulicher, juckender Rand, leicht blutende Wunde, Kühle lindert;
beachte: Zusammenhang Geschwüre und Geistesstörung: der Verschluss eines Geschwüres kann die latente Geistesstörung wachrufen (!);

allgemeine *Bindegewebsschwäche*, Person hat Angst vor dem Alleinsein;
Ekzem, Person dürr, blass, kraftvoll, hippelig, „Nein-Sager", Suppenkasper;
Hautfisteln;
Fußpilz (Mykose) zwischen den Zehen, chronisch im Sommer, blasig, rissig;
Hautkrebs (Melanom), Person: Angeber, kräftig, strähnig;
alte Narben jucken, verfärben sich bläulich, vor allem in der Wärme;
Recklinghausen (Nervengeschwülste, Fibrome der Haut);
Schuppenflechte (Psoriasis) der Fingernägel, derbe Haut, im Sommer schlimmer;
wiederkehrende *Wundrose* (Erysipel) bei eher kräftigen Menschen, als Zwischenbehandlung einsetzen.

Muskeln

Dupuytren (Sehnenplattenverhärtung der Innenhand), Beugekontraktur der Finger im Grundgelenk (Stadium II).

Gelenke

Gewohnheitsmäßige *Gelenkauskugelung* (Luxation) der Schultern;
Perthes, aseptische Nekrose der Femurkopfepiphyse mit allmählicher Bewegungseinschränkung der Hüfte;
Rheuma, Anfangsbewegung schlimmer, besser bei fortgesetzter Bewegung.

Knochen

Knochenfisteln, Sekret dünn, scharf, wundmachend, eher im Sommer, Kälte lindert;
chronische *Knocheneiterung* (Osteomyelitis chronica), nach außen offen;
Knochenwachstumsstörung (Osteogenesis imperfecta), Knochenbrüchigkeit, Minderwuchs junger Menschen;

Osteoporose (Knochenstoffwechselstörung), Rückenschmerzen, Knochenbrüche, Knochenverdickungen;
Perthes, Hinken, Bewegung eingeschränkt, schmerzt, destruktiv;
Sudeck-Syndrom (Pseudogelenkbildung nach Knochenbruch), Fokalherd? entzündliche Noxe?

Wirbelsäule

Bandscheiben-Teilprolaps;
Hexenschuss (Lumbago) bei schwachen Knochen, fortgesetzte Bewegung bessert;
Skoliose (deformierte Wirbelsäule), gebeugte und in sich verdrehte Wirbelsäule, Person setzt sich vor allem mit Kraft durch, erschöpft nicht.

Arme

Durchblutungsstörungen der Glieder, *Froschhände*, dunkelrot, wie abgestorben in der Kälte, Gewebsschwäche.

Beine

Beingeschwür (Ulcus cruris), leicht blutende Wunde, bläulicher, juckender Rand, Kühle lindert;
Fußpilz zwischen den Zehen, chronisch im Sommer, blasig, rissig.

Drüsen

Lymphdrüsenschwellung (Lymphadenome), hart, klein, solid, schmerzlos am Hals bei dürren, eckigen, wilden Kindern.

Gefäße

Periphere Durchblutungsstörungen, Froschhände, dunkelrot oder leichenblass wie abgestorben in der Kälte;
Krampfadern, steinharte Venen, Arznei zur Gefäßwandstärkung bei allgemeiner Gewebsschwäche einsetzen.

Nerven

Hirnhauttumor (Meningeom), sich verhärtend;
plötzliche, unvollständige *Lähmung* (Parese) des Ulnarisnervs (Ulnarisparese), rechtes Ulnarisgebiet und linker Ring- und Kleinfinger taub;
Neurofibromatose Recklinghausen, warzige Geschwülste der Nervenwände der Haut.

Calcium phosphoricum

Auslösung

Angst
Angst schlanker Kinder, *aus dem Bett* genommen zu werden, da *Aufwärtsbewegung* verschlimmert.

Geburt
Hirnschaden, Kind zart, dünn, appetitlos, redelustig, überschwänglich.

Infektionen
Cholera der Kleinkinder (Ch. infantum), ausgezehrte Kinder mit Verlangen nach Schinken, Speck und Salami.

Nahrung
Starkes Verlangen nach *Geräuchertem*, nach *Speck*, aber neigt zur Unverträglichkeit, Verlangen nach *Saurem* (*beachte:* Schwäche!), *Pikantem, Kaltem*, Verlangen nach *Unverdaulichem* mit sichtbarem Vergnügen, *Kalk, Kreide*.

Reise
Rheuma der kleinen Gelenke bei nasskaltem Wind und Sturm.

Schule
Schulkopfschmerz gegen Schulende durch geistige Anstrengung, *Knochennahtschmerzen*, stützt Kopf auf, appetitlos.

Wetter
Nasskalter Wind, Sturm, Rheuma der kleinen Gelenke.

Zahnen
Mit *Durchfall*, stinkt, wegspritzend mit vielen Winden, dünne, alt aussehende Kinder.

Verfassung

Aussehen, Erscheinung
Abgehärmtes *Gesicht*, zart, bedauernswert, *Hals* zu mager, schwach, muss seinen Kopf mit der Hand aufstützen; großer *Kopf*, dicker *Bauch*, magere *Glieder*, neugieriges Kind.

Verhalten, Benehmen
Im Umgang mit *Problemen*: springt darüber hinweg trotz seiner Schwäche.

Verhalten des Kindes
Lügt aus Angst, seine Feigheit könne auffliegen, neugierig, schaut in allen Ecken und Winkeln rum, fasst alles an, stellt es zurück.

Verhalten in der Jugend
Geht den Erwachsenen *feige* aus dem Weg.

Appetit
Vermindert bei dünnen, abgemagerten, überaktiven Kindern, die sich nur langsam entwickeln;
Magersucht mit völliger Verweigerung oder mit schwankendem Appetit bei ausgezehrten, großköpfigen Menschen mit schwachem Hals und schwachem Rücken, die durch Erbrechen und Durchfall dürr bleiben.

Kleinwuchs
Dünn, *dünner Hals*, großköpfig, saurer Haarschweiß, muss Kopf stützen.

Längenwachstum
Vermehrt wie bei *Phosphor*, lange Arme und Beine, aber ablehnender und melancholischer.

Diathese
Torpider Lymphatismus, überbeweglich, neurotisch.

Geist
Schulmüdigkeit, Müdigkeit mit Kopfschmerz gegen Schulende durch *geistige Anstrengung*.

Kopf
Folgebeschwerden von *Hirnhautreizung* (Meningismus), Kind: überaktiv, laut, hampelig;
Kopfrollen (Jactatio capitis) durch Hirnreizung;
Suppenkasper, überbeweglich;
Kopfschmerz bei zarten Schulmädchen, während der Periode, bei geistiger Anstrengung, Knochennähte schmerzen, appetitlos, legt sich nieder, zieht die Decke bis zum Hals;
Wasserkopf (Hydrozephalus), Kind: bleich, kalt, unruhig, verlangt ständig Brust oder Kartoffeln, Salz.

Nase
Nasenpolypen, lithämisch, draußen fließt die Nase, drinnen ist sie verstopft, blutet gelegentlich, schwerhörig.

Zähne
Zahnkaries bei zarten, abgezehrten Kindern;
langsame *Zahnung*, rascher Zerfall, offene hintere Fontanelle, mit Durchfall, stinkend, wegspritzend mit vielen Winden bei dünnen, alt aussehenden Kindern.

Darm

Darmentzündung (Enterokolitis), Brechdurchfall ausgemergelter Kinder mit Verlangen nach Schinken, Speck und Salami;
Durchfall mit Blähungen, sehr stinkend in großen Mengen, Entleerung kräftig, Durchfall bei Zahnung rachitischer, alt und faltig aussehender Kinder, die nur noch Lust auf Schinken äußern;
Sprue (Zöliakie), liebenswerter, sauer riechender Hampelmänner.

Weibliches Genitale

Ausfluss (Fluor vaginalis) bei kleinen, ruhelosen Mädchen vor der Pubertät, milchig, mild, reichlich oder eiweißartig, juckend;
Ausfluss mit sexueller Erregung, wollüstig, schlimmer *nach* der *Periode*.

Schwangerschaft

„*Eugenische Kur*", 6. bis 8. Schwangerschaftsmonat bei schlanken, netten, verbindlichen Schwangeren.

Haut

Akne eher bei dünnen, hippeligen Jungens, deren Sexus vermehrt, aber schwach ist;
Ekzem, Person schlank, dünn, blass, schwächlich, unruhig, „Widersprecher";
übermäßiger Schweiß (Hyperhidrose) bei Kindern am behaarten Kopf, nachts, bei Bewegung, überbeweglich.

Gelenke

Perthes (aseptische Nekrose der Femurkopfepiphyse), Hinken, Bewegung schmerzend eingeschränkt;
Rheuma eher bei Frauen, bei jedem Wetterwechsel, Kreuz und Beine, „*Waschfrauenhände*" (infolge kalten Wassers);
Umknicken der Knöchelgelenke, häufig wiederkehrend, schwache Gelenke überall.

Wirbelsäule

Scheuermann, ererbter Haltungsfehler der Wirbelsäule bei Kindern und Jugendlichen, Wirbelsäule verkrümmt;
Skoliose (deformierte Wirbelsäule), gebeugt und in sich verdreht, Person muss sich mit allen Mitteln durchsetzen, erschöpft rasch.

Beine

Umknicken der Knöchelgelenke, häufig wiederkehrend, schwache Gelenke überall.

Drüsen

Lymphdrüsenschwellung (Lymphadenome), hart, klein, perlschnurartig im Nacken bei dünnen, zarten, hampelnden Kindern.

Nerven

Folgebeschwerden von *Hirnhautreizung* (Meningismus), wenn Kind überaktiv, laut, hampelig, überbeweglich, Suppenkasper;
Kopfrollen (Jactatio capitis) durch Hirnreizung;
Wasserkopf (Hydrozephalus) bei bleichen, kalten, unruhigen Kindern, die ständig die Brust oder Kartoffeln und Salz verlangen.

Calcium sulfuratum

Auslösung

Wetter
Kreuzschmerzen und Ischias *bei jedem Wetterwechsel*, durch kaltes Wasser, feuchte Kälte, strahlen ins Kreuz, in die Beine aus.

Kopf
Kopfschmerz bei Augenstörungen mit Kappengefühl, zur Behandlung der Person.

Gelenke
Hüftgelenkarthrose (Koxarthrose) mit Schmerzen bei jedem Wetterwechsel, besser beim Gehen.

Wirbelsäule
Bechterew (chronische Entzündung), Wirbelsäule schrumpft und verknöchert mit Kreuzschmerzen und Ischias bei jedem Wetterwechsel, bei feuchter Kälte, durch kaltes Wasser; ins Kreuz, in die Beine ausstrahlend.

Calculi biliarii

Galle
Gallensteine (Cholelithiasis), Zusatzbehandlung im Intervall bei Mineralsteinen, auch wenn Beschwerden durch oder in der Schwangerschaft ausgelöst werden, Schmerzen schlimmer nach dem Essen.

Calculi renalis

Nieren
Nierensteine (Nephrolithiasis), kurativ im schmerzfreien Intervall einsetzen.

Calendula

Auslösung

Reise
Risswunden;
Stiche, Bisse durch *Wassertiere* (zusätzlich mit Calendumed-Salbe einreiben und verbinden);
Beschwerden bei *Radtouren*, empfindlichen Hintern mit Salbe einreiben;
blasiger *Sonnenbrand*, wenn Blasen geöffnet.

Sonne
Sonnenbrand, wenn sich die Blasen öffnen.

Verbrennung
III. Grades, wenn die Blasen aufbrechen.

Verletzung
Hundebiss, Hundezähne verursachen Risswunden;
Risswunden durch Stacheldraht, „pflanzliches Hepar sulfuris".

Zähne
Zahntaschenabszess (Alveolarpyorrhöe), 10 Tropfen *D1* in ein Zahnglas, gurgeln und spülen.

Camphora

Auslösung

Arzneimittel
Magen-Darm-Störungen durch *Medikamente*, Übelkeit, Schwindel, heftige Durchfälle;
Missbrauch von *Homöopathika*, Gegenmittel zu allen pflanzlichen, homöopathischen Arzneien.

Grippe
Bei jedem Wetterwechsel, Nase sofort verstopft, Augendruck, Stirnhöhlendruck, Kopfweh;
auch zur *Vorbeugung* von Grippe ab kaltfeuchter Jahreszeit vor Verlassen des Hauses einsetzen;
beginnende *Erkältlichkeit* und erste Anzeichen von *Unterkühlung*, solange einsetzen, bis man wieder warm wird.

Impfung
Bei Kreislaufschwäche nach *Masern-Impfung*.

Infektionen
Cholera sicca (keine Ausscheidungen), plötzlich kraftlos, blau, eiskalt, trocken, steif, quiekt, vom Magen steigt Brennen auf, Zunge kalt, Kollaps, Wärme erleichtert;
akutes *Gelbfieber*, Kälte des ganzen Körpers, Kollaps;
Masern mit Kreislaufschwäche.

Ohnmacht
Kollaps, Person blass, plötzlich blau, eiskalt, trocken, möchte *nicht zugedeckt* werden.

Operation
Operationsschock, Kreislaufversagen, Temperatur und Blutdruck fallen gleich nach Operation ab;
Person plötzlich blau, eiskalt, zittert, seufzt.

Reise
Kälteschock durch Schnee, plötzliche Erschöpfung, Kollaps, Muskelstarre, pulslos;
akute *Cholera*; plötzlich kraftlos, blau, eiskalt;
akutes *Gelbfieber*, Eiseskälte am ganzen Körper, Kollaps.

Vergiftung
Zink (Unkrautvertilgung, Schweißpaste), danach längere Zeit keinen Alkohol trinken.

Wetter
Schnee, Kälteschock.

Verfassung

Missempfindungen
Wie mit kalter Luft *angeblasen* bei Kollapsgefühl, Ohnmacht, Krämpfen.

Gemüt
Akuter Wahn, bei hinfälliger Erschöpfung (Erschöpfungswahn), unbändige Zornausbrüche, tobsüchtig, möchte sich ermorden, Lebenskräfte verfallen.

Kopf
Schwindel mit zerebralem Erbrechen, anhaltend bei Kindern mit Gehirnerkrankungen.

Nase
Akute *Nebenhöhlenentzündung* (Sinusitis), fiebrig im *allererstem Stadium*, Klopfschmerz hinter Augen, verstopfte Nase;
Schnupfen bei jedem Wetterwechsel, Nase sofort trocken verstopft, Stirnhöhlendruck, Schnupfen mit *Frösteln*, sehr akut!

Magen
Erbrechen, vom Gehirn gesteuert und ausgelöst, anhaltend bei Kindern mit Gehirnerkrankungen;
Übelkeit mit blassem Kollaps.

Darm

Magen-Darm-Störungen durch Arzneimittelmissbrauch, Übelkeit und Schwindel.

Nieren

Akute *Nierenentzündung* (Nephritis acuta) nach Canthariden-Pflaster.

Weibliches Genitale

Eierstockentzündung (Adnexitis) mit Schock, Person wird plötzlich blau, eiskalt, ohne Schweiß, verlangt nach Wärme, möchte aber nicht zugedeckt werden.

Cancerinum (Carcinosinum)

Auslösung

Schule
Konzentrationsschwäche, Leistungsschwäche im Lesen, gleichgültig.

Wetter
Begeistert, fasziniert bei *Gewitter* (brachliegende Eigengefühle werden durch Naturgewalten mobilisiert).

Verfassung

Verhalten, Benehmen
Sanft, *mild*, nachgiebig, nie zornig, um Zuneigung heischend mit „eingefrorener", leerer Maske, will es allen *recht machen*, gibt Identität dafür auf oder hatte nie eine;
kann *schlecht „nein" sagen* aus Mangel an eigenen Bedürfnissen;
liebt Tiere mehr als Menschen, sehr gefühlvoll, weniger gegenüber sich selbst;

sucht Trost, Lob, Anerkennung und tut vieles dafür, um zu gefallen;
weint leicht beim Erzählen.

Verhalten des Kindes
Eckig, eifersüchtig, hinterlistig, ängstlich, feige;
so brav, mild und *artig*, dass es *bösartig* werden muss;
fühlt sich *vernachlässigt*: „keiner mag mich, es wäre besser, ich wäre tot";
häusliche Sphäre leblos, puritanisch, sektiererisch, kritisierend, tadelnd mit hoher Anspruchshaltung betreffs Benehmen, Leistung und Schule, Motto: „wir wollen doch nur das Beste für Dich!", viel *Streit* zwischen den Eltern;
macht „dicht", *distanziert* sich zu sich selbst, gibt sich auf, tut ungewöhnliche Dinge für ein bisschen *Lob*, die Haltung des Nicht-Gelebten wird zur „normalen" Eigenschaft.

Schlaf
Kinder schlafen in *Knie-Ellbogen-Lage* auf dem Bauch oder auf der Seite, auch über das 1. Lebensjahr hinaus;
Albträume, sucht jemanden und findet ihn nicht, verpasst den Zug.

Diathese
Destruktiv, blass, Ängste, Krebs, Psoriasis.

Geist
Verminderte Konzentration, *Leistungsschwäche*, im Lesen, gleichgültiges Verhalten.

Darm
Kraftlose *Verstopfung*, hält Stuhlgang ein, gibt seine Windel nicht her, weit über das 3. Lebensjahr hinaus; *Zöliakie*.

Schwangerschaft
„*Eugenische Kur*", im 4. Monat einsetzen, beugt Krebsgeschehen vor.

Haut

Recklinghausen, Nervengeschwülste (Fibrome) der Haut mit *Café-au-lait-* Flecken; *Schuppenflechte* (Psoriasis), unbeeinflussbar (zwischen personenbezogener Behandlung einsetzen, wenn ein Elternteil mit Schuppenflechte behaftet ist).

Cannabis indica

Auslösung

Alkohol
Akuter *Alkoholmissbrauch,* Person rot, geistig aktiv, redselig, übertreibt Dinge, selten aggressiv;
Säuferdelir, akut, rot, geschwätzig, Objekte bedrängen, übertreibt Zeiten, Entfernungen.

Infektionen
Akuter *Tripper* (Gonorrhöe) mit schmerzhaften Erektionen und Dauererektion.

Verfassung

Verhalten, Benehmen
Sanft, *mild, heiter,* nachgiebig, nie zornig; *hysterisch* nach Blutverlust, dummes, lautes, albernes Lachen, berauscht; *ohne Identität.*

Missempfindungen
Keinen Boden unter den Füßen, Süchtiger, *geht wie auf Wolken.*

Schlaf
Träume vom *Fliegen,* schwerelos.

Gemüt
Halluzinationen: sieht sich größer, Körper schwillt und wächst, *sei* eine andere Person, in Form und Größe, sei Christus, sei ein Kaiser, sei mächtig, von persönlicher Wichtigkeit;

hört zahllose *Glocken läuten,* Musik und Stimmen von weither verzaubern ihn; *Psychose* mit Verlust von Zeit und Raum, 1 Minute scheint wie 1000 Jahre, Nahes ist kilometerweit entfernt.

Geist
Lachzwang, ungestüm, albern; keiner Beruhigung zugänglich.

Blase

Akute *Harnröhrenentzündung* (Urethritis), wie bei *Cannabis sativa* mit schmerzhaften Erektionen oder Dauererektion.

Männliches Genitale

Schmerzhafte *Penisversteifung* (Priapismus) bei Blasen- und Harnröhrenentzündung, Eichel dunkelrot geschwollen.

Haut

Missempfindungen der Haut (Parästhesien), Prickeln, Lähmung der Glieder, Lähmung des Willens, kataleptische Starre.

Nerven

Lähmigkeit, *Lähmung,* Starre im letzten Stadium.

Cannabis sativa

Auslösung

Drogensucht
Folgen von Drogen, Person euphorisch, berauscht, schwebt, fliegt, weint.

Infektionen
Tripper (Gonorrhöe), akut, eitrig, brennt heftig beim Harnen, Penisende dunkelrot geschwollen.

Cannabis sativa

Kopf
Heftiger *Kopfschmerz*, Schädeldecke öffnet und schließt sich, Kopf wie enorm vergrößert;
Schwindel, geht wie auf Wolken, fliegend.

Herz
Herzbeschwerden (Dyskardie), als fiele ein Tropfen vom Herze ab;
rasendes *Herzklopfen* mit Atemnot.

Nieren
Chronische *Nierenentzündung* (Nephritis chronica), Urin tropfenweise, *pechschwarz*, übel riechend, hinfällige Unruhe.

Blase
Blasenentzündung (Cystitis acuta) in späterem Stadium, pechschwarzer Urin;
dunkles *Blutharnen* (Hämaturie), tröpfchenweise, übel riechend;
akute *Harnröhrenentzündung* (Urethritis), eitrig, brennt heftig beim Harnen, Penisende dunkelrot geschwollen.

Cantharis

Auslösung
Alkohol
Wiederholtes *Säuferdelir*, sieht blass-gelb aus, versucht unaufhörlich zu beißen, sexuell erregt mit Harnbrennen.

Entzündungen
Ödematöse Durchtränkung (Schwellung), rot, massiv, *blasig*, Haut, Niere, Blase.

Impfung
Blasenentzündung nach *Scharlach*-Impfung.

Infektionen
Fieber mit kritischem Schweiß, heiß, *Uringeruch*, am Kopf;
Blasen, Ergüsse der *Serosa*, Harnwegsinfekte;
akute *Ruhr*, weiße, blutige, schleimige Schabsel, heftiger Dauerkrümmkrampf;
Scharlach, Entzündung der Harnblase als Komplikation;
akuter *Tripper* (Gonorrhöe), eitrig, blutig, brennt grabend, Person erregt mit Erektionen, Blase krampft;
Windpocken, Brennen unerträglich.

Reise
Sonnenallergie, winzige, heftig brennende Bläschen beim ersten Sonnenstrahl;
erste Hilfe bei *Sonnenbrand*, blasige Haut wie Verbrennung I. Grades;
Wanderung, Blasen, Blase nicht aufstechen, dient als Infektionsschutz (!), eiskalte Umschläge erlaubt;
akute *Amöbenruhr* (Bakterienruhr), ausgelöst durch verunreinigtes Trinkwasser, blutige Durchfälle, krampfende Leibschmerzen.

Sonne
Sonnenallergie, winzige, heftig brennende Bläschen beim ersten Sonnenstrahl;
Sonnenbrand, blasige Haut wie Verbrennung II. Grades.

Verbrennung
II. Grades, brennende Blasen, verlangt Kühle.

Vergiftung
Vergiftungsschock, Kollaps, heftiges Brennen in Niere, Blase, Harnröhre, Harnversuch quält.

Verfassung

Sexuelles Verhalten
Übermäßiges Verlangen bei Männern, leicht feurig brennend, sinnlich, erotisch,

schamlos, schmerzhafte Erektionen, rot, hitzig;
höchst ausgelassene, erregte Frauen mit brennender, trockener Scheide.

Missempfindungen
Brennen in allen „urologischen Instrumentalien".

Diathese
Ererbte *allergische* Anlage, *Sonnenallergie*, winzige, heftig brennende Bläschen; *harnsaure* Diathese, *Nierengrieß*, brennt beim Harnen, Harn wenig, dunkel, Satz wie alter Mörtel, Ziegelmehl;
Metastasen mit Lungenwasser (Pleuraerguss), brennend;
Zysten im Eierstock, in der Niere, mit brennendem Schmerz.

Gemüt
Einbildungen, Halluzinationen, unterhält sich mit längst Verstorbenen;
akuter Wahn, heftig, zornig, tobsüchtig, beißt, bellt, zerfleischt sich die Haut mit den Fingernägeln;
verzweifelte Onanie, *Onaniezwang* schmerzhaft, leidet darunter;
Psychose mit unbändigen Zornausbrüchen, beißt die Umstehenden;
Wochenbettpsychose, sexuelle Überreizung, hitzige Erregung, heftige Onanie, verzweifelt darüber mit *Tobsucht.*

Kopf
Hirnhauttumor (Meningeom) mit Hirnschwellung, Blutandrang, klopfend, reißend, todesängstliche Unruhe, Harnverhaltung, Brennen;
Wasserkopf, seröse Ausschwitzung (Exsudation).

Ohr
Außenohrentzündung (Otitis externa), helle, große, wässrige Bläschen.

Rachen
Akute *Halsschmerzen* (Pharyngitis), Hals glänzt, Dauerschmerz wie verbrannt, Halskrämpfe wie zu eng, wie zusammengeschnürt, krampfig eingeengt.

Herz
Herzaußenhautentzündung (Perikarditis), Brennen, Druck, Krampf.

Lunge
Lungenentzündung ab 2. Tag: Anschoppung, rostroter Auswurf, heftiges Brennen und Drücken;
feuchte *Rippenfellentzündung* (Pleuritis exsudativa), brennt, drückt, Atemnot, Schweiß.

Nieren
Akute *Nierenentzündung* (Nephritis acuta), blutig, eiweißhaltig, Schwellungen, schneidender Schmerz, heftiger Drang, tröpfchenweise Urin;
chronische *Nierenentzündung* (Nephritis chronica), heftiges Drücken in der Lende;
Nierengrieß, brennt feurig beim Harnen, Harn wenig, dunkel, Satz wie alter Mörtel, Ziegelmehl;
Nierenzyste, solitär in der Niere, nicht krankhaft, brennt, falls überhaupt gefühlt.

Blase
Akute *Blasenentzündung,* heftig drückender, krampfiger, steter Harndrang, intensives Brennen *beim* Harnen;
Blutharnen (Hämaturie), hellrot;
akute *Harnröhrenentzündung* (Urethritis), eitrig, blutig, brennt grabend, Blase krampft, erregt sexuell, Erektionen.

Männliches Genitale

Ekzem in der Leiste (Intertrigo), feuerrot, brennt, martert, eventuell Bläschen, Blasen.

Weibliches Genitale

Ausfluss durch sexuelle Erregung, blutig, heiß, hitzig;
Eierstockzyste (Ovarialzyste) als Tastbefund (und im Ultraschall) mit eventuell brennendem Schmerz.

Schwangerschaft

Fehlgeburt bei abgestorbener Frucht, Arznei setzt die Austreibung in Gang;
sexuelle Überreizung im *Wochenbett*, verzweifelte, hitzige Erregung, heftige Onanie.

Haut

Ekzem in der Leiste (Intertrigo), feuerrot, quälend mit eventuellen Bläschen, Blasen;
Blasen, seröse Exsudate mit Harnwegsinfekten;
frische *Gürtelrose*, wütender Brennschmerz, große Blasen;
kritischer Schweiß, heiß, Uringeruch, am Kopf mit exzentrischem Geruch wie nach Urin;
Sonnenallergie, Friesel oder winzige, heftig brennende Bläschen;
Sonnenbrand, blasige Haut wie *Verbrennung II. Grades*, verlangt kühl;
Wundliegen (Dekubitus), brennende Bläschen und Blasen auf rotem Grund, massive Schwellung;
Wundrose (Erysipel), idem.

Nerven

Hirnhauttumor (Meningeom) mit Hirnschwellung, Blutandrang, klopfend, reißend, todeskampfähnliche Unruhe, Harnverhaltung, Brennen;
Säuferdelir (Delirium tremens), beißt, sexuell erregt, Harnbrennen;
Wasserkopf mit seröser Ausschwitzung (Exsudation).

Capsicum

Auslösung

Alkohol
Chronischer *Alkoholmissbrauch*, erbricht morgens, Magen brennt, appetitlos, ruhelos, zittert, Delirium.

Angst
In der *Schwangerschaft* mit *Heimweh* und roten Bäckchen, will zur Mutter.

Drogensucht
Motivation: Langeweile, Unsicherheit, Heimweh, sehnt sich nach einem Zuhause.

Heimweh
Eher bei dicklichen Kindern mit *roten Wangen*, unterdrückt Weinen, verweigert Essen.

Infektionen
Akuter *Tripper* (Gonorrhöe), dick, eitrig, Harnröhre brennt wie Pfeffer, feine Stiche an der Eichel.

Schule
Schulleistungsschwäche, unfähig, höchst vergesslich.

Wetter
Halsschmerzen bei *kaltem Wetter*, trotz heftigen Brennens lindert Wärme.

Verfassung

Aussehen, Erscheinung
Körperform zu fett (auch bei Kindern), schwer, lasch, plumpe Bewegungen,

meist rote Wangen, dümmlich, vergesslich.

Verhalten des Kindes
gefräßig, dick, immer hungrig, *verstopft*, sehr unaufmerksam, vergesslich, *vergisst Aufträge*, Hausaufgaben;
lässt sich *nicht untersuchen*, verweigert stumm, höchst überempfindlich, kriegt rote Backen.

Appetit
Fettsucht bei Kindern mit berstendem Bauch, brauchen viel Wärme, ein dickes „Fell".

Missempfindungen
Brennen, Verdauung und Heimweh.

Ohr

Mittelohrentzündung (Otitis media), Trommelfell perforiert (Loch), gelber Eiter, höchst empfindliche Ohrmuschel, eher tagsüber;
Ohrtrompetenkatarrh (Tubenkatarrh), schwelend (subakut), brennend, Rachen heiß und trocken;
Warzenfortsatzentzündung (Mastoiditis) bei chronischer Mittelohrentzündung, drückend, berstend, Ohren heiß, empfindlich, Kopfschmerz, fröstelt.

Zähne

Neuralgische *Zahnschmerzen* im rechten Kiefer, feine, durchdringende, brennende Schmerzen, beim Einschlafen.

Rachen

Halsschmerzen (Pharyngitis), dunkelroter Hals, heftig brennend, aber sehr kälteempfindlich, geschwollenes verlängertes Zäpfchen, Halsschmerzen durch Überbeanspruchung, Dauerbrand bei Rauchern, Trinkern, eingeschnürter Hals.

Kehlkopf

Kehlkopfentzündung (Laryngitis acuta) durch Überbeanspruchung, brennende Heiserkeit.

Lunge

Krampfhusten mit und ohne *Asthma*, gedunsener, rotwangiger, eifersüchtiger Ausdruck, brennende Halsenge.

Magen

Magenschleimhautentzündng (Gastritis) mit zu viel Säure (hyperazid) und chronischem Brennen.

Milz

Milzschwellung (Splenomegalie), sehr druckempfindlich geschwollen.

Blase

Harnröhrenentzündung (Urethritis) fettsüchtiger Menschen, akut, dick, eitrig, brennt wie Pfeffer, feine Stiche am Ausgang.

Schwangerschaft

Angst mit *Heimweh* und *roten Bäckchen*, will zur Mutter.

Gelenke

Rheuma, Gelenke und Muskeln, nach Ruhe, in der Kälte, *besser* durch *Alkohol*!

Nerven

Nervenschmerz (Neuralgie) des Kiefers durch Zugluft, eher rechts, fein, durchdringend, brennend, vermehrt beim Einschlafen, eingehüllt in warmen Schal.

Carbo animalis

Auslösung

Heimweh
Eher beim Kind, schweigt, verfällt, wird blass, bläulich.

Infektionen
Syphilis, Primärstadium (Lues I), harte Bubonen, Achsel- und Leistendrüsen hart wie Stein, Kupferflecke.

Nahrung
Abneigung gegen *Fleisch*, vor allem fettes;
beachte: Krebs!

Verfassung

Aussehen, Erscheinung
„Säufernase", rote Nasenspitze, gestaut, venöser Stau.

Diathese
Szirrhus (Faserkrebs) in Brust, Lunge, Hoden, Lymphdrüsen steinhart, Marmorhaut;
Lungenkrebs, Lungentumore, blass, steinharte Knoten;
Muttermundkrebs, geschwürig zerfallend, hart, brennend, dünner, stinkender Ausfluss;
Metastasen in der Lunge, Person mit blauen Lippen und marmorierter Haut.

Ohr

Ohrgeräusche (Tinnitus aurium), Person ziemlich am Ende, kann nicht sagen, woher Geräusche kommen.

Lunge

Lungenemphysem (Erweiterung der Lungenbläschen), zur Kreislaufstärkung.

Haut

Entleerter *Abszess*, schwarze Höhlung, *wie verkohlt*;
zusammenfließende Akne (Acne conglobata), reaktionslos, ausgedrückte Pickel werden schwarz;
Beingeschwür (Ulcus cruris) bei Durchblutungsstörungen der Venen mit dunklem Rand, Wunde schwarz wie Kohle, Elephantiasis (Fettgewebsschwellungen der Haut);
Gesichtsrose (Acne rosacea) mit venös gestauter, roter Nase;
chronisches *Wundliegen* (Dekubitus), Wunde schwarz, Rand blass, wässrig geschwollen.

Beine

Beingeschwür (Ulcus cruris) bei venösen Durchblutungsstörungen, dunkler Rand, Wunde schwarz wie Kohle, Schwellung durch Stauung, eher bei Frauen mit Reaktionslosigkeit, Verdauung, Atmung, Kreislauf stocken.

Drüsen

Anhaltende *Lymphdrüsenentzündung* (Lymphadenitis), Drüsen hart wie Stein, bläulich gefärbt.

Carbo vegetabilis

Auslösung

Alkohol
Leichenblasse, kalte, *schwache Alkoholiker* mit blauen Lippen;
Beschwerden morgens *nach* einer *Orgie*, Hinterkopfweh, leerer, hängender, geblähter Oberbauch, Gärungsdurchfall;
Lügen bei blassen, erschöpften Trinkern.

Arzneimittel
Magen-Darm-Störungen durch Medikamente, Völle im Oberbauch, Blähungen, die zum Herzen drücken, Atemnot.

Blutverlust
Erschöpft, blass, kalt, *reaktionslos*.

Drogensucht
Folgen von *Drogeneinnahme*, blassblau gedunsenes Gesicht, blaue Lippen, erschöpft, schwitzig, kurzatmig, bewusstlos, Luftverlangen, Angst ums Herz, sehnt sich nach Zuhause.

Grippe
Bei feucht-warmem Wetter durch *Unterkühlung* am Abend mit *schmerzloser Heiserkeit*, bei kühlen Nächten nach heißen Tagen, *Fließschnupfen*.

Impfung
Ohnmachtsneigung nach *Masern*-Impfung.

Infektionen
Fortgeschrittene *Cholera*, Person fast erloschen, alle Funktionen schwach; *Gelbfieber*, 3. Stadium mit Kollaps, Kälte, stinkenden Absonderungen, großer Schwäche;
Komplikationen bei *Masern*, Ohnmachtsneigung;
fortgeschrittener *Typhus* mit Schwäche, Person am Rande der Auflösung, pulslos, will Luft zugefächelt haben.

Nahrung
Verlangen nach Salz, um das Salz der Tränen vergießen zu können;
Verlangen oder Abneigung gegen *Fett* und Unverträglichkeit;
Völle, Blähungen, Sodbrennen nach *Butter*, Übelkeit nach *Suppen*;
Abneigung gegen *Milch*, zu schwer, muss aufstoßen;
Abneigung gegen *fettes Fleisch*, Blähsucht, Herzenge, Müdigkeit, fauliges Aufstoßen.

Ohnmacht
Blass, verglimmend, übel, Blähbauch, blaue Lippen und Nase, trocken, möchte zugedeckt werden.

Operation
Kreislaufversagen nach großem Säfteverlust, noch blauer, noch trockener, Starre, Atemrasseln.

Reise
Neigung zum *Überessen*, Völle, Blähsucht, drückt zum Herzen, Atemnot, Aufstoßen nach dem Essen, alle Nahrung gärt, vor allem Fettes, Druck beengt, Aufstoßen erleichtert;
Stoffwechsel stockt bei *Schwüle und feuchter Hitze*;
Gelbfieber, 3. Stadium, Kollaps, Kälte, stinkende Absonderungen, große Schwäche.

Schule
Schulkopfschmerz;
Schulleistungsschwäche, faul (arbeitsscheu bei vorhandenem Arbeitsvermögen), träger Geist, müde, denkunfähig;
Kopfweh nach körperlicher Überanstrengung im *Hinterkopf*, langsames Denken, arbeitsschwach, konzentrationsschwach.

Unfall
Erfrierung im Schnee, brennende Schmerzen nach der Wiederbelebung.

Vergiftung
Nahrungsmittelvergiftung, beginnend mit Zusammenschnürung des Halses, Schwindel, Taumel, Atemnot, Kollaps, Bauch aufgetrieben, Gesicht leichenblass, Lippen blau, Luft zufächeln!

Wetter
Bei *feucht-warmem Wetter* gestaut, schlapp, schläfrig, Kreislauf versackt, Atemnot;
Unterkühlung an *heißen Tagen*, erkältlich, heiser an kühlen Abenden, verträgt

weder *Schwüle* noch *warmen, feuchten Wind* nach kühlen Tagen noch *Kälte* in jeder Form.

Verfassung

Aussehen, Erscheinung
Fett, blassblaues *Gesicht*, blaue *Lippen* durch Atembelastung, rote *Nase* durch Gefäßbelastung;
Blähbauch, Grimmen, Aufstoßen.

Verhalten, Benehmen
Ausgesprochen *unnatürlich*, dümmlich, *lügnerisch*, erzählt viel Dampf.

Verhalten in der Jugend
Rollenkonflikt: rauschgiftsüchtig, *Heimweh* nach einem Zuhause;
lügt, total gleichgültig.

Essen, Trinken
Neigt zum *Überessen* mit Völle, Aufstoßen, Atemnot, fauliger Geschmack, alle Nahrung gärt, muss die Kleidung öffnen *nach* dem *Essen*;
Leeregefühl im Magen durch *Essen schlimmer*.

Missempfindungen
Brennen aller Schleimhäute;
Schläfrigkeit, Müdigkeit mittags, nach dem Essen, Hinterkopfdruck, Oberbauchblähung, Kreislaufschwäche.

Diathese
Chronische Krankheiten: *Abrutschen* im Bett bei Kissenhochlage, wie bewusstlos, bereits hinter den Tod entrückt, aber *hört noch alles*;
bei *Krebsgeschwulst* (Karzinom) als Arznei für menschengerechtes Sterben einsetzen.

Mund

Lippenzyanose (livide Lippenfärbung), blaue Lippen, Atembelastung, Gefäßbelastung.

Kehlkopf

Kehlkopfentzündung (Laryngitis acuta), schmerzlose Heiserkeit und Stimmschwäche abends durch feuchte kalte Abendluft, durch Erkältung, morgens weniger.

Herz

Herzbeschwerden (Dyskardie) mit großer Angst, leichenblass;
frischer Herzinfarkt, Person ringt mit dem Tod, größte Schwäche und Zittern;
Herzschwäche (Herzinsuffizienz) mit Atemnot, wenn nichts mehr geht.

Lunge

Asthma mit Angst, abends ins Bett zu gehen wegen drohendem Anfall in der Nacht, Asthma mit Magenstörungen, gärende Blähsucht im Oberbauch bei älteren, geschwächten Menschen;
Bronchitis mit Kreislaufschwäche, sehr hinfällig, Rasseln mit Atemnot, kalter Atem, stinkender Auswurf, Brust brennt;
Hyperventilation (rasche, tiefe Atmung), Tetanie, große Blässe, blaue Lippen, kalter Schweiß, will frische Luft zugefächelt haben;
akute *Lungenembolie*, Person idem.

Bauch

Blähbauch bei Magen-Darm-Beschwerden mit Grimmen und Aufstoßen;
Oberbauchsyndrom (Völle und Blähungen im Oberbauch, Roemheld, gastrokardialer Symptomkomplex), beengt, drückt zum Herzen hoch, Genuss ist verloren gegangen, jetzt gärt es und er gähnt.

Magen

Magenbeschwerden (Gastropathie), Leeregefühl, Essen verschlimmert, fauliger

Geschmack, Völle, Blähung, alle Nahrung gärt, vor allem Fettes, Druck beengt, Aufstoßen erleichtert, muss die Kleider öffnen nach dem Essen, bei Trinkern aufgetriebener, gärender, rumorender Magen, Person lebt ziemlich unter dem Strich des Lebens;
Übelkeit mit Kollaps, Schock, Blässe, blauen Lippen und blauer Nase, verlangt nach Zudecken, Person trocken, verglimmt.

Darm

Afterprolaps (Aftervorfall) bei Durchfall, Person reaktionslos, Schwäche, keine Spannkraft;
fortgeschrittene *Darmentzündung* (Enterokolitis mit Brechdurchfall) mit Schwäche, Person fast erloschen, alle Funktionen schwach, am Rande der Auflösung, pulslos;
Durchfall mit Darmvorfall.

Weibliches Genitale

Ausfluss (Fluor vaginalis) vor der Periode, scharf, brennend, übel riechend, erschöpfend;
Eierstockentzündung (Adnexitis) bei Schock, ohnmachtsnah, verlangt Zudecke;
Zwischenblutungen (Metrorrhagie), dunkel, schwächend, brennendes Kreuz, reißt Fenster auf.

Haut

Missempfindungen: *Kältegefühl* an der Zunge.

Drüsen

Anhaltende *Lymphdrüsenentzündung* (Lymphadenitis), hart, brennend, bläulich, vereiternd, Achsel, Leiste.

Gefäße

Krampfadern mit Lymphstau, massiv, bläulich.

Carboneum sulfuratum

Auslösung

Vergiftung
Durch *Kohlenmonoxid* (Leuchtgas), bei rotem bis blauem Gesicht, Übelkeit, Brechwürgen, betäubendem Kopfweh.

Verfassung

Verhalten des Kindes
Erregt, *impulsiv*;
Kinder von Alkoholikern oder alkoholisierte Kinder, verletzen sich in ihrer Wut.

Carduus

Auslösung

Infektionen
Akute Hepatitis (Leberentzündung, Hepatitis epidemica) bei roten, runden, dicken, gutmütigen Menschen;
chronisch-aggressive Hepatitis, bei Umwandlung in Zirrhose.

Reise
Akute *Hepatitis.*

Vergiftung
Durch *Phosphor* (Feuerwerk, Streichhölzer, Rattengift), bei Leberbeschwerden.

Kopf

Kopfschmerz bei Lebererkrankungen, Person liebenswert, rot, rund, gutmütig.

Leber

Einfache *Gelbsucht* (Ikterus), Person rot, rund, erbricht Galle, Stuhl gallig, Urin goldgelb, dumpfes Kopfweh;
Hyperbilirubinämie (übermäßiges Bilirubin im Blut) bei eher runden, roten Menschen;
Leberbeschwerden (Hepatopathie) mit Kopfschmerzen;
Leberentzündung (Hepatitis), wenn Patient erst spät in die Praxis kommt;
oder akut (Hepatitis epidemica) bei dicken, gutmütigen Menschen;
chronisch-aggressive Hepatitis bei Umwandlung in Zirrhose.

Galle

Gallenkolik durch Gallensteine.

Beine

Beingeschwür (Ulcus cruris), schmerzlos durch Pfortaderstau.

Gefäße

Krampfadern bei eher runden, jungen, dynamischen Frauen;
Arznei zur Gefäßwandstärkung bei Leberstau.

Castor equi

Wirbelsäule

Steißbeinschmerz (Kokzygodynie), häufiger bei Frauen, meist seelisch bedingt, sehr bewährtes Goldkörnchen!

Castoreum

Auslösung

Grippe
Anhaltende Schwäche nach Grippe, Person abgearbeitet, abgehärmt, bewältigt ihre Probleme nicht mehr.

Verfassung

Aussehen, Erscheinung
Geschwächtes, erschöpftes *Gesicht*, reizbar, grübelt nervös über Probleme, *abgerackerte Arbeiterfrau*, alles ist schlimmer, wenn sie daran denkt.

Diathese
Erholt sich nach Grippe *nicht*;
chronische Krankheiten: *Darandenken verschlimmert alles*;
Erschöpfung junger Menschen durch „unlösbare" Probleme.

Caulophyllum

Verfassung

Verhalten, Benehmen
Ruhelos, überspannt in den Wechseljahren, angespannt mit Arbeitsdrang, regt sich leicht auf.

Kopf

Kopfschmerz bei der Periode, spannend im Hinterkopf, gleichzeitig Magen-, Blasen-, und Darmkrämpfe, Person blass.

Weibliches Genitale

Ausfluss (Fluor vaginalis) bei kleinen Mädchen, sehr reichlich, sehr schwächend;

Eierstockschmerzen (Ovarialgie), rheumatisch, scharf, wie bei *Cimicifuga*, aber keine Kopfschmerzen, dafür innerliches Zittern;
Schmerz *vor der Periode*, anhaltend krampfartig, Schießen durch den ganzen Körper, je schwächer die Periodenblutung, desto stärker der Schmerz, anhaltend wie Wehen;
Kopfschmerz *bei Periode*, blass, spannend im Hinterkopf;
Wechseljahre (Klimakterium), versteifendes Rheuma der kleinen Fingergelenke mit nervösen, neuropathischen Störungen ruheloser, angespannter, leicht erregbarer, arbeitswütiger Frauen.

Schwangerschaft

Drohende Fehlgeburt (Abortus) durch Schwäche, schweres Ziehen im Rücken und in den Seiten des Bauches, schwache Wehen, spärlicher Ausfluss, innerliches Zittern;
habituelle Fehlgeburt bei rheumatischer Anlage mit großer Schwäche;
zur *Geburtsvorbereitung*: 6 Wochen vor Termin einsetzen, löst verkrampften Beckenboden, zu straffe Beckenmuskeln, entspannt den Muttermund, beugt Dammschnitt („Epi") vor;
zur *Geburt* einsetzen bei zu straffem Muttermund während der Eröffnungsphase, bei Nachlassen der Wehen, bei Zittern aus Schwäche;
Einleitung der Geburt bei *Wehenschwäche*, falls Wehen nicht in Gang kommen oder Muttermund noch nicht aufgelockert ist;
zu starke Wehen oder *Krampfwehen* mit großer Schwäche und Muskelzittern ohne Geburtsfortgang;
krampfhafte Nachwehen nach langer, anstrengender Geburt, bei Zittern der Mutter nach schwerer, angespannter und verspannter Geburt.

Gelenke

Rheuma der kleinen Gelenke, eher bei Frauen, an der Mittelhand, an den Endgliedgelenken der Hände, entzündliche Verwachsungen deformieren die Gelenke, besonders in den Wechseljahren, chronisch steif, Faustschluss nicht mehr möglich;
Rheumatiker, die sich vor dem Herbst fürchten, die kleinen Gelenke werden dann unbiegsam, steif.

Causticum

Auslösung

Alkohol
Im *Alkoholrausch*, redelustig, schreit, mürrisch, übermäßig sexuell erregt.

Angst
Vor und in der *Dunkelheit, hört* unheimliche Geräusche, Angst vor knarrenden Möbel und Holzdielen, „Einbrecher" kommen.

Drogensucht
Motivation: Widerspruch, Heimweh.

Fernsehen
Schlaflos danach durch Mitgefühl, unruhig, schreckt nachts auf, schläfrig tagsüber.

Grippe
Mit *Müdigkeit*, Mattheit, Zerschlagenheit an schönen, trocken-kalten Tagen, liebt Trübwetter, Wunde, *zerschlagene Muskeln, Harn tröpfelt* beim Husten.

Impfung
Lahmheit nach *Polio*-Schluckimpfung.

Infektionen
Poliomyelitis (Kinderlähmung), allmähliche Lahmheit von unten nach oben.

Kummer
Schuldgefühle nach dem Tod eines geliebten Menschen, wird schwer krank.

Nahrung
Verlangen nach *Geräuchertem*, nach *Speck* und italienischer *Salami*;
Abneigung vor *Süßem*, saures Aufstoßen, seelische Übelkeit, schlanker, unruhiger Mensch;
Unverträglichkeit von *Brot*, verdorbener, drückender Magen, von *Fleisch* (*beachte*: Krebs!), Übelkeit, Aufstoßen, von *Wasser* nach frischem Fleisch (Carpaccio), Allergie danach.

Operation
Harnverhaltung durch Blasenlähmung nach Operation (Anurie), unbemerkter Abgang von Urin.

Reise
Sonnenbrand, wunde, verätzte Haut.

Schlaganfall
Sprachverlust, Stimmbandlähmung bei alter Lähmung;
Halbseitenlähmung, wenn sonst gesundet, es ist ihm unmöglich, das richtige Wort zu finden (motorische Aphasie).

Sonne
Sonnenbrand, verätzte Haut wie Verbrennung II. Grades.

Verbrennung
III. Grades, rohes Fleisch, schmerzt wie verätzt.

Wetter
Schönes, heiteres, trockenes Wetter: erkältlich, heiser, chronisches *Sommerrheuma;*
kaltes Trinken, kalte Auflagen lindern (!);

Asthma bei trocken-schönem Wetter, fühlt sich wohler bei *Regenwetter* oder bei trübem Himmel;
Rheuma bei schönem, trockenem Wetter, hasst *trockene Kälte*, liebt *feuchte Wärme*, ruhelos nachts;
bei *Trübwetter, wolkig, feucht-warm* atmet der Patient erleichtert auf (!), alle Beschwerden besser.

Verfassung

Aussehen, Erscheinung
Warziges Gesicht, Warzen an den *Händen, Fingerspitzen* und *Nasenspitze*, flach, rund, hart;
Zeige- und *Mittelfinger* aufgetrieben durch Sommerrheuma.

Verhalten, Benehmen
„Alles ist zu eng", auch die Haut;
sanft, mild, nachgiebig, nie zornig, *mitleidend* aus seelischer Korruption: „ich hab' so viel für Dich getan...", spöttisch, ätzend, brennend, leidenschaftlich;
bemitleidet sich selbst, wenn alkoholisiert und weint über sein unglückliches Elend;
klagt und beklagt sich laufend über die *Grausamkeiten* in dieser Welt;
kämpft gegen *Ungerechtigkeiten* in dieser Welt („Spanne zwischen arm und reich darf nicht zu groß sein");
widerspricht mit sichtlichem Vergnügen;
starrköpfige Geisteshaltung.

Verhalten des Kindes
Weinerlich bei *Widerspruch*, weint aus *Mitgefühl*, wenn anderes Kind weint oder wenn einem anderen etwas zuleide getan wird, weint bei jeder Unannehmlichkeit;
mitleidig mit sich und anderen.

Verhalten in der Jugend
Verliebt, verzweifelt, *liebeskrank*, früh erwachte Sinnlichkeit, die nach Ausdruck sucht.

Sexuelles Verhalten
Übermäßiges Verlangen bei Männern, ätzend, sinnlich verliebt, erotisch, schamlos, brennendes Verlangen, geil, obszön, besonders nach Alkohol;
Sinnlichkeit und Erotik *fehlen* gänzlich bei der Frau;
Onanie, lästig bei Männern mit unerfüllten Liebeswünschen;
homosexuelle Männer, lieben Analverkehr, heterosexuelle wünschen sich *Analverkehr* oder führen ihn aus.

Bettnässen
Im *ersten* Schlaf bei fahlen, trockenen Kindern mit dunklen Augenringen, uratreicher Harn.

Einkoten
Tags und nachts, kann *nur im Stehen* entleeren, kleinknolliger Stuhl, geht unbemerkt ab.

Schläfrigkeit
Müdigkeit *abends*, müdes, erschöpftes Kreuz, streckt und reckt sich, eher im Winter durch trockene Kälte mit Gelenkschmerzen, *Sehnen wie zu kurz*.

Schlaf
Kinder verlangen nach *Licht* aus qualvoller Angst vor *Geräuschen*, Alleinsein, höchste Erregung.

Sprache
Stottern bei blassen Kindern, wissen, was sie sagen wollen und bringen das Wort nicht raus;
Wortfindungsstörungen, spricht Worte falsch aus, betont sie falsch;
Sprachverlust nach Schlaganfall bei bereits alter Lähmung;
Qualität der Sprache zögernd, leise, durch die Nase.

Diathese
Blasenkrebs, nach der Polypenverätzung einsetzen;

Metastasen mit Lungenwasser (Pleuraerguss).

Gemüt
Depression vor der Periode bei trockenen, unsicheren Frauen mit abnormen sexuellen Gelüsten;
übernimmt *Schuld* oder Krankheiten aus Liebe;
erleidet schwere Krankheiten infolge von *Schuldgefühlen* wegen des Todes eines geliebten Menschen.

Kopf
Hirnhauttumor (Meningeom) mit allmählichen Lähmungen und Ausfallerscheinungen, eine Hälfte krampft, stimmlos, unwillkürlicher Harnverlust;
Kopfschmerz durch Augenstörungen wie Sehschwäche, Lider und Muskeln wie gelähmt;
Schwindel in der Dunkelheit, fällt, Schwindel bei organischen Hirnerkrankungen;
Fallschwindel, fällt plötzlich *auf der Straße* in Ohnmacht.

Augen
Ekzem um die Augenbrauen, eher trocken, nur im Sommer;
akuter Grauer *Star* (Katarakt), Flimmern, Funken, trübe, teilblind;
Lidlähmung (Ptose), chronisch, angeboren, sehr lange einsetzen;
Schielen durch Muskellähmung nach Kinderlähmung oder Polio-Impfung.

Ohr
Hörsturz, späteres Stadium: seine eigene Stimme hallt im Kopf wider;
Ohrenschmalz gelb, vermehrt;
Schwerhörigkeit ohne krankhaften Befund mit Resonanz.

Nase

Nebenhöhlenentzündung (Sinusitis), verschleppt, trockene, verstopfte, wunde, krustige Nase, heiser, Feuchtigkeit lindert;
Schnupfen an schönen, trockenen Tagen, liebt Trübwetter.

Kehlkopf

Kehlkopfentzündung (Laryngitis acuta) mit Heiserkeit oder *Stimmverlust morgens*, rohe, raue, brennende, wunde, kratzende Kehle bis zur Brustmitte, trinkt schluckweise kaltes Wasser, was lindert;
akute Heiserkeit durch Erkältung, absteigende, trockene Rauheit, Kaltes und Feuchtes erleichtern das Brennen, Heiserkeit bei Sängern, Rednern, morgens schlimmer, Kalttrinken und kühle, frische Luft lindern;
chronische Heiserkeit;
Stimmbandpapillome (Wucherungen auf den Stimmbändern), akut und chronisch bei fröstelnden, trockenen Menschen mit sauberer Zunge.

Lunge

Asthma bei trocken-schönem Wetter, fühlt sich wohler bei Regenwetter oder bei trübem Himmel;
trockener, hohler *Husten* beim Niederlegen, brennt hinter dem Brustbein, Schluck kaltes Wasser lindert, unbemerkter, unfreiwilliger Urinabgang.

Magen

Schleimhautpolypen bei sauberer Zunge.

Darm

Darmpolypen als klinischer Zufallsbefund, lymphatisch-destruktiv, vertrocknet;
träge Verstopfung, Enddarm kraftlos, Gefühl zurückbleibenden Stuhls, wunder After, Stuhl geht *besser im Stehen*.

Bauchspeicheldrüse

Diabetes bei ruhelosen, ängstlichen, ausgetrockneten Kindern (Diabetes insipidus), viel trüber, wolkiger Urin.

Blase

Blasenentzündung, späteres Stadium, uratreicher Urin;
Blasenlähmung nach Geburt;
gutartige *Blasenpolypen* (Geschwulst in der Blase), *beachte:* saubere Zunge (!);
Harnentleerungsstörung, kann nur im Stehen harnen, muss sich zurückbeugen;
Harnträufeln (Harninkontinenz) beim Husten, Niesen, Schnäuzen, unbemerkt durch Blasenlähmung oder bei Erkältung;
schmerzlose *Reizblase* bei Aufregung und Angst;
Rheuma mit Blasenbeschwerden, unfreiwilliges Harnträufeln.

Weibliches Genitale

Ausfluss nachts, wässrig, juckt, brennt;
Gebärmuttersenkung bei chronischer Entzündung im Unterleib trockener Frauen;
Depression vor Periode bei trockenen, unsicheren Frauen mit abnormen sexuellen Gelüsten.

Schwangerschaft

Blasenlähmung der Mutter nach Geburt;
Symphyse gelockert, von unten nach oben aufsteigende Lahmheit;
Stillschwierigkeiten, schmerzhafter Milchstau bei frostigen Frauen, Folge von Rheuma;

Harnverhaltung im Wochenbett, Überlaufblase, Urin geht unbemerkt und tropfenweise ab.

Haut

Bläschen an den Händen, *Bäckerekzem*, trocken, verlangt Feuchtigkeit;
trockenes *Ekzem* um die Augenbrauen, vorwiegend im Sommer;
weiße Flecke nach abgeheiltem Ekzem;
frische *Gürtelrose* (Herpes zoster), ätzender Verbrennungsschmerz;
juckende *Leberflecke*;
Schrunden, Einrisse (Rhagaden) an Augen, Mund, After;
Sonnenbrand, heftiges Brennen der Haut, wunde, verätzte Haut wie Verbrennung II. Grades;
Warzen an den Händen, an den Fingerspitzen und auf der Nasenspitze, flach, rund, hart;
Hühneraugen an den Zehen bei reiner Zunge.

Muskeln

Unvollständige Lähmung (Parese), allmählich aufsteigend, aussichtslos, Urinabgang ungewollt, unbemerkt;
Lähmung des Blasenschließmuskels nach Schlaganfall, wenn sonst gesundet, Lähmung der Stimmbänder, findet das richtige Wort nicht, Lähmung bei *Kinderlähmung* (Poliomyelitis), allmähliche Lahmheit von unten nach oben;
progressiver Muskelschwund (progressive Muskeldystrophie), angeboren, allmählich aufsteigend, Blase, Stimme, Augenlider gelähmt, Sehnen wie zu kurz, reckt sich, dehnt sich.

Gelenke

Gelenkknacksen der Knie, der trockene „angeknackste" Mensch;

Hüftgelenkarthrose mit Schmerzen wie verstaucht, Gelenke wie zu kurz;
Kniegelenkarthrose, Geschwulst, *Verkürzungsgefühl* in der Kniekehle, feuchte Wärme lindert;
Rheuma bei Schönwetter (trocken-warm), ruhelos nachts, Bewegung verschlimmert, aber möchte sich bewegen, hasst trockene Kälte, liebt feuchte Wärme;
Umknicken, häufig wiederkehrend, trockene, knacksende, wie zu kurze Gelenke.

Wirbelsäule

Kreuzschmerzen (LWS-Syndrom), braucht feste Kreuzstütze beim Sitzen, trockener Mensch, streckt sich und überdehnt sich nach hinten.

Arme

Rheuma, eher im Sommer Zeige- und Mittelfinger aufgetrieben, gichtige Ablagerungen.

Beine

Umknicken der Knöchelgelenke, häufig wiederkehrend, knackende Gelenke;
Zehenkrämpfe, beugen sich *nach unten*.

Nerven

Sprachverlust, Stimmbandlähmung bei alter Lähmung;
Epilepsie beim Gehen im Freien, seelisches Verhalten unbeeinflusst;
Fazialisparese (Lähmung des Gesichtsnervs), akut und chronisch, anhaltend;
Hirnhauttumor (Meningeom) mit allmählichen Lähmungen und Ausfallerscheinungen, krampfende Hälfte, stimmlos, unwillkürlicher Urinverlust;
unvollständige *Lähmung* nach Schlaganfall, wenn sonst gesundet, an Stimmbändern, Unvermögen, das richtige Worte zu finden (motorische Aphasie), halb-

seitig, allmählich aufsteigend, aussichtslos, Blase, Schließmuskel, Urinabgang ungewollt, unbemerkt;
Multiple Sklerose, Sprachschwierigkeiten, Halskrämpfe, Stimmbänder lähmig, krampfend, findet das richtige Wort nicht;
angeborene *progressive Muskelatrophie*, allmählich von unten nach oben steigend, besonders Blase, Stimme, Augenlider (Ptose).

Ceanothus

Auslösung

Infektionen
Folgen von *Malaria*, wenn Leber- und Milzschwellung im Vordergrund stehen, gelegentlich exzessive Onanie.

Speiseröhre

Speiseröhrenkrampfadern (Ösophagusvarizen) bei Pfortaderstau infolge Leberzirrhose mit Milzschwellung bei Alkoholikern.

Leber

Leberzirrhose (verhärtete Leber) und *Milztumor*, Blutungen, blutiges Wasser im Bauch.

Milz

Milzschwellung (Splenomegalie), tiefe Stiche, Atemnot, Neigung zur Onanie.

Blut

Leukämie und *Polyzythämie* (vergrößerte Blutkörperchen im Knochenmark) mit Milzschwellung bei schwachen Kindern und Erwachsenen, falls *Milzschwellung* im Vordergrund steht.

Cedron

Auslösung

Infektionen
Malaria-Neuralgie, eher links, jeden Abend zur gleichen Zeit.

Verfassung

Diathese
Metastasen mit stechenden Schmerzen, täglich zur gleichen Zeit.

Augen

Nervenschmerz (Neuralgie) über dem Auge (supraorbital), jeden Abend wiederkehrend, links, Augen brennen;
akute *Regenbogenhaut-Ziliar-Entzündung* (Iridozyklitis), scharfer, schießender Schmerz, täglich zur gleichen Minute.

Nerven

Nervenschmerz (Neuralgie) *nach Blutverlust* über dem Auge (supraorbital), *jeden Abend auf die Minute genau*;
chronische Neuralgie jeden Tag zur gleichen Stunde, auch nachts, links, Trigeminusneuralgie;
Neuralgie *nach Malaria*, eher links, jeden Abend zur gleichen Zeit!

Cepa

→ **Allium cepa**

Cerium oxalicum

Schwangerschaft
Anhaltendes *Erbrechen* von halbverdauten Speisen mit Übelkeit, klinisch bewährt!

Chamomilla

Auslösung

Angst
Vor *Schmerzen*, verfällt in ungebärdigen Ärger mit schrillen Zwischenschreien.

Ärger
Durchfall, Krämpfe, Kolik *nach* Ärger, Regel bleibt aus, Ärger über alles, hitzig, überempfindlich, Magenkolik, Nabelkolik.

Arzneimittel
Überreaktion auf *homöopathische* Arzneien, nervöse Unruhe, Durchfall; *Opium*-Missbrauch (Morphium), vorübergehende, heftige Gemütserregungen.

Infektionen
Im *Fieberbeginn*, eine Wange rot, die andere blass, heiße Kopfdecke, unleidlich, schrill.

Zahnen
Zahnen mit Fieber, *Zahnfleischentzündung*, je höher das Fieber, desto mehr Hitze und Schweiß, ruhelos, ärgerlich, mag Kälte;
Zahnen mit *Bronchitis*, lockerer Husten, hitzige, schwitzige Schädeldecke, grüner Durchfall.

Verfassung

Verhalten, Benehmen
Überempfindlich gegen Schmerz, schimpft, heftig gereizt, ärgerlich, unhöflich, ungeduldig, *unleidlich*, kurz angebunden, *launenhaft*, lautstark, wechselhaft, kann seine Umwelt nicht ertragen, *alles wird verdammt*, nichts kann man ihm recht machen;
das akute *Magnesium carbonicum*.

Verhalten des Kindes
Erregt, impulsiv, überempfindlich gegen Berührung und Verbote, *tritt* mit Füßen, schlägt nach der Mutter mit Fäusten, nicht zu beruhigen, reizbar, ruhelos, lässt sich nicht untersuchen, *schreit schrill*, tritt hitzig, schwitzt, schlägt, *beißt*, geben Sie es auf (!);
verweigert angebotene Dinge, *verlangt* quengelig nach Dingen, wirft sie in die Ecke, wenn angeboten, weint aus Wut, wahnsinnig, aber vorübergehend.

Nabelkoliken
Seelischen Ursprungs *aus Ärger* über alles bei roten, überempfindlichen Kindern, die nicht wissen, was sie wollen.

Schlaf
Gestört bei ängstlichen Kindern, wollen *herumgetragen* werden, stöhnen unleidlich, Schmerzen?

Gemüt
Halluzinationen, hört unbekannte, seltsame *Stimmen*.

Kopf

Kopfschmerz bei Zahnschmerz und bei Kieferneuralgie, schreiend, Kopfschmerz bei unkontrolliertem Medikamentenkonsum (Tees, Pflanzen, Homöopathika).

Ohr

Akute *Mittelohrentzündung* (Otitis media) mit heftigen nächtlichen Schmerzen, verlangt Kälte, Trommelfell kräftig rot.

Zähne

Akute, anfallsartige *Zahnschmerzen*, unerträglich, hitzig, nachts;
Zahnung mit Bronchitis, mit Fieber, lockerer Husten, hitzige, schwitzige Schädeldecke, grüner Durchfall.

Lunge

Hüsteln und *Räuspern* bei Aufregung und Ärger, hitzig, aber eine Wange blass.

Magen

Azetonämisches Erbrechen als Folge von Kummer, Zorn, Ärger, Widerwille, Kind schreit hysterisch;
Pförtnerkrampf (Pylorospasmus) gereizter, zorniger Säuglinge und Kleinkinder.

Leber

Gelbsucht (Ikterus) durch Ärger heißer, schwitziger Männer und nervöser, reizbarer, galliger Frauen.

Galle

Gallenkolik aus Ärger.

Männliches Genitale

Ekzem in der Leiste (Intertrigo), hitzig, wund an Berührungsflächen.

Weibliches Genitale

Schmerz *bei Periode*, neuralgisch krampfend vom Kreuz zur Innenseite der *Oberschenkel*, dunkler Fluss;
Mittelschmerz zwischen zwei Perioden.

Schwangerschaft

Drohende Fehlgeburt (Abortus) durch hitzigen Ärger;
zur *Geburt* mitnehmen für unerträgliche Krampfwehen bis in die Oberschenkel;
unerträgliche *Nachwehen*, hitzige Wehen überall;
Vorsicht: wirft mit Gegenständen (!);
Stillschwierigkeiten mit schmerzhaftem Milchstau hitziger, ärgerlicher Mütter.

Haut

Akuter *Ausschlag* (Exanthem), flächenhaft, Person hektisch rot, Hitze und Schweiß der Schädeldecke, Kälteverlangen; wundmachendes *Ekzem* in der Leiste (Intertrigo);
übermäßiger, heißer *Schweiß* (Hyperhidrose) bei Kindern im Kopfhaar, dampft am Kopf, im Gesicht, im Fieber, bei Erregung, im Zorn.

Wirbelsäule

Ischialgie, neuralgisch, nicht entzündlich, Person brüllt vor Schmerz, je mehr Schmerz, desto heißer der Patient.

Nerven

Akuter, unerträglicher *Nervenschmerz* (Neuralgie), nachts, viel Hitze, Person nervös, barsch;
akute *Trigeminusneuralgie* (Schmerzen des Gesichtsnervs), nachts, durch Ärger, durch Zahnung, muss herumgehen oder getragen werden, Kälte beruhigt.

Chelidonium

Auslösung

Entzündungen
Zur *Auflösung*, Ausheilung (Resorption);
Lungenentzündung rechts.

Infektionen
Akute Hepatitis (Leberentzündung, Hepatitis epidemica) bei blassen, dünnen,

eingefallenen Menschen oder bei später erster Konsultation; *chronisch-aggressive Hepatitis* bei Umwandlung in Zirrhose.

Reise
Akute *Hepatitis*.

Verfassung

Essen, Trinken
Kopfschmerz besser durch Essen und Wärme, Leber- und Gallebeteiligung.

Missempfindungen
Spinnweben im Gesicht bei Galleleiden.

Kopf

Kopfschmerz bei Leber-, Galle-, Bauchspeicheldrüsen-Beschwerden mit gelben, breiigen Stühlen, eher rechts, ziehend vom Nacken zum Auge, Essen und Wärme bessern.

Lunge

Bronchitis, rechts, Schleim löst sich; Leberbeschwerden nach *Keuchhusten*; *Lungenentzündung* (Pneumonie) eher rechts, mit scharfen, stechenden Schmerzen im rechten Unterlappen, mit *Nasenflügelatmung* bei biliöser Entzündung, mit breiigen, gelben Stühlen, schlanke, blasse Menschen.

Magen

Magenbeschwerden (Gastropathie), Schmerzen besser durch Essen; immer Leber- und Gallebeteiligung.

Leber

Einfache *Gelbsucht* (Ikterus), eher rechter Leberlappen, mit stechendem, wundem Leberschmerz, zum rechten Schulterblatt ausstrahlend, Stuhl hellgelb;

Hyperbilirubinämie (übermäßiges Bilirubin im Blut);
Leberbeschwerden (Hepatopathie) mit Kopfschmerzen;
akute *Leberentzündung* (Hepatitis epidemica) bei blassen, dünnen, eingefallenen Menschen;
Leberentzündung (Hepatitis), wenn Patient erst in späteren Stadien in die Praxis kommt;
chronisch-aggressive Hepatitis bei Umwandlung in Zirrhose, Person beklagenswert, blass, schlank.

Galle

Gallenkolik durch Gallensteine bei blassen, schlanken Menschen.

Wirbelsäule

Rückenschmerzen (BWS-Syndrom), rechts am unteren Schulterblattwinkel, dumpf, ziehend mit Leberschmerz.

Gefäße

Krampfadern eher bei blassen, eckigen Männern mit Galle-Leber-Stau.

Chenopodium

Ohr

Schwerhörigkeit für menschliche Stimmen, besonders für *tiefe*, sonore Sprache, hört hohe Töne deutlich, ohne krankhaften Befund, Hörnervschaden? *Ohrgeräusche*, Summen oder wie das Vorbeirauschen eines Autos;
Menière (Innenohrschwindel) mit selbigen Ohrgeräuschen.

Chimaphila

Blase
Reizblase alter Männer mit vergrößerter Prostata, stinkender Urin mit Schleimfäden, stets Drang, Harnen bessert nicht.

Männliches Genitale
Prostataadenom (Geschwulst der Vorsteherdrüse), häufiges Harnen mit Krämpfen, als ob er auf einem *Ball* säße.

China

Auslösung

Blutverlust
Erschöpft, blass, blutarm, appetitlos; auch nach Säfteverlust jeder Art einsetzen, wenn danach erschöpft.

Entzündungen
Blutvergiftung (Sepsis), zusätzlich zu *Pyrogenium* bei Schüttelfrost, blass, bedrohlicher Verfall;
schleichende Blutvergiftung (Subsepsis), zur Genesung.

Grippe
Anhaltende *Schwäche* nach Grippe, frostig, blutarm, bleich, unruhig.

Infektionen
Septisches Fieber, zusätzlich zu *Pyrogenium* bei Schüttelfrost, bedrohliche Blutvergiftung;
Malaria, „Tertiana", unregelmäßige Anfälle von kurzem Frost und durstlosem Fieber, Folgen: abgemagert, schwach, ruhelos, blutarm, Schwellungen, spärlicher *Ziegelmehlurin*;
Malaria-Neuralgien, schlimmer durch Berührung, Zugluft;
fortgeschrittener *Typhus* mit Schwäche, aufgetriebenem Bauch;
chronisch-aggressive Hepatitis mit zunehmender Mattigkeit.

Nahrung
Verlangen
Starke *Gewürze*, braucht sie, um seinen Magen in Schwung zu bringen;
Fett, aber unverträglich;
Süßes, aber unverträglich;
warme Nahrung, aber nichts Heißes.
Abneigung
Brot, Völle, Blähsucht, bitteres Aufstoßen;
Butter, bitteres Aufstoßen, Blähungen;
fette und *schwere* Speisen, Blähsucht, Schwäche;
Fleisch, v.a. fettes Fleisch;
Widerwille gegen *Heißes*.
Unverträglichkeit
Brot, bitteres Aufstoßen;
Hülsenfrüchte, alles gärt;
Milch, verdorbener Magen, Aufstoßen, sauer, Sodbrennen, Aufstoßen verschlimmert den Zustand;
Obst, Äpfel, alles gärt im Magen, saures Aufstoßen, Blähungen, Durchfall, v.a. nach sauren Kirschen;
Süßes, geht in Gas über, Sodbrennen, Schwäche.

Operation
Operationsschock, Kreislaufversagen wie bei *Carbo*, erregt, ängstlich;
verzögerte *Genesungszeit* nach Operation;
Folge von *Säfteverlust*, blass, schwach, blutarm.

Reise
Durchfall im *Sommer*, rasche Entkräftung, Abmagerung, Durchfall von *Unverdautem* nach dem Essen und nachts, schleimig, grün, schwarz, schmerzlos, Geruch leichenartig, Durchfall nach *Obst*, vor allem nach sauren Kirschen;

Neigung zum *Überessen*, Völle, Blähsucht, Kopfschmerz, hinfällige Schwäche, Appetitverlust;
akute Malaria, „Tertiana", unregelmäßige Anfälle von kurzem Frost und durstlosem Fieber.

Vergiftung
Arsen (Unkrautvertilgung, Rattengift), bei anhaltender Schwäche;
Vergiftung mit *Eisentabletten*, zur Nachbehandlung einsetzen.

Wetter
Sommerdurchfall, rasche Entkräftung, Abmagerung.

Verfassung

Aussehen, Erscheinung
Blähbauch in der Bauchmitte;
Wangen zu mager, abgehärmt, blass; erschöpftes *Gesicht*, müde, appetitlos.

Verhalten des Kindes
Grimassenschneider, clownhaft, erregt, impulsiv;
Jungens von mäßiger Intelligenz, mürrisch, provozierend;
Mädchen kapriziös, grimassierend, *Würmer*, Nase und After jucken, *teilnahmslos gegen Zärtlichkeiten*, motorische Unruhe, ungerichtete *Ticks*;
lässt sich *nicht ansehen* oder *anfassen*, wehrt lieblos ab oder *haut zu*;
verweigert misslaunig alles, was angeboten wird.

Sexuelles Verhalten
Samenerguss ungewollt nachts mit Erregung, einige Nächte nacheinander.

Appetit
Vermindert bei abgemagerten Kindern, falls sie eher schwach und alt aussehen;
Magersucht (Anorexia nervosa), verweigert Nahrung, blassgelbe, höchst geschwächte, blutarme Menschen.

Essen
Satt nach wenigen Bissen, ganzer Bauch aufgetrieben, müde, schwach;
neigt zum *Überessen* mit Völle, Kopfschmerz, hinfällige Schwäche, Appetitverlust, muss die Kleider öffnen wegen schmerzhaften, aufgetriebenen Bauches, Aufstoßen erleichtert nur kurzfristig;
Magenschmerzen *vor dem Essen* und gleich *danach*, Druck, Völle, Blähsucht;
Erbrechen mit *Ekel vor Speisen*, schon *beim Denken* an Speisen;
Durchfall von Unverdautem *nach* dem Essen und *nachts*, schleimig, grün, schwarz, schmerzlos, Geruch leichenartig.

Schlaf
Träume von *Verfolgung* durch körperliche Schwäche, schafft es nicht, sich zu erholen.

Diathese
Folge von *Säfteverlust*, blass, schwach, blutarm;
hämorrhagische Diathese (Blutungsneigung), dunkle, passive Blutungen, reichlich, klumpig, große Schwäche, Klingen in den Ohren.

Kopf
Pochender *Kopfschmerz* in der Genesungszeit bei Blutarmut, nach Säfteverlust, roter Mensch, im Wochenbett nach blutreicher Geburt, kann die Haare nicht berühren, Kopfschmerz sitzt in den Schläfen;
Schwindel bei Magenstörungen mit Schwäche.

Nase
Gewohnheitsmäßiges *Nasenbluten* (habituell), stark, dunkel, klumpig, Ohrenklingen, will frische Luft zugefächert haben, schwach.

Herz

Herzklopfen (Tachykardie) bei Blutarmut, nach viel Säfteverlust, in der Genesungszeit.

Bauch

Blähbauch der Bauchmitte, aufgeblähter Trommelbauch bei Magen-Darm-Schmerzen.

Magen

Erbrechen mit Ekel vor Speisen schon beim Denken an Speisen;
Magenbeschwerden, satt nach wenigen Bissen, ganzer Bauch aufgetrieben, müde, schwach, muss die Kleider öffnen, schmerzhaft *aufgetriebener* Bauch, *Aufstoßen erleichtert* nur *kurzfristig.*

Darm

Darmentzündung (Enterokolitis mit Brechdurchfall), fortgeschritten mit Schwäche, aufgetriebener Bauch;
Dünndarmentzündung Crohn (Enteritis regionalis Crohn), Durchfälle mit Koliken, mit *aashaftem* Geruch, Schwäche, wenig Schmerzen;
chronische Durchfälle nach akuten Krankheiten, schwach, rasch abgemagert, *schmerzloser* Stuhl mit Leichengeruch, trinkt wenig;
Sommerdurchfall mit rascher Entkräftung, *Durchfall* von *Unverdautem* nach dem Essen und nachts, schleimig, grün, schwarz, schmerzlos, Geruch leichenartig, Durchfall *nachmittags* zwischen 14 und 15 Uhr;
Durchfall *nach Obst,* vor allem nach sauren Kirschen;
Zwölffingerdarmgeschwür (Ulcus duodeni), erschwerte Genesungszeit.

Leber

Gelbsucht, Ikterus bei Neugeborenen, sehr lange anhaltend, auszehrend wie bei Malaria;
Gelbsucht nach sexuellen Exzessen mit großer Schwäche;
chronisch-aggressive Hepatitis mit zunehmender Mattigkeit.

Milz

Milzversagen bei Subsepsis, ungenügende Abwehr, Milz sticht dumpf, große Schwäche, ganzes Nervensystem überreizt.

Nieren

Nierenbecken-Blasen-Entzündung (Zystopyelonephritis);
chronische Harnwegsinfekte.

Weibliches Genitale

Eierstockentzündung (Adnexitis), schleichende *Blutvergiftung* (Subsepsis), zusätzlich zu *Pyrogenium* bei Schüttelfrost; blass, bedrohlicher Verfall;
Blutfluss *bei Periode* schwächend oder zu reichlich.

Schwangerschaft

Kopfschmerz im Wochenbett nach blutreicher Geburt.

Haut

Missempfindungen: Oberschenkel überempfindlich auf Kleiderreiben bei Erschöpfung, bei zehrenden Krankheiten, in der Genesungszeit.

Blut

Blutarmut (Anämie) aus unbekannter Ursache mit Neuralgien durch Zugluft,

Berührung der betroffenen Teile verschlimmert;
Blutvergiftung (Sepsis), wiederkehrendes Fieber, zehrende Krankheiten, Frost, Schwächeschweiß;
schleichende Blutvergiftung;
chronische Blutvergiftung durch Eiterherd, durch chronische Entzündung;
Leukämie mit Milzschwellung und großer Schwäche;
Polyzythämie (vergrößerte Blutkörperchen im Knochenmark) bei Erwachsenen, schwach, muss sich insgesamt erholen;
Werlhof (essenzielle Thrombozytopenie, Blutplättchen vermindert) mit Gelenkschmerzen, blass, schwächlich, blutarm; *große Milzarznei!*

Nerven

Neuralgie bei *Blutarmut*, durch Zugluft;
Malaria-Neuralgie, abgemagert, schwach, ruhelos, blutarm.

Chininum arsenicosum

Auslösung

Entzündungen
Bei schleichender *Blutvergiftung* (Subsepsis) zur *Blutbildung*;
chronisch-aggressive *Hepatitis* mit zunehmender Mattigkeit.

Nahrung
Verdorbener Magen nach Genuss von *Eiern.*

Darm

Dünndarmentzündung Crohn (Enteritis regionalis Crohn), Durchfälle mit Koliken;
erschwerte Genesungszeit bei *Zwölffingerdarmgeschwür* (Ulcus duodeni).

Leber

Chronisch-aggressive *Hepatitis* mit zunehmender Mattigkeit.

Nieren

Nierenbecken-Blasen-Entzündung (Zystopyelonephritis) und chronische *Harnwegsinfekte.*

Weibliches Genitale

Bei *Eierstockentzündung* (Adnexitis) mit schleichender Blutvergiftung (Subsepsis).

Blut

Schleichende, chronische *Blutvergiftung* (Sepsis) durch Eiterherd, durch chronische Entzündung;
Leukämie mit hinfälliger Schwäche.

Chininum sulfuricum

Auslösung

Reise
Angst vor dem *Fliegen*, Ohrensausen beim *Landen* und *Starten.*

Ohr

Ohrgeräusche (Tinnitus aurium);
Schwerhörigkeit durch Verkalkung mit Ohrensausen.

Chionanthus

Auslösung

Reise
Hepatitis, Vorbeugung in Gebieten mit *trockenem Klima* oder in *Sumpfgebieten.*

131

Galle

Gelbsucht (Ikterus) durch Gallestau, durch Gallensteine, übel, übles Kopfweh, appetitlos.

Chloralum

Verfassung

Bettnässen
Im *zweiten Schlaf*, Kind schläft tief, erwacht nicht, wenn Harnflut unbemerkt abgeht.

Kehlkopf

Kehlkopfentzündung (Laryngitis acuta), Schwellung des Kehlkopfdeckels (Glottisödem!), plötzlicher Krampf, Einatmung frei, behinderte Ausatmung, kaltschweißiger Kollaps, *bedrohlich!*

Chlorum

Kehlkopf

Schwellung des Kehlkopfdeckels (Glottisödem!);
plötzlicher Krampf;
kaltschweißiger Kollaps;
kann nicht ausatmen;
beachte: Erstickungsgefahr (!);
krampfartige Kehlkopfentzündung, Einatmung frei, behinderte Ausatmung; bedrohlich!

Cholesterinum

Galle

Gallensteine (Cholelithiasis), Zusatzbehandlung im Intervall bei Cholesterinsteinen und wenn Beschwerden durch Schwangerschaft ausgelöst werden.

Cicuta

Auslösung

Infektionen
Tetanus (Wundstarrkrampf), Person plötzlich steif, zuckt, beugt Kopf zurück bei Berührung, Augen fixiert.

Unfall
Gehirnerschütterung mit Krämpfen wie epileptischer Anfall sofort nach dem Unfall, bewusstlos, blass, Gehirnerschütterung mit Schwindel.

Verschlucken
Verschluckt sich beim Essen durch *Fremdkörper* (z.B. die Gräte beim Fischessen), hustet, läuft blau an, *höchste Gefahr!* (Arznei in Tropfenform mitführen).

Verfassung

Verhalten des Kindes
Unruhig, Absencen, heftige Entladungen, Krämpfe aller Muskeln, rückwärts gebeugt;
depressiv durch traurige Geschichten.

Schlaf
Krankhafte *Rückenlage* im Schlaf;
Hirnkrämpfe nachts mit schrillem Aufschrei.

Diathese
Epitheliom (Plattenepithelkarzinom); *honigfarbene Schorfe*.

Gemüt
Halluzinationen: hält sich für etwas anderes, sei wieder *ein Kind*;
Psychose mit Verlust von Zeit und Raum, verwechselt Gegenwart mit Vergangenheit.

Kopf

Krampfender *Kopfschmerz*, Blähungsabgang bessert;
Schwindel bei Gehirnerschütterung; zitronengelber *Milchschorf*, Schuppen meist trocken, selten impetigenös.

Haut

Ekzem, Bartflechte, *rundständige Bläschen* wie Herpes, eiternd, krustig;
Herpes circinatus (kreisförmig angeordnete Herpesbläschen) mit Brennen, später zusammenfließend, im Gesicht mit gelbem Honiggrind.

Schwangerschaft

Äußerst schmerzhafte, *krampfhafte Kindsbewegungen*, tags und nachts störend, besonders wenn *Arnica* versagt; Kunstdefekt infolge Ultraschall? Drohende Fehlgeburt infolge Erregung des Ungeborenen nach Ultraschall.

Nerven

Epilepsie mit *blauem* Gesicht, Zwerchfellkrampf (*Schluckauf* als Aura), bewusstlos, nachts mit anfänglichem Aufschrei oder kleine Anfälle, plötzliches Zucken, ohne Allgemeinbefinden zu stören;
epileptiformer Anfall nach Unfall, bei Gehirnerschütterung;
neurologische *Halbseitendifferenz* bei Säuglingen und Kleinkindern.

Cimicifuga

Auslösung

Alkohol
Nervenentzündung (Alkoholneuritis) im Rücken, in den Muskeln, tiefsitzend;

akutes *Säuferdelir, sieht* Ratten und Mäuse.

Angst
Vor dem *Fliegen*, Gefühl der Panik wegen *Platzangst* (!);
Angst, nicht wieder gesund zu werden, glaubt, *sei unheilbar krank*, Angst vor dem *Tod*, Angst in der *Schwangerschaft*, es könne *etwas schiefgehen*, unbegründete Angst *verrückt* zu werden, „es muss etwas geschehen".

Reise
Platzangst in der *Eisenbahn*, beim *Fliegen*, Gefühl der Panik.

Verfassung

Verhalten, Benehmen
Schwarzseher, von schwarzen Wolken umhüllt;
abschweifend, Anamnese nicht möglich, hüpft *geschwätzig* von einem Thema zum anderen, *immer in Eile*, überspannt in den Wechseljahren, unglückliche, traurige, launische, kummervolle Frauen mit blassem Gesicht.

Verhalten in der Jugend
Rollenkonflikt: vermännlichte Mädchen, weibliches Empfinden wird zum Problem, intersexuell, Fettsucht oder Magersucht.

Gemüt
Depression bei *Periode*, hysterische, neuralgische, verkrampfte, geschwätzige Frauen, Depression in der *Schwangerschaft*, schlafraubende Sorgen, es könne nicht gut gehen, ruhelos, Depression in den *Wechseljahren* mit Hitzewallungen, blass, fett oder mager oder Mannweiber, nervös, ruhelos, schlaflos, Depression mit *Lebensüberdruss*, trübe Wolken hängen über ihr, es muss etwas geschehen;

Halluzinationen, fühlt sich *beobachtet*, ängstlich, wird verrückt, Dinge erscheinen fremd, „*alles so unnatürlich*", Gehirn wie zu groß, Arme seien an den Körper *gefesselt*, mit Drähten *umwunden*, sieht Ratten, Mäuse, Schafe bei Unterleibserkrankung;
hypochondrischer Wahn, glaubt verrückt zu werden;
Wochenbettpsychose, geschwätzig, ständig wechselnde Themen, sieht Ratten und Mäuse.

Kopf

Krampfender Hinterkopfschmerz bei Frauenleiden mit Unterleibsneuralgien, Nackenkrampf, als sei das Gehirn zu groß, drückt nach außen;
Kopfschmerz um die *Periode*, vor und bei der Regel, Kopfschmerz durch *geistige Überanstrengung* bei hysterischen, geschwätzigen Menschen, die sich schlecht erholen, neuralgischer, schießender Kopfschmerz bei Frauen, als hebe sich die Schädeldecke ab, als öffne und schließe sich die Schädeldecke, als ob der Schädel wegfliegen wolle oder als flöge sie selbst davon, Gehirn scheint sich *in Wellen* zu bewegen, vom Hinterkopf zur Stirn, Vorwärtsbeugen und Gegendruck erleichtern.

Augen

Nervenschmerz (Neuralgie) der *Wimpern*, schießend, reißend, Gefühl wie geschwollen, Neuralgie *über dem Auge* (supraorbital), jeden Nachmittag bis Abend, Gebärmutterreflex!

Brustdrüse

Nervenschmerz (Neuralgie) der Brustwarzen, unter der linken Brust, Eierstöcke?

Herz

Herzbeschwerden (Dyskardie), neuralgisch zur linken Hand ziehend, unterhalb der linken Brustwarze ausstrahlend, bei Muskelrheuma;
Herzenge (Angina pectoris), hysterisch, neuralgisch, als ob der linke Arm am Körper festgebunden sei, Person droht zu ersticken, bewusstlos.

Weibliches Genitale

Ausfluss (Fluor vaginalis) mit *abwärtsdrängendem* Gefühl im Genitale, Schweregefühl, nervös, neuralgisch, neurotisch;
Eierstockschmerzen (Ovarialgie), rheumatisch, scharf, seitlich hochschießend, hinabdrängender Unterleib, Nackenkrampf;
erste Periode kommt spät; „alles zu spät";
Hypophysenschaden, intersexuell, Magersucht oder Fettsucht;
während der *Periode* Akne um den Mund bei jungen Mädchen mit rauer Haut und seelisch-geistiger Unruhe;
bei Periode depressiv oder hysterisch, verkrampft und geschwätzig, Kopfschmerz, Nackenkrampf, als ob das Hirn zu groß sei, nach außen drückend;
Schmerz bei Periode, neuralgisch, *scharf hin und her schießend*, wehenartig, schwacher Fluss, *je stärker der Blutfluss, desto stärker der Schmerz*;
Hitzewallungen mit Depressionen während der *Wechseljahre* bei blassen Frauen, fett oder mager oder Mannweiber, nervös, ruhelos, schlaflos, unglücklich, traurig, launisch, kummervoll, morgens schlimmer.

Schwangerschaft

Schlafstörungen, Kopfschmerz, Rheuma in der Schwangerschaft, niedergeschlagen,

sorgenvoll, hysterisch, überempfindlich; *Depression* in der Schwangerschaft, schlafraubende Sorgen, ruhelos, *Angst*, es könne etwas schiefgehen;
habituelle Fehlgeburt (Abortus) bei rheumatischer Anlage, Schmerzen schießen im Bauch hin und her, muss sich krümmen;
Wehen mit Körperkrämpfen während der *Geburt*, Herzkrämpfe, Wehen zu stark, *Krampfwehen*, schreit um sich oder Wehen lassen nach;
zur Geburt mitnehmen für *Wehenschwäche*, bis mittelkräftige Wehen erreicht sind, oder für Krampfwehen;
unerträgliche *Nachwehen* in den Leisten;
Wochenbettpsychose, geschwätzig, ständig wechselnde Themen, sieht Ratten und Mäuse.

Haut

Akne im Gesicht um die Periode bei Mädchen mit rauer Haut und seelisch-geistiger Unruhe.

Muskeln

Rheuma eher bei Frauen durch Nässe, Wind, Muskeln versteift (Polymyalgia rheumatica), im Rücken, plötzlich, heftig, nachts, Bewegung verschlimmert, Schmerz in der Knochenhaut, den Muskelbäuchen, *Muskelrheuma*.

Wirbelsäule

Nackenkrampf (HWS-Syndrom) bei Hysterie, bei Kopfschmerz.

Nerven

Nervenschmerz (Neuralgie) als Folge von Blutverlust über dem Auge (supraorbital) jeden Nachmittag bis Abend, Nervenschmerz der Wimpern (Ziliarneuralgie), schießend, reißend, Gefühl wie

geschwollen, Neuralgie der Brustwarzen unter der linken Brust, Eierstöcke?, *Alkoholneuritis,* tiefsitzend, im Rücken, in den Muskeln;
akutes *Säuferdelir* (Delirium tremens), sieht Ratten und Mäuse.

Cina

Auslösung

Würmer
Fadenwürmer, nächtliches Kribbeln und Jucken im After, nervös, Krämpfe, zupft sich überall.

Verfassung

Verhalten, Benehmen
Nervös, *kaut* an den Nägeln bis zur Nagelwurzel, *bohrt* ständig in der Nase, *knirscht* mit den Zähnen im Schlaf, grimassierend verwurmt.

Verhalten in der Jugend
Teilnahmslos gegen Zärtlichkeiten.

Sexuelles Verhalten
Onanie mit Kopfrollen (Jactatio capitis) bei Wurmkindern.

Bettnässen
Mehrmals in der *Nacht* bei zappeligen, mürrischen, helläugigen Wurmkindern mit Bauchkrämpfen oder Schielen; Einnässen auch *tagsüber*, Urin reichlich, wird schnell trüb im Stehen.

Nervosität
Zupft an sich herum, grimassiert völlig ungeordnet, gereizte, eigensinnige, zittrige, krampfende Kinder mit unklarem Erbrechen tagsüber, oder sie schlafen im Sitzen ein.

Schlaf
Zähneknirschen nervöser Wurmkinder.

Cina

Kinderschlaf
Knie-Ellbogen-Lage auf der Seite (Embryohaltung).

Kopf
Kopfrollen (Jactatio capitis) durch sexuelle Erregung.

Augen
Schielen (Strabismus) nervöser Art ohne Muskellähmungen.

Nase
Nasenbohren bei nervösen Wurmkindern (und bei nervösen Erwachsenen).

Zähne
Zähneknirschen, nicht nur bei Kindern.

Lunge
Bronchitis, Hustenanfall *endet mit Niesen*;
Krampfhusten;
Hüsteln und Räuspern, *Reflexhusten*, Würmer, Person blass, eine Wange rot.

Darm
Afterjucken (Pruritus ani) ohne Ausschlag, nachts, Kribbeln im After;
Wurmbefall mit Fadenwürmern (Oxyuren);
Person nervös, krampfig, zupft sich überall.

Nerven
Epilepsie durch verweigerten Wunsch, klagt, weint, stößt alle von sich;
Kopfrollen (Jactatio capitis) durch sexuelle Erregung.

Cinnabaris

Kopf
Kopfschmerz an der Nasenwurzel; chronische Nebenhöhlenentzündung.

Augen
Regenbogenhautentzündung (Iritis) mit stechenden Knochenschmerzen der Augenhöhle, brennend, von einem Augenwinkel rund um die Augenbraue zum anderen.

Nase
Heuschnupfen mit krampfhaftem Niesen, v.a. draußen und mit Husten wie zum Platzen, Nase verstopft, Nasenwurzel drückt und klopft, schlimmer draußen in der frischen, kühlen, feuchten Luft, geht aber trotzdem raus;
akute, fiebrige *Nebenhöhlenentzündung* (Sinusitis), drückendes Pochen beim Bücken, trockene Nase ohne Ausscheidung, zäher, vertrockneter Schleim sitzt in der hinteren Nase, läuft strähnig den Nasenrachenraum runter.

Cinnamomum

Schwangerschaft
Drohende Fehlgeburt (Abortus) nach Unfall durch Fehltritt oder durch körperliche Überanstrengung;
heftige Blutung bei leichten Wehen.

Cistus

Auslösung

Wetter
Halsschmerzen bei *kaltem Wetter*, selbst kalter Atem schmerzt, Wärme lindert.

Nase

Nasenpolypen, lymphatisch, eingeatmete *kalte Luft* verursacht *quälende* Schmerzen, höchst erkältlich.

Rachen

Halsschmerzen (Pharyngitis), Gefühl wie Sand im Hals, äußerst trocken, kälte- und zugluftempfindlich, selbst der eigene Atem wird als kalt empfunden, trinkt häufig.

Drüsen

Lymphdrüsenschwellung (Lymphadenome) am Unterkiefer, hart mit gelegentlich entzündlicher Entartung bei Kieferbeschwerden, höchst empfindlich bei kalter Luft, schlechter Mundgeruch.

Clematis

Auslösung

Infektionen
Komplikationen bei *Mumps,* Hodenentzündung, Samenstrangneuralgie; *Tripper,* durch Medikamente unterdrückt.

Reise
Blasenreizung *junger Urlauber* beiderlei Geschlechts;
Hochzeitsreise, Samenstrangneuralgie bei Männern, die ungewohnt der Venus häufige Opfer bringen!

Augen

Hitzige *Entzündungen* mit Tränenfluss, muss die Augen schließen, *heiße Tränen beim Öffnen,* verträgt keine kalte Luft; rheumatische *Regenbogenhautentzündung* (Iritis) durch Kälte, nach *Mercurius* einsetzen.

Ohr

Ohrspeicheldrüsenentzündung (Parotitis) mit Komplikationen, Hodenentzündung, Samenstrangneuralgie.

Männliches Genitale

Akute *Hodenentzündung* (Orchitis) durch Unterkühlung, Hoden hart wie Stein, zurückgezogen, pressender Schmerz, Hodenentzündung durch unterdrückten Tripperfluss;
Samenstrangneuralgie, wie gequetscht, pressend, eher rechts, nachts, Samenstrangneuralgie während der Hochzeitsreise, „Honeymoon-Schmerz".

Weibliches Genitale

Eierstockschmerzen (Ovarialgie) während der Hochzeitsreise mit gleicher Schmerzqualität wie die Samenstrangneuralgie des frischgebackenen Ehemannes.

Schwangerschaft

Mutterbandschmerz wie gequetscht; Eierstockkrämpfe und Mutterbandschmerzen im *Wochenbett.*

Nerven

Nervenentzündung (Neuritis) des Nervus pudendus, der den Samenstrang versorgt;
Nervenschmerz (Neuralgie) der Samenstränge und Eierstöcke, wie gequetscht,

pressend, eher rechts, nachts, Schweißausbruch erleichtert.

Colbaltum nitricum

Verfassung

Sexuelles Verhalten
Ermüdung, Kreuzschwäche und Schwäche der Beine und *nach* dem *Koitus*.

Coca

Auslösung

Reise
Bergsteigen und *Skifahren*, rascher Höhenwechsel durch Bergbahn, Skilift; bei *Höhenkoller* bis ca. 2500 m Höhe, rauschartig benommen, Herz klopft und klemmt, atemraubend, Ohrensausen, schlaflos, ungerichtete, ziellose Angst; weiß nicht mehr, was recht noch unrecht ist.

Verfassung

Gemüt
Halluzinationen, hört *Hirtenklänge*; spürt *Fremdkörper* unter der Haut.

Kopf

Schwindel und *Kopfweh* treppauf, bergan, Lichtblitze davor, höhentrunken, Höhenkoller (!); Größenwahn?

Cocculus

Auslösung

Alkohol
Beschwerden morgens *nach* einer *Orgie*, Leeregefühl, Schwindel im Kopf, schusselig, lässt die Tasse fallen.

Angst
Vor *Schlaflosigkeit*, durch Übernächtigung, Tagesereignisse behindern Einschlafen.

Fernsehen
Leistungsschwäche bei Kindern, überdreht, schlaflos.

Infektionen
Folge von *Hirnhaut-* und *Hirnentzündung*, starkes Linsenschlottern.

Nahrung
Verlangen nach *Senf*.

Reise
Bewegungskrankheit mit *Schwindel, Übelkeit, erbricht im Schwall*, durch *kurvenreiche* Strecken, per *Eisenbahn*, per *Flugzeug*, besonders nach vorheriger Übermüdung, bei *Zeitverschiebung* durch *Fernflüge* (Jetlag), bei Flügen *gegen die Sonne*, per *Schiff*, durch das Schlingern bei hohem Seegang.

Schule
Kopfweh *gegen Schulende*, Kind übernächtigt, „Fernsehkind", kopfleer, hirnmüde, dusselig, hampelt.

Verfassung

Essen, Trinken
Schwindel bei Magenstörung, wird rot und heiß; übel *nach dem Essen*.

Missempfindungen
Brett vor dem Kopf, Stirn wie leer, Folge von Übernächtigung.

Schlaf
Schlaflos, nervös, aufgedreht, schusselig, Nackenkrampf;
Angst vor Schlaflosigkeit durch Übernächtigung;
Aufschrecken.

Kopf
Hirndurchblutungsstörung (zerebrale Durchblutungsstörungen);
Basilaris-Insuffizienz-Syndrom (Hirndurchblutungsstörung), Leeregefühl, „Brett vor dem Kopf", Schraubstockgefühl, Schwindel;
Kopfschmerz durch Autofahren, Fliegen, nach durchzechter Nacht, Hirn wie betäubt, leer, dumpf, *Schädeldecke öffnet und schließt sich*, erbricht im Schwall, kann nicht auf dem Hinterkopf liegen, kann den Kopf nicht vorwärtsbeugen, Wärme und Ruhe sind erholsam;
Hinterkopfweh, Nackenkrampf zum linken Stirnhöcker, zur linken Augenhöhle ziehend, schlimmer beim Erheben, Aufrichten, fröstelt, taumelt;
Schulkopfschmerz durch zu viel Fernsehen und Computerspiele, durch geistige Überanstrengung;
Schwindel nach dem Lesen, leerer, heißer Kopf, hat nichts behalten, Schwindel beim Kopfheben, bei Bewegung;
Menière (Innenohrschwindel) mit zerebralem Erbrechen, kaum Übelkeit, aber erbricht im Schwall, in hohem Bogen, Gefühl, wie auf Wolken, schwerelos, nervös.

Augen
Linsenschlottern (Nystagmus), Augen bewegen sich rasch hin und her, Leeregefühl im Kopf, enge Pupillen, trübsichtig, Mouches volantes („fliegende Mücken").

Ohr
Innenohrschwindel (Menière), kurativ.

Weibliches Genitale
Ausfluss (Fluor vaginalis) *bei der Periode*, eitrig, wie Blutwasser, Periode *mit Magenbeschwerden, als rieben Steine aneinander*, Magen hebt und senkt sich wie auf hoher See;
Schmerz *vor* und *bei Periode*, neuralgisch, schwächend, Blutfluss spärlich oder klumpig mit Übelkeit.

Schwangerschaft
Erbrechen beim Denken an Speisen, nervös, Speiseröhre krampft, Schwindel, Kopfschmerz, ängstlich;
Geburt mit Wehen im Darm;
Nachwehen hinter der Gebärmutter.

Gefäße
Hirndurchblutungsstörung (zerebrale Durchblutungsstörungen), Leeregefühl, „Brett vor dem Kopf", Schraubstockgefühl, Schwindel, geht auf Wolken.

Nerven
Multiple Sklerose und *Parkinson*, Kopfweh, Schwindel, Linsenschlottern, Gefühl von Leere im Kopf, enge Pupillen, trübsichtig, Mouches volantes.

Coccus cacti

Auslösung

Infektionen
Keuchhusten wie Raucherhusten, dick, glasig, *fadenziehend*, beim Niederlegen und Erwachen.

Lunge

Bronchialasthma mit Krampfhusten, klingt wie ein erschöpfender, trockener *Raucherhusten*, fadenziehender Schleim; *Bronchitis* mit grobem, schwer löslichem, zähem, eiweißartig fadenziehendem Schleim, nach dem Aufstehen, Hustenanfall *endet mit Aufstoßen* und Rülpsen;
Keuchhusten wie übelster Raucherhusten, dicker, glasiger, fadenziehender Krampfhusten, abends und morgens;
Raucherhusten attackenweise, meist morgens, wenig zäher, eiweißartiger Schleim, Kalttrinken stoppt den Anfall vorübergehend;
chronischer *Erstickungshusten*, würgt morgens reichlich zähen Auswurf hervor, droht am eigenen Schleim zu ersticken, *würgt, erbricht, rülpst.*

Nieren

Nierenbeckenentzündung (Pyelitis acuta) und *Blasen-Nierenbecken-Entzündung* (Cystopyelitis acuta), Stechen, Bohren in der Lende, wenig saurer, schleimiger Urin, Ziegelmehl, keine Schwellungen, nach den akuten Fieberarzneien einsetzen.

Blase

Reizblase, häufiger Drang, Krampf, Schleimfetzen, fadenziehender Schleim, Urin dunkel, viel Harnsäure.

Ärger

Durchfall und Herzklopfen *nach* Ärger, überempfindlich.

Schlaf

Einschlafen erschwert, *euphorische Ideen* bei Teetrinkern.

Kopf

Kopfschmerz, als ob ein *Nagel* eingehauen würde, einseitig, bei Erregung, bei Freude.

Ohr

Ohrgeräusche (Tinnitus aurium), *hört Glocken läuten* bei nervlicher Belastung, höchst euphorisch mit überreizten Sinnen.

Zähne

Akute *Zahnschmerzen*, stechend, zuckend, überempfindlich, hält sich kaltes Wasser im Mund.

Magen

Magenschleimhautentzündung (Gastritis) mit zu viel Säure (hyperazid), stressbedingt durch Sorge oder Freude.

Weibliches Genitale

Schmerz *bei Periode,* neuralgisch, überempfindlich, verzweifelnd, *Blutfluss* zu früh, zu stark, klumpig.

Schwangerschaft

Geburt, Wehen zu stark, krampfend, aus freudiger Erregung.

Coffea

Auslösung

Angst
Vor *Überraschungen*, Weinen, Kopfschmerz, auch bei erfreulichem Anlass.

Haut

Übermäßiger, heißer, flüssiger *Schweiß* (Hyperhidrose) bei freudigen Anlässen, besonders in den Handflächen.

Colchicum

Auslösung

Infektionen
Akute *Ruhr*, wässrig, blutig, Blähbauch, Kolik und Afterkrampf nach dem Stuhl; fortgeschrittener *Typhus* mit aufgetriebenem Bauch, mit Schwäche und Ruhelosigkeit.

Nahrung
Übelkeit schon beim Geruch von *Fisch* und *Fleisch* (*beachte:* Krebs!).

Operation
Chronischer, ruhrartiger Durchfall nach *Gallenblasenentfernung*.

Reise
Akute *Amöbenruhr* (Bakterienruhr) mit wässrig-blutigen Durchfällen, geblähter Rumpelbauch, Nabelkrämpfe und Afterkrämpfe nach dem Stuhl.

Wetter
Rheuma der Hand- und Fingergelenke, Knöchel, Zehen, Bindegewebe bei *Nebel*, *Feuchtigkeit* und *nasskaltem Wetter* mit Darmentzündung;
Rheumatiker fürchten sich vor dem *Herbst*, weil dann alles schlimmer wird: Gicht, Verdauung, Durchfall.

Verfassung

Essen, Trinken
Satt nach wenigen Bissen, Rumoren mit Übelkeit;
Erbrechen mit *Ekel vor Speisen* schon beim Sehen und Riechen;
großer *Durst*, aber *Widerwille zu trinken*.

Schlaf
Müdigkeit im Herbst, chronisch wiederkehrendes Herbstrheuma mit Durchfällen.

Diathese
Neigung zu vermehrter *Harnsäure*; *Gicht* (chronische Arthritis), Sehnen, Sehnenplatten, Bänder, Knochenhaut, große Schwäche.

Augen

Grauer Star (Katarakt), rheumatisch, lithämisch.

Herz

Rheumatische *Herzbeschwerden* (Perikarditis), *wie* mit einem breiten Band *gequetscht*, Herztöne schwach, Puls spannungslos, fadenförmig, große Schwäche.

Bauch

Aufgeblähter Trommelbauch bei Magen-Darm-Beschwerden, Krümmkoliken.

Magen

Erbrechen aus Ekel beim Sehen und Riechen von Speisen, großer Durst, aber Widerwille gegen Trinken;
Magenbeschwerden (Gastropathie), satt nach wenigen Bissen, Rumoren mit Übelkeit.

Darm

Fortgeschrittene *Darmentzündung* (Enterokolitis mit Brechdurchfall) mit Schwäche, aufgetriebenem Bauch und Ruhelosigkeit;
geschwürige *Dickdarmentzündung* (Colitis ulcerosa), blutige Durchfälle, Ekel schon beim Anblick und Geruch von Speisen, „Herbstruhr", will warm;
Durchfall nach Gallenblasenentfernung (PCE-Syndrom), ruhrartig, schwächend.

Schwangerschaft

Erbrechen (Hyperemesis) beim Riechen von Speisen, Durchfall, Frösteln.

Muskeln

Herbstrheuma, Muskeln versteift (Polymyalgia rheumatica), Sehnen, Hüllen, Bänder, Knochenhaut.

Gelenke

Akutes *Rheuma* mit Fieber im Herbst, bei Nebel, bei nasskaltem Wetter, Sehnen, Hüllen, Bänder, Muskelansätze und Knochenhaut der Hand- und Fingergelenke, Knöchel und Zehen, Gelenke *dunkelrot* geschwollen, *wandernde* Schmerzen, druckempfindlich, abends schlimmer, mit großer Schwäche und Herzbeteiligung; chronische *Gicht* der kleinen Gelenke, eher bei Frauen.

Knochen

Chronische *Knochenhautentzündung* (Periostitis), Sehnen, Sehnenplatten, Bänder bei Herbstrheuma, Gicht, Herz, Blähungen.

Beine

Fersenschmerz, Knochenschmerz.

Collinsonia

Herz

Herzbeschwerden (Dyskardie) durch unterdrückte Hämorrhoidenblutung, Völle, Druck, Schwäche, Atemnot, auch im Wechsel mit Blutung.

Darm

Afterekzem in der Schwangerschaft, meist mit ungewohnter Verstopfung.

Schwangerschaft

Hämorrhoiden mit Krampfadern an den Schamlippen, mit Stuhlverstopfung; *Ischias* durch Beckenstau, Hämorrhoiden im *Wochenbett* am After, an der Scheide.

Haut

Ekzem um den After in der Schwangerschaft, meist mit ungewohnter Verstopfung.

Wirbelsäule

Ischialgie in der Schwangerschaft durch Beckenstau mit Verstopfung, Krampfadern an den Schamlippen, Hämorrhoiden.

Colocynthis

Auslösung

Angst
Vor *Schmerzen*, verfällt in galligen Ärger.

Ärger
Über *Unrecht*, messerscharf einschießende Magen- oder Gallenkolik, Durchfall, Krümmen bessert;
Kolik *nach* Ärger.

Infektionen
Akute Ruhr, blutige, schleimige Stühle, Krümmkrämpfe nur während des Stuhls.

Kummer
Mit unterdrücktem *Hass,* Gallenkolik, Bauchkrämpfe.

Operation
Chronischer Durchfall nach *Gallenblasenentfernung*, kolikartig, stichartig.

Reise
Bauchkolik durch *Urlaubsärger*, beugt sich vorwärts;
akute Amöbenruhr (Bakterienruhr), blutig, schleimig.

Verfassung

Verhalten, Benehmen
Empört, entrüstet, verborgen ärgerlich, verhalten zornig, ungeduldig.

Essen, Trinken
Durchfall *nach Essen* und *Trinken*, dünn, wässrig, gussartig mit vielen Blähungen, davor Krümmkolik.

Missempfindungen
Bandgefühl, Reifengefühl wie *mit Eisendraht umwickelt*.

Nabelkoliken
Seelischen Ursprungs, Ärger über Unrecht, tobsüchtig, *stechend, einschießend*, krümmt sich, drückt Faust in den Leib.

Gemüt
Kummer mit unterdrücktem *Hass*, Gallenkolik, Bauchkrämpfe.

Kopf

Kopfschmerz bei Zahnschmerz und Kieferneuralgie, stechend.

Bauch

Nabelkoliken aus Ärger über Unrecht, tobsüchtig;
Neuralgie im Bauch nach Erregung, nach Erkältung, pressend, stechend, *Ruhe, Wärme, Gegendruck* lindern.

Magen
Magenkrämpfe unklaren Ursprungs, stechend, einschießend, krümmt sich, drückt die Faust in den Leib;
Pförtnerkrampf (Pylorospasmus) der Säuglinge und Kleinkinder, stechende Schmerzen, krümmen sich, Wärme und Gegendruck bessern.

Darm
Geschwürige Dickdarmentzündung (Colitis ulcerosa) mit messerscharf einschießenden Koliken;
Durchfall nach Gallenblasenentfernung (PCE-Syndrom), kolikartig, stichartig, wie aus einem Hydranten geschossen, dünn, wässrig, nach Essen und Trinken, viel Blähungen, davor Krümmkolik.

Galle
Gallenkolik aus *Ärger* über Unrecht, tobsüchtig, Gallenkolik durch *Gallensteine*, stechend, einschießend;
krümmt sich, drückt Faust in den Leib.

Bauchspeicheldrüse

Entzündung der Bauchspeicheldrüse (Pankreatitis) mit krampfartigen, messerscharfen Krümmschmerzen, feuchte Wärme, Druck und Ruhe bessern.

Nieren

Nierenkolik durch *Nierengrieß, Nierensteine*, stechend, einschießend, krümmt sich, drückt die Faust in den Leib.

Weibliches Genitale

Eierstockschmerzen (Ovarialgie), neuralgisch nach Erregung, nach Erkältung; Ziehen, Pressen, Stechen, Wärme und Druck lindern;

Periodenschmerz, neuralgisch, scharf vom Nabel zum linken Eierstock, Krümmen lindert.

Haut

Übermäßiger Schweiß mit exzentrischem Geruch nach *Urin.*

Gelenke

Hüftgelenkarthrose mit Stichen, Krämpfen, geht am Stock.

Wirbelsäule

Hexenschuss, stechender Nervenschmerz, *einschießend;*
akuter *Ischias,* einschießend, neuralgisch, nicht entzündlich, zieht bis zum Knie, zur Ferse, beim Bewegen und bei Kälte, Bein wie im Schraubstock.

Nerven

Multiple Sklerose mit *Umklammerungsgefühl,* einschießende, messerscharfe Schmerzen;
akute Neuralgie, plötzlich einschießend, messerscharf, Krümmen, Druck, Wärme lindern, Neuralgie der Eierstöcke, nach Erregung, Erkältung, pressend, stechend;
akute *Trigeminusneuralgie,* stechend, reißend, krampfend, *links,* drückt einen warmen Schal dagegen.

Condurango

Verfassung

Diathese
Epitheliom (Plattenepithel), offen, geschwürig;
Magenkrebs, drohender Durchbruch,

Brennen hinter Brustbein, Dauerschmerz im Magen, Mundwinkel eingerissen.

Mund

Schrunden, Einrisse (Rhagaden) an den Lippen, in den Mundwinkeln.

Magen

Blutendes *Magengeschwür* (Ulcus ventriculi), krebsartig, Person wird immer müder und schwächer.

Conium

Auslösung

Nikotin
Schwindel durch Rauchen, Gegenstände drehen sich beim fixierten Hinsehen.

Sonne
Zittrige Schwäche bei jungen Menschen nach Sonnenbaden.

Verletzung
Der *Linse* mit anschließendem Grauen Star;
Brustverletzung mit Gewebsverhärtung, Brustknoten nach Stoß.

Wetter
Schneewetter, Schwindel, matt, zittrig, hypochondrisch.

Verfassung

Aussehen, Erscheinung
Rosafarbene, *runzelige Lippen;*
Brüste unterentwickelt, nur noch Hautfalten (!);
männlicher Partner von *Crocus,* sieht *alt* aus.

Verhalten, Benehmen
Teilnahmslos beim Spazierengehen in frischer Luft;
albern, renommiert gern, *Möchtegern.*

Verhalten in der Jugend
Rollenkonflikt: veränderte Körperwahrnehmung, sieht sich kleiner, voller Schuldgefühle, *menschenscheu.*

Verhalten im Alter
Egoistisch, *geizig, geil, albern, geckig,* schwindelig, denkt nur wollüstig an junge Frauen, mehr Wollen als Können, schwatzhafte Greise, *Angeber, Aufschneider.*

Sexuelles Verhalten
Übermäßiges Verlangen bei Männern, schwätzt viel über Sex;
Impotenz als Folge sexueller Exzesse, melancholisch gereizt;
Samenerguss nachts mit Erektion, aber ohne Erregung;
Onanie, lästig bei Frauen.

Essen, Trinken
Kann zum *Frühstück* nichts essen, trotz allgemeiner *Besserung beim Essen,* aber Blähsucht und *Kolik hinterher;*
„*Spontanhypo*" bei Diabetikern *vor dem Essen* mit Heißhunger.

Diathese
Epitheliom (Plattenepithel), Brust, Hoden, Gebärmutter, Eierstock;
Scirrhus (Faserkrebs), Brust, alle Drüsen, fibrös, hart, knotig, messerscharfe Stiche nachts, schlaffe Brüste, fröstelnde Frauen;
Magenkrebs, drohender Durchbruch, heftiges Stechen zum Rücken, drückt Faust in die Magengrube, Übelkeit, Erbrechen schwarzer Massen, „*Kaffeesatzerbrechen*";
Prostatakrebs roter, kräftiger Männer, fibröse Knoten mit messerscharfen Stichen;

Hodenkrebs, Hoden hart, geschrumpft, empfindlich, nach Stoß, Schlag, Quetschung;
Eierstockkrebs, messerscharfes Stechen;
Gebärmutterkrebs, Plattenepithel, klein, hart.

Gemüt
Sexuelle Depression nach langer Enthaltsamkeit.

Kopf
Kopfschmerz durch Überanstrengung im Alter, besonders bei alten Männern, Kopf wie betäubt, Schwäche;
Schwindel alter, blasser Leute, beim Aufstehen, treppab, bergab, im Liegen, beim Umdrehen im Bett, beim Erheben und Aufrichten, alles dreht sich, Schwindel bei Nikotinmissbrauch, Gegenstände drehen sich beim fixierten Schauen;
Menière (Innenohrschwindel), kurativ.

Augen
Entzündungen ohne Rötung, neuralgische Schmerzen, große Lichtscheu wegen empfindlicher Augennerven;
akuter *Grauer Star* (Katarakt), idem, nach Verletzung der Linse.

Männliches Genitale
Wasserbruch (Varikozele) bei Mönchen.

Weibliches Genitale
Jucken am äußeren Genitale *nach* den *Wechseljahren,* wollüstig, ätzend;
beachte: Diabetes, Drüsen!

Haut
Juckreiz ohne Ausschlag (Pruritus sine materia) auf der ganzen Brust oder am Scheideneingang, heftig, wund, in der Wärme (an Diabetes denken!);

übermäßiger Schweiß (Hyperhidrose), warm, beim Einschlafen.

Drüsen

Lymphdrüsenschwellung (Lymphadenome) am Unterkiefer, steinhart, klein, schmerzlos oder messerstichartige Empfindung.

Nerven

Multiple Sklerose und *Parkinson*, Kopfweh, Drehschwindel, Linsenschlottern, mangelhafte Akkomodation.

Convallaria

Auslösung

Nikotin
Vergiftung, kollapsig durch Rauchen, scharfe Stiche hinter dem Brustbein, „als höre das Herz auf zu schlagen".

Herz

Herzbeschwerden mit *scharfen Stichen* bei Nikotinvergiftung;
Herzklappenfehler mit großer Atemnot, Wassersucht und spärlichem Urin, als Begleittherapie einsetzen;
Herzklopfen (Tachykardie) alter Menschen mit Hautwassersucht (Ödeme);
Herzschwäche (Herzinsuffizienz) der rechten Herzkammer im Alter mit anhaltendem Herzklopfen, mit blauen Lippen und Wassersucht, scharfe Stiche in der Brustmitte.

Nieren

Akute *Nierenentzündung* (Nephritis acuta) mit Bauchwasser (Aszites), Herzklopfen, mit raschem, unregelmäßigem Puls und Schwellungen, bei *Mitralinsuffizienz*.

Copaiva

Auslösung

Infektionen
Tripper (Gonorrhöe), akut; eitrig, milchig, brennt, steter Harndrang, Veilchengeruch, Nesselsucht.

Blase

Akute *Harnröhrenentzündung* (Urethritis), eitrig, milchig, steter Harndrang, brennendes, tröpfelndes Wasserlassen, *Veilchengeruch*.

Corallium rubrum

Auslösung

Infektionen
Bluthusten bei *Keuchhusten*.

Nase

Schnupfen mit Schleimstraße im Nasen-Rachen-Raum, festsitzend, wird widerlich geräuschvoll hervorgebracht.

Lunge

Bronchialasthma mit Krampfhusten wie ein Maschinengewehr, zäher, klebriger Schleim läuft Rachen runter;
Bronchitis mit festsitzendem Schleim;
Bluthusten bei Keuchhusten;
Morgenhusten wie ein *Schnellfeuergewehr*, trocken hackend, erstickend, krampfend.

Crataegus

Auslösung
Föhn
Stirnkopfschmerz, Herzbeklemmung.

Reise
Rascher Höhenwechsel der Bergwanderer, matt, müde, zerschlagen, niedergeschlagen, ängstlich, reizbar, Kopf, Herz und Brust beklommen.

Kopf
Stirnkopfschmerz, Schwindel, Herzbeklemmung bei Föhnwetter und raschem Höhenwechsel.

Herz
Herzklopfen (Tachykardie) alter Menschen mit niedrigem Blutdruck, mit Hautwassersucht;
Herzschwäche (Herzinsuffizienz) der rechten Herzkammer mit Atemnot, schlimmer bergan, seufzt, *gähnt,* streckt sich, blaue Lippen, kann nicht durchatmen, holt tief Luft *(Herzseufzer),* Herzrhythmusstörungen;
zusätzlich *bei digitalisierten* Patienten; *„das tägliche Zahnbürsterl des Herzens"* (Dorcsi).

Lunge
Atemnot (Dyspnoe), kann nicht durchatmen, muss tief Luft holen.

Gefäße
Niedriger Blutdruck (Hypotonie) mit Schwäche bei Reisen und Wanderungen.

Crocus

Auslösung
Operation
Störungen nach *Augenoperation,* Hämmern und Zucken im Auge.

Verfassung
Aussehen, Erscheinung
Gekleidet wie ein *Paradiesvogel,* anzüglich.

Verhalten, Benehmen
Geiles Lachen, albern, läppisch;
alt, albern, geckig, weibisch, mannstoll.

Verhalten im Alter
Schwatzhafte Greise, albernes, anzügliches Zeug, das *„weibliche Conium".*

Sexuelles Verhalten
Sinnlich, erotisch, *schamlos,* rot, hitzig, in den Wechseljahren oder nach Unterleibsoperationen, braucht ihre Schamlosigkeit.

Diathese
Hämorrhagisch (ererbte Blutungsneigung), dunkle, passive Blutungen, reichlich, zäh, *teerartig, perlschnurartig,* bei Bewegen;
Hysterie.

Gemüt
Halluzinationen: Scheinschwangerschaft bei älteren, roten, albernen Frauen, Gefühl wie etwas Lebendiges im Leib.

Kopf
Kopfschmerz bei Frauenleiden, Blutandrang, Hitze, Schweiß, Nasenbluten, Kopfschmerz in den *Wechseljahren* ohne Hitzewallungen, Albernheit im ganzen Kopf, Kopfschmerz *nach Periode,* dumpf, heftiger Schlag gegen die Schläfe, Blut-

wallungen, Nasenbluten, bessert Kopfweh nicht.

Augen

Hämmern und *Zucken* im Auge nach Augenoperation.

Ohr

Schwerhörigkeit im Alter, eher Frauen.

Nase

Nasenbluten bei Heranwachsenden, schwarz, zäh wie Teer, wie Perlen an einer Schnur, dunkelrotes Gesicht, bei hysterischen Mädchen und klimakterischen Frauen.

Weibliches Genitale

Ausfluss (Fluor vaginalis) mit sexueller Erregung, dick, zäh, stinkt geil oder sonderlich;
Blutfluss bei Periode schwarz wie Pech, *perlschnurartig*;
Periode mit alberner, sexueller Erregung, geiler Geruch;
Kopfschmerz nach Periode, dumpf, heftiger Schlag gegen die Schläfe, Blutwallungen;
übermäßiger Schweiß am Genitale, riecht geil;
Hitzewallungen in den *Wechseljahren* mit warmen Schweißen, alles wallt: Brust, Herz, Periode, glaubt schwanger zu sein.

Haut

Übermäßiger Schweiß (Hyperhidrose) am weiblichen Genitale, *geiler Geruch*.

Crotalus

Auslösung

Angst
Vor *Tieren*, vor *Spinnen*.

Entzündungen
Erythrozyten-Auswanderung (Blutaustritt), *stärkste, dunkelrote* bis *schwarze* Blutzersetzung und Blutungsneigung;
Blutvergiftung, septisches Fieber, Person rot, trocken, dann kollapsig.

Infektionen
Dengue-Fieber (Siebentagefieber), Serumtyp 2 bis 4 (hämorrhagisch, Sterblichkeit um 50 %), ab 7. Tag wieder Fieber, Blutungen aus allen Körperöffnungen (und in alle Organe hinein);
Gelbfieber, spätere Stadien, Person erbricht schwarze Massen, blutet aus allen Öffnungen, gelbe Haut, Sepsis, Herzdruck, Herzklopfen, Schweiß erlöst;
septische Hepatitis mit heftigen, schwarzen Blutungen, *Kaffeesatzerbrechen*.

Nahrung
Verlangen nach *Schweinefleisch*.

Reise
Gebiete mit *feuchter Hitze* und *Schwüle*, Person hitzig, aufgeregt oder frostig, kollapsig;
septische Hepatitis mit schwarzem Bluterbrechen;
Gelbfieber, spätere Stadien, Gelbsucht, Sepsis, blutet aus allen Öffnungen;
Dengue-Fieber, siehe unter Infektionen;
Vorbeugung vor Ort: viel *Limonensaft* trinken.

Schlaganfall
Durch *Hirnblutung*, allgemeine Folgen bei eher *kräftigen* Menschen.

Würmer
Bandwurm, kräftiger Mensch magert ab.

Verfassung

Diathese
Hämorrhagisch (ererbte Blutungsneigung), *dunkle, passive* Blutungen, *sickernd,* aus allen Körperöffnungen in alle Organe hinein;
Hautkrebs am Auge (Melanom), im Augenweiß.

Geist
Gedächtnisschwäche, vergisst Namen, ängstlich, depressiv.

Augen

Aderinnenhautentzündung (Uveitis) des dunklen Anteils (Uvea), Herzinfarkt? *beachte:* Blutung ins Augeninnere;
Melanom, schwarzer Fleck im Augenweiß;
frische *Netzhautablösung* (Retinaablösung), Blutung, schlimmer durch feuchte Hitze;
Netzhautblutung (Retinablutung), zur Nachbehandlung einsetzen, sobald die Blutung steht;
entzündliche *Sehnervdegeneration* (Optikusatrophie) mit Netzhautblutung.

Mund

Nervenschmerz (Neuralgie) der Zunge, Zungenzittern, Zungenkrebs.

Herz

Frischer *Herzinfarkt* mit Erstickungsangst.

Lunge

Bluthusten, schwarz, mit Sputum vermischt;
Lungeninfarkt, akute *Lungenembolie.*

Magen

Erbrechen von schwarzen Massen, „Kaffeesatzerbrechen", Magenbluten, Leberentzündung.

Leber

Septische *Leberentzündung* (Hepatitis epidemica) mit heftigen schwarzen Blutungen.

Blase

Dunkles *Blutharnen* (Hämaturie), geronnen, schwarzer Satz, Nierensepsis.

Haut

Gürtelrose (Herpes zoster) mit *blutigen Blasen;*
wiederkehrende *Wundrose* (Erysipel), jährlich in der Schwüle, eher rechts, *blutige Bläschen,* septisch entzündet.

Beine

Beingeschwür (Ulcus cruris) bei venösen Durchblutungsstörungen, eher rechts.

Blut

Agranulozytose (allergische, maligne Neutropenie), Mangel an Knochenmarksubstanz, *stärkste Unterhautblutungen,* flächenhaft, dunkelrot wie bei *Lachesis;*
Leukämie bei vermehrten Unterhautblutungen.

Gefäße

Arterienentzündung (Arteriitis), Schmerzen und Blutaustritte an den Gliedern, mehr Blutungen als bei *Lachesis.*

Nerven

Nervenschmerz (Neuralgie) der Zunge, Zungenzittern, Zungenkrebs;

Lähmungen als Folge von Schlaganfall bei eher kräftigen Menschen nach Hirnblutung.

Croton

Auslösung

Infektionen
Cholera der Säuglinge (Cholera infantum), erbricht viel Gelbes oder Wasser gleich nach Essen und Trinken.

Reise
Durchfall nach Essen und Trinken mit Übelkeit und Erbrechen.

Verfassung

Essen, Trinken
Erbrechen *durch Essen*, allgemein oder bei Darmentzündung mit Übelkeit, plötzlich, gussartig, gelb, wässrig.

Ohr
Außenohrentzündung (Otitis externa) mit eitrigen Bläschen.

Brustdrüse
Nervenschmerz (Neuralgie) der Brustwarzen, von der Brustwarze zu den Schultern.

Darm
Durchfall, nicht entzündlich oder bei anfänglicher *Darmentzündung* (Enterokolitis mit Brechdurchfall), heftige Krämpfe vor gussartigen Stühlen mit vielen Blähungen, wie aus einem Hydranten geschossen, plötzlich, gelb, wässrig, nach Essen und Trinken mit Übelkeit und Erbrechen.

Männliches und weibliches Genitale
Bläschenförmiges *Ekzem* im Genitalbereich, auch *Windelausschlag*.

Schwangerschaft
Stillschwierigkeiten, Brustwarze schmerzt, *Schrunden, Stechen*, als ob die *Brust an einer Schnur zum Rücken gezogen* würde.

Haut
Ekzem, Windelausschlag, Bläschen; auch bläschenartige Genitalekzeme bei Erwachsenen.

Cubeba

Auslösung

Infektionen
Akuter *Tripper* (Gonorrhöe), klebrig, Veilchengeruch, harnt andauernd, Krampf danach, Prostata mitentzündet.

Blase
Akute *Entzündung der Harnröhre* (Urethritis), schleimig-klebrig, riecht nach *Veilchen*, konstanter Harndrang, zusammenschnürendes Schneiden nach dem Harnen, eher bei Frauen; nervöser *Blasenreiz* mit Harndrang.

Cuprum aceticum

Verfassung

Diathese
Karzinom, quälendes Erbrechen bei Krebs.

Schwangerschaft

Geburt: Wehen mit *Krämpfen* der Finger, Waden und Füße, muss aufstehen und fest auf dem kalten Boden auftreten.

Cuprum arsenicosum

Auslösung

Impfungen
Nächtlicher Husten nach *DTP-Impfung* (Diphtherie-Tetanus-Pertussis).

Nahrung
Unverträglichkeit von *Fisch*, Magen verstimmt;
Vergiftung durch Nahrungsmittel mit heftig krampfenden, schneidenden Bauchschmerzen und krampfendem Erbrechen.

Kopf

Kopfschmerz bei schweren Nierenerkrankungen, kaltschweißig, schreckhaft, verkrampft.

Herz

Herzmuskelschwäche (Myodegeneratio cordis), fettige Degeneration, nächtliche Gefäßkrämpfe, kalte, blaue Glieder mit fleckiger Röte.

Lunge

Asthma mit Krampfhusten, anfallsartig nachts, bläuliche Lippen, hält Daumen in der Faust, viel Durst;
Krampfhusten die *ganze Nacht* in *langen Attacken* mit *langen Pausen*, bläuliche Lippen.

Bauchspeicheldrüse

Diabetes mit Durchfall.

Nieren

Nierenschrumpfung (Nephrose), urämische Eklampsie, akutes Nierenversagen, Krämpfe überall, elend.

Schwangerschaft

Eklampsie während der Geburt, Krämpfe überall, lebensbedrohlich.

Muskeln

Wadenkrämpfe nachts, muss aus dem Bett springen und auf dem Boden festen Gegendruck erzeugen.

Cuprum metallicum

Auslösung

Geburtsschaden
Therapiebeginn;
Sauerstoffmangel bei Geburt;
Krämpfe, vor allem der unteren Glieder, durch festen Druck gelindert.

Infektionen
Fieberkrämpfe, blass, Zuckungen, Krämpfe am ganzen Körper, Kollaps, Kälte, blaue Lippen;
Fieberdelir, beißt in die Bettwäsche, beißt in die eigenen und in andere Hände;
akute *Cholera*, Krämpfe überall, Trockenheit, Blaufärbung, vergebliches Würgen;
Krämpfe als Folge von *Hirnhaut*- und *Hirnentzündung*, blass-bläulich, krampfig, drückt den Krämpfen mit der Hand entgegen;
Keuchhusten, Würgehusten, Gesicht wird beim Husten blau.

Operation
Unstillbarer, krampfartiger *Schluckauf* nach Operation.

Reise
Brechdurchfall, Krämpfe überall, blaue, kalt-trockene Haut, deckt sich ab; *Muskelriss* bei *Radfahrern, Freizeitsportlern*; *Muskelkrämpfe* bei *Radtouren, Wanderungen, Schwimmen* (auf dem Rücken ans Ufer treiben und fest massieren); akute *Cholera*.

Schlaganfall
Allgemeine Folgen mit *krampfartiger Lähmung*.

Vergiftung
Vergiftungsschock, Kollaps mit starken Krämpfen, dabei läuft Gesicht blau an.

Verletzung
Muskelriss, sehr starke krampfartige Schmerzen.

Verfassung

Verhalten, Benehmen
Charmeur, blond, *verwöhnt*, redselig, *kennt keinen Widerstand*, zieht tolle Schau ab, setzt seine Wünsche notfalls mit Krampfanfällen durch.

Verhalten des Kindes
Grimassenschneider, *verwöhnter Prinz*, *verzogener Bengel*, ungehorsam, will nur *anordnen*, zieht Schau ab, hat nie Widerstand erfahren, ruhelos, *geschwätzig*, *lacht*, *singt*, *schimpft*, *spuckt* nach anderen, unruhig, krampfartige, heftige Entladungen, lässt sich *nicht ansehen noch anfassen*, wehrt ab.

Schlaf
Einschlafschwierigkeiten und Schlafstörungen bei Magenkrämpfen, unruhiger Schläfer mit Waden- und Fußkrämpfen.

Diathese
Adams-Stokes-Syndrom bei *chronischen Krankheiten*, allgemeine *Verkalkung* und *Verkrampfung* der Gefäße.

Gemüt
Halluzinationen, er sei eine *andere Person*, ein *General*.

Kopf

Schwindel bei blassem Bluthochdruck, Gefäßkrämpfe, dünne Person, bei Brechdurchfall, Magen krampft, vergebliche Würgeversuche, blaues Gesicht.

Augen

Lidkrampf (Blepharospasmus), chronisch, klonisch und Krämpfe der unteren Gliedmaßen, fasst sich an die Lider, nervöses Lidzucken;
Netzhautdegeneration (Retinadegeneration) bei chronischen Nierenerkrankungen;
toxische *Sehnervdegeneration* (Optikusatrophie), Nerven schwinden, Gefäße krampfen, verkrampfter, schreckhafter Mensch.

Hals

Krämpfe beim Schlucken, Verschlucken, *schluckt Luft* beim Trinken (Aerophagie), Speiseröhrenkrampf, Schluckauf; *Tetanie* (Nebenschilddrüsenschwäche), allgemeine Krampfneigung.

Lunge

Adams-Stokes-Syndrom (Sauerstoffmangel des Gehirns durch akute Herzrhythmusstörungen mit schweren Schädigungen des Atemzentrums), allgemeine Verkalkung;

chronischer *Erstickungshusten*, ein Schluck kaltes Wasser lindert; *Keuchhusten*, Person krampft, wird steif, blau, Atmung stockt, bewusstlos, Bewusstsein kehrt nach einer Weile zurück.

Bauch

Schluckauf (Singultus) bei Säuglingen, geronnene Milch rinnt aus den Mundwinkeln.

Muskeln

Allgemeine *Krampfneigung* (Spasmophilie, Tetanie); *Muskelschwund* (progressive Muskeldystrophie), erworben, noch mehr verkrampft als bei *Plumbum*, Wadenkrämpfe, Finger gebeugt, Daumen nach innen.

Beine

Durchblutungsstörungen der Arterien; *Hinken* bei Gefäßverschlusskrankheit (Claudicatio intermittens); *Zehenkrämpfe nach oben*, Person blass, beklagenswert, springt aus dem Bett, umklammert die Beine, tritt fest auf.

Gefäße

Hoher Blutdruck (Hypertonie) durch Gefäßkrämpfe, Person blass, beklagenswert, dünn; *Durchblutungsstörungen* der *Arterien*, springt aus dem Bett wegen der Beinkrämpfe, umklammert seine Beine mit den Händen; *Hinken* (Claudicatio intermittens) bei Gefäßverschlusskrankheit; *Hirndurchblutungsstörung* (zerebrale Durchblutungsstörungen) mit gestörtem Schlaf durch Wadenkrämpfe und Fußkrämpfe.

Nerven

Allgemeine *Krampfneigung* (Spasmophilie, Tetanie): Gefäßkrämpfe, Muskelkrampf, Hirnkrämpfe; *Epilepsie* bei Neumond, Kind blassblau, vorwärts gebeugt; Folgebeschwerden von *Hirnhautentzündung* (Meningitis), Krampfanfälle bei blassen, verkrampften Menschen; *Multiple Sklerose* mit Wadenkrämpfen, muss kräftig mit der Hand dagegen drücken, muss auftreten, vor allem nachts; *erworbener Muskelschwund* (progressive Muskelatrophie), höchst verkrampft; *krampfartige Lähmungen* nach Schlaganfall.

Cuprum oxydatum nigrum

Auslösung

Würmer
Kribbeln und Jucken im After ohne Ausschlag durch *unbeeinflussbaren* Wurmbefall, Bauchkrämpfe, nervöse Tics, Grimassenschneiden.

Cyclamen

Auslösung

Nahrung
Abneigung gegen *Schweinefleisch*, Magen verstimmt;
kalte *Pulsatilla*.

Verfassung

Aussehen, Erscheinung
Nervöse, *zierliche, bleichsüchtige*, niedergedrückte, *traurige* Mädchen und Frauen,

durch Blutarmut *kalt*, schlapp, schläfrig, *erschöpft*.

Kopf

Kopfschmerz bei Periode, pulsierende, hämmernde, rasende Stirn und Schläfen mit Flimmern vor den Augen, morgens beim Aufstehen, bei Heuschnupfen, durch künstliches Licht, Person blass, rasend, verwirrt, schwindelig, hysterisch, nervös.

Nase

Heuschnupfen eher bei Frauen, mit krampfhaften Niesanfällen, mit Jucken im Ohr und vermindertem Geruch, Augen flimmern, rasendes Hämmern in der Stirn, Schwindel, schlimmer draußen, durch kaltes Wasser und durch frische, kühle Luft, verlangt nach leichter Bewegung im warmen Zimmer, nach äußerer Wärme und nach Limonade;
reifer *Schnupfen*, wie bei *Pulsatilla*, nur mit viel Niesen!

Weibliches Genitale

Kopfschmerz blasser, zarter Frauen *bei* der *Periode*.

Cypripedium

Verfassung

Schlaf
Gestörter Kinderschlaf, „glückliche Jalapa", will die ganze Nacht spielen; „Tagesmutter-Kind".

Cytisus laburnum

Weibliches Genitale

Hitzewallungen mit *kalten* Schweißen in den *Wechseljahren*, wie bei *Tabacum*, aber mit *brennendem* Gesicht.

Datisca

Bauchspeicheldrüse

Bei *Diabetes* einsetzen, *Heißhunger* steht im Vordergrund.

Digitalis

Auslösung

Operation
Operationsschock, Kreislaufversagen, bläulich, blass, Puls langsam, unregelmäßig, schwach, Leeregefühl im Magen.

Verfassung

Schlaf
bei beginnender Herzinsuffizienz, *schreckhaftes Erwachen* mit Angst, Schwindel beim Aufrichten und Stehen.

Sexuelles Verhalten
Samenerguss nachts ohne Erregung, ohne Erektion, von Schwäche gefolgt.

Diathese
Herzwasser überall, als ob das Herz stehen bliebe, Genitalien geschwollen; *Adams-Stokes-Syndrom*, akut, langsamer Puls, „als höre das Herz bei Bewegung zu schlagen auf".

Kopf

Kindliche Migräne, blass, gedunsen, Schwindel beim Aufrichten und Stehen; *Kopfschmerz* mit vorangehender Blindheit, alles weiß oder buntfarben, Übelkeit bevor der Schmerz beginnt.

Herz

Herzbeschwerden, als bliebe das Herz stehen, hält sich ruhig, Taubheit im linken Arm;
Herzschwäche (Herzinsuffizienz) beginnend mit Schlafstörung, mit Wassersucht (Ödeme), mit Erstickungsgefühlen nach dem Einschlafen, scheinbarer Herzstillstand, erschrickt mit Angst, schnappt nach Luft, Schwindel beim Aufrichten und Stehen;
langsamer Herzschlag (bradykard), *als höre das Herz zu schlagen auf*, muss stillhalten;
Herzrhythmusstörungen, akuter Anfall (Adams-Stokes-Syndrom), langsamer Puls;
Beginn einer *Herzentzündung* (Myo-, Endo-, Peri-, Pankarditis), langsamer Herzschlag, Stolpern, Herzwassersucht, Angst einzuschlafen.

Lunge

Bedrohlicher *Asthmaanfall* nachts, blaue Lippen, trockener, krampfiger Husten, muss aufsitzen, sich bewegen.

Magen

Ausgefallene *Übelkeit* bei Herzpatienten tief in der Magengrube.

Leber

Gelbsucht ohne Gallestau (mangelnde Gallesynthese), Leber wund, zerschlagen, Herz beteiligt, Ödeme, Puls unregelmäßig, verfällt rasch.

Nieren

Chronische Nierenschrumpfung (Nephrose), Herzklopfen, schwacher Puls, wenig trüber, dicker Urin.

Blase

Reizblase alter Männer mit vergrößerter Prostata, Urin fließt *tröpfchenweise*, muss pressen, zunehmendes Klopfen am Blasenhals nach Versuch zu harnen, Urin dick, trüb, Ziegelmehl im Urinsatz.

Dioscorea

Verfassung

Sexuelles Verhalten
Nächtlicher *ungewollter Samenerguss* mit Erregung;
schwache Knie tagsüber.

Magen

Sodbrennen (Pyrosis) in der Schwangerschaft, eher tagsüber, beugt sich zurück.

Darm

Blinddarmreiz (Appendixreiz), akut und wiederkehrend, anhaltend, nie frei von Schmerz;
pochende *Blähkoliken*, Durchfall morgens nach dem Aufstehen, Kolikschmerz vom Nabel *nach links oben* ausstrahlend, Bauchspeicheldrüse?

Bauchspeicheldrüse

Akute *Pankreatitis* (Bauchspeicheldrüsenentzündung) mit Blutfülle, anhaltender, kolikartiger Schmerz, strahlt *fächerförmig* zum linken Oberbauch.

Weibliches Genitale

Schmerzen *bei* der *Periode*, vom Nabel fächerförmig ausstrahlend, *besser durch Strecken*.

Schwangerschaft

Sodbrennen tagsüber, beugt sich zurück; *Erbrechen* beim Sehen von Speisen, dumpfer Magenschmerz, kolikartig um den Nabel, beugt sich rückwärts.

Diphtherinum

Auslösung

Schlaganfall
Halbseitenlähmung, aussichtslos, wenn sonst gesundet.

Verfassung

Diathese
Erkältungen den ganzen Winter mit Halsentzündungen;
akute *Nierenentzündung* mit Mandelentzündungen in der Vorgeschichte;
Multiple Sklerose, destruktive Diathese, Person destruktiv, blass oder rot, trocken, Rheuma, Lähmungen.

Rachen

Bei chronischen *Halsschmerzen* (Pharyngitis), als entsprechende Nosode dazwischen setzen.

Herz

Bei *Herzmuskelentzündung* (Myokarditis) dazwischen einsetzen, wenn chronisch.

Niere

Akute *Nierenentzündung* (Nephritis acuta) mit Mandelentzündungen in der Vorgeschichte.

Muskeln

Unvollständige und aussichtslose *Lähmungen*.

Dolichos

Leber

Leberbeschwerden (Hepatopathie) mit starkem Juckreiz, bei primären und sekundären Lebererkrankungen (z.B. Leukämie).

Haut

Ständiger *Juckreiz* (Pruritus sine materia) *ohne Ausschlag*, bei Gelbsucht jeglicher Genese, bei Leberleiden, im Alter.

Drosera

Auslösung

Infektionen
Keuchhusten, hohl klingender Husten ab Mitternacht.

Kehlkopf

Kehlkopfentzündung (Laryngitis acuta), späteres Stadium, *basstonartiger* Husten nach Mitternacht bis 2 Uhr;
Krupp-Husten, lauter, *metallisch* klingender, trockener Bellhusten mit tiefer Bassstimme.

Lunge

Keuchhusten, metallisch hohl klingend, blechern bellend, wie in einen leeren Kochtopf hinein, würgend, beim *Niederlegen* und um *Mitternacht bis 2 Uhr*, erbricht, hält seinen Brustkorb beim Husten.

Dulcamara

Auslösung

Grippe
Durch *Unterkühlung, Durchnässung,* durch nasskalte Füße, durch Sitzen auf kalten Steinen, bei feucht-kaltem Wetter, bei plötzlichem *Wetterwechsel,* bei Wetterwechsel zu feucht, bei kühlen Nächten nach heißen Tagen;
Stockschnupfen, Nase draußen verstopft, fließt drinnen, rote, wunde, tränende Augen, wunder Rachen, Halsgrippe, Blasenreiz, Bettnässen, Durchfall, Husten und Muskeln schmerzen.

Reise
Durchfall *im Sommer,* äußerst empfindlich auf *Kälte,* v.a. *Wechsel zu feucht-kalt* oder feucht-kaltes Sitzen;
Durchfall bei Wetterwechsel zu kaltfeucht oder wenn auf heiße Tage kalte Nächte folgen *(Wüste, Berge)* oder beim Übergang vom warmen in kalten Raum;
Reise in kälteres Klima, Grippe, Rheuma, Durchfall;
Camping: Unterkühlung, Erkältung, steife Lenden, Hexenschuss bei Feuchtigkeit und Regenwetter;
Ohrenschmerzen durch *Skifahren* bei feucht-kalter Witterung.

Wetter
Unterkühlung an *heißen* Tagen, Stockschnupfen an *kühlen Abenden;*
Kälteallergie, quaddelartige Nesselsucht;
Ohrenschmerzen durch *Kälte* bei *feuchtkalter* Witterung;
Asthma bei *nasskaltem* Wetter, trockener, kurzer, bellender Husten mit zähem Schleim, im Wechsel mit Durchfall, Ekzem oder Rheuma;
jeder *Wetterwechsel* zu *feucht,* Grippe, Mittelohrentzündung, Nieren-, Blasenentzündung, Durchfall;
Durchfall bei *Wetterwechsel* zu *kaltfeucht* oder wenn auf *heiße Tage kalte Nächte* folgen (Wüste, Berge) oder beim *Übergang vom warmen in kalten* Raum (Kühlhaus der Metzger);
Kreuzschmerzen und Ischias bei jedem Wetterwechsel und bei Wechsel zu feuchtem Wetter;
Wechsel *von warm zu kalt,* Unterkühlung, Grippe, Durchfall, Blase, Rheuma, Ekzem;
Husten beim *Übergang ins Kalte,* anhaltend krampfig, reichlich geschmackloser Schleim.

Verfassung

Bettnässen
Bei Blasenentzündung, bei Erkältung durch nasskalte Füße, durch Sitzen auf kalten Steinen.

Diathese
Kälteallergie bei feuchter Kälte, Nesselsucht, Nesselfieber, Quaddeln;
Jucken wie Flohstiche am ganzen Körper.

Ohr

Mittelohrentzündung (Otitis media) bei jedem Wetterwechsel, schlimmer nachts, trockene Wärme lindert.

Nase

Schnupfen, epidemisch im Frühherbst oder bei frühherbstlichem Wetter, bei kühlen Abenden nach heißen Tagen, beim abendlichen Draußensitzen, wenn die Tage empfindlich abkühlen, bei Nässe, Kälte, Unterkühlung am Abend, erst *Stockschnupfen* draußen und nachts, dann reichlich grüne, milde Absonderung;
Sommerschnupfen, Herbstschnupfen.

Lunge

Asthma bei feucht-kaltem Wetter, trockener, kurzer, bellender Husten mit zähem Schleim, im Wechsel mit Durchfall, Ekzem, Rheuma;
chronische *Herbstbronchitis*, sich locker lösender, reichlich grüner, geschmackloser Schleim, v.a. bei älteren Menschen;
Husten beim Übergang ins Kalte, anhaltend krampfig, reichlich geschmackloser Schleim.

Darm

Durchfall im Wechsel mit Rheuma, bei Erkältung im Herbst, gelb-wässrige Stühle, Schneiden und Ziehen davor, Durchfall bei Wetterwechsel zu kalt-feucht oder wenn auf heiße Tage kalte Nächte folgen oder beim Übergang vom warmen in kalten Raum.

Niere

Akute Nierenentzündung (Nephritis acuta) oder wiederkehrend durch Unterkühlung, Durchnässung.

Blase

Reizblase durch Unterkühlung und Durchnässung.

Männliches Genitale

Herpesbläschen (Herpes genitalis) im männlichen Genitalbereich bei jeder Erkältung oder Unterkühlung von unten;
akute *Prostataentzündung* durch Unterkühlung und Durchnässung.

Weibliches Genitale

Herpesbläschen an den Schamlippen bei jeder Erkältung oder Unterkühlung von unten.

Haut

Kälteallergie bei feuchter Kälte, Nesselsucht, Nesselfieber, Quaddeln, juckend wie Flohstiche am ganzen Körper;
ringförmiges Granulom (Granuloma anulare), schlimmer ab feucht-kaltem Herbst, Wärme bessert;
Herpes im *Genitalbereich* bei jeder Erkältung oder Unterkühlung von unten her;
Herpesbläschen an den *Lippen* nach Durchnässen bei feucht-kaltem oder feucht-warmem Wetter;
Missempfindungen, Oberschenkelhaut überempfindlich nach Durchnässen bei feuchtem Wetter.

Gelenke

Rheuma im Wechsel mit Durchfall bei Wetterwechsel zu feucht, wie zerschlagen, gelähmt, Bewegung bessert.

Wirbelsäule

Begleittherapie bei *Bechterew* (Wirbelsäule schrumpft und verknöchert), falls durchnässt im Herbst oder Schmerzen schlimmer bei feuchtem Wetter;
Kreuzschmerzen und *Ischias* bei jedem Wetterwechsel oder bei Wechsel zu feuchtem Wetter.

Beine

Oberschenkelhaut überempfindlich nach Durchnässen bei feucht-kaltem oder feucht-warmem Wetter.

Echinacea

Auslösung

Entzündungen
Bei *Fokalherd*, Streuherd, wiederkehrendes Fieber jeden Nachmittag;

bei allen *chronisch-entzündlichen* Prozessen, lange einsetzen.

Zähne

Zahnwurzelvereiterung (Zahngranulom).

Darm

Akute *Blinddarmentzündung*, aber noch nicht operationsreif, Blutvergiftung, Person sehr müde.

Haut

Unbeeinflussbare *Furunkel*.

Elaps

Auslösung

Angst
Vor *Alleinsein* (verlässt deswegen nicht Partner).

Verfassung

Aussehen, Erscheinung
Rundlich, fettleibig;
kindlicher Gesichtsausdruck.

Verhalten, Benehmen
Unterwürfige Schüchternheit, kindlich, geistesabwesend.

Gemüt
Großer Sinn für *Ästhetik*, feinfühlig; *Halluzinationen*, *hört* Glocken läuten zu seinem Begräbnis, von *Räubern* verfolgt; verträgt *keine enge* Kleidung; Abneigung gegen Gesellschaft, liebt Landleben.

Magen

Kältegefühl, besonders nach Kalttrinken.

Beine

Eiskalte Füße, als liefe kaltes Wasser durch.

Elaterium

Auslösung

Infektionen
Cholera der Säuglinge (Cholera infantum), Stuhl mit viel *olivgrünem* Wasser, gussartig.

Darm

Darmentzündung (Enterokolitis) mit Erbrechen, Durchfall mit viel olivgrünem Wasser, gussartig, wie aus einem Hydranten geschossen, heftig, reichlich, schaumig, mit Frost, Schwäche, Kolik davor.

Equisetum

Verfassung

Bettnässen
Mehrmals in der Nacht, viel wässriger oder scharfer, schleimiger Harn, Druck im Unterbauch.

Blase

Reizblase bei Kindern, Blase stets wie zu voll, Kinder stöhnen nach Harnen wegen Blasenkrampf, Reizblase bei Erwachsenen mit häufigem Drang, als ob Blase zu voll sei, mit Krampf, viel Schleim und Schleimfetzen, Harnen lindert nicht.

Erigeron

Auslösung

Angst
Vor einem *schrecklichen Traum*, vorher euphorisch!

Verfassung

Diathese
Hämorrhagisch (ererbte Blutungsneigung).

Kopf

Kopfschmerz mit gleichzeitig auftretendem, heftigem, hellem Nasenbluten.

Nase

Nasenbluten, heftig, *hell*, gussweise, *stoßweise*, morgens, beim Bewegen, bessert Kopfschmerz nicht.

Speiseröhre

Speiseröhrenblutung (Ösophagusblutung) durch Speiseröhrenkrampfadern, aktiv, *hellrot*, stoßweise, wallungsartig;
Speiseröhrenkrampfadern (Ösophagusvarizen) bei Pfortaderstau durch Leber- und Gallestörungen nach akuter Leberentzündung.

Weibliches Genitale

Gebärmutterblutung (Uterusblutung) nach den Wechseljahren, *hell* oder *dunkel*, klumpig, stoßweise, gussweise, Blase und Darm gereizt;
Zwischenblutungen (Metrorrhagie), *dunkel*, anfallsweise mit Pausen.

Schwangerschaft

Nachblutung bei Fehlgeburt (Abortus), *dunkel*, idem.

Eryngium

Verfassung

Sexuelles Verhalten
Funktionell bedingter, zu *früher Samenerguss* beim Koitus, ohne und mit Erektion, mit Schwäche;
Absonderung von *Prostatasekret* beim geringsten erotischen Anlass.

Euonymus europaea

Leber

Gelbsucht durch *Gallestau*, eventuell wegen *Gallensteinen (Cholelithiasis)*, heller Stuhl;
starkes ermüdendes Hinterkopfweh; Herz, Gallenkolik, Herzbeschwerden.

Eupatorium perfoliatum

Auslösung

Grippe
Brustgrippe mit wundem Rachen, heiser, Kopfschmerz, Knochen *wie zerbrochen*, zerhackt, Gallebeschwerden mit trockenem Fieber, mit Müdigkeit, Mattheit, Zerschlagenheit.

Infektionen

Bei *rheumatischem Fieberbeginn* durch Unterkühlung, Muskeln und Gelenke wie geprügelt;
Dengue-Fieber (Siebentagefieber), Serumtyp 1 bis 3 mit akutem, hohem Fieber, Körper wie zerschlagen (*englisch: break bone fever*), Fieberrücklauf spä-

testens am 3. Tag, 3. bis 5. Tag eventuell masern- oder scharlachähnlicher Ausschlag;
Malaria, wechselhafte Anfälle, Frost im Rücken, Schädeldach drückt, zerschlagen.

Reise

Zeitverschiebung bei Fernflügen (Jetlag), Muskeln müde, steif, Knochen wie zerbrochen;
tropische Grippe (häufigste Arznei!), wie rheumatisches Fieber, Muskeln und Knochen wie zerschlagen;
Dengue-Fieber und akute *Malaria* mit wechselhaften Anfällen, im Beginn des Fiebers, wenn total zerschlagen.

Nase

Akute *Nebenhöhlenentzündung* (Sinusitis), fiebrig, mit viel Niesen, reichliche Absonderung, Fieber morgens höher;
Schnupfen (Rhinitis) mit Stirnkopfschmerz bei rheumatischer Grippe.

Kehlkopf

Kehlkopfentzündung (Laryngitis acuta) mit Heiserkeit morgens, durch Erkältung, wunde Brust, Körper „zerschlagen", Knochen „gebrochen", total kaputt.

Lunge

Bronchitis durch Erkältung mit trockenem, rheumatischem Fieber;
Erkältungshusten bei fieberhafter rheumatischer Grippe, hält seinen Brustkorb beim Husten.

Eupatorium purpurea

Blase

Reizblase bei Frauen, heftiges Brennen beim Harnen.

Euphorbium

Augen

Juckende *Bindehautentzündung* (Konjunktivitis), allergisch.

Nase

Fiebriger *Heuschnupfen*, Augen und Nase trocken, hitzig, *brennend*, heftiger Niesreiz, versagendes Niesen, juckende Stirnhöhle, absteigend in die Bronchien.

Lunge

Heuasthma bei Heuschnupfen, trocken brennend, anhaltender Hackhusten durch Kitzel in der Brustmitte.

Euphrasia

Auslösung

Infektionen

Masern mit akuter Bindehautentzündung, geht dem Masernausschlag oft voraus, lichtscheu, verheult, wundmachende Tränen.

Reise

Augenentzündung durch *Schnee* oder *Sonne* im *Gebirge* mit Stechen, Brennen, Sandgefühl, Tränen, Lichtscheue, Lider geschwollen, schneeblind!

Augen

Augenflimmern (Flimmerskotom) durch künstliches Licht;
allergische Bindehautentzündung (Konjunktivitis) mit *milden* Absonderungen, *traumatische Bindehautentzündung* durch künstliches Licht, durch Sonne, durch Schnee mit roten Augen, ver-

schleierter Sicht, mit scharfer, eitriger Augenbutter;
Hornhautkrümmung (Keratokonus, kegelförmige Vorbauchung der Hornhaut), Sehstörungen, Entzündungen in der Pubertät;
frische *Lidrandentzündung* (Blepharitis), rot, heftig, wund, geschwürig;
akute *Regenbogenhautentzündung* (Iritis), 2. Stadium, brennend, stechend, schießend, nachts, verwischtes Sehen, „Scheibenwischer der Hornhaut".

Nase

Heuschnupfen mit Lichtscheue, blinzelt draußen, verdunkelt drinnen das Zimmer, Augen schwimmen in *brennenden* Tränen, *milder* Nasenfluss;
Fließschnupfen mit *mildem* Fluss und reichlich *wunden* Tränen.

Rachen

Heuschnupfen steigt in den Hals hinab, Taghusten durch Kehlkopfkitzel, Schleimräuspern, schwer löslich.

Ferrum arsenicosum

Blut

Blutarmut (Anämie) aus unbekannter Ursache bei *appetitlosen* Kindern.

Ferrum jodatum

Weibliches Genitale

Gebärmuttersenkung (Uterusdescensus) bei eher abgemagerten Frauen mit verlagerter Gebärmutter, Gefühl, als ob der Unterleib *beim Sitzen* wieder *hochgestoßen* würde, Druck im After.

Ferrum metallicum

Auslösung

Angst
Vor *Abwärtsbewegung*, Person errötet, Herz klopft, Angst, über *Brücken*, über *Wasser* zu gehen, auch bei stehenden, ruhigen Gewässern, Angst, von *Höhen* auf stehendes oder fließendes Wasser hinunterzuschauen, Angst vor *Überraschungen* mit Herzklopfen, Erröten.

Nahrung
Verlangen nach *Brot* mit *Butter*, aber *kein Schwarzbrot*;
mag *Tomaten*;
Verlangen nach oder Abneigung gegen *Fleisch* und *warme Nahrung*, Magen verstimmt;
verlangt nach *Saurem*, weil blutarm, aber leichte Übelkeit danach;
Abneigung gegen *Eier* mit Magenverstimmung und Erbrechen;
Unverträglichkeit von *Fett*, nach fetten und *schweren Speisen*, bitteres Aufstoßen;
verdorbener Magen durch *Milch*, zu fett, zu schwer.

Reise
Durchfall nach Essen und Trinken, auch während der Mahlzeit, erleichternd, Durchfall von Unverdautem nach dem Essen und nachts, wässrig, Blähungen, schmerzlos, geruchlos;
Angst, von *Höhen* hinunterzuschauen, besonders von Brücken auf stehendes oder fließendes Wasser.

Verfassung

Aussehen, Erscheinung
strotzt vor *scheinbarer* Gesundheit, lymphatisch.

Verhalten, Benehmen
Frühaufsteher, froh und heiter.

Essen, Trinken
Essen *verschlimmert*, Erbrechen von unverdauten Speisen noch *während des Essens* oder *danach* ohne Grund, erleichternd;
Durchfall von Unverdautem *nach dem Essen* und nachts;
wässrig, Blähungen, schmerzlos, geruchlos.

Kopf

Schwindel treppab, bergab, beim Hinunterschauen, auf Brücken oder beim Gehen über Wasser (auch stehende und ruhige Gewässer), beim Erheben, beim Aufrichten, bei Blutarmut, Person wie betrunken, leicht errötend.

Herz

Herzklopfen (Tachykardie) bei Blutarmut mit blühendem Aussehen, in Ruhe, mit Angst, alle Adern pochen, geht langsam umher.

Magen

Erbrechen unverdauter Speisen noch während des Essens ohne Grund.

Darm

Durchfall mit unverdauter Nahrung ohne Schmerzen, ohne Geruch, aber ermüdend, Durchfall nach Essen und Trinken, auch während der Mahlzeit, erleichternd, Durchfall die *ganze Nacht*, tagsüber Ruhe, wässrig, schmerz- und geruchlos, blähungsreich, nicht schwächend bei hellblonden Kindern.

Weibliches Genitale

Ausfluss (Fluor vaginalis) bei Blutarmut, wässrig, scharf, Person hellhäutig, hellhaarig, schlank;
Zwischenblutungen (Metrorrhagie), hellrot geronnen, gussweise, mit Gesichtshitze.

Gelenke

Rheuma, leichte Bewegung erleichtert Schmerzen.

Arme

Akute *Gelenkentzündung* (Arthritis acuta) der Schultern (Deltoidmuskel), eher *rechts*, wellenartig, Bewegen und Kühle lindern.

Blut

Blutarmut (Anämie) mit Blutungen, hellrot, gussweise, mit Gerinnsel, mit Hitzewellen im Gesicht.

Ferrum phosphoricum

Auslösung

Blutverlust
Überempfindlich danach, Herzklopfen, feuchte Blutwallungen.

Entzündungen
Hyperämisches Stadium (Blutfülle, Rötung), aktiv, hellrot, Herzklopfen, Blutandrang.

Infektionen
Fieberbeginn, hellrot, Herzklopfen, Blutandrang;

bemerkt das Fieber nicht, spielt, liest, arbeitet.

Nahrung
Unverträglichkeit von *Fleisch, Saurem* (*beachte:* Krebs!), Sodbrennen.

Reise
Unbelastender Durchfall im Sommer, in der *Sommerwärme* mit unbemerktem Fieber, Stühle unverdaut, keine Krämpfe.

Wetter
Nasskaltes Wetter, Mittelohrentzündung blasser Kinder, anfallsartige, klopfende, stechende Schmerzen; *Sommerwärme*, allmählich sich entwickelnder Durchfall.

Zahnen
Mit trockenem *Fieber* ohne Benommenheit, *Zahnfleischentzündung* mit *Bronchitis*, heißer, trockener, harter Husten, rasche Atmung, Unruhe, anhaltender Durchfall.

Verfassung

Aussehen, Erscheinung
Übermäßiger Handschweiß, flüssig; *Erröten*, lymphatisch.

Verhalten, Benehmen
Errötet beim geringsten erregenden Anlass.

Bettnässen
Bei blässlichen, zarten, durchscheinenden Kindern.

Kopf

Kopfschmerz besser durch Nasenbluten.

Augen

Akute Bindehautentzündung und akute *Regenbogenhautentzündung* (Iritis) im 1. Stadium, trocken, brennend bei Bewegung, besser als *Aconitum*.

Ohr

Mittelohrentzündung (Otitis media) blasser Kinder durch nasskaltes Wetter, akute Schmerzen, anfallsartig, klopfend, stechend, Trommelfell blutrot.

Nase

Nasenbluten bei hellhäutigen, blutarmen, leicht errötenden Kindern, hellroter, gussweiser Fluss, Röte schießt zum Gesicht, bessert Kopfschmerz.

Zähne

Zahnen mit Fieber, *Zahnfleischentzündung* und *Bronchitis*, trockenes Fieber ohne Benommenheit, anhaltender *Durchfall*, heißer, trockener, harter Husten, rasche Atmung, Unruhe.

Rachen

Halsschmerzen (Pharyngitis) durch Überbeanspruchung bei *Rednern, Sängern*.

Kehlkopf

Kehlkopfentzündung (Laryngitis acuta), trockene Heiserkeit bei Rednern, Sängern, rasch einsetzen, auch vorbeugend, tonisiert die Stimmbandbreite, eventuell mit *allmählich steigendem* Fieber bei *klarem* Kopf;
Krupp-Husten, lauter, metallisch klingender Bellhusten, beginnt um Mitternacht, weniger plötzlich, weniger ängstlich als bei *Aconitum*.

Hals

Schilddrüsenüberfunktion (Hyperthyreose) mit *Herzrasen* (tachykarder Anfall), vermehrtes Klopfen *tagsüber*.

Lunge

Akute *fieberhafte Bronchitis*, trocken, geht trotzdem seiner üblichen Beschäftigung nach;
akute *Lungenentzündung* am 1. Tag: Aussehen zart rot, sitzt im Bett und liest eventuell noch ein Buch, ab Ende 1. Woche: Krise, rote Hepatisation, nicht unruhig, auffallend wenig Durst, ab 2. Woche: graue Hepatisation, Kinder spielen unbeeinträchtigt weiter!

Darm

Sommerdurchfall, allmählich sich entwickelnd mit Fieber, Stühle unverdaut, keine Krämpfe.

Nieren

Akute *Nierenentzündung* (Nephritis acuta), blutig, eiweißhaltig, Schwellungen, Fieber ohne Beeinträchtigung, Harndrang, schlimmer nachts.

Männliches Genitale

Prostataentzündung, durch Fokalherd bedingt.

Weibliches Genitale

Eierstockentzündung (Adnexitis), aktiver Blutandrang (hyperämisch) mit Herzklopfen.

Haut

Blutschwamm, Flammenmal (Hämangiom), hellrot bei blassen, blutarmen, leicht errötenden, leicht fiebernden, lymphatischen Kindern;
übermäßig flüssiger Schweiß in den Handflächen.

Arme

Akute *Gelenkentzündung* der Schultern (Deltoidmuskel), eher *links*.

Blut

Blutarmut (Anämie) aus unbekannter Ursache;
akuter *Blutverlust*: Atemnot, Brustenge, ruhiges Fieber, rasche Atmung, sehr wenig Durst, Kopf nicht benommen!

Ferrum picrinicum

Männliches Genitale

Prostataadenom (Geschwulst der Vorsteherdrüse) mit Vollheitsgefühl und Druck im Enddarm, häufiges, nächtliches Harnen, eventuelles Brennen entlang der Harnröhre.

Formica rufa

Auslösung

Wetter
Rheuma vor *Wetterwechsel zu nasskalt*.

Haut

Gürtelrose (Herpes zoster), als Zusatzbehandlung paravertebral im Segmentbereich quaddeln;
Missempfindungen der Haut (Parästhesien), *Ameisenlaufen*, rheumatisch.

Gelenke

Rheuma vor Wetterwechsel zu nasskalt;
Tennisarm (Epikondylitis), Schmerz wie überanstrengt, kreisförmig um den Schmerzpunkt quaddeln und an Knochenhaut spritzen.

Blut

Perniciosa (Störung der Vitamin B_{12}-Aufspaltung, fehlende Magensäure, Schleimhautschwund), im entsprechenden Hautsegment quaddeln, Vitamin B_{12} spritzen!

Nerven

Ameisenlaufen, rheumatisch; bei allgemeinem Kribbeln Arznei unter die Haut spritzen.

Fraxinus

Weibliches Genitale

Gebärmutterverlagerung (Uterusverlagerung) bei vergrößertem Uterus und gestautem Unterleib ohne weitere Symptome, letzte Rettung (!);
Periodenschmerz, alles drängt nach unten, als fiele die Gebärmutter heraus, ähnlich wie bei *Sepia*.

Fucus vesiculosus

Hals

Schilddrüsenüberfunktion (Hyperthyreose) mit Fettleibigkeit, Blähhals und hoffnungsloser Verstopfung; jodhaltiger Seetang!

Galega

Bauchspeicheldrüse

Diabetes, organisch einsetzen, stabilisiert Insulin-Einheiten bei *mittelschwerem* Altersdiabetes.

Galinsoga

Diathese

Diathese
Tuberkulinisch, Neigung zu Infekten, in der infektfreien Zeit einsetzen.

Galphimia

Nase

Heuschnupfen, zur *Vorbeugung* ab frühem Frühjahr bis zum Beginn der Heuschnupfenzeit einsetzen, verringert allergischen Prozess, indem es nachweislich die Eosinophilen im Blut vermehrt.

Gambogia

→ **Gutti**

Gelsemium

Auslösung

Angst
Vor einer *Reise*, vor der *Schule*, vor *Prüfungen*, vor *Überraschungen* mit Zittern, Schwäche, Lahmheit, Person eher rundlich und rot.

Ärger
Zittern nach Ärger, alles zittert.

Föhn
Bandkopfschmerz, Schwindel, müde, matt.

Grippe
Beim *Einbruch warmer Tage nach Kälte*, bei feucht-warmem Wetter, mit Hinterkopfschmerz, Kälteschauern;

allmählich sich entwickelnde *Kopfgrippe im Sommer* mit Frost, Schlappheit, Müdigkeit, wunden Muskeln, wunder Nase, Niesen, Bandkopfschmerz, Person schlapp, apathisch, zerschlagen, matt, müde, frostig.

Impfung
Polio-Schluckimpfung und *DTP-Impfung* (Diphtherie-Tetanus-Pertussis), Lahmheit, Mattigkeit.

Infektionen
Folge von *Hirnhaut-* und *Hirnentzündung*, Augen- und Lidschwäche, Lidlähmung; *Malaria*, Anfälle vor allem bei Kindern, aufsteigender Frost, will sich festhalten wegen Schütteln;
Pocken, Beginn mit Rückenschmerzen, Bandkopfschmerz, dumpf, benommen; *Poliomyelitis* (Kinderlähmung), Kopfgrippe im Sommer, mit Lahmheit, Schwäche, Mattigkeit;
akuter *Tripper* (Gonorrhöe), Ausfluss gering, Harnleiter wund, brennt, Nebenhoden entzündet, Tripper durch Medikamente unterdrückt, Hodenentzündung;
Typhus, fortgeschritten mit Schwäche, Person ist rot(!), wie geprügelt, apathisch, schläfrig, Bandkopfschmerz, Frost;
akutes *Gelbfieber*, Person ist dunkelrot bei dumpfem, benommenem Kopf.

Ohnmacht
Tiefrot, apathisch, zittert.

Reise
Angst vor einer Reise, *Reisefieber*, zittrig aufgeregt wegen ungerichteter Erwartungsangst, Durchfall;
Bandkopfschmerz, Schwindel *bei Föhn, Schwüle, feuchter Hitze*;
akutes *Gelbfieber*;
akute *Malaria*, vor allem bei Kindern.

Schule
Angst vor *Prüfungen*, vor *Stress* eher rundlicher, roter Menschen.

Wetter
Feucht-warmes Wetter und *Wetterwechsel von kalt zu warm, Einbruch warmer Tage nach Kälte, Einbruch plötzlicher Schwüle*, Heuschnupfen, Sommergrippe, Kopfschmerz.

Verfassung

Aussehen, Erscheinung
Erschöpftes, *blasses, rotes* bis *dunkelrotes* Gesicht, apathisch, stumpf, dumpf, müde, matt;
übermäßiger *Handschweiß* bei Lampenfieber.

Verhalten, Benehmen
Mangelndes Selbstvertrauen;
hysterische Anfälle mit Krämpfen des Kehlkopfdeckels.

Sexuelles Verhalten
Spätfolgen von *Onanie*, unfreiwillige *Samenergüsse* ohne Lust, ohne Erregung, ohne Erektion, schlaffe Genitalien oder *Ergüsse häufig*, bei geringster Berührung.

Bettnässen
Auch *tagsüber*, rundliche, rote, zittrig aufgeregte Kinder, Urin reichlich, hell.

Missempfindungen
Bandgefühl, Reifengefühl bei Kopfweh, bei Lähmung der Beine;
Brett vor dem Kopf bei Kopfweh, bei Aufregung.

Schläfrigkeit
Im Frühjahr durch warmen, schwülen Wettereinbruch, durch Vorgewitter und Föhn.

Schlaf
Kann *nicht einschlafen*, nervös, unruhig, Hirnunruhe wegen vergangenem Ärger tagsüber oder wegen bevorstehender Ereignisse.

Diathese
Chronische Krankheiten: *Darandenken verschlimmert alles*;
akutes *Adams-Stokes-Syndrom*, langsamer Puls, „als höre das Herz zu schlagen auf, muss mich bewegen".

Kopf

Folgen von *Hirnentzündung* (Enzephalitis) und *Hirnhautentzündung* (Meningitis), Augen- und Lidschwäche, Lidlähmung; Kopfschmerz mit Augenstörungen, dumpfer empfindlicher Augapfelschmerz, fortschreitende Sehschwäche;
Kopfschmerz vor und bei Periode, Nackenkrampf, übel, erbricht, sehr apathisch, massig heller Urin, Kopfschmerz durch Überanstrengung der Augen, dumpf vom Nacken durch das Gehirn zu einem Auge ziehend, Kopfschmerz wie ein Band oder Eisenring um den Kopf, genau über den Ohren bei schwülem und föhnigem Wetter mit Schwindel, Müdigkeit, Mattheit, Kopfschmerz mit vorangehender Blindheit, Nebelsehen, Schielen und Doppelbilder, die während des Kopfschmerzes anhalten, Blutandrang zum Kopf, dunkelrotes Gesicht, Flimmern vor den Augen, Sehstörungen, Augen müde, steif, spannend, schlimmer bei Augenbewegung, Harnflut bessert, Rückwärtsbeugen verschlimmert, Kopf hängt nach vorne, Nackenmuskeln wie gelähmt;
Schwindel bei niedrigem Blutdruck, Schwindel mit Doppeltsehen, besonders im Hinterkopf, bei Föhn, Schwüle, bei Rückenmarkerkrankungen, MS, Parkinson, Person fröstelt, müde, matt, zittert, schläft.

Augen

Aderhautentzündung (Chorioiditis) im Innenauge, dumpfer Augapfelschmerz, Doppelbilder, Schwindel, schwere Lider;
Astigmatismus (Fehlsichtigkeit in einer Ebene), Diathese: zunehmende Sehschwäche, müde Augen;
Augenflimmern (Flimmerskotom), kann nicht rasch akkommodieren, Schwindel, Kopfschmerz, schwere Lider;
Doppeltsehen (Diplopie) bei Schwindel im Hinterkopf, bei Föhn, Schwüle, Rückenmarkerkrankungen, MS, Parkinson;
schmerzlindernd bei *Grünem Star* (Glaukom), weitet Pupillen;
Lidlähmung (Ptose), schlaff und halb geöffnete Lider über dem Auge nach Polio, nach Diphtherie;
Linsenschlottern (Nystagmus, Augen bewegen sich rasch hin und her);
Netzhautablösung (Retinaablösung), zur Nachbehandlung empfindlicher Augäpfel mit dumpfem Schmerz, mit Schwindel und schwachen Lidern;
akute *Regenbogenhautentzündung* (Iritis), 2. Stadium und akute *Regenbogenhaut-Ziliarkörper-Entzündung* (Iridozyklitis), dumpfe Schmerzen, Doppelbilder, Schwindel, schwere Lider;
Schielen (Strabismus) durch Muskellähmung nach Diphtherie oder DTP-Impfung.

Nase

Epidemischer *Heuschnupfen*, je wärmer und feuchter das Wetter mit Frösteln;
Schnupfen, „Sommerschnupfen", wenn feucht-warme Tage auf Kälte folgen, an schwülen, föhnigen Tagen, epidemisch im Sommer oder bei sommerlichem Wetter, mit benommenem Kopf, mit ermüdendem Hinterkopfdruck, mit Schwindel, Hitze und Frost, besser im Warmen, Nase fließt draußen wund oder mild, Person teilnahmslos, müde, matt, schlapp, kraftlos, fröstelt, Frost im Rücken rauf und runter, niest, sitzt an der Heizung.

Kehlkopf

Kehlkopfentzündung (Laryngitis acuta), krampfartig, bei Erkältung;
Kehlkopflähmung (Larynxparese) mit Stimmverlust, chronisch oder während der Regel.

Herz

Herzbeschwerden (Dyskardie) bei Föhn, nervöses Frösteln, Schwindel, Übelkeit, Brechreiz, Gefühl, als bliebe das Herz stehen;
Herzrhythmusstörungen, akuter Anfall (Adams-Stokes-Syndrom), langsamer Herzschlag, langsamer Puls, „als höre das Herz zu schlagen auf", Person müde, matt, zittert, möchte Hand gehalten haben, muss sich bewegen.

Lunge

Akute fieberhafte *Bronchitis*, einnehmendes, trockenes Fieber, voller fließender Puls, Person schlapp, kraftlos.

Darm

Darmentzündung (Enterokolitis) mit Brechdurchfall, fortgeschritten mit Schwäche, Person rot (!), wie geprügelt, apathisch, schläfrig, Bandkopfschmerz, Frost;
Durchfall bei Angst, Erregung, Schreck, Angst vor Ereignissen, plötzlich, gelb, durchscheinend.

Blase

Akute *Harnröhrenentzündung* (Urethritis), Ausfluss gering, Harnröhre wund, brennt, Nebenhoden entzündet;
Reizblase bei hysterischen Frauen mit Abgang von reichlich blassem Urin.

Männliches Genitale

Hodenentzündung (Orchitis) durch unterdrückten Tripperfluss oder durch plötzliche Nässe und Kälte;
Nebenhodenentzündung (Epididymitis) bei Blasen- und Harnröhrenentzündung, Harnröhre wund, brennt, Ausfluss spärlich.

Weibliches Genitale

Periode mit Heiserkeit, stimmlos, schmerzlos;
Kopfschmerz *vor* und *bei* Periode, Nackenkrampf, übel, erbricht, sehr apathisch, massig heller Urin, Schmerz *bei* Periode, krampfartig, hinabdrängend, wehenartig.

Schwangerschaft

Drohende Fehlgeburt (Abortus) durch seelische Erregungen, durch Aufregung, durch häufigen Ultraschall oder infolge Erregung durch Untersuchung bei sensiblen Frauen;
Geburtsvorbereitung für Eröffnungswehen, Zittern aus freudiger Erregung;
Wehen zu stark, *Krampfwehen* mit Schwäche, Mattigkeit;
Nachwehen, Zittern der Mutter, empfindsam, erregt über das Ereignis.

Haut

Taubheitsgefühle, Zunge zittert;
übermäßiger Schweiß (Hyperhidrose) in den Handflächen, flüssig, bei Lampenfieber.

Muskeln

Unvollständige Lähmung (Parese), Fazialisnerv, bei und nach Kinderlähmung (Poliomyelitis), nach Diphtherie, Kopfgrippe im Sommer, Lähmigkeit, Schwäche, Mattigkeit;

progressiver Muskelschwund (progressive Muskeldystrophie) angeboren; funktionelle *motorische Lähmung* bei Polio und Diphtherie mit Erregung.

Wirbelsäule

Ischias (Ischialgie) mit Schweißausbruch und Erschöpfung;
Nackenkrampf bei Schwüle, Föhn, Person apathisch.

Gefäße

Niedriger Blutdruck (Hypotonie) mit Kopfweh, Schwindel.

Nerven

Fazialisparese (Lähmung des Gesichtsnervs), akut und chronisch, spannend;
unvollständige Lähmung (Parese) allgemein, nach Kinderlähmung, nach Diphtherie;
Multiple Sklerose mit Kopfweh, Schwindel, Linsenschlottern, Bandkopfweh, Hinterkopfschwindel, Doppeltsehen, mangelhafter Akkommodation, weiten Pupillen;
progressiver Muskelschwund (progressive Muskelatrophie);
akuter *Nervenschmerz* (Neuralgie), plötzliche Gehstörungen bei Wetterwechsel, benommen, lähmig;
Tic convulsiv (ruckartige Nervenzuckungen, Gesichtszucken), reißt, zuckt, krampft, besser nach Harnflut, Person tiefrot wie betrunken;
Zittern (Tremor) der Glieder vor und nach Erregung, nach Ärger, bei Systemerkrankungen und Lähmungen.

Geranium

Magen

Blutendes Magengeschwür (Ulcus ventriculi), reichlich, passiv;
von den alten Ärzten gelobt.

Ginseng

Gefäße

Hoher Blutdruck (Hypertonie) im Alter, Herzschwäche mit Unregelmäßigkeiten, Person depressiv, nervlich erschöpft.

Glonoinum

Auslösung

Entzündungen
Hyperämisches Stadium (Blutfülle, Rötung), aktiv, dunkelrot, Person schweißig, hitzig, beklommen, unruhig.

Reise
Pochender Kopfschmerz durch direkte *Sonnenbestrahlung*, Hitze, Überwärmung, Sonnenstich.

Schlaganfall
Bei *hohem Blutdruck*, Person blaurot, Nierenbeteiligung, plötzlicher Blutstau im Kopf.

Sonne
Sonnenstich, Person hochrotes oder blaurotes Gesicht, bewusstlos, Delirium, weiß nicht, wo er ist, möchte nach Hause, verwirrt.

Wetter
Herzbeschwerden und Kopfschmerzen bei *Sonne* und *Hitze*, heiß, klopfend,

pochend, Person rot oder blaurot, verwirrt;
Schnee, Blitze- und Funkensehen, Glaukom, Netzhautblutung.

Verfassung

Missempfindungen
Bandgefühl, Reifengefühl über der Stirn bei Blutwallungen.

Geist
Gedächtnisschwäche, vergisst seinen Namen, seine Herkunft, seine Straße, sein Haus, verirrt sich.

Gemüt
Einbildungen (Halluzinationen), Dinge erscheinen fremd, „alles so fremd", bekannte Straßen, das eigene Zuhause.

Kopf

Kopfschmerz durch Blutdruckkrise, Gefäßverkalkung, Schlaganfall, bei Hitze, Sonne, Überwärmung, bei heftigsten Hitzewallungen in den Wechseljahren, trocken, wie ein Band um den Kopf; über der Stirn, Klopfen im ganzen Körper, als ob die *Schädeldecke bersten* wolle, pulsierend, pocht unerträglich im ganzen Kopf, drückend im Nacken oder an der Schädeldecke, mit Blutandrang zum Kopf und infolgedessen Nasenbluten, dunkel, wogend, Rückwärtsbeugen verschlimmert, Vorwärtsbeugen erleichtert das berstende Gefühl im Hirn;
Schwindel bei rotem Bluthochdruck, warmes, krankes Gefühl am Herz, im Magen, Person tiefrot oder blaurot, gestaut, verwirrt.

Augen

Bindehautentzündung (Konjunktivitis) durch Arbeiten am Feuer, durch helles Licht, Verblitzen, Hochofenarbeiter;
Grüner Star (Glaukom) durch helles Licht,
Hitze, Verblitzen, vorstehende, dunkelrote Augen;
akute *Netzhautentzündung* (Retinitis) mit Blutstau durch Verblitzen.

Nase

Nasenbluten infolge Blutandranges mit Kopfschmerzen, dunkel, wogend, dunkelrotes Gesicht, Kopfweh pochend, zerspringend.

Herz

Herzbeschwerden (Dyskardie) bei Sonne und Hitze, heiß, klopfend, mit Schnurren über dem Herzen, auffallend beim Abhören;
Herzklopfen (Tachykardie) mit Blutwallungen, heftig, als ob die Brust berste, Klopfen überall, vor allem im Nacken und im Kopf.

Nieren

Akute *Nierenentzündung* (Nephritis acuta), Harn blutig, eiweißhaltig, Schwellungen, passiver Blutandrang, dunkelrotes Gesicht.

Weibliches Genitale

Eierstockentzündung (Adnexitis), aktiver Blutandrang (hyperämisch), Person schweißig, hitzig, beklommen, unruhig;
Hitzewallungen und *Kreislaufstörungen* in den *Wechseljahren* (Klimakterium), plötzlich mit warmen Schweißen, mit starkem, dunkelrotem Blutandrang, mit Klopfen, Ohrgeräuschen und Kopfdruck.

Gefäße

Hoher Blutdruck (Hypertonie) bei Schlaganfall, Gesicht blaurot, Nierenbeteiligung, plötzlicher Blutstau im Kopf;
Blutdruckkrise, blaurot, verwirrt;
Gefäßverkalkung, Schlaganfall.

Nerven

Parkinson, Person rot, erkennt sein Zuhause nicht mehr, möchte nach Hause, obwohl er zu Hause ist.

Gnaphalium

Darm

Durchfall, morgens aus dem Bett treibend, wässrig, stinkend, schwächend, Rumpeln, Blähungskoliken.

Wirbelsäule

Ischias (Ischialgie), neuralgisch, nicht entzündlich, bis zu den Zehen, heftig entlang der großen Nerven mit Taubheitsgefühl, *nur im Stehen*, besser beim Liegen, Bewegen, im Sitzen, Ischias in der Schwangerschaft, links, muss im Stuhl sitzen.

Nerven

Chronischer *Nervenschmerz* (Neuralgie), taub, gefühllos, *nur im Stehen*, besser im Sitzen, mit Wadenkrämpfen.

Gossypium

Weibliches Genitale

Schmerzen bei jeder *zweiten* Periode oder kurz vor der Periode, Blutung spät, schwach, Person blutarm, schlank, nervös, frostig.

Graphites

Auslösung

Angst
Morgens *beim Erwachen*, Person schwach, träge, hat Spannkraft verloren.

Infektionen
Masern, chronische Bindehautentzündung, verklebte Lider, lichtscheue Augen.

Nahrung
Verlangen oder Abneigung gegen *Salz*, möchte lieber weinen als schwarz sehen;
Abneigung gegen *Suppen*, gegen *gekochtes Fleisch*, überhaupt gegen *gekochte Nahrung*, bekommt Magenschmerzen, ausgeprägte Abneigung gegen *Fisch*, gegen *Süßes*, seelische Übelkeit;
Unverträglichkeit gegen *Süßes*, *Salz*, *Fleisch*, allergische Reaktionen.

Schule
Schulleistungsschwäche, verminderte Konzentration, *faul, arbeitsscheu* bei vorhandenem Arbeitsvermögen, *träger Geist*, verloren gegangene Spannkraft, gibt nur noch behäbige Antworten.

Verfassung

Aussehen, Erscheinung
Körperform *zu fett*, überall hängendes, träges Fett, auch bei Kindern, schwer, bleich, müde;
übermäßiger *Fußschweiß*, stinkt, hormonell bedingt, bei fetten, schmierigen Kindern;
Pickel bei Jugendlichen im Gesicht, besonders an Augen, Lippen, hinter den Ohren.

Verhalten, Benehmen
Klebrig, verlangsamt, *fett, faul, gefräßig*, träge, frostig, verstopft, antwortet nur zögernd;

ausgesprochen *unnatürlich*, albern, dümmlich;
professioneller Schwarzseher.

Verhalten des Kindes
Gefräßig, dick, fett, bleich, frostig, müde, traurig.

Sexuelles Verhalten
Koitus ohne Samenerguss, mangelhafte Erregung.

Appetit
Fettsucht (Adipositas) bei Erwachsenen, sexuell und intellektuell unterentwickelt, ertränkt Kummer mit Essen, Fettsucht bei Kindern, Keimblatt geschädigt, aber frisst aus Schwäche (Wiener Schnitzel und Pommes), wird faul und dumm.

Entwicklungsstörung
Bei Kindern infolge *hormoneller* Störung der Hirnanhangsdrüsen, fette Jungen oder Mädchen.

Essen, Trinken
Muss die Kleidung *nach* dem Essen öffnen, Brennen, Blutandrang zum Kopf mit Kopfschmerz, *ranziges* Aufstoßen erleichtert; Magenschmerzen *besser durch Essen*, aber Völle, faules Aufstoßen.

Gemüt
Depression bei Periode, kann nicht schwanger werden.

Kopf

Ekzem am behaarten Kopf, feucht, borkig, mäßiger Juckreiz;
Kopfschmerz bei Periode, pressend nach dem Erwachen mit Hitzegefühl, Person blass, erbricht.

Augen

Chronische *Bindehautentzündung* (Konjunktivitis), brennend, Tränenfluss, Augenwinkel nässend, rissig (z.B. bei Masern), verklebt, lichtscheu;
Ekzem um die Augenbrauen, eher nässend, nur im Sommer;
Hornhautgeschwüre (Ulcus corneae) mit Narben, weich, krallenartig oder mit rissigen, blutigen Rändern, brennenden Tränen;
akuter *Hornhautherpes* (Herpes corneae), heftiges Brennen, Tränenfluss;
Lideinstülpung (Entropium), Unterlid stülpt sich nach innen, Lider entzündet, brennen;
frische *Lidrandentzündung* (Blepharitis), rissig, blutig, Wimpern wachsen nach innen;
Schrunden, Einrisse (Rhagaden) an den Augenlidern, eitrig, rissig, Lider nach innen oder außen gestülpt (Entropium, Ektropium).

Ohr

Ohrtrompetenkatarrh (Tubenkatarrh), chronischer, klebriger Ausfluss, schwerhörig, *besser beim Autofahren*;
Schrunden am Ohransatz;
eitrige *Ekzeme* an der Ohrmuschel, im Gehörgang.

Nase

Schrunden am Nasenflügel, teils eitrige Risse, teils Herpes, bei jeder Erkältung.

Rachen

Chronische *Halsschmerzen* (Pharyngitis), beständiges Ausräuspern „eines Klumpens", nachts erstickend, Essen erleichtert.

Kehlkopf

Kehlkopfentzündung (Laryngitis acuta) mit Heiserkeit abends, gebrochene Stimme, kälteempfindlicher, beleibter, blasser Sänger oder Redner.

Hals

Schilddrüsenunterfunktion (Hypothyreose), verlangsamt, träge, schwach, fettleibig, faul, dumm, gefräßig, schleimig.

Herz

Herzbeschwerden (Dyskardie), Kältegefühl im Herzen bei Linkslage mit heftigem Klopfen bei Bewegung.

Magen

Magenbeschwerden (Gastropathie) mit Blutandrang zum Kopf, besser durch Essen, aber Völle, Brennen und faules, ranziges, erleichterndes Aufstoßen danach, muss die Kleidung öffnen.

Darm

Afterfissur (winzige juckende Einrisse der Afterhaut), teils eitrig, teils ekzematös, wundmachend, Schrunden an allen Körperöffnungen;
Verstopfung (Obstipation), tagelang ohne Stuhldrang, großknollige, schleimüberzogene Stühle, eventuell mechanische Entfernung notwendig.

Männliches Genitale

Hodenunterentwicklung (Hypogonadismus) bei blassen, fetten, frostigen Kindern, Geschlechtsdrüsen unterentwickelt, eher weibliche Erscheinung bei Jungen;
Prostataadenom (Geschwulst der Vorsteherdrüse) in der Pubertät;
teils eitrige *Schrunden* am Penis, *Ekzem, Herpes*.

Weibliches Genitale

Ausfluss (Fluor vaginalis), reichlich, wässrig, weiß, schleimig, scharf, juckend, besonders nach dem Aufstehen, gussweise mit Rückenweh bei blassen, jungen Mädchen mit gestörtem Hormonsystem, vor der Periode mit schmerzendem Unterbauch und Rückenschwäche;
Eierstocktumor (Ovartumor), vergrößert, geschwollen, hart, eher links bei auffallend trägen Frauen mit später, spärlicher Periode;
Hypogonadismus (Unterentwicklung der Geschlechtsdrüsen), *erste Periode* kommt spät, „alles zu spät", Hypophysenschaden; Depression *bei Periode*, kann nicht schwanger werden, Kopfschmerz *bei* Periode, pressend, nach dem Erwachen mit Hitzegefühl, *Periode mit Heiserkeit*, mit Husten, Schnupfen, Schweiß, mit Übelkeit morgens;
akute *Schamlippenentzündung* (Vulvitis), nässend, mit rissigen, teils eitrigen Schrunden an der Vulva, mit Ekzem oder Herpes, blasse, fette, faule, gefräßige, schmierige, träge Mädchen und Frauen.

Schwangerschaft

Körperekzem des Neugeborenen, gelbkrustig, eitrig darunter.

Haut

Ekzem im Ohr und hinter den Ohren, an den Lidern, um die Augenbrauen, am behaarten Kopf, feucht, eher nässend, borkig, mäßiger Juckreiz, eher im Sommer;
Bartflechte, nässend, rissig, gelb-krustig, schmierig;
Gesichtsrose (Acne rosacea), in der Kälte schlimmer, Person blass, wässrig, dick, dumm, faul, fett, gefräßig;
Keloid, bindegewebige Wulstnarben, weich, krallenartig, allgemein schlaffes Bindegewebe;
Schrunden, Einrisse an allen Körperöffnungen, an Lidern, an Händen, in Hohl-

hand, an Fingern, Fingerspitzen, an der Ferse, am After, am Penis, an der Vulva, teils eitrig, teils ekzematös, teils herpetiform bei jeder Erkältung, am Nasenflügel, am Ohransatz, an der Ohrmuschel, im Gehörgang, schmerzhaft, nässend; *Schuppenflechte* (Psoriasis), girlandenartig, rissig, trocken oder nässend durch hormonelle Unterfunktion; *übermäßiger Schweiß* an den Fußsohlen, stinkend, bei fetten, schmierigen Kindern.

Haare

Haarausfall (Alopezie) bei Trockenheit (sicca) durch hormonelle Unterfunktion.

Muskeln

Dupuytren (Sehnenplattenverhärtung der Innenhand), Beugekontraktur der Finger.

Drüsen

Hypogonadismus (Unterentwicklung der Geschlechtsdrüsen) mit eher weiblicher äußerer Erscheinung;
Lymphdrüsenschwellung (Lymphadenome), Drüsen eher weich, groß, empfindlich, am Nacken, in der Achsel, fette, blasse, erkältliche Kinder.

Gratiola

Darm

Durchfall wie aus einem Hydranten geschossen, wässrig, gelb, grün, schaumig, heftig, ohne Schmerz, kaltes Gefühl im Bauch.

Grindelia

Auslösung

Grippe
Herbstgrippe.

Herz

Herzschwäche (Herzinsuffizienz) mit Erstickungsgefühlen nach dem Einschlafen, Person erschrickt, hat Angst, wieder einzuschlafen.

Lunge

Asthma (Bronchialasthma) mit Angst, nach dem Einschlafen stocke die Atmung, Atmung stockt tatsächlich und setzt beim Erwachen wieder ein, Asthma bei akutem Schnupfen, feuchtes Asthma bei feuchtem Wetter, kindliches Asthma, im Herbst schlimmer;
Bronchitis alter Männer mit eitrigem Schleim;
chronische *Herbstbronchitis*.

Guaiacum

Auslösung

Nahrung
Verlangen nach *Obst*, besonders nach *Äpfeln*.

Verfassung

Aussehen, Erscheinung
Gichtknoten an den *Fingern*, an allen Gelenken, Sehnen *wie zu kurz.*

Diathese
Neigung zu vermehrter *Harnsäure*, Person blass, destruktiv;
Rheumatiker fürchten sich vor dem Herbst.

Rachen

Halsschmerzen (Pharyngitis), eher rechts, nur leicht gerötet, sehr trocken, brennend bei *feuchter Wärme*, mit Nackenschmerz.

Muskeln

Dupuytren (Sehnenplattenverhärtung der Innenhand), Beugekontraktur der Finger, im Grund- und Mittelgelenk, mit überstrecktem Endgelenk (Stadium IV).

Gelenke

Chronische *Gelenkentzündung* (chronische Gicht), Gichtknoten überall, Gelenke wie verkürzt;
Tripperrheuma in mehreren Gelenken, heiß, hart geschwollen, wie zu kurz, *deformierend*, Bänder ziehen überall, Bewegung verschlimmert, Person steif, schwach, blass, destruktiv;
Morbus Schlatter der Jugendlichen, Knieschmerzen bei Belastung.

Gutti

Darm

Durchfall wie aus einem *Hydranten* geschossen, plötzlich, schwallartig, dünn, wässrig mit Kotballen, alles auf einmal, große *Erleichterung* danach, eher bei *heißem* Wetter und *älteren* Menschen.

Hamamelis

Auslösung

Infektionen
Typhus, fortgeschritten mit dunklen, passiven Blutungen.

Röntgen

Venöser Lymphstau, *Körper* wie zerschlagen.

Unfall

Verbrühung von Lippen, Zunge, Mund, Bezug der Arznei zum Venenblut.

Verbrennung

I. Grades bei Verbrühung der Lippen, der Zunge, der Mundschleimhaut.

Verletzung

Nicht stehen wollende, *venöse, dunkle Blutung* von Wunden;
Risswunden, anhaltende, dunkle Blutung, verletzte Teile *wie gequetscht*.

Wetter

Venenstau bei *Trübwetter*, passive, dunkle Blutungen, Hämorrhoiden mit Angst und Sorge.

Verfassung

Diathese
Hämorrhagisch, dunkle, passive Blutungen, befallenen Teile *wie zerschlagen, wie gequetscht*, Nase, Lunge, Blase, Unterleib, Venen;
Brustkrebs, venöser Lymphstau nach Operation, Arm wie zerschlagen.

Augen

Traumatische Regenbogenhautentzündung (Iritis), Blutung in die Regenbogenhaut und in die vordere Kammer.

Nase

Dunkles Nasenbluten bei Kindern mit Spannung und Druck in der Stirn.

Speiseröhre

Speiseröhrenblutung (Ösophagusblutung) durch Speiseröhrenkrampfadern (Ösophagusvarizen), dunkel, passiv, Leberzirrhose?

Hals

Weicher Kropf, Arznei stärkt Gefäße der Schilddrüse.

Lunge

Bluthusten, dunkel, Brustkorb wie zerschlagen;
Lungenschwindsucht.

Magen

Akutes Bluterbrechen (Hämatemesis), dunkel, Bauch *wie gequetscht.*

Darm

Aftervorfall durch venösen Blutstau bei Durchfall, Blutung, zunehmende Schwäche;
fortgeschrittene *Darmentzündung* (Enterokolitis) mit Brechdurchfall, mit dunklen, passiven Blutungen;
Durchfall mit Darmvorfall;
Hämorrhoiden, alles wie zerschlagen, reichliche passive, venöse Blutung, entzündet, Wundheitsgefühl, äußerst empfindlich.

Blase

Blutharnen (Hämaturie), dunkel, Blase wie gequetscht.

Männliches Genitale

Akute *Hodenentzündung* (Orchitis), außerordentlich dumpfer, gequetschter Schmerz;
Krampfaderbruch (Varikozele), meist linksseitig, wie zerschlagen, schießender Schmerz in den Samensträngen bis zu den Hoden.

Weibliches Genitale

Schleichende, subakute Eierstockentzündung (Adnexitis), besonders nach stumpfer Verletzung (z.B. Vergewaltigung), quälende, quetschende Schmerzen;
Gebärmutterblutung, dunkel, passiv;
Blutfluss bei Periode zu stark (Hypermenorrhöe), dunkel, reichlich, mit Zerschlagenheitsschmerz im Unterleib;
Zwischenblutungen (Metrorrhagie), dunkel, schwächend, Unterleib wie gequetscht;
Mittelschmerz zwischen zwei Perioden;
Vaginalblutung bei Kontakt, dunkles Blut, Scheide wie gequetscht.

Schwangerschaft

Bauchdeckenschmerz wie gequetscht;
Krampfadern, Venen gestaut, Beine wie zerschlagen, Schwüle verschlimmert;
Venenschmerz wie gepackt, wie gequetscht.

Haut

Beingeschwür (Ulcus cruris), schmerzlos durch Beinvenenstau;
Ekzem um den After;
Missempfindungen der Haut nachts durch venösen Gefäßstau;
Verbrennung I. Grades bei Verbrühung der Lippen, der Zunge, der Mundschleimhaut;
Risswunde, anhaltende, dunkle Blutung, verletzte Teile wie gequetscht;
nicht stehen wollende *Blutung von Wunden,* venös und dunkel.

Beine

Schmerzloses *Beingeschwür* durch Stauung der Krampfadern;
Lymphstau der Beine, venös, schmerzhaft, gequetscht, nach Becken- oder Oberschenkelthrombose, Haut teigig.

Gefäße

Krampfadern, kurzzeitig schmerzhaft, wie gequetscht, beginnende Entzün-

dung (Thrombophlebitis), ebenso wie gequetscht;
Wassersucht (Ödeme) nach Becken- oder Oberschenkelvenenthrombose, Haut teigig geschwollen.

Harpagophytum

Auslösung

Operation
Querschnittsverletzung bei Bandscheibenoperation (Verletzung der Rückenmarknerven), kurativ einsetzen.

Hedera helix

Verfassung

Appetit
Heißhunger mit Kopfschmerzen, Essen bessert ähnlich wie bei *Jodum*, aber weniger dramatisch, weniger hitzig.

Kopf

Kopfschmerz mit Anfällen von Heißhunger, Essen bessert.

Hals

Schilddrüsenüberfunktion (Hyperthyreose) mit anfallsweisem Herzflattern tagsüber und nach 3 Uhr mit Bangigkeit und Angst, wie bei *Jodum*, nur geringere Überfunktion, aber großer Kropf und kälteempfindlicher.

Lunge

Asthma (Bronchialasthma) bei akutem Schnupfen, Nase läuft bei Anfall gegen Morgen, reißt die Fenster auf, im Frühjahr und Herbst schlimmer, wie bei *Jodum*, nur weniger dramatisch, mehr kälteempfindlich;
chronisch wiederkehrende *Bronchitis* im Frühjahr, im Herbst mit Fließschnupfen, Husten nachts, frühmorgens.

Galle

Gallestau (Cholestase) bei Gallenentzündung und Schilddrüsenbeschwerden.

Bauchspeicheldrüse

Pankreatitis (Bauchspeicheldrüsenentzündung) mit Gewichtsabnahme, weniger hitzig, gedämpfter als bei *Jodum*, massiert seinen Bauch, Gelenke beteiligt!

Beine

Durchblutungsstörungen der Glieder (periphere Durchblutungsstörungen), Füße *eiskalt, feucht, blaurot.*

Hekla lava

Verfassung

Diathese
Metastasen (streuende Geschwülste) in den Knochen, schwammige Struktur, gut abgrenzbar.

Haut

Keloid (verhärtete Narbenbildung), hart wie Lava, auch Knochenauswüchse.

Muskeln

Dupuytren (Sehnenplattenverhärtung der Innenhand), Beugekontraktur der Finger, knochenhart;
Sehnenscheidenentzündung (Tendovaginitis) mit chronischem Schmerz bei Überbeinen.

Knochen

Überbein (Exostose, Knochenauswuchs) der Fußknochen, *spangenartig*, sehr bewährt!

Wirbelsäule

Bechterew (chronische Entzündung der Wirbelsäule), Wirbelsäule schrumpft und verknöchert, spangenartige Knochenauswüchse!

Helleborus

Auslösung

Entzündungen
Ödematöse Durchtränkung (Schwellung), blass, massiv, Gehirn, Niere.

Geburtsschaden
Folge von *Geburtstrauma*, blass, debil, ablehnend, redeunlustig, gedunsen, *gerunzelte Stirn*.

Infektionen
Akute *Hirnhaut-* und *Hirnentzündung*, blasses Fieber, Stirnrunzeln, Kopfrollen, Kissenbohren, *Kauen*, Zupfen, Folge von Hirnhaut- und Hirnentzündung, blass, verblödet, verstört, dümmlich, gedunsen, wortkarg, ablehnend, schläft sitzend ein; Schulschwierigkeiten nach *Kinderkrankheit*, Kind dösig mit gerunzelter Stirn.

Reise
Sonne, Hitze, Überwärmung, Kopfschmerz, Person blass, döst vor sich hin oder läuft unmotiviert auf und ab.

Schule
Schulleistungsschwäche (verminderte Konzentration), Schwierigkeiten nach Kinderkrankheiten, Schulmüdigkeit, Konzentrationsschwäche, hirnmüde, Müdigkeit, Kind dösig, dümmlich, abweisend, wortkarg.

Unfall
Nach *Hirnverletzung*, wenn Person blass und debil wird.

Wetter
Kopfschmerz bei *Hitze, Sonne,* Person blass, döst vor sich hin oder läuft unmotiviert auf und ab.

Verfassung

Aussehen, Erscheinung
Geschmacklos gekleidete Frauen, unschicklich.

Verhalten, Benehmen
Unempfindlich gegen Schmerz, leidet ohne Willensäußerung.

Verhalten des Kindes
Depressiv, eher Mädchen, gleichgültig, abweisend, *abgestumpft,* willenlos, schulmüde, *wortkarg*, ungeliebt.

Verhalten in der Jugend
Liebeskummer, traurig, gleichgültig, abgestumpft, depressiv;
psychotisch, geistig tief verwirrt, das Leben erscheint fade und schal; Rollenkonflikt.

Schlaf
Schlafstörungen, *Rückenlage* im Schlaf, krankhaft, Person blass, dösig, gerunzelte Stirn, *Kopfrollen.*

Diathese
Wassersucht (Ödeme), plötzlich, mit großer Schwäche, mit gallertartigem Durchfall;
Metastasen im Bauchfell mit Bauchwasser.

Geist
Schulmüdigkeit, hirnmüde, konzentrationsschwach, dösig, dümmlich, abweisend, wortkarg.

Gemüt

Liebeskummer Jugendlicher und Junggebliebener, traurig, gleichgültig, abgestumpft;
Psychose (Gemütserkrankung) junger Menschen, geistig tief verwirrt, das Leben erscheint fade und schal.

Kopf

Hirnentzündung (Enzephalitis) oder *Hirnhautentzündung* (Meningitis), akut;
Folgebeschwerden von Hirn- oder Hirnhautentzündung, verblödet, verstört, dümmlich, gedunsen, wortkarg, ablehnend, schläft sitzend ein;
Hirnhauttumor (Meningeom) mit Hirnschwellung;
Hirnschaden, entzündlich oder traumatisch, Kind gefährdet (!);
Kopfrollen (Jactatio capitis) durch Hirndruck, z.B. Geburtsschaden oder nach Hirnentzündung;
Kopfschmerz bei Hitze, Sonne, Überwärmung;
Kopfschmerz bei Nierenerkrankungen mit Wasserniere;
Verkalkung (Arteriosklerose) des Gehirns;
Wasserkopf (Hydrozephalus), seröse Ausschwitzung (Exsudation), Person blass, starr, verstört, dümmlich, gedunsen, wortkarg, ablehnend, müde, matt, dösig, schläft sitzend ein oder läuft unmotiviert auf und ab oder bewusstlos, *gerunzelte Stirn, Kaubewegungen,* gieriger Durst, schrilles Schreien (Cri encéphalique), Kopfrollen, Kissenbohren, Zupfen.

Leber

Aszites (Wasseransammlung im Bauch) bei Leberkrebs.

Nieren

Nierenbeschwerden (Nephropathie) mit Kopfschmerzen, Wasserniere; chronische *Nierenschrumpfung* (Nephrose), Person müde, matt, dösig;
wenig dicker, *kaffeesatzartiger* Urin.

Blase

Blutharnen (Hämaturie), dunkel, schwarz, chronische Nierenentzündung, Schwellungen.

Haut

Elephantiasis (Fettgewebsschwellungen der Haut), eher bei Frauen, gestaut infolge Funktionsträgheit der Nieren und/oder des Gehirns.

Gefäße

Hirndurchblutungsstörung (zerebrale Durchblutungsstörungen), Verkalkung (Zerebralsklerose), Person blass, geschwollen, döst vor sich hin, dümmlich, gerunzelte Stirn.

Nerven

Epilepsie mit schwerer Störung der Hirnfunktionen, seelisches Absacken;
Folge von *Hirnhautentzündung* (Meningitis);
Hirnhauttumor (Meningeom) mit Hirnschwellung, Hirnschaden, entzündlich oder traumatisch, nach Unfall, nach Verletzung, wenn Person blass und debil wird;
Kissenbohren (Kind gefährdet!), Kopfrollen, Wasserkopf, Folge von abgelaufenen Entzündungen im Hirn;
Kopfrollen (Jactatio capitis) durch Hirndruck, zum Beispiel nach Geburtstrauma, nach Hirnentzündung (Enzephalitis);

Krampfneigung (Spasmophilie), blasse Anfälle, im Hirn ausgelöst, Folge von Geburtstrauma, Hirn- oder Hirnhautentzündung; *Wasserkopf* (Hydrozephalus), seröse Ausschwitzung (Exsudation), Person blass, starr, verstört, dümmlich, gedunsen, wortkarg, ablehnend, dösig, schläft sitzend ein, bewusstlos, *gerunzelte Stirn, Kaubewegungen,* gieriger Durst, *schreit schrill* (Cri encéphalique).

Heloderma

Verfassung

Missempfindungen
Eisige Kälte an bestimmten Stellen bei Rückenmarkerkrankungen, zum Beispiel Parkinson.

Haut

Alten *Narben* brechen auf mit Geschwürsbildung.

Nerven

Parkinson, Gefühl umschriebener Eiseskälte, Glieder zucken, schütteln, blasser, sich reckender Mensch.

Helonias

Verfassung

Aussehen, Erscheinung
Erschöpftes *Gesicht.*

Verhalten, Benehmen
Putzwütig vor der Periode, bereitet ihr Nest zum Nisten vor, *reizbar;* fühlt sich nur *wohl, solange* geistig-körperlich *erregt* oder *beschäftigt.*

Diathese
Chronische Krankheiten: *Darandenken verschlimmert alles,* Rückenschmerzen, Erschöpfung.

Gemüt
Zwangsneurose, Putzzwang, säubert ständig ihr Nest für die nächste Periode.

Weibliches Genitale

Ausfluss (Fluor vaginalis) bei Blutmut, reichlich, dick, gelb, juckend, sehr schwache, entkräftete Frauen mit Rückenweh, müssen sich ablenken, bewegen; *Gebärmutterverlagerung* (Uterusverlagerung) mit „gynäkologischem Kreuzschmerz", angeschoppt, gesenkt bei überarbeiteten Frauen, müssen sich bewegen, werden geschwätzig in Ruhephasen; Schmerz *vor* und *bei Periode,* heftig, krampfartig, auch nachher, Kreuzweh bei Beginn des Blutflusses.

Schwangerschaft

Unüberwindbare Schwäche, suchen Ablenkung.

Wirbelsäule

Kreuzschmerzen (LWS-Syndrom) bei Frauenleiden, überarbeitete, abgewirtschaftete Frauen, brauchen feste Kreuzstütze beim Sitzen, Bewegung bessert alles, Ablenken erquickt.

Hepar sulfuris

Auslösung

Entzündungen
Leukozyten-Einwanderung (Eiter), Eiterstippchen, Eiter rahmig, mild; *Absonderungen* schleimig, eitrig, grün, sahnig.

Grippe
An *schönen, trocken-kalten* Tagen, liebt feuchte Wärme;
durch *Zugluft*, niest dauernd, wird heiser, hustet, wird böse, schließt die Fenster heftig.

Infektionen
Syphilis, Sekundärstadium (Lues II), kreisrunder Haarausfall, Papeln stechen, rot, wässriger Eiter.

Nahrung
Verlangen, *Essig, würzig, scharf*, am besten *scharf gewürzte Essiggurken, Saures* (*beachte*: Schwäche!);
Widerwille gegen *gewürzten Käse*, besonders *Roquefort*.

Reise
Kälte, Erkältlichkeit, Kopfschmerz durch geringste *Zugluft* an schönen, trockenen Tagen;
Wind, Sturm, trocken-kalter Wind, Augen entzündet, erkältet, Kopfweh;
Ohrenschmerzen durch *Skifahren* bei *trocken-kalter Witterung*.

Vergiftung
Durch *Kupfer* (Pflanzenspray, Rattengift), bei anhaltend empfindlichem Magen;
durch *Quecksilber* (Thermometer, Pflanzenspray, Desinfektion), auch bei allergischer Überempfindlichkeit.

Verletzung
Durch *Glassplitter*, vor allem der Finger, mit Eiterung;
vereiterte Wunden, warme Auflage lindert.

Wetter
Alles schlimmer durch *schönes, heiteres, trockenes Wetter*, aber auch empfindlich gegen *Kälte* und *Zugluft*;
Asthma bei trocken-schönem Wetter, liebt das *feuchte* Wetter;

Rheuma bei schönem, trockenem Wetter, äußerst kälteempfindlich, liebt feuchte Wärme und Einhüllen, fühlt sich wie zerschlagen;
Halsschmerzen bei kaltem Wetter, Wärme lindert, Hals und ganzer Kopf in Schals gehüllt;
Kopfschmerz bei Kälte und Erkältlichkeit, durch geringste Zugluft an schönen, trockenen Tagen;
Ohrenschmerzen durch Kälte, bei trocken-kalter Witterung;
Wind, Sturm, *trocken-kalter Wind*, Augen entzündet, erkältet, Kopfweh;
Krupp-Husten durch trockenen, kalten Wind, heiser nach Spaziergang, Krupp gegen Morgen;
Zugluft, empfindlich, erkältet sich, schläft mit Schal um den Hals, mit Mütze auf dem Kopf.

Verfassung

Aussehen, Erscheinung
Große, schmutzige *Pickel* überall im Gesicht.

Verhalten, Benehmen
Brandstifter, unbändiger Impuls, alles in Brand zu setzen;
sieht im Wahn die ganze Welt brennen;
ungeduldig durch Trägheit, *überempfindlich*, reizbar, hilflos;
unbesonnen, wütend, *gewalttätig*;
erträgt weder Widerspruch noch Unannehmlichkeiten noch Schmerz;
ausgesprochen *unhöflich*, hilflos, unbedacht, reizbar;
schlägt Wunden, die, wie seine eigenen, lange eitern;
lächelt nie; unbarmherziger Gläubiger;
immer *unzufrieden*, barsch, reizbar, tätlich, unerbittlich;
beleidigt und *beschimpft* andere stets überraschend;
könnte seine Umwelt umbringen;

Händedruck kalt, klamm, weniger schlaff als bei *Calcium carbonicum*.

Verhalten des Kindes
Ehrgeizig und kräftig, verbissen ehrgeizig; *kneift* Geschwister und Spielkameraden; erkältet sich bei jedem Luftzug; jede kleine Verletzung eitert; *erregt;*
impulsiv, grob, aber feige; plötzlich *angriffslustig;*
überempfindlich auf Eindrücke und Schmerz; liebt *Feuer*.

Appetit
Magersucht (Anorexia nervosa) mit schwankendem Appetit, Person plump, schlaff, geschrumpft, erkältlich; Stuhl, Schweiß und ganzer Mensch *sauer*.

Sprache
Hastig, unbesonnen, unbeherrscht.

Gemüt
Feuerwahn, sieht die ganze Welt brennen.

Kopf

Ekzem am behaarten Kopf, nässend, eitrig, riecht nach altem Käse;
Kopfschmerz bei untersetzten Menschen, durch Kälte und Erkältlichkeit, durch geringste Zugluft an schönen, trockenen Tagen, zieht die Decke über den Kopf, denn warmes Zudecken bessert Kopfweh.

Augen

Akute Bindehautentzündung (Konjunktivitis), eitrig, mild, nach *Belladonna* einsetzen;
Ekzem um die Augenbrauen, eitrig, nur im *Winter* beim Einbruch sonniger, trockener, warmer Tage;

akutes Gerstenkorn (Hordeolum), bei Eiterbildung, Splitterschmerz bei Berührung;
Hornhautentzündung (Keratitis), Anlage beachten (!), dick, eitrig, mild, sichtbarer Eiterspiegel in der vorderen Augenkammer;
beginnendes *Hornhautgeschwür* (Ulcus corneae), dick, eitrig, mild;
frische Lidrandentzündung (Blepharitis), Wimpernwurzeln vereitert;
chronische Tränensackentzündung (Dakryozystitis), dick, eitrig.

Ohr

Furunkel im Gehörgang, bei beginnender, eitriger Erweichung;
schwelende, subakute *Mittelohrentzündung* (Otitis media), drohende Eiterung; wundes Gefühl, zugluftempfindlich, Schmerzen nehmen mit beginnender dicker, sahniger, stinkender Absonderung zu;
eitrig *nach Scharlach*.

Nase

Schnupfen an schönen, trockenen Tagen; erst *Fließschnupfen* draußen, dann reifer, schleimiger, eitriger, lockerer, wundmachender, stinkender Ausfluss, *verstopft draußen*, löst sich drinnen;
reifer Schnupfen, dick, eitrig, sahnig;
Rotzkinder mit grün-schleimiger, eitriger Rotzglocke;
alles besser in feuchter Wärme.

Mund

Mundfäule (Stomatitis aphthosa), *sticht wie mit Holzsplitter*, saurer Atem, warmes Wasser lindert;
Mundgeruch (Foetor ex ore) mit Schleimhaut-Splitterschmerz, Wärme lindert.

Zähne

Zahnfistel, eitrig, sämig, mild, stinkt nach *altem Käse,* Wärme lindert;
akute *Zahnschmerzen,* eitrig entzündete Zahnwurzel, sticht wie ein Holzsplitter, hält sich die Backe warm.

Rachen

Halsschmerzen (Pharyngitis) mit weicher, eitriger Drüsenschwellung, kälteempfindlich, Wärme lindert, Hals und ganzer Kopf in Schals gehüllt, lockerer Schleim schmerzt wie eine *Fischgräte* im Hals, wie ein *Splitter* oder wie ein *Klumpen;*
Mandelabszess, reifer Abszess löst sich auf oder entleert sich;
Mandelentzündung (Tonsillitis), akute Angina, Eiterstippchen sichtbar, verlangt nach Wärme.

Kehlkopf

Kehlkopfentzündung (Laryngitis acuta) in späterem Stadium, krupppartiger Husten verbleibt mit morgendlicher Heiserkeit, chronisch durch Zugluft, Wind, Sturm an schönen, trockenen, kalten Tagen;
Heiserkeit morgens mit schmerzhaft trockenem Husten, Heiserkeit durch Erkältung, schmerzhaft trockene Kehle, Krupp-Husten, hüllt Hals und Kopf warm ein, Heiserkeit bei Sängern, Rednern durch trockenen, kalten Wind, durch Zugluft, trockene, wehe Kehle morgens;
Krupp-Husten, lauter, metallisch klingender Bellhusten, 1. Stadium nach *Spongia,* 2. Stadium gegen Morgen, hustet feucht, pfeifend, erstickend, wickelt sich warm ein, Krupp-Husten durch trockenen, kalten Wind, heiser nach Spaziergang, Anfall gegen Morgen;
Pseudokrupp mit sog. „falschen Membranen" (lose Beläge), spitterartiger Schmerz zieht zu den Ohren, hustet Membranen ab.

Brustdrüse

Akute Brustentzündung (Mastitis), wird weich, eitert, bedarf Wärme.

Lunge

Asthma bei trocken-schönem Wetter, liebt das feuchte Wetter;
Bronchitis, erstickend, eitrig-grün, dann locker, „reif", löst sich, käsiger Geruch;
Husten verschlimmert Hustenreiz bis zum Erstickungsanfall (Krupp), feucht, locker, rasselnd, bei trocken-schönem Wetter, besser bei feucht-warmem Wetter;
Lungenemphysem mit Bronchienerweiterung (Ektasien), hustet bis zur Erstickung;
Lungenentzündung (Pneumonie), ab 3. Woche: gelbe Hepatisation, dicker, eitriger, sahniger Auswurf, Ende der 3. Woche: Lösung, eitriger, lockerer Husten, gegen Morgen schlimmer;
feuchte *Rippenfellentzündung* (Pleuritis exsudativa), eitriger Erguss, Bronchien beteiligt.

Darm

Durchfall mit saurem Geruch, schleimig, übel riechend, alles riecht sauer;
Leber sticht beim Gehen.

Nieren

Akute Nierenentzündung (Nephritis acuta), späteres Stadium, blutend, eiweißhaltig, wenig scharfer, trüber, milchiger, eitriger Urin.

Männliches Genitale

Ekzem in der Leiste (Intertrigo), nässt, juckt, stinkt nach Fischlake.

Weibliches Genitale

Ausfluss, schleimig, eitrig, grün, sahnig, locker, mild, riecht übel nach altem, vergammeltem Käse;
akute *Bartholinitis* (entzündete Bartholinische Drüse der Scheide), eitert dick, riecht nach altem Fisch;
Eierstockentzündung (Adnexitis), Leukozyten-Einwanderung, weiche Schwellung, Wärme lindert.

Haut

Akute *Eiterungsprozesse;*
Abszess mit gelber Eiterkrone;
Akne, Eiterpickel zusammenfließend (Acne conglobata), viele Eiterstippchen, berührungsempfindlich, Splitterschmerz;
Ekzem um die *Augenbrauen,* eitrig, nur im Winter beim Einbruch sonniger, trockener, warmer Tage, Ekzem am *behaarten Kopf,* nässend, eitrig, riecht nach altem Käse, Ekzem in der *Leiste* (Intertrigo), nässt, juckt, stinkt nach Fischlake;
Bartflechte, nässend, rissig, eiternd, übel riechend;
Grützbeutel (Atherom, Talgdrüsengeschwulst), entzündet, eiternd, weich, nicht verschiebbar;
Impetigo (Grindflechte), Eiterbläschen, Eiterpusteln, gelbbraune Eiterkrusten, stinken nach altem Käse, Verlangen nach Wärme;
Phlegmone (septische Bindegewebseiterung in Gewebshöhlen), flächenhaft in der Hohlhand;
Umlauf (Paronychie) um den Nagel, rot, weich, eitrig, verlangt lokale Wärme;
Verletzung durch *Glassplitter,* vor allem der Finger mit Eiterung;
Wunden nach Verletzung vereitert, warme Auflage lindert;
Wundliegen (Dekubitus), chronisch, eitert rahmig mild, stinkt nach altem Käse.

Gelenke

Rheuma bei Schönwetter (trocken-warm), äußerst kälteempfindlich, liebt feuchte Wärme, hüllt sich ein, fühlt sich wie zerschlagen.

Arme

Phlegmone in der Hohlhand, Arznei fördert die Eiterung.

Drüsen

Lymphdrüsenentzündung (Lymphadenitis), drohende Eiterung, weiche Drüsen.

Herniaria

Nieren

Nierensteine (Nephrolithiasis), kurativ im schmerzfreien Intervall einsetzen.

Hirudo

Haut

Acne vulgaris, zusammenfließend (Acne conglobata), wenig Eiter, leicht blutend.

Blut

Bluterkrankheit (Hämophilie), an *Morbus Werlhof* denken (!);
Leukämie (unheilbare Erkrankung der weißen Blutzellen) mit ausgeprägten, punktförmigen Blutungen, dazwischen einsetzen;
Thrombopenie (verminderte Anzahl der Blutplättchen), Haut- und Schleimhautblutungen;
Werlhof (essenzielle Thrombozytopenie, Blutplättchen vermindert), Gelenkschmerzen.

Histaminum

Nase

Heuschnupfen mit Niesen *in der Wärme*, im Zimmer, brennend, wenig oder *ohne Ausfluss*, Nase schmerzhaft trocken, eine Nasenhälfte verstopft, Nasenlöcher wie weit geöffnet, hitziger Rachen, Gefühl einer Kugel im Hals, besser draußen, in der Kälte, durch Kaltwaschen.

Haut

Quaddeln, wechselhafte Lokalisation, erscheinen an den Kratzstellen; bestes Antihistaminikum; *Nesselsucht*, Nesselfieber, juckt hier und dort.

Hydrastis

Auslösung

Arzneimittel
Allergie der Schleimhäute, Magen-Darm-Störungen, Neigung zu Schleimhautblutungen;
Abführmittel-Missbrauch, schleimige, blutige Stühle.

Entzündungen
Absonderungen schleimig, zäh, dick, gelb, eitrig, dünn, wundmachend, übel riechend.

Operation
Chronischer Durchfall nach *Gallenblasenoperation*, schleimig, blutig, stinkend.

Verfassung

Diathese
Brustkrebs, geschwürig, wie bei *Acidum nitricum*, nur appetitlos, abgemagert;
Scirrhus (Faserkrebs) der Brust;
Epitheliom (Plattenepithel), Brust, Gebärmutter, Verdauungswege mit Durchfall;
Magenkrebs, geschwürig zerfallend, schmierig stinkend, erbricht Speisen und frisches Blut, Person matt, sieht blassgelb, kränklich aus;
Enddarmkrebs, Durchfall nach Operation, schneidend, wundmachend;
Afterkrebs, Plattenepithel bei matten, müden, appetitlosen Menschen;
Gebärmutterkrebs, Plattenepithel, stark blutend, schleimige, zähe, dicke Absonderung;
Muttermundkrebs, geschwürig zerfallend, schon appetitlos, abgemagert.

Ohr

Ohrtrompetenkatarrh (Tubenkatarrh), Tube „wie zu", dick-zäh, Ohrgeräusche.

Nase

Nasengeschwüre (Schleimhautgeschwüre in der Nase), oberflächlich, dicke, zähe, scharfe Absonderung;
Nasenpolypen, destruktiv, Nase verstopft, dicker, gelber Schleim;
Nebenhöhlenentzündung (Sinusitis) z.B. bei Nasenpolypen, auch verschleppt, dicke, zähe, gelbe, wundmachende Absonderung;
Schnupfen und *Säuglingsschnupfen*, wundmachend, zäh, gelb-eitrig, übel riechend, reif.

Magen

Magen-Darm-Störungen durch Arzneimittelmissbrauch;
blutendes *Magengeschwür* (Ulcus ventriculi), wird krebsartig, gelber Streifen in der Mitte der Zunge, Zahneindrücke.

Darm

Folge von Abführmitteln mit schleimigen, blutigen Stühlen, Neigung zu Schleimhautblutungen;
Darmpolypen (Polypen im Darmtrakt), chronisch entzündet im ganzen Darm; geschwürige *Dickdarmentzündung* (Colitis ulcerosa), blutige Durchfälle, grünlich, sauer, geschwürig, Fisteln;
Durchfall nach Gallenblasenentfernung, PCE-Syndrom, schleimig, blutig, stinkend, Durchfall bei *Sprue* (Zöliakie), schleimig-eitriger Stuhl, scharf stechende Krämpfe;
Verstopfung (Obstipation) bei schwachen, fröstelnden, elendigen Kindern und bei alten Leuten.

Galle

Gallensteine (Cholelithiasis) durch *Gallestau* mit *Gelbsucht*, bitterer Geschmack, appetitlos, gelber Streifen auf der Zunge.

Weibliches Genitale

Ausfluss (Fluor vaginalis), dick, zäh, klebrig, klumpig, gelb, eitrig, blutig, schleimig, wundmachend (aber brennt nicht!), übel riechend;
Gebärmutterhalsentzündung (Zervixerosion), geschwürig, stinkend;
Periode, Blutfluss zu stark (Hypermenorrhöe), dunkel, reichlich, schleimig, stinkend;
Scheidenblutung (Vaginalblutung) bei Kontakt, bei Untersuchung, geschwürig, stinkend.

Haut

Beingeschwür (Ulcus cruris), schmerzhaft, dünnes, scharfes, eitriges Wundsekret, sucht feuchte Wärme;
Ekzem an den Haut-Schleimhaut-Grenzen, dünn, schleimig, wund.

Hydrocotyle

Auslösung

Reise
Filariose (Wuchereria, Brugia, Loa-Loa) bei weichen Gewebsschwellungen (Elephantiasis arabum).

Haut

Schuppenflechte (Psoriasis), girlandenartig, heftig juckend, fast kreisförmig, abschuppende, wallartige Ränder.

Hydrophobinum

→ Lyssinum

Hyoscyamus

Auslösung

Alkohol
Erschreckend blasse, kalte, schwache Säufer;
Verhalten im *Alkoholrausch*: eifersüchtig, tätlich, schreit, will sich nackt ausziehen, Mordlust;
akutes *Säuferdelir*, geschwätzig, hascht nach Flocken in der Luft, fühlt sich verfolgt, vergiftet, entblößt sich, flieht, versteckt sich.

Angst

Vor *Katzen*, vor ihren Krallen (auch eine krallende Katze braucht diese Arznei);
Angst, von Anwesenden *vergiftet* zu werden, alle sind Feinde;
Angst vor *Wasser*;
vor tiefschwarzen Seen mit *glänzender* Oberfläche, flippt aus.

Drogensucht
Motivation: *Liebesenttäuschung*;
Folgen: *Größenwahn* (Kokain), bewusstlos, blass;
geschwätziges, murmelndes Delirium, zuckt, schreit auf, deckt sich ab, stöhnt, will fliehen, trockene Kehle, unfreiwilliger Stuhl, unfreiwilliger Harn.

Infektionen
Folge von *Hirnhaut-* und *Hirnentzündung*, bösartig, blass, Tobsucht, grimassenhaft, Veitstanz, schlimmer durch glänzende Oberflächen und durch Wasserfließen;
fortgeschrittener *Typhus* mit Delirium, zupft an der Bettdecke, Sehnenhüpfen, herabfallender Unterkiefer, unfreiwilliger Stuhl.

Kummer
Liebeskummer durch *Kränkung*, Demütigung, Jugendliche und Junggebliebene, hektisch, eifersüchtig, schamlos, verweigert Essen, magert ab.

Narkose
Narkosevergiftung, bewusstlos, stöhnt, schreit, deckt sich ab, will aus dem Bett fliehen.

Ohnmacht
Leichenblass;
beim Anblick oder Hören von *fließendem Wasser*, erregt, zuckt, unfreiwilliger Stuhl und Urin.

Reise
Schwindel, Übelkeit, aufgeregt, geschwätzig, verstimmt, beleidigt.

Schlaganfall
Plötzliche *blasse Ohnmacht* ohne Vorzeichen mit anfänglichem *Aufschrei*, Stuhlabgang unfreiwillig;
Sprachverlust, Stimmbandlähmung bei frischer Lähmung.

Schreck, Schock
Erregt, lacht, weint, krampft, flieht.

Unfall
Gehirnerschütterung mit Kopfschmerzen, Schwindel;
Hirnverletzung, will aus dem Bett fliehen, entwickelt unerhörte Kräfte, um Flucht zu ermöglichen.

Verfassung

Aussehen
Abgehärmtes Gesicht, verkrampft, dunkelrot, gedunsen;
Bronchien, Verdauungstrakt belasten.

Verhalten, Benehmen
„Alles ist *zu eng*", Kleidung, Geist, Leben;
Frühaufsteher;
boshaft heiter;
ablehnend (lehnt auch Arzt und Arznei ab);
verkalkt mit leerem Blick;
bösartig, hinterlistig, rächt sich;
eifersüchtig (besonders in den Wechseljahren);
rücksichtslos verletzend, kränkend, demütigend, verlächerlichend;
anzüglich, ausfallend;
geizig der Familie gegenüber, freizügig gegen sich und Fremde;
geschwätzig, wechselt ständig das Thema;
unempfindlich gegen Schmerz im schamlosen Wahnsinn, beim Sterben, beim Rauschgift;
spielt mit eigenem *Kot* als Kind oder im verwirrten Alter;
dummes, *lautes* Lachen;
zieht sich *nackt* aus, gebärdet sich *anzüglich* und geil;
schlägt mit dem Kopf gegen die Wand, bei Folge von Kummer, bei hirn- oder geistesgestörten Kindern.

Verhalten des Kindes
Eifersüchtig auf die Geburt eines zweiten Kindes und spielt selbst Baby;
unruhig, labil, unreif, *überaktiv*, zuckt, grimassiert;
zerstreut, verminderte Intelligenz;
beschimpft seine Eltern, dämonisch, schamlos;
betätigt sich sexuell an anderen Kindern;
zieht die Hose runter, *zeigt seine Genitalien* in der Schule, gebärdet sich geil und lacht dumm und *schamlos*, reuelos;
Tierquäler, gefühlsunempfindlich;
erwischt die Katze am Schwanz und schleudert sie durch die Gegend, zerquetscht alle Insekten;
fühlt sich *vernachlässigt*, ist tatsächlich seelisch vernachlässigt, projiziert dies auf materielle Ebene.

Verhalten in der Jugend
Liebeskummer, hektisch, schamlos;
Rollenkonflikt: depressiv, psychotisch, geschwätzige Erregung, fühlt sich verfolgt, verraten, verkauft, gibt auf, heftige Abwehr, murmelnde Abkehr.

Verhalten im Alter
Renommiersucht;
denkt schamlos an junge Frauen, wird anzüglich, entkleidet sich *(Exhibitionismus)*;
will plötzlich nicht mehr leben, wendet sich ab, wird *apathisch*.

Sexuelles Verhalten
Bei Frauen und Männern sinnlich, erotisch, *schamlos*, geil, lasziv, hemmungslos sich anbiedernd.

Missempfindungen
Graben, Wühlen, Schaben, nachts, bei Rheuma, *krampfhaft*.

Nabelkoliken
Seelischen Ursprungs, unbeeinflussbar, neurotisch.

Schlaf
Träume von *Beengung*, entkleidet sich, Träume von *Verfolgung* durch Geilheit, durch Feinde.

Sprache
Qualität der Sprache hastig, laut, plappernd, schamlos;
Sprachverlust bei frischer Lähmung nach Schlaganfall.

Diathese
Chronische Krankheiten, *Abrutschen* im Bett bei Kissenhochlage, Herabfallen des Unterkiefers;
Delirium, liest Flocken in der Luft, blass, geschwätzig, murmelnd, zupft an der Bettdecke;
bewusstlos, zuckt, schreit auf, deckt sich ab, stöhnt;
trockene Kehle, unfreiwilliger Stuhl, unfreiwilliger Harn;
Cheyne-Stokes-Syndrom, blasses Gesicht, blasse Lippen.

Gemüt
Enttäuschungsdepression durch unglückliche Liebe, hastig, magert ab;
manische Depression, murmelt sinnlos vor sich hin, zupft am Bettzeug, hascht nach Visionen;
Halluzinationen, fühlt sich beobachtet, soll aufgefressen werden, blickt wild um sich, Einbildung, jemand versuche ihn zu ermorden, wird von einem Dämon verfolgt, sei von Feinden umgeben, hält wild nach ihnen Ausschau, flieht, versteckt sich;
Einbildung, er läge lebendig in der Leichenhalle und würde bald seziert, *sieht Personen*, die weder da sind, noch je anwesend waren, *sieht* Gänse, Schlangen, *hält Menschen für Schweine*, Einbildung, er habe Verbrechen begangen, habe Unzucht verübt;
Liebeskummer Jugendlicher und Jung-

gebliebener, Kummer, *Kränkung*, Demütigung;
sehr bewährt nach *Liebesenttäuschung* mit Unruhe, Eifersucht, Rachsucht und Abmagerung;
Nabelkoliken seelischen Ursprungs (neurotisch);
Psychose, akuter Wahn, singt schreiend, fröhlich, geil, schamlos, sieht alles in glänzendem Rot oder apathische, murmelnde Abkehr;
Besessenheit, fühlt sich beobachtet, verfolgt, vergiftet, verkauft, eingesperrt und aufgefressen, *sieht* eingebildete Feinde mit wildem Blick;
Größenwahn, das Schwein verwandelt sich in den alles erlösenden Prinzen;
Mordsucht bei tropfendem Wasserhahn, will alle ermorden, die ihm begegnen (Amokläufer);
Teufelswahn, sieht den Teufel, Teufel steht hinter ihm, flucht, schwört beim Teufel, ist selbst der Teufel, betet und singt um sein Heil;
Verfolgungswahn, Vergiftungswahn, voller geschwätziger Beschimpfungen, versucht zu fliehen, entblößt sich und will aus dem Bett, greift in die Luft, hascht nach eingebildeten Dingen;
chronischer Wahn mit Starre, sitzt in einer Ecke gegen die Wand und murmelt vor sich hin oder liegt wie eine Statue darnieder;
Wochenbettpsychose, geschwätzig, sitzt im Bett, blickt wild um sich, murmelt, wimmert, weint, zuckt, sexuelle Überreizung, zieht sich nackt aus, macht anzügliche Gebärden, tobsüchtig, tobt mit eingebildeten Feinden, flieht unter das Bett, Vergiftungsangst;
Stillpsychose, erregt, manisch, schamlos, lehnt Kind ab;
Schizophrenie, destruktiv, blass, kalt, trocken, erregt, schwatzhaft, eifersüchtig, geil;

Selbstmordneigung durch Medikamente, Schlaftabletten, Psychopharmaka;
Zwangsneurose, Onaniezwang nach enttäuschter Liebe, Waschzwang, Kontrollzwang.

Kopf

Folge von *Hirnhautentzündung* (Meningitis), böse, blass, Tobsucht, grimassenhaft, Veitstanz, schlimmer bei Blendung durch glänzende Oberflächen, durch Wasserfließen;
Hirnschaden durch Geburtstrauma, nach Hirnhaut- oder Hirnentzündung, will aus dem Bett fliehen;
Kopfrollen (Jactatio capitis) durch Hirnreizung, Schimpfhahn;
Kopfschmerz durch Autofahren, Fliegen, durch frische Gehirnerschütterung, durch Überanstrengung bei alten Frauen, blass und verstimmt dabei, Kopfschmerz nach enttäuschter Liebe, verkriecht sich, zieht die Decke über den Kopf;
Gehirn wie locker, schwappt;
Schwindel bei Gehirnerschütterung, beim Reisen, blass, übel, aufgeregt, geschwätzig, verstimmt, beleidigt;
Verkalkung des Gehirns, blass, abgemagert, erregt, geile Reden, fühlt sich verfolgt, vergiftet.

Augen

Chronischer *Lidkrampf* (Blepharospasmus), klonisch, weite Pupillen, Funken und Blitze vor den Auge;
Linsenschlottern (Nystagmus), Augen bewegen sich rasch hin und her;
Glänzen und *Funkeln* der Augen, weite Pupillen, sieht farbige Umrandungen, Funken und Blitze.

Speiseröhre

Speiseröhrenkrampf, Passagehemmung geschluckter Nahrung; *Schlundenge*, kann *nur Festes* schlucken, verschluckt sich bei Flüssigem.

Hals

Krämpfe beim Schlucken, *Verschlucken*, heftig trockener Mund, verschluckt sich bei Flüssigem;
Schluckauf.

Herz

Herzschwäche (Herzinsuffizienz) mit schwerer, sinusartiger Atemnot (Cheyne-Stokes), blasses Gesicht, blasse Lippen.

Lunge

Bellhusten, trocken, krampfhaft, nervös, nachts;
akuter *Erstickungshusten*, abends, beim Niederlegen, Aufsitzen erleichtert, blasses Aussehen;
nervöser Husten beim Niederlegen, nachts, muss aufsitzen, was erleichtert;
Lungenentzündung mit Hirnhautreizung, Delirium (typhös) wie bei *Phosphor*, nur noch dramatischer.

Bauch

Nabelkoliken seelischen Ursprungs, unbeeinflussbar, neurotisch;
Schluckauf, chronisch wiederkehrend, heftig, bösartig.

Magen

Erbrechen auf Reisen, übel, aufgeregt, geschwätzig, verstimmt, beleidigt.

Darm

Stuhlinkontinenz bei chronischen Krankheiten mit blassem Gesicht, unfreiwillig, unbemerkt.

Bauchspeicheldrüse

„Spontanhypo" bei Diabetes, kaltschweißig, kollapsig, eventuell große Pupillen; *diabetisches Koma*, leichenblass, zuckt, lässt unter sich, Cheyne-Stokes Atmung.

Schwangerschaft

Wochenbettpsychose, geschwätzig, sitzt im Bett, blickt wild um sich, murmelt, wimmert, weint, zuckt, mit *sexueller Überreizung*, zieht sich nackt aus mit anzüglichen Gebärden, *tobsüchtig*, tobt mit eingebildeten Feinden, flieht unter das Bett, Vergiftungsangst;
Stillpsychose, erregt, manisch, schamlos, lehnt Kind ab.

Gelenke

Rheuma durch Hirnschädigung, grabend, wühlend, schabend in der Nacht, steife, krampfende Glieder.

Gefäße

Durchblutungsstörungen des Gehirns, *Verkalkung* (Zerebralsklerose), blass, abgemagert, erregt, geile Reden, fühlt sich verfolgt, vergiftet.

Nerven

Sprachverlust, Stimmbandlähmung bei frischer Lähmung durch *Schlaganfall*;
Epilepsie nachts mit anfänglichem Aufschrei, rotes Gesicht, heftige Erregung und Zuckungen, tiefe Betäubung danach, Epilepsie mit schwerer Störung der Hirnfunktionen, gereizt, verlangsamt, spöttisch, mannstoll, Hexe, weibertoll, Teufel; Folge von *Hirnhautentzündung*, böse, blasses Gesicht, Tobsucht, Grimassenschneiden, Veitstanz;
Glanz und Wasserfließen verschlimmern;

Kopfrollen durch Hirnreizung, nach Geburtstrauma, nach Hirn- oder Hirnhautentzündung;
Spasmophilie, blasse Krampfanfälle, im Hirn ausgelöst, angriffslustig;
Parkinson, tagsüber abgewandt gegen die Wand, nachts Visionen, Fratzen, Fremde, will fliehen;
akutes *Säuferdelir* (Delirium tremens), geschwätzig, Flockenlesen, wähnt sich verfolgt, vergiftet, entblößt sich, flieht, versteckt sich;
Tic convulsiv (Gesichtszucken), grimassiert, gestikuliert, wilde, funkelnde Augen.

Hypericum

Auslösung

Geburtsschaden
Folge von *Geburtstrauma*, als *Nervenquetschung* verstanden, Person jammert, hypochondrisch.

Infektionen
Tetanus durch verwundete Sohlen, Handflächen, Finger.

Narkose
Rückenmarkpunktion, Folge von Nervenverletzung, Lähmung.

Operation
Lähmung nach Operation durch Nervenverletzung;
Querschnittsläsion nach Operation.

Reise
Rückenverletzung;
Finger-, Zehenquetschung;
Tetanus-Vorbeugung bei offenen Quetschwunden oder Verletzungen der Finger und Zehen.

Unfall
Hirnverletzung, Folge von Nervenquetschung;
Jammerneurose, Hypochondrie.

Verletzung
Quetschung, Schnitt, *Nervenverletzung*;
Asthma nach Verletzung der *Wirbelsäule;*
Rückenschmerzen nach Verletzung der Wirbelsäule;
Schleudertrauma.

Wetter
Asthma bei *Nebel, Feuchtigkeit*, mit Trockenheit im Rachen.

Verfassung

Verhalten in der Jugend
Rollenkonflikt: depressiv, psychotisch, *klagt jammernd*, singt, lacht, weint, wie aufgezogen, erotisch.

Gemüt
Psychose junger Menschen, Melancholie.

Kopf
Kopfschmerz, als sei der Kopf verlängert, nach Verletzung, auch noch lange danach.

Zähne
Zahnschmerzen nach *Zahnziehen*, feine, ziehende, bohrende Schmerzen durch Nervenverletzung.

Lunge
Asthma bei Nebel und Feuchtigkeit mit Trockenheit im Rachen, nach Verletzung der Wirbelsäule.

Schwangerschaft
Kreuzschmerzen der Mutter nach *Zangengeburt*, Nervenquetschung;

Steißbeinschmerz im *Wochenbett* infolge Nervenverletzung.

Muskeln

Unvollständige *Lähmung* (Parese) nach Schlaganfall durch Hirnnervenquetschung.

Gelenke

Gewohnheitsmäßige *Gelenkauskugelung* (habituelle Luxation) der Schultern; *Tennisarm* (Epicondylitis), Schmerz wie überanstrengt, Arm ruhig stellen!

Knochen

Osteoporose (Knochenstoffwechselstörung), Rückenschmerzen, Knochenbrüche, Nervenschmerzen durch Knocheneinbrüche, vor allem der Wirbelkörperplatten.

Wirbelsäule

Asthma nach *Verletzung* der Wirbelsäule; *Kreuzschmerzen* nach Zangengeburt; *Nackenschmerzen* durch Schleudertrauma; *Querschnittsverletzung*, Verletzung der Rückenmarknerven; *Steißbeinschmerz*, nach Unfall, Folge von Nervenzerrung, Nervenquetschung; *Wurzelneuritis* (Radikulitis), Folge von Nervenreizung.

Beine

Amputationsneuralgie (Nervenschmerzen im amputierten Bein/Arm), Phantomschmerz, Folge von Nervenquetschung, von Nervendurchtrennung, sticht wie gequetscht.

Nerven

Epilepsie nach Unfall, Verletzung von Nerven, Person rot, gedunsen, jammert; *Hirnschaden* nach Unfall, nach Verletzung, Folge von Nervenquetschung, Jammerneurose, Hypochondrie; unvollständige *Lähmung* (Parese) nach Schlaganfall durch Hirnnervenquetschung; traumatische *Nervenentzündung* (Neuritis), wund, scharf schneidend nach Verletzung; *Entzündung* der *Nervenwurzeln* der Wirbelsäule (Radikulitis); *Quetschung* oder Verletzung von Nerven, z.B. durch *Schnitt* am Finger, durch Fall auf das *Steißbein*.

Iberis

Herz

Herzbeschwerden, nervös, *scharfe Stiche* im Herz bei jedem Herzschlag; *Herzschwäche* (Herzinsuffizienz) bei alten Menschen, Klopfen, Stolpern, Unbehagen, fühlt sein Herz.

Ignatia

Auslösung

Angst
Vor dem *Fliegen*;
unbegründete Angst vor *Geräuschen*, schreckhaft, hysterisch;
Gewissensangst (schlechtes Gewissen), als habe er ein Verbrechen begangen, seufzt und schluchzt untröstlich;
Angst vor *Schmerzen*, fällt in Ohnmacht;
Angst vor *Tadel*, krampft danach, in Form

leichter Magenkrämpfe bis zum epileptischen Anfall.

Ärger
Chronischer Ärger, Kloß im Hals, Hirnbasiskopfweh mit widersprüchlichsten Erscheinungen.

Heimweh
Eher bei *Kindern*, seufzen und weinen elegisch, wissen nicht mehr, was sie sollen noch wollen.

Kummer
Akute *Kränkung, Demütigung*, verwaltet und verschweigt Kränkung ohne wirkliche Depression.

Nahrung
Verlangen nach *Schwarzbrot*.

Nikotin
Unverträglichkeit von *Tabakrauch*, unerklärliche *Abneigung* gegen die einst geliebte Zigarette.

Operation
Schläfenschmerz nach *Augenoperation*, heftig drückend.

Reise
Angst vor dem *Fliegen*;
verliebte *Schwärmerei* junger Damen, Arznei rettet die Urlaubsstimmung der Familie!

Schreck
Hysterisch, weiß nicht was sie tut.

Schule
Schulangst, Prüfungen, Stress, überaus sensibel, zart, gewissenhaft, verliert plötzlich die Nerven;
Schulkopfschmerz.

Verfassung

Verhalten, Benehmen
„*Ich kann nicht*", meint: „ich will nicht, ich kann nicht wollen";

Romantiker, schwärmt in Elegien, angespannt, anfallsweise;
ändert ständig die *Stimmung*;
errötet beim Ansprechen auf Liebeskummer, bei jeder seelischen Erregung;
launisch, *lacht unbedacht*, schluckt dann und bekommt einen *Weinkrampf*, lacht und weint im Wechsel;
schreckhaft durch geringstes Geräusch;
überempfindlich gegen Schmerz;
ungeduldig aus Frustration, „*weibliche Nux vomica*", aber verfeinerter, gebildeter, kultivierter, sanfter;
überreizt, bedrückt, *liebeskrank*, gefühlsmäßig in einer Sackgasse, verwirrt, versucht verzweifelt, leidenschaftlich und hysterisch, sich daraus zu befreien;
widersprüchlich: lacht bei traurigen Anlässen, Zahnschmerzen besser beim Kauen, Kopfweh besser beim Bücken, durstloses, frostfreies Fieber besser durch Abdecken, Halsweh besser durch Schlucken, Husten schlimmer durch Abhusten;
hysterische Anfälle, *epilepsieartig* bei Tadel;
fällt leicht *in Ohnmacht* (hysterisch) bei Liebeskummer, nach Tadel, erwacht mit einem tiefen Seufzer;
lehnt Trost ab, weint in der Stille, fühlt sich von Freunden vernachlässigt, verweigert jedoch Zuneigung.

Verhalten des Kindes
Grimassenschneider, besonders beim Sprechen sehr angespannt;
weint aus Wut über Geräusche (bei Kleinkindern);
neigt zum *Widerspruch* und zieht beleidigt ab.

Verhalten in der Jugend
Eifersüchtig in der Pubertät, wie bei *Acidum phosphoricum*, schluchzt, seufzt elegisch, weiß weder „hü noch hott";
Rollenkonflikt: verweiblichte Jungens,

hochempfindsam, zart, schnell überfordert, verkrampft, stets unglücklich verliebt.

Sexuelles Verhalten
Verlangen *vermindert* bei Frauen mit trockener Scheide, Krampf;
sehr wechselhafte Erscheinungen, weiß nicht, was sie will;
Vergewaltigung, Schock, weint und lacht gleichzeitig.

Appetit
Heißhunger mit Kopfschmerzen, Essen bessert, bei kummervollen, elegisch seufzenden Menschen, die nicht wissen, was sie essen sollen;
Kummer mit Fresssucht, „armer Schlucker";
Magersucht (Anorexia nervosa) nach seelischer Erschütterung (durch Verliebtheiten) oder nach Schreck.

Essen, Trinken
Kopfschmerz mit Anfällen von Heißhunger, *Essen bessert*;
Magenschmerzen *vor dem Essen* und gleich *danach*, Erbrechen und Hunger.

Missempfindungen
Gräte im Hals bei Mandelentzündung;
Kloßgefühl im Hals.

Nabelkoliken
Seelischen Ursprungs durch Kummer, durch Tadel, blass, überempfindlich.

Sprache
Stottert, stammelt nach Anstrengungen mit angespanntem, grimassierendem Gesicht.

Gemüt
Enttäuschungsdepression, eifersüchtig, seufzt, schluchzt, lehnt Zuspruch ab;
Einbildungen (Halluzinationen), habe Verbrechen begangen;
Gewissensangst;

Kummer, Kränkung, Demütigung; verwaltet und verschweigt Kränkung wie *Natrium muriaticum*, jedoch ohne Depression;
Zwangsneurose, Lachzwang, endet meist in Weinen.

Kopf

Kopfschmerz mit Anfällen von Heißhunger, Essen bessert, durch frische Kränkung, durch Angst, Sorgen, Streitereien, seufzt und frisst, Kopfschmerz, als ob in den Schläfen ein *Nagel eingehauen* würde, wandernd zum Hinterkopf, zum Scheitel, kommt immer wieder zum gleichen Ort zurück, *Harnflut* zeigt bei akuten Sorgen, Plagen und Kümmernissen Besserung an.

Augen

Schläfenschmerz nach Augenoperation, heftig drückend.

Rachen

Halsschmerzen (Pharyngitis), wie ein *Pflock* im Hals, beim Schlucken schlimmer;
Mandelentzündung (Tonsillitis), wiederkehrende Angina, muss ständig schlucken, *Schlucken bessert*, „armer Schlucker"!

Speiseröhre

Speiseröhrenkrampf (Ösophagospasmus), *Kloß im Hals*, muss ständig schlucken, was lindert.

Herz

Herzschwäche (Herzinsuffizienz), kann nicht durchatmen, holt tief Luft;
Sorgenseufzer (Zeichen beginnender Herzinsuffizienz).

Lunge

Atemnot, kann nicht durchatmen, muss tief einatmen;
nervöser *Husten*, der sich beim Husten steigert.

Magen

Azetonämisches Erbrechen, besonders bei Kindern infolge von Kummer, Kümmerling mit Kummer;
Nabelkoliken, spuckt und schluckt;
Magenkrämpfe aus Kummer, blass, überempfindlich, weiß nicht, was er will;
Oberbauchsyndrom Roemheld (gastrokardialer Symptomenkomplex), beengt, berührungsempfindlich, neuropathischer, armer Schlucker, wagt nicht zu rülpsen.

Darm

Durchfall mit Aftervorfall, scharfe Stiche den Darm aufwärts, anhaltender Afterkrampf;
Zwölffingerdarmgeschwür (Ulcus duodeni), Nüchternschmerz, nachts, besser durch Essen, saures Erbrechen und Hunger bei leicht kränkbaren Menschen.

Galle

Gallenkolik aus Kummer, blass, überempfindlich.

Weibliches Genitale

Ausfluss (Fluor vaginalis) durch Gemütserregung, Liebeskummer;
Schmerz *bei Periode*, hysterisch, wehenartig, Druck lindert, klumpiger Fluss, viel heller Urin, mit Magenbeschwerden, Magen wie hinabgedrängt, wehenartig;
Vaginismus (verminderte sexuelle Lustempfindung) mit trockener Scheide, Krampf, sehr wechselhafte Erscheinungen, weiß nicht, was sie will.

Schwangerschaft

Erbrechen bei überempfindlichen Frauen, durch Essen besser, *Übelkeit* bei Zigarettenrauch, *Schluckauf*.

Wirbelsäule

Nackenkrampf bei akuten Sorgen.

Influencinum

Auslösung

Grippe
Anhaltende *Schwäche nach Grippe*, kann sich nicht erholen, grippale Erscheinungen dauern fort;
zur *Vorbeugung* von Grippe ab Oktober unter die Haut spritzen.

Ipecacuanha

Auslösung

Grippe
Bei *feucht-warmem Wetter*, blutiges Schneuzen, rasch einsetzende Bronchitis mit *überwältigender Übelkeit*, Stimmverlust danach;
Leitsymptom: sehr saubere Zunge, alle Beschwerden sind immer von Übelkeit begleitet!

Infektionen

Akutes *Gelbfieber*, Erbrechen in den ersten Stadien bei sauberer Zunge und ständiger Übelkeit.

Nahrung

Unverträglichkeit von *Fett*, Übelkeit nach *fetten und schweren Speisen*, nach *Schweinefleisch*, Unverträglichkeit von *Obst*, bei anhaltender Übelkeit und blassem Gesicht mit roten Wangen.

Nikotin
Unverträglichkeit von *Tabakrauch*, Übelkeit, Erbrechen nach dem Rauchen.

Reise
Akutes *Gelbfieber* mit Erbrechen in den ersten Stadien;
Überessen bei wenig Appetit, danach Übelkeit und Erbrechen, vor allem nach schwerem oder fettem Essen, eher im *Sommer*.

Wetter
Feucht-warmes Wetter, *Schwüle*, Asthma mit Brustangst, Schweregefühl und Übelkeit.

Würmer
Mit *anhaltender Übelkeit*.

Verfassung

Verhalten, Benehmen
Person empört, *entrüstet* über mangelnde Gesundheit.

Essen, Trinken
Übelkeit und Erbrechen durch *Überessen*, *nach dem Essen*, eher im Sommer, überisst sich bei wenig Appetit, Essen verschlimmert, saubere Zunge!

Diathese
Hämorrhagisch (ererbte Blutungsneigung), *helle, aktive, reichliche* Blutungen, mit *hartnäckiger Übelkeit*, aus allen Körperöffnungen, Bluterbrechen.

Kehlkopf

Kehlkopfentzündung (Laryngitis acuta), Stimmverlust nach Erkältung, sehr saubere Zunge, immer begleitet von Übelkeit.

Speiseröhre

Speiseröhrenblutung (Ösophagusblutung) durch Speiseröhrenkrampfadern (Ösophagusvarizen), aktiv, rot, massiv.

Lunge

Asthma mit Brustangst, Schwere, Übelkeit bei feucht-warmem Wetter, Schwüle, Person droht zu ersticken, bewegt sich nicht (!);
Bronchitis blasser, asthmatischer Kinder mit roten Wangen, *grobblasige* Geräusche, Übelkeit;
Bronchiolitis (tief unten sitzend) der Kinder mit roten Bäckchen und sauberer Zunge;
spastische Bronchitis bei roten, würgenden Kindern mit roten Wangen;
Bluthusten, hell, gussweise, große Übelkeit, Angst, Erbrechen, reine Zunge (!);
Würgehusten, Brechhusten, feucht, locker, rasselnd, Husten bei jedem Atemzug, mit Übelkeit (!);
Lungenentzündung (Pneumonie) mit Bronchitis oder mit Rippenfellentzündung, viel grobblasiger Auswurf, saubere Zunge, anhaltende Übelkeit (!);
Mukoviszidose (rezessiv vererbte Stoffwechselerkrankung) mit zähem Schleim der Atem- und Verdauungswege und grobblasigem Husten bei roten Wangen.

Magen

Akutes *Bluterbrechen* (Hämatemesis), hell, reichlich, große anhaltende Übelkeit;
akutes, anhaltendes *Erbrechen*, vor allem nach dem Essen;
Übelkeit mit anhaltendem Brechreiz *nach dem Essen*, immer saubere Zunge!

Nieren

Nicht entzündliches *Nierenbluten*, helles, sattes Rot, blutet gussweise, mit Übelkeit, mit Angst.

Blase

Blutharnen (Hämaturie), hellrot, aktiv, schubweise.

Weibliches Genitale

Gebärmutterblutung (Uterusblutung) der Schleimhäute, reichlich, hell, aktiv;
Periode, Blutfluss zu stark (Hypermenorrhöe), hellrot, reichlich mit dauerhafter Übelkeit.

Schwangerschaft

Unstillbares Erbrechen (Hyperemesis) mit großer, anhaltender Übelkeit bei sauberer Zunge!

Iris

Auslösung

Wetter
Sommerdurchfall mit saurem Erbrechen.

Kummer
Azetonämisches Erbrechen bei Kindern, morgens und 14 bis 15 Uhr, Zähne fühlen sich stumpf an.

Kopf

Kopfschmerz durch Süßigkeiten, im Hinterkopf, setzt sich über beiden Augen fest, meist rechts, erbricht so sauer, dass die Zähne stumpf werden, bei Beschwerden der Leber, Galle, Bauchspeicheldrüse, bei chronischen Magenbeschwerden mit Übersäuerung und galligem Erbrechen, Erbrechen erleichtert Kopfweh, aber Schmerz kommt wieder;
Wochenendmigräne bei blassen Geistesarbeitern in der Entspannungsphase mit vorangehender Blindheit, mit teilweise verschwommenem Sehen, das bei Schmerzbeginn verschwindet;
Schwindel, anfallsartig, plötzlich mit Übelkeit und saurem Erbrechen.

Magen

Akutes, saures *Erbrechen,* Zähne werden stumpf;
azetonämisches Erbrechen durch Kummer;
Erbrechen *mit Durchfall,* wässrig, gelb, grün, sauer, morgens und früh nachmittags;
Magenbeschwerden mit Kopfschmerz, Übersäuerung, galliges Erbrechen.

Darm

Brechdurchfall, Durchfall wässrig, gelb, grün, sauer;
morgens und früh nachmittags;
Sommerdurchfall mit saurem Erbrechen, Säure macht die Zähne stumpf;
saures Erbrechen, saure Stühle.

Bauchspeicheldrüse

Akute Pankreatitis (Bauchspeicheldrüsenentzündung) mit Blutfülle, brennendem Schmerz, *erbricht* süßliches Wasser mit fettigem Geschmack, kolikartige, wässrige *Durchfälle* mit unverdautem Fett, Kopfschmerz in der Entspannung.

Jaborandi

Augen

Akute *Regenbogenhautentzündung* (Iritis), 2. Stadium;
Arznei mildert Entzündung, verhindert Krampf, löst Verwachsungen auf.

Weibliches Genitale

Hitzewallungen mit reichlich *warmen* Schweißen in den *Wechseljahren,* plötzlich, heftig, mit Herzjagen und Übelkeit bei leicht erregten, zittrigen Frauen.

Jalapa

Verfassung

Schlaf
Kinder *schreien* die ganze Nacht, *tagsüber brav*;
Schaden um die Geburt herum?

Jatropha

Auslösung

Infektionen
Akute *Cholera*, Erbrochenes ist zäh, eiweißartig, Durchfall wie Reiswasser, eiweißartig, mit Krämpfen und Kältegefühl.

Reise
Brechdurchfall wie akute *Cholera*.

Magen

Anhaltendes *Erbrechen* mit Schwäche, mit Durchfall.

Darm

Choleraartiger *Brechdurchfall* (Gastroenteritis acuta), große Mengen von *Reiswasserdurchfall*, wie aus einem Hydranten geschossen, mit aufgetriebenem Bauch und Blähungen, mit großer Schwäche danach.

Jodum

Auslösung

Angst
Vor *Beengung*, vor Enge, Bewegungseinschränkung;
Platzangst, Erstickung, Bewegungsdrang;
Angst *verrückt zu werden*, meidet Arzt und Leute;
unbegründete Angst vor *bevorstehendem Unheil*.

Entzündungen
Fibrinöse Ausschwitzung (Fibrinbelag), schmerzlos, Kühle lindert, Bindegewebe überall, alle Drüsen.

Grippe
Bei *feucht-warmem* Wetter, durch die *geringste Hitze*, erst alles trocken, heiß, dann dünne, wunde Sekrete.

Reise
Unverträglichkeit von zu warmer *jodhaltiger Meeresluft* am *Strand*, von *feuchter Hitze* und *Schwüle*, von geringster Wärme, von warmen Räume, Enge, Person hitzig, aufgeregt, Schilddrüse, Bronchitis, Asthma.

Wetter
Heuschnupfen, Krupp-Husten, Bronchitis und Asthma durch lang anhaltendes *feuchtes, heißes* Wetter.

Verfassung

Aussehen, Erscheinung
Brüste unterentwickelt, rascher Schwund, während andere Drüsen schmerzlos vergrößert sind;
Handschweiß zu übermäßig, wässrig tropfend bei Schilddrüsenüberfunktion.

Verhalten, Benehmen
Schwarzseher, meint, jedes Ereignis ende schlimm;
höchst *ungeduldig* aus Angst vor drohender Katastrophe, die zu ständiger, aufgeregter Beschäftigung zwingt;
stets in Eile, besorgniserregend *aufgeregt*, unstete Augen.

Verhalten des Kindes
Gefräßig, dünn, dauernd damit beschäftigt, Kleinigkeiten in den Mund zu stecken; unerwartet reizbar, *rachsüchtig*; keine Ausdauer beim Spiel, grundlose Ausbrüche mitten im Spiel; *niedergeschlagen*.

Appetit
Heißhunger mit Kopfschmerzen, Essen bessert, „frisst sich durch den Tag", wird immer weniger, setzt sich vor den Eisschrank und leert ihn, mit *Abmagerung*, mit hitzigem Kopf, Froschhänden, gelblichem Gesicht und gestörten Drüsen.

Essen, Trinken
Fühlt sich *nur wohl während des Essens*, ständig mit kleinen Happen zugange; Magenschmerzen *vor dem Essen* und gleich *danach*; Kopfschmerz mit Heißhunger, *Essen bessert*.

Sprache
Hastig, lebhaft, ununterbrochen, *keiner kommt zu Wort*.

Diathese
Gebärmutterkrebs mit starker Blutung, schlimmer bei Wärme, magert ab trotz ständigen Hungers.

Kopf
Kopfschmerzen bei Hunger, Essen erleichtert;
Schwindel alter Leute mit rotem Gesicht durch ständigen Blutandrang.

Nase
Heuschnupfen, Niesen in der Wärme, im Zimmer, viel ätzender Ausfluss, *epidemisch*, je *heißer* und *schwüler* das Wetter;
Fließschnupfen im *Frühjahr*, im *Herbst*, alles brennt, vor allem drinnen.

Kehlkopf
Kehlkopfentzündung (Laryngitis acuta), späteres Stadium, alles trocken, Fieber, Haut, Husten, große Atemnot, gleich nach *Aconitum* einsetzen;
Krupp-Husten, lauter, metallisch klingender Bellhusten durch lange anhaltendes, feuchtes Wetter, Kehle wie geschwollen, verschlossen, in allen Stadien angezeigt;
Pseudokrupp mit sog. „falschen Membranen" (lose Beläge), ausgedehnte Beläge in der Kehle, Gefühl wie verstopft, wenig Schleim, Person *dunkelhaarig*, keucht, sägt, unruhig, fiebert.

Speiseröhre
Speiseröhrenkrampfadern (Ösophagusvarizen) bei Pfortaderstau, Zirrhose, Lues, Krebs.

Hals
Basedow (Überfunktion der Schilddrüse) mit Glotzaugen (Exophthalmus), Person blass, abgehetzt, ausgezehrt, depressiv, Kopf heiß, Körper eiskalt, Herzflattern, Zittern, besorgniserregende Unruhe, „frisst sich durch den Tag".

Brustdrüse
Brüste *unterentwickelt*, rascher *Schwund*, während andere Drüsen schmerzlos vergrößert sind.

Lunge
Asthma im Frühjahr und Herbst, Person beängstigend bang, aufgeregt schon bei geringer Wärme, wie bei allen Halogenen, schlimmer am Meer, jodhaltige Seeluft (!);
nervöses Asthma roter, älterer Menschen, abendlicher Reizhusten, trinkt große Mengen Kaltes;

akute *Lungenentzündung* (Pneumonie), 1.Tag: Aussehen, Verhalten hektisch rot, ruhelos wie bei *Aconitum*, greift sich an den Hals beim Husten, ab 2.Tag: Anschoppung, rostroter Auswurf, große Atemnot, als ob die Brust sich nicht ausdehnen wolle, langsame oder unvollständige Lösung, eitriger, schaumiger Auswurf, hektisches Fieber, hektische Unruhe, ab Ende l. Woche: Krise, rote Hepatisation, größte Atemnot, wirft sich hektisch im Bett umher, unbändiger Durst, ab 3.Woche: gelbe Hepatisation, wenig eitriger, schaumiger Auswurf.

Bauchspeicheldrüse

Diabetes bei roten, ernsten, aufgeregten Menschen, die sich durch den Tag fressen, mit unstillbarem Durst;
Pankreatitis (Bauchspeicheldrüsenentzündung) mit Gewichtsabnahme, höchst nervlich erregte Menschen mit Heißhunger, mit unbändigem Durst, mit Übelkeit und Fettstühlen.

Männliches Genitale

Nebenhodenentzündung (Epididymitis), Hoden meist mitentzündet, *hart*, wenig Schmerz.

Weibliches Genitale

Ausfluss (Fluor vaginalis), ätzend, dick oder dünn, wässrig, scharf, brennend, wundmachend, frisst Löcher in die Wäsche, verlangt nach Kälte, schlimmer bei der Periode;
Eierstockentzündung (Adnexitis) rechts, fibrinöse Ausschwitzung, pressende, keilartige Schmerzen wie ein Pflock zur Gebärmutter hin, schlimmer während der Periode, Kühle lindert;
die *Brüste schwinden*.

Arme

Froschhände, blaurot in der Kälte, mit blassem Gesicht;
übermäßiger, wässrig tropfender *Schweiß* (Hyperhidrose) auf den Handflächen, bei Erregung, bei Schilddrüsenüberfunktion mit Fresssucht und Abmagerung.

Drüsen

Anhaltende *Lymphdrüsenentzündung* (Lymphadenitis), Drüsen *hart*, groß, schmerzlos, v.a. im Nacken.

Gefäße

Durchblutungsstörungen der Glieder, *Froschhände*, blaurot in der Kälte, Füße kalt, feucht, ebenso blaurot, heißes, rotes Gesicht, Schilddrüsenüberfunktion.

Blut

Akuter *Blutverlust* mit sofortiger Atemnot, Brustenge, Lunge wie verschlossen, wenig Husten, Fieber, Person hektisch, ruhelos wie bei *Aconitum*.

Juglans cinerea

Leber

Gelbsucht (Ikterus) mit Stichen zur rechten Schulter, unter das rechte Schulterblatt, gallige Stühle mit brennendem Afterkrampf, heftiges Hinterkopfweh, Kopf wie vergrößert.

Juglans regia

Haut

Akne um das Kinn, kleine rote Pickel oder juckende, brennende Bläschen.

Kalium arsenicosum

Weibliches Genitale

Eierstockentzündung (Adnexitis), wässrige Schwellung (ödematös), beginnende Schwäche, bei ruhelosen, blutarmen Frauen;
Neigung zu krebsiger Entartung.

Kalium bichromicum

Auslösung

Alkohol
Säufererbrechen nach Biergenuss;
Säuferwahn, gereizt, gedrückt, ängstlich, menschenscheu.

Entzündungen
Absonderung wundmachend, zäh, fadenziehend, übel riechend, gummiartig, verstopft, krustig, Nebenhöhlen, Bronchien, Unterleib.

Infektionen
Syphilis, Sekundärstadium (Lues II), Mund- und Rachengeschwüre wie ausgestanzt.

Nahrung
Unverträglichkeit von *Fleisch* (*beachte:* Krebs!), schwerer Druck im Magen.

Nikotin
Rauchen bessert Magendruck.

Reise
Durchfall nach *Bier*, morgens, dünn, schaumig, viel Drang;
Überessen mit Übelkeit, Brechreiz und Erbrechen, v.a. nach Fleisch.

Verfassung

Essen, Trinken
Übelkeit und Erbrechen durch *Überessen*.

Kopf

Kopfschmerz mit vorangehender *Blindheit*, welche verschwindet, sobald sich ein kleiner, intensiver Schmerz am Kopf festsetzt;
Kopfschmerz mit Sitz *über* dem *linken Auge*, nach allen Seiten ausstrahlend;
Kopfschmerz an der *Nasenwurzel* bei akuter Nebenhöhlenentzündung.

Augen

Entzündungen ohne Rötung;
Hornhautgeschwüre (Ulcus corneae), neigen zum Durchbruch, reizlos, schmerzlos, Ränder wie ausgestanzt, Lider morgens geschwollen und verklebt.

Ohr

Mittelohrentzündung (Otitis media), Trommelfell geschwürig, scharfe, stechende Schmerzen, zähe, fadenziehende, eitrige Absonderung;
schwelender, subakuter *Ohrtrompetenkatarrh* (Tubenkatarrh), scharf stechend, Rachen zäh-schleimig.

Nase

Schleimhautgeschwüre in der Nase, an der Scheidewand (Septum), Geschwüre wie *ausgestanzt*, trockene, schorfige Nase;
Fließschnupfen draußen, dann verstopft, zäh, fadenziehend, eklig, steigt in die Bronchien ab mit erstickendem Husten draußen und morgens, besser im Warmen, nachts ruhiger;
chronischer Stockschnupfen, besonders morgens, Nase wund, geschwollen, drau-

ßen und drinnen klebrig verstopft;
Säuglingsschnupfen, fadenziehend, gummiartig;
verschleppte *Nebenhöhlenentzündung* (Sinusitis) ohne Ausscheidung, schorfig, mit Stirnkopfschmerz, ständiger Druck an der Nasenwurzel;
Schleimstraße im Nasen-Rachen-Raum (Choanenstraße), grüner, zäher, fadenziehender, übel riechender, wundmachender Schleim verstopft die hintere Nase, wird mühsam hervorgebracht, schnäuzt sich ständig erfolglos;
Nasenpolypen, destruktiv, Nase verstopft, krustig, *zäher, fadenziehender* Schleim.

Hals

Halsschmerzen (Pharyngitis), geschwollenes, verlängertes, lang gezogenes, schleimiges Zäpfchen, Rachen geschwürig entzündet, käseartiger Eiter, Zungengrund gelb, fadenziehender, stickiger Schleim, Räusperzwang, Drüsenschwellung.

Kehlkopf

Kehlkopfentzündung (Laryngitis acuta), Räuspern, Räusperzwang, zäher Schleim, gummiartig;
Krupp-Husten, lauter, metallisch klingender Bellhusten mit aufgelagerten Membranen (fibrinös), dicke, absteigende Beläge, schrickt gegen 3 Uhr aus dem Schlaf.

Lunge

Asthma um 3 bis 4 Uhr, Husten mit zähem, gelbem, fadenziehendem Schleim, Abhusten erleichtert;
Bronchitis mit Schleimstraße im Nasen-Rachen-Raum, grüner, ekliger, dicker Schleim, der mühsam in bläulichen Klumpen hervorgebracht wird, Bellhusten von 3 bis 5 Uhr und langwieriger, vergeblicher Morgenhusten;

Lungenentzündung (Pneumonie), ab 2. Woche: graue Hepatisation, zäh-schleimiger Auswurf, Husten gegen Morgen, Lungenentzündung *mit Bronchitis*, viele zähe, bläuliche Klumpen werden ab 4 Uhr abgehustet.

Magen

Erbrechen und *Magenbeschwerden* bei Säufern nach *Biergenuss*.

Darm

Durchfall im Wechsel mit Rheuma, braune, dünne, schaumartige Stühle, gussweise morgens nach Erwachen, viel Drang, Übelkeit, Erbrechen, vor allem nach Bier.

Niere

Nierenbeckenentzündung (Pyelitis acuta) und *Blasen-Nierenbecken-Entzündung* (Cystopyelitis acuta) ohne Schwellungen, Stechen, Brennen, schleimiger, fadenziehender Urin mit weißem Satz; nach Fieberarzneien einsetzen.

Weibliches Genitale

Ausfluss (Fluor vaginalis), dick, gelb, zäh wie Gummi, zieht Fäden, wundmachend, übel riechend, verstopfend, mit krustigen, ausgestanzten, blutigen Geschwüren in der Scheide bei fetten, hellhaarigen Damen.

Gelenke

Rheuma, von einem Punkt ausgehend, im *Wechsel mit Durchfall*, kommt und geht plötzlich, *wandernd*, kälteempfindlich, Bewegung bessert;
Tripperrheuma im Knie, im warmen Zimmer besser.

Wirbelsäule

Ischias (Ischialgie) im *linken Oberschenkel*, quälend, Bewegen erleichtert.

Beine

Beingeschwür (Ulcus cruris), schmerzhaft, Wunde wie ausgestanzt.

Nerven

Chronischer *Nervenschmerz* (Neuralgie) am Kopf, im Kreuz, kommt und geht plötzlich, bei Wetterextremen, Wärme lindert.

Kalium bromatum

Auslösung

Angst
Vor *Geräuschen*, Person ruhelos, argwöhnisch, erschöpft, schlaflos.

Arzneimittel
Psychopharmaka, Tranquilizer *erregen*, Glieder ständig in Bewegung.

Verfassung

Verhalten, Benehmen
Windet die Hände.

Verhalten des Kindes
Anfallsartig erregt, wirkt ängstlich, unruhig, gehemmt, *gut ablenkbar*;
Unruhe der Hände, Arme und Beine, *trommelt mit den Fingern* auf dem Tisch.

Schlaf
Nervös, unruhig *beim Einschlafen*, Arm- und Beinunruhe;
Schlafwandel, sucht Ruhe und Nähe.

Gemüt
Religiöse Depression, glaubt, das Opfer der Strafe Gottes zu sein;
Einbildungen (Halluzinationen), „Déjà-vu"

(neue Geschehnisse sind bereits vertraut), glaubt, alles schon mal erlebt zu haben; *will ein Verbrechen verüben*, Ehemann und Kind töten;
sei *für Gottes Rache auserkoren*;
jemand versuche, *ihn zu ermorden*, vor allem bei Kindern;
jemand möchte *ihn schlagen*;
Psychose, religiöser Wahn, *Gottes Rache* sei *gewiss*, weil er ein Räuber und Verbrecher sei.

Haut

Zusammenfließende Akne (Acne conglobata), kurativ einsetzen;
Juckreiz (Pruritus sine materia) ohne Ausschlag, gegen Abend schlimmer.

Haare

Nervöser *Haarausfall* (Alopecia nervosa), Schilddrüse beteiligt;
Arme, Finger und Beine stets in Bewegung.

Nerven

Zittern der Glieder;
Nervenunruhe, trommelt ständig mit den Fingern auf dem Tisch.

Kalium carbonicum

Auslösung

Nahrung
Verlangen nach *Süßem*, besonders *Zucker*, Abneigung gegen *Brot*, Völle und Blähkolik nach *Schwarzbrot*.

Wetter
Jeder *Wetterwechsel zu feucht, warm, sonnig*, trotz Frostigkeit, Schwäche, Herzklopfen, Übelkeit.

Verfassung

Verhalten, Benehmen
Ungeduldig durch *Unbeständigkeit*, wechselhaftes Gemüt wie bei *Pulsatilla*; niedriger Pegel an Lebensenergie; *widersprüchlich*, reizbar, *streitsüchtig*, wenn die jeweilige Laune unbeachtet bleibt, verzweifelt still über seiner Schwäche.

Sexuelles Verhalten
Schwäche *nach dem Koitus*, schwaches Herz, schwacher Rücken, Übelkeit.

Essen, Trinken
Leeregefühl im Magen *durch Essen* schlimmer, fauliger Geschmack, Aufstoßen bessert nicht.

Missempfindungen
Blitzartige Stiche wie *elektrische Schläge* durch die Gelenke.

Schlaf
Nächtliches *Erwachen mit Herzklopfen* um 3 Uhr morgens, wird munter, schläft um 6 Uhr wieder ein.

Diathese
Chronische Krankheiten: Adams-Stokes-Syndrom, Puls eher langsam, „als hinge das Herz an einem Faden".

Kopf

Schwindel bei niedrigem Blutdruck, bei jeder Anstrengung, beim Kopfdrehen, Person blass, schwach.

Augen

Lidlähmung (Lidptose) aus Schwäche bei hirn- und herzschwachen Menschen; *Schwellung des Oberlides* (Lidödem), hängt wie ein *wässriges Säckchen* über den Wimpern, besonders am inneren Augenwinkel.

Nase

Nasenpolypen, lymphatisch, Nase verstopft, trocken, gelb-grüner Schleim, höchst kälteempfindlich.

Rachen

Halsschmerzen (Pharyngitis), Gefühl wie eine *Fischgräte* im Hals, zäher Schleim, ständiges, zwanghaftes Räuspern.

Kehlkopf

Kehlkopfentzündung (Laryngitis acuta) mit Ausräuspern zähen Schleimes, Räusperzwang.

Hals

Schilddrüsenunterfunktion (Hypothyreose), verlangsamt, träge, schwach, fettleibig, schwaches Hirn, schwaches Herz, schwacher Magen, schwaches Kreuz.

Herz

Herzbeschwerden (Dyskardie), als hinge das *Herz an einem Faden*, scharfe Stiche, wie mit einem *Messer* durch das Schulterblatt, Herzschwäche;
beginnende *Herzentzündungen* (Myo-, Endo-, Peri-, Pankarditis), Puls erst rasch, dann langsam, Herzwassersucht;
Herzklopfen (Tachykardie) bei Blutarmut blasser, gedunsener, erschöpfter Menschen, schwach von Kopf bis Fuß.

Lunge

Adams-Stokes-Syndrom, schwere Schädigung des Atemzentrums durch akute Herzrhythmusstörungen, Puls eher langsam, „als hinge das Herz an einem Faden";
Asthma um *3 bis 4 Uhr*, spannungsloser, trockener, stechender Husten, Stiche *rechte, untere* Brust;

anhaltende Bronchitis ohne Schleim, schlimmer um *2 bis 4 Uhr*; spannungsloser, trockener *Würgehusten* von *3 bis 5 Uhr*, mit rechtsseitigen Stichen; *Lungenentzündung* (Pneumonie) mit scharfen, stechenden Schmerzen rechts unten, unabhängig von Atmung, mit Bronchitis, vergeblicher Husten wie bei allen Kaliumsalzen (!) um 3 Uhr morgens, ab 2. Woche: graue Hepatisation, ähnlich *Bryonia*, viel schleimiger, stechender Husten ab 3 Uhr; Lungenwasser, Beine teigig, Herzschwäche.

Magen

Magenbeschwerden (Gastropathie) mit Leeregefühl, mit fauligem Geschmack, Essen verschlimmert, Aufstoßen bessert nicht.

Leber

Gelbsucht (Ikterus) mit Stichen zur *rechten* Schulter, ganzer Oberbauch schmerzt, Völle, Übelkeit, Erbrechen, große, harte Stühle.

Nieren

Nierenbeckenentzündung (Pyelitis acuta) und *Blasen-Nierenbecken-Entzündung* (Cystopyelitis acuta) ohne Schwellungen, stechender Schmerz, Urin uratreich, entschlüpft unwillkürlich beim Husten; nach den Fieberarzneien einsetzen.

Blase

Harnträufeln (Harninkontinenz) beim Husten, Niesen, Schneuzen, bei Kreuzschwäche, Gewebsschwäche.

Weibliches Genitale

Gebärmutterverlagerung (Uterusverlagerung) mit Kreuzschmerzen, *Hirn schwach, Herz schwach, Kreuz schwach*; erste *Periode* (Menarche) zu spät, schwerer Durchbruch, lange, starke Blutung, Rückenschwäche, Schwellungen; *Periode* mit Erbrechen, mit heftigen Kreuzschmerzen, *einschießend, stechend*, Kreuz und Beine versagen, Wärme lindert, Blutfluss zu stark (Hypermenorrhöe).

Schwangerschaft

Habituelle Fehlgeburt (Abortus), zur *Vorbeugung* 6 Monate lang einsetzen, besonders bei einschießendem Stechen und bei Kreuzweh.

Haut

Leberflecke bei blassen, wässrigen Schwächlingen, möchten gern, aber sind kopf- und herzschwach.

Gelenke

Hüftgelenkarthrose (Koxarthrose) mit Schmerzen, eher *links*, blitzartige Stiche wie *elektrische Schläge*; *Kniegelenkarthrose* (Gonarthrose), Geschwulst, Stiche, Wärme lindert.

Wirbelsäule

Kreuzschmerzen (LWS-Syndrom), „gynäkologischer Kreuzschmerz", Hirn schwach, Herz schwach, Kreuz schwach, wässriges Gewebe, braucht feste Kreuzstütze beim Sitzen.

Gefäße

Niedriger Blutdruck (Hypotonie) mit Schwäche, Person müde, matt, Hirn, Herz, Kreuz; Krampfadern mit teigigem Lymphstau.

Kalium chloratum

Auslösung

Grippe
Ohrgrippe (Tube), weiß-zähe, wundmachende Absonderungen.

Augen

Entzündungen ohne Rötung (nicht gefäßbedingt), von langer Dauer, keinerlei Reizung (!);
Hornhautgeschwüre (Ulcus corneae), reizlos, schmerzlos, langwierig; chronisch wiederkehrender *Hornhautherpes* (Herpes corneae) mit Bindehautentzündung, weiße, schaumige Sekrete bei schwächlichen Menschen.

Ohr

Hörsturz, in späteren Stadien, sehr bewährt (!), Tube geschlossen? *Ohrtrompetenkatarrh* (Tubenkatarrh), Tube „wie zu", weiß-zäh, Trommelfell zurückgezogen mit weißen Auflagerungen; anhaltende *Schwerhörigkeit* nach Entzündung, sehr bewährt!

Nase

Schnupfen mit Katarrh der Ohrtrompete (Tube), weißer, zäher, wundmachender Ausfluss.

Rachen

Halsschmerzen (Pharyngitis) mit Drüsenschwellung, Rachen grau-weiß belegt, geschwürig entzündet.

Kehlkopf

Krupp-Husten, lauter, metallisch klingender Bellhusten mit aufgelagerten Membranen (fibrinös), graue Beläge, rauer, harter Husten.

Lunge

Lungenentzündung (Pneumonie) ab 2. Woche: graue Hepatisation, weiß-grauer, zäher Auswurf, Zunge dick weiß belegt.

Niere

Nierenbeckenentzündung (Pyelitis acuta) und *Blasen-Nierenbecken-Entzündung* (Cystopyelitis acuta) ohne Schwellungen, zäher, weißlicher Schleim, Urin brennt nicht, nach Fieberarzneien einsetzen.

Kalium chloricum

Auslösung

Impfung
Folgen von *Pocken-Impfung* (heute entbehrlich), geschwürige, schokoladenfarbene Pusteln.

Kalium jodatum

Auslösung

Grippe
Bei *feucht-kaltem Wetter*, Fließnase, Stirndruck, trockene Hitze, Kälte und Schweiße im Wechsel, viel Durst.

Infektionen
Syphilis, Tertiärstadium (Lues III), nagende Knochenschmerzen der Stirn, der Nase, Gummen, zerebrospinale Gefäße angegriffen.

Nase

Heuschnupfen mit anhaltendem Niesen in der Wärme, im Zimmer, brennend, mit verstopfter, wunder, schorfiger Nase drinnen und schleimigem,

scharfem, tränenreichem Nasenfluss draußen, *Nasenwurzel* schmerzt *drückend* im Warmen, beim Bücken, um 3 Uhr;
Fließschnupfen mit wunder, schorfiger Nase, mit wunden, geschwollenen Augen;
Schnupfen wie Heuschnupfen, Nase drinnen verstopft, besser in frischer Luft.

Speiseröhre

Speiseröhrenkrampfadern (Ösophagusvarizen) durch Pfortaderstau bei Alkoholikern.

Herz

Herzbeschwerden (Dyskardie) mit Kältegefühl im Herzen, erstickend, nachts, Herzschwäche (Herzinsuffizienz) mit nächtlichen Erstickungsgefühlen.

Lunge

Husten 3 bis 5 Uhr, hartnäckig, deckt sich ab, braucht frische Luft.

Gelenke

Kniegelenkarthrose (Gonarthrose), Geschwulst, teigige Schwellung, Nachtschmerz, Kälte lindert;
Kniegelenkentzündung (Gonarthritis), Erguss, blasse, teigige Schwellung, nachts schlimmer.

Beine

Fersenschmerz;
nässendes *Fersengeschwür*.

Kalium nitricum

Blut

Leukämie mit ausgeprägter Blutarmut, Blutungen, plötzliche wässrige Schwellungen überall, Herzschwäche, Atemnot, feuchte Kälte verschlimmert.

Kalium phosphoricum

Auslösung

Infektionen
Typhus, fortgeschritten mit Delirium, geistiger Schwäche, Depression, mit brauner Zunge, fauligem Atem, fauligem Stuhl.

Verfassung

Verhalten, Benehmen
Schreckhaft ohne Grund, *hysterische* Anfälle, weint, lacht, gähnt, krampft, bewusstlos;
Schwarzseher, kleinmütige Seufzer.

Verhalten des Kindes
Unruhige Arme und Beine, zappelig, zittrig.

Nervosität
Zappelige Arme und *Beine*, zittert, alle Aufgaben stehen *wie ein Berg* vor ihm, Angst, er schafft es nicht;
höchst aufgeregt bei Ereignissen mit Herzklopfen und Erröten, besonders wenn man ihm über die Schulter blickt.

Schlaf
Einschlafen gestört, *Kopfschmerzen* jede Nacht.

Ohr

Chronische *Mittelohrentzündung* (Otitis media), eitrig stinkender Ohrfluss, dick, dreckig oder bräunlich, wässrig, chronische Schmerzen, schlimmer morgens und bei Kälte.

Haare

Nervöser *Haarausfall* (Alopecia nervosa), „alles liegt wie ein Berg vor mir!".

Kalium sulfuricum

Auslösung

Entzündungen
Absonderung schleimig, weißlich.

Grippe
Beginn in den *Bronchien*, *weißlich zähes, mildes* Sekret;
Ohrgrippe (Tube), weiß-klarer, milder Ausfluss.

Wetter
Wechsel *von kalt zu warm*, Person erkältet, gestaut.

Verfassung

Diathese
Epitheliom (Plattenepithel) im Gesicht.

Ohr

Schwelende, subakute *Mittelohrentzündung* (Otitis media), wie bei *Pulsatilla*, nur *orangegelbes* Sekret;
Ohrtrompetenkatarrh (Tubenkatarrh), Tube „wie zu", weiß-klarer Ausfluss, schmerzlos, geruchlos.

Nase

Nebenhöhlenentzündung (Sinusitis) mit dicker, weißer, schleimiger, milder Ausscheidung;
Schnupfen mit Katarrh der Ohrtrompete (Tube), einsetzen, wenn Fließschnupfen schleimig wird;
Rotzkinder mit weiß-schleimiger Rotzglocke.

Lunge

Bronchitis, weißer, lockerer Schleim löst sich;
Husten mit weißlich zähem Sekret beginnt in den Bronchien;
Lungenentzündung (Pneumonie) ab 2. Woche: graue Hepatisation, am Übergang zur gelben Hepatisation, Auswurf wird gelb, schleimig.

Weibliches Genitale

Ausfluss (Fluor vaginalis) schleimig, weißlich, mild.

Schwangerschaft

Augenentzündung des Neugeborenen, weißliche, schleimige Absonderung.

Gelenke

Rheuma mit *wandernden* Schmerzen, wie bei *Pulsatilla*, wenn diese versagt.

Kalmia

Auslösung

Wetter
Wind, Sturm, stürmisches Wetter, Rheuma, Herz klopft, sticht bis in den Rücken.

Verfassung

Diathese
Chronische Krankheiten: akutes Adams-Stokes-Syndrom.

Herz

Herzbeschwerden (Dyskardie), neuralgisch oberhalb des Herzens zur Schulter, in den Rücken, zur linken Hand ziehend, mit *Taubheit im linken Arm*, von der Wirbelsäule ausgehend, *scharf schießend* oder *stechend*, den Atem raubend, nervös bedingt oder durch rheumatischen Herzklappenfehler oder Folge von unterdrücktem Rheuma;
Herz erweitert nach Rheuma;
Entzündungen der *Herzaußenhäute* (Perikarditis) nach akutem Rheuma, scharfe, atemraubende Stiche;
Herzklopfen (Tachykardie) mit Stichen im Rücken;
Herzrhythmusstörungen, akuter Anfall (Adams-Stokes-Syndrom), Puls zu rasch oder zu langsam, Herzstolpern, schießende Schmerzen zur linken Schulter, Angst steigt aus dem Magen auf.

Gelenke

Rheuma mit großer Schwäche ohne Fieber, ohne Schwellungen, aber *mit Herzbeteiligung*, vor allem bei rheumatischem Fieber mit marternden, *wandernden* Bewegungsschmerzen der oberen Arme, der unteren Beine und des Herzens.

Wirbelsäule

Herzbedingte *Rückenschmerzen* (BWS-Syndrom), Herzziehen zur Schulter hin, Ziehen im Rücken.

Nerven

Nervenschmerz (Neuralgie) der Zähne im Oberkiefer, eher rechts, reißend, anhaltend, bei Erregung.

Kaolinum (Alumina silicata)

Kehlkopf

Krupp-Husten, lauter, metallisch klingender Bellhusten mit aufgelagerten Membranen (fibrinös), absteigend in die Bronchien, wunde, schmerzhafte, schwache Brust innen und außen, stechender Schmerz, krampfhafter Husten mit eitrigem, zähem Auswurf.

Kreosotum

Auslösung

Infektionen
Tuberkulose der Nase (Lupus vulgaris), stinkender Gewebszerfall.

Nahrung
Verlangen nach oder Abneigung gegen *Fleisch*, besonders *geräuchertes* Fleisch.

Reise
Erbrechen unverdauter Nahrung lange nach dem Essen, falls Erbrechen wie Kaffeesatz aussieht: Urlaub abbrechen!

Röntgen
Verbrennung, *Geschwüre*, verfallen eitrig, stinken aashaft.

Zahnen
Zahnen mit Fieber, *Zahnfleischentzündung*, Unruhe die ganze Nacht, *schwarze Zähne* erscheinen.

Verfassung

Bettnässen
Im *ersten* Schlaf bei Kindern mit bleiernem Schlaf und reichlich blassem Urin.

Essen, Trinken

Erbrechen *besser durch Essen*, erbricht unverdaute Speisen noch nach Stunden: Krebs?

Diathese

Brustkrebs, geschwürig, wie bei *Acidum nitricum*, aber blutet schwächlich, tropfenweise, stinkt aashaft;
Magenkrebs, geschwürig zerfallend, erbricht unverdaute Speisen mit schwarzem Blut;
Afterkrebs (Plattenepithel) bei verglühenden Menschen;
Eierstockkrebs, Brennen;
Gebärmutterkrebs und *Muttermundkrebs*, Plattenepithel, verbrennend, *schwarze, aashaft stinkende* Absonderung durch geschwürigen Zerfall.

Nase

Schleimhautgeschwüre in der Nase, leicht schwärzlich blutend, übel riechende Absonderung.

Zähne

Zahnkaries bei Kindern, Zähne gelb, dunkel, *schwarz*, zerfallen, vor allem Milchzähne;
Zahnschmerzen in der Schwangerschaft mit Karies und *Zahnfleischschwund*.

Lunge

Eitrig stinkende *Bronchitis* (foetida), lockerer Husten, aashaft stinkender Auswurf;
Bluthusten, hell oder dunkel, übel riechend, Lungenkrebs?

Magen

Anhaltendes *Erbrechen* mit Schwäche, erbricht unverdaute Nahrung *lange nach dem Essen*, Krebs oder Hysterie;
Magenschmerzen, Essen bessert.

Bauchspeicheldrüse

Diabetes, diabetische Gangrän.

Weibliches Genitale

Ausfluss (Fluor vaginalis) *vor der Periode*, reichlich, dick, grün, stinkt nach Fäulnis, juckt, brennt oder wässrig, scharf, wundmachend, gelb, schmierig, bräunlich-blutig, Scham und Oberschenkel geschwollen, kratzt sich blutig;
Gebärmutterblutung (Uterusblutung) *nach den Wechseljahren*, schwärzlich, faulig stinkend, heiß, wundes, brennendes Genitale: Krebs? *Gebärmuttersenkung* (Uterusdescensus), Ziehen im Rücken, das zum Bewegen zwingt und erleichtert (!);
Gebärmutterverlagerung (Uterusverlagerung) mit scharfer, stinkender Periode, von dunkelbraunem Ausfluss gefolgt, Person schwach;
Gebärmutterhalsentzündung (Zervixerosion), krebsig entartet;
Periode mit schleimigem Erbrechen;
Scheidenblutung (Vaginalblutung) bei Kontakt, krebsig, übel riechend;
Schrunden (Rhagaden) an der Vulva, nässende brennende Risse: an Diabetes denken!

Schwangerschaft

Erbrechen unverdauter Speisen lange nach dem Essen, mit *Speichelfluss*;
Zahnschmerzen mit Karies und Zahnfleischschwund;
übel riechender *Wochenfluss*, mit Klumpen vermischt, fauliger Mülltonnengeruch.

Haut

Beingeschwür (Ulcus cruris), eitrig, sehr schmerzhaft, aber Wundrand und Wundbett empfindungslos;

Brand (Gangrän) bei Diabetes, eitrig zerfallende, *feuchte* Geschwüre, *empfindungsloser* Gewebsbrand, Eiter stinkt nach *Knoblauch*, Person sucht Wärme; *Schrunden* an der Vulva, nässend, unerträglich brennend: an Diabetes denken; *Tuberkulose* der Haut, der Nase (Lupus vulgaris);
chronisches *Wundliegen* (Dekubitus), Wunde eitrig-brandig zerfallend, von übelstem Geruch.

Kresolum

Auslösung

Infektionen
Poliomyelitis (Kinderlähmung), zerrende Krämpfe und Stöße.

Verfassung

Diathese
Knochenkrebs (Sarkom).

Gemüt
Recht heiter, eher in Hochstimmung im Vergleich zur Schwere des Krankheitsbildes;
Halluzinationen: hört *Glocken läuten,* sieht *Küchenschaben.*

Ohr

Ohrgeräusche (Tinnitus aurium) bei Rückenmarkerkrankungen, *hört* Glocken läuten.

Hals

Tetanie (Nebenschilddrüsenschwäche) bei Rückenmarkerkrankungen.

Niere

Nierenverkalkung (Nephrosklerose), spärlicher, blutiger Urin mit granulierten Zylindern, Rest-Stickstoff erhöht.

Haut

Schuppenflechte (Psoriasis) mit Gelenkbeschwerden, *im Winter* schlimmer, lederartig, *gelbbraune*, rissige Krusten.

Muskeln

Unvollständige *Lähmung* (Parese) bei Kinderlähmung (Poliomyelitis), zerrende Krämpfe (spastisch) und Stöße;
tetanische Krampfanfälle (Tetanie) bei Rückenmarkerkrankungen.

Knochen

Sarkom (Knochenkrebs).

Nerven

Parkinson, blass, kindisch-heiter, geschwätzig, gestikuliert, *hört* Glocken, *sieht* Küchenschaben.

Lac caninum

Auslösung

Angst
Vor Tieren, besonders *Schlangen.*

Nahrung
Verlangen nach *Würzigem, Scharfem, Salzigem.*

Verfassung

Verhalten, Benehmen
Fühlt sich *vernachlässigt:* „keiner liebt mich, alle sind gegen mich".

Schlaf
Träume von *Schlangen* unterm Bett.

Gemüt
Halluzinationen: sieht Schlangen unter dem Bett, *Spinnen, Vögel.*

Kopf

Wandernder Kopfschmerz, mal links, mal rechts.

Rachen

Mandelentzündung (Tonsillitis), wiederkehrende Angina, *milchig glänzende Beläge* auf Mandeln und Zunge, *wechselt ständig die Seiten*.

Hals

Heiserkeit, bei der Periode, mit Seitenwechsel.

Weibliches Genitale

Empfindliche *Brustschwellung* vor und bei Periode, schlimmer durch Erschütterung, muss die Brüste festhalten.

Schwangerschaft

Milchmangel der Stillenden;
Brüste schmerzen bei Berührung und Erschütterung.

Lac defloratum

Auslösung

Nahrung
Abneigung gegen *Milch* mit Übelkeit.

Kopf

Kopfschmerz mit *Harnflut*, die *nicht bessert*, Körper eiskalt, wird selbst an der Heizung nicht warm.

Brustdrüse

Brüste unterentwickelt, hängen schlaff über dem Brustkorb.

Lachesis

Auslösung

Alkohol
Redet ununterbrochen im Alkoholrausch mit enthemmten Worten und Taten, eifersüchtig, mürrisch;
Leberzirrhose bei Säufern, kräftig, hitzig, rot;
säuft aus Verzweiflung;
Säuferwahn, geschwätzige Eifersucht;
wiederholtes *Säuferdelir*, Halswürgen, Aufschrecken, Vögel und Schlangen bewegen sich auf ihn zu;
Urangnis in der Mitte des Lebens, Lebenskrise inmitten des Lebendigen.

Angst
Vor dem *Altern*, fürchtet, „Gelegenheiten" zu verpassen;
Angst *beim Augenschließen*, verliert die intellektuelle Sicht;
Angst vor *unbewussten Impulsen*;
Angst vor *Beengung*, vor Enge, Hitzeenge;
Platzangst, Erstickung, Hitzewallungen;
Angst *lebendig begraben zu werden* und keiner merke es;
Angst, von Anwesenden vergiftet zu werden, lehnt Arzt und Nahrung ab;
Angst vor dem *Erwachen nachts*, Schlangen kommen in der Nacht, winden sich unbemerkt um Hals und Brust;
Angst *morgens* beim Erwachen;
Urangst vor der „Sünde".

Arzneimittel
Chinin-Missbrauch (z.B. Malaria-Vorbeugung), Leberschwellung;
dunkelrote Akne als Folge der *Pille*, allgemein gestörter Hormonhaushalt.

Drogensucht
Motivation: Langeweile, Neugier, *könnte was verpassen*, will die Welt erneuern,

Folgen: Ohnmacht, bewusstlos, blaurot, Starre, geschwätziges Delir, Zunge zittert, bleibt an der Zahnleiste hängen.

Entzündungen
Absonderungen, verstopft, krustig, alles staut im Unterleib;
Entzündungen, Erythrozyten-Auswanderung (Blutaustritt), starke, dunkelrote Blutzersetzung und Blutungsneigung, Herzenge;
Blutvergiftung (Sepsis), rot, trockene Hitze, viel Durst, später blass, starke Blutungsneigung;
Fieber, septisch, rot, trocken, viel Durst, später blass, Kollaps;
Fieberdelir, lehnt Arzt, angebotene Arznei, Nahrung und Getränke ab aus Angst, er werde vergiftet;
Gelbfieber, späteres Stadium, erbricht, empfindlicher Bauch, braune Zunge, Delir, langsame Sprache;
akute *Hirnhautentzündung* (Meningitis), akute *Hirnentzündung* (Enzephalitis), rotes Fieber, trocken, viel Durst, Frost, Kopf heiß, Körper kalt;
septische Hepatitis, heftige Leberschwellung;
fortgeschrittene *Ruhr,* stinkend, dunkel blutig, Afterkrampf;
Scharlach, septischer Verlauf, trocken, Frost, viel Durst, Ausschlag blaurot;
Typhus, fortgeschritten mit Blutungen, schleimig, dunkel, mit Delirium, Stupor mit hängendem Kiefer, geschwätziges Delir, Zunge zittert, hängt.

Insektenstich
Dunkelrote Umgebung des Stiches, drohende Blutvergiftung;
Wespenstich mit Herzbeschwerden;
Zeckenstich, Biss wird dunkelrot und Blutvergiftung droht.

Kummer
Mit Aggressionen, windet sich und schmiedet aggressive Intrigen.

Nahrung
Begierig auf *Austern,* Verlangen nach *Saurem* (*beachte:* Schwäche!), mit Vorliebe *Mixed Pickles;*
Fleisch ist unverträglich (*beachte:* Krebs!);
Flüssiges kann *besser* geschluckt werden *als feste Nahrung.*

Narkose
Narkosevergiftung mit akuten Verfolgungsideen.

Operation
Zur *Embolie-Vorbeugung* bei schweren Krampfadern 1 Woche vor und 1 bis 2 Wochen nach einer Operation;
Narkosevergiftung nach Operation, akute *Verfolgungsideen;*
Ausbleiben der *Regel* nach Operation mit Stauungen, besser wenn alles in Fluss kommt;
Gebärmutteroperation als unterdrückte Periode verstanden mit Hitze, Schweiß, Frost, Verwirrung.

Reise
Hepatitis, septisch (mit Blutvergiftung), heftige Leberschwellung;
Mückenstich, dunkelrote Umgebung des Stiches, drohende Blutvergiftung;
Wespenstich mit Herzbeschwerden;
Zeckenstich, wenn der Biss dunkelrot wird und Blutvergiftung droht;
trockene *Hitze* bei tropischer Hitzewelle;
Sonne, Hitze, Überwärmung, Kopfschmerz, rot bis tiefrot, benommen, klopfend;
bei *Sonnenstich* immer zuerst geben, danach das Simile;
erste Hilfe bei *Ertrunkenen* noch vor künstlicher Beatmung, Nase und Lippen mit Arznei befeuchten;
Amöbenruhr (Bakterienruhr), fortgeschritten, stinkend, dunkel blutig, Afterkrampf;

Gelbfieber, spätere Stadien, erbricht, empfindlicher Bauch, braune Zunge, Delir, langsame Sprache;
Schlangenbiss mit Herzbeschwerden.

Schule
Schulleistungsschwäche, weil unterfordert, verminderte Konzentration, weiß zuviel, gibt seine Wachsamkeit auf, aber nicht seine Kommentare.

Sonne
Sonnenstich, immer zuerst geben; danach das Simile.

Unfall
Elektrischer Schlag, blau verfärbtes Gesicht;
erste Hilfe beim *Ertrinken*, noch vor künstlicher Beatmung Nase und Lippen mit Arznei befeuchten.

Verletzung
Elektrischer Schlag, blau verfärbtes Gesicht;
Katzenbiss mit anschließender Blutvergiftung;
Schlangenbiss mit Herzbeschwerden.

Wetter
Trockene *Hitze*, *Sonne*, tropische Hitzewelle, Kopfweh mit Blutstau, Herzenge, Halsenge;
feucht-warmes Wetter, *Schwüle*, Stauungen, Kopf, Herz, Kreislauf, Halsenge, Asthma, Rheuma, Erstickungsgefühl gegen Morgen, beim Erwachen, Schweiße erleichtern.

Verfassung

Aussehen, Erscheinung
Runzelige Lippen durch Intrigenplanen und boshaftes Geschwätz, rote oder blasse Lippen;
Rückenpartie zu mager, aufrechter Rücken;
Leberflecke bei roten, intuitiven, redefreudigen Perfektionisten.

Verhalten, Benehmen
„Alles ist *zu eng*", Kleidung, Körper, Lebenslage;
„haben Sie Kranke wie mich gesehen?", *argwöhnisch*, hat zu viel ärztlichen Unsinn erlebt, redet den Arzt gegen die Wand;
Angeber, was er alles kann;
Denunziant, Neider, führt unaufhörlich Prozesse oder ist selbst Staatsanwalt;
Frühaufsteher, euphorisch, geschwätzig, überschwänglich, voll intellektueller Ideen;
Nachtarbeiter, geistige Arbeit fällt leicht, ist nicht ins Bett zu kriegen;
abschweifend, Anamnese nicht möglich, redet den Arzt gegen die Wand mit Themen außerhalb seiner Person;
bösartig, zwieträchtig, dämonisch, schmiedet Intrigen;
depressiv, aber behält noch eine gewisse Lebendigkeit;
eifersüchtig, rot, heftig, zornig, blind, geschwätzig, tätlich, droht an seinem Zorn zu ersticken, reißt sich die Haare aus, Reue folgt meist nach, eifersüchtig in den Wechseljahren, anzüglich, intrigant;
exzentrisch, unkonventionell, ausgeprägte, aufdringliche Verschrobenheit, teils bewusst, teils unbewusst;
bald *geizig*, bald *verschwenderisch*;
geltungssüchtig, sehr ehrgeizig, rücksichtslos, unbeherrscht, schafft es, Vorhaben gelingen;
genial, sublimierte Sexualneurose, die bis zum Wahnsinn reicht;
geschwätzig, wechselt ständig das Thema, blaurotes Gesicht;
gottlos, spöttelt, intellektualisiert;
gestörte Beziehung zu seiner Seele;
hinterlistig, brütet Rache aus;
reuevoll *zornig*, winselt um Vergebung;

selbstsüchtig, missachtet unbewusst die Bedürfnisse anderer, wenn erregt (was oft vorkommt);
spöttisch, doppelsinnig, beißend;
ungeduldig aus Frustration, unterdrückte Leidenschaften quälen das Innere, verwandeln sich in Hass, Neid, Grausamkeit, beherrscht andere dauerhaft und unbarmherzig;
immer *unzufrieden,* hat das Gefühl, was zu verpassen, vergnügungssüchtig;
beleidigt, beschimpft und bespöttelt andere ständig aus Hass über sich selbst; beleidigt Ehepartner in Gegenwart der Kinder (oder Fremder), unbeherrscht;
klagt und beklagt sich laufend über die Sensationen in dieser Welt;
leidenschaftlich stark, unzuverlässig im Umgang mit der Liebe, leidenschaftliche Zuneigung, aber nicht immer verlässlich, oft unkritisch im Umgang mit der Liebe zu ihren Kindern;
weiß schon im voraus, was andere sagen wollen, hat alle *Antennen ausgefahren,* Schlange als Symbol des Überbewusstseins;
widerspricht mit sichtlichem Vergnügen, lacht höhnisch und macht die anderen lächerlich.

Verhalten des Kindes
Petzer, Neider;
depressiv, eher Mädchen;
misstrauisch, aggressiv, eifersüchtig, redselig, lügt, rote, kräftige Menschen;
voller *technokratischer Phantasie,* glaubt selbst daran;
leidenschaftlich *neugierig.*

Verhalten in der Jugend
Rollenkonflikt: depressiv, hormonell bedingt, unterdrückt erotische Empfindungen zugunsten brillierender Intelligenz.

Sexuelles Verhalten
Übermäßiges Verlangen bei roten, kräftigen, hitzigen Frauen, zu allen Regelabweichungen bereit, zieht jüngere Männer vor, sinnlich, erotisch, schamlos;
vermehrt in den Wechseljahren, im Suff; krankhaft eifersüchtig;
homosexuelle Männer, intellektualisieren ihr Bedürfnis, Schwuchtel in den Wechseljahren;
heterosexuelle *Frauen* verführen pubertierende Jünglinge.

Essen, Trinken
Kann *nur feste Speisen* essen, flüssige Speisen kommen durch die Nase zurück.

Schläfrigkeit
Müdigkeit im *Frühjahr* durch Aufkeimen der Libido, die den Intellekt beengt;
im *Sommer* durch *Sonne, Hitze, Schwüle,* beengend.

Schlaf
Nächtliches *Erwachen* mit Würgegefühl;
Träume vom *Fliegen* wie ein Vogel, von *Schlangen,* erwürgen ihn am Hals, um die Brust, vom *Tod,* liegt lebendig in der Leichenhalle und keiner merkt es, von *Verfolgung* durch sexuelle Wünsche (Schlange kriecht in die Scheide), von *Vögeln,* als ob sie in den offenen Mund flögen.

Sprache
Stottern, wird rot, stolpert über seine schnelle Zunge, näselt, *lispelt,* stammelt, kräftige Menschen;
Sprache *zu laut,* zu viel, zu unsinnig, verspottend, auslachend.

Diathese
Allergisch-ekzematös, Asthma im Wechsel mit Ekzem;
Herabfallen des Unterkiefers bei *chronischen Krankheiten,* blaurot;
chronisches Adams-Stokes-Syndrom, rascher Puls, erwacht mit Schreck und Würgegefühl am Hals gegen Morgen;

Abrutschen im Bett bei Kissenhochlage bei benommenem Zustand;
Hautkrebs (Melanom), Vielschwätzer, Perfektionist.

Geist
Gedächtnisschwäche, Vergesslichkeit oder *scharfsinniger* Verstand, chaotisch, perfektionistisch;
Schulleistungsschwäche, weil unterfordert, verminderte Konzentration, weiß zuviel, gibt seine Wachsamkeit auf, aber nicht seine Kommentare.

Gemüt
Depression in den *Wechseljahren* mit Hitzewallungen, rot, kräftig, hitzig, fühlt sich seit den Wechseljahren nicht mehr wohl;
manische Depression, murmelt vor sich hin, lehnt Arzt und Nahrung ab, könnten ihn vergiften;
sexuelle Depression nach langer Unterdrückung erotischer Impulse, erwacht mit Angst;
Einbildungen, Halluzinationen, hat Ahnungen, *Mephisto,* läge *lebendig in der Leichenhalle* und würde bald begraben, *höhere Macht* habe Einfluss auf ihn, sei *ein Engel,* habe *zwei Willen,* einen zum Guten, einen zum Bösen;
Kummer mit *Aggressionen,* windet sich und schmiedet aggressive *Intrigen;*
Lebenskrise (Midlife-Crisis), existenzielle Selbstzweifel, zweifelt an allem, was sein Leben bisher war (hormonelle Umstellung);
Psychose, akuter Wahn, weniger heftig als vielmehr geschwätzig;
Größenwahn, die Schlange beißt sich in den Schwanz und wird die Welt erneuern;
Säuferwahn mit geschwätziger Eifersucht;
Teufelswahn, der Übermensch in ihm, der ihn mit Hass und Verachtung lenkt, ihm Befehle gibt, spricht wie der Teufel;
Verfolgungswahn, Vergiftungswahn, voller geschwätzigem Hass, die Medizin ist vergiftet, Starre, murmelt unverständliches Zeug von einer höheren Macht, Kiefer fällt runter, Wahn mit Verlust von *Zeit* und *Raum,* glaubt, es sei immer Nachmittag, Wahn im *Wochenbett,* geschwätzig, Angst vergiftet zu werden, steht unter Kontrolle eines Übermenschen;
Schizophrenie, lithämisch, rot, heiß, feucht, schwatzhaft, misstrauisch, eifersüchtig;
Selbstmordneigung durch Überfahrenlassen.

Kopf

Embolie
Plötzlicher Gefäßverschluss des Gehirns, plötzlicher zerreißender Schmerz, blass, kaltschweißig, Ohnmacht.

Entzündungen
Hirnentzündung (Enzephalitis) und *Hirnhautentzündung* (Meningitis), akut, rotes Fieber, trocken, viel Durst, Frost, Kopf heiß, Körper kalt.

Kopfschmerz
Auslösung: durch Hitze, Sonne, Überwärmung;
rot, tiefrot, benommen, klopfend, um die *Periode,* vor Periode, alles besser wenn die Säfte fließen, nach Periode, links hämmernd, beim Erwachen, tiefrotes Gesicht, bei *Hitzewallungen* in den Wechseljahren, kräftig, hitzig, schwitzig, dann blass, frostig, trocken;
Modalitäten: nach dem Erwachen, links pulsierend, Blutandrang, Hitze, Frostschauer;
Sitz: eher links, als würde das Auge nach hinten gezogen, Pochen der ganzen Seite.

Schwindel

Menière (Innenohrschwindel), beim Augenschließen schlimmer, verliert die intellektuelle Sicht, Angst vor unbewussten Impulsen;
Arznei sofort kurativ einsetzen.

Augen

Aderinnenhautentzündung (Uveitis) des dunklen Anteils (Uvea), Rheuma? *beachte*: Netzhautblutung (!);
frische *Netzhautablösung,* Blutung, schlimmer durch jede Art von Hitze;
Netzhautentzündung (Retinitis) mit Blutaustritt (R. haemorrhagica), Gefäße sind bei Blutvergiftung durchlässig (!);
Sehnervdegeneration (Optikusatrophie), entzündlich oder funktionell.

Ohr

Akuter *Hörsturz,* merkt es irgendwann, entzündlich-allergisch, Blutung? *Innenohrschwindel* (Menière), kurativ einsetzen, solange akut;
Ohrgeräusche, es brüllt und singt im Ohr, schüttelt und rüttelt mit dem Finger, atmet dann erleichtert auf;
Ohrenschmalz von weißer Beschaffenheit;
Schwerhörigkeit durch Verkalkung mit Ohrensausen;
Warzenfortsatzentzündung (Mastoiditis) bei chronischer Mittelohrentzündung, links beginnend, schwelend (subseptisch).

Nase

Heuschnupfen, epidemisch beim ersten warmen Sonnenstrahl im Frühjahr oder bei frühlingsartigem Wetter, Kopfschmerz, Halsenge;
Frühjahrsschnupfen mit Kopfschmerz und äußerst berührungsempfindlichem Hals.

Mund

Mundgeruch (Foetor ex ore), septischer Schleimhautbefall (Aphthen), Blutungen.

Rachen

Halsschmerzen (Pharyngitis), eher links, mit kleiner Drüsenschwellung, dunkelroter Hals, bläulich, äußerst empfindlich, wie zusammengeschnürt, wie ein Klumpen im Hals, rutscht beim Schlucken rauf und runter, schweres Atmen, kann nur feste Speisen schlucken;
wiederkehrende *Mandelentzündung,* beginnt immer links.

Kehlkopf

Krupp-Husten, lauter, metallisch klingender Bellhusten mit heftigem Krampf in der Kehle, erschrickt gegen Morgen aus dem Schlaf mit heftiger Erstickungsangst, Hals wie zugeschnürt, äußerst berührungsempfindlich.

Brustdrüse

Akute *Brustentzündung* (Mastitis), meist links, höchst berührungsempfindlich, Kühle lindert.

Herz

Herzbeschwerden (Dyskardie), als sei das Herz zu groß, verträgt keinen Druck, keine Berührung am Körper wie im Leben;
Herzenge (Angina pectoris), nervös bedingt;
akute, septische *Herzentzündungen,* schlimmer nachts, gegen Morgen, alte Entzündung der Innenhäute *(Endokarditis);*
frischer Herzinfarkt, Angst vor Beengung;
Herzschwäche (Herzinsuffizienz) mit

Erstickungsgefühlen nachts, beim Erwachen, als würde der Hals gewürgt.

Lunge

Adams-Stokes-Syndrom (Sauerstoffmangel im Hirn durch akute Herzrhythmusstörungen), schwere Schädigung des Atemzentrums, rascher Puls, erwacht mit Schreck und Würgegefühl am Hals gegen Morgen. *Asthma* bei feucht-warmem Wetter, Schwüle, Erstickungsgefühl gegen Morgen, beim Erwachen, Schweiße erleichtern, Asthma im Frühjahr und Herbst, aufkeimende Frühjahrssonne sowie Schwüle und Feuchtigkeit stauen und fördern Enge, Asthma im Wechsel mit Neurodermitis (Diathese beachten!), erst Ekzem, dann Asthma, ab Frühjahr bis Herbst, beim Erwachen;
Herzhusten, trockener Kitzel nachts, erstickend gegen Morgen;
Hüsteln und Räuspern, *Reizhusten* nachts, beim Erwachen, schrickt auf, wird rot, Erstickungsgefühl;
Husten im ersten Schlaf, erschrickt, Erstickungsgefühl;
akute *Lungenembolie,* plötzlicher zerreißender Schmerz, blass, kalt-schweißig, Ohnmacht.

Darm

Akute *Blinddarmentzündung,* aber noch nicht operationsreif, ganzer Bauch empfindlich, sticht bis zum Rücken, in die Oberschenkel, liegt mit angezogenen Beinen im Bett;
Darmentzündung (Enterokolitis mit Brechdurchfall), fortgeschrittener, ruhrartiger Durchfall mit Blutungen, mit Schleim, stinkend, dunkel blutig, Afterkrampf;
Durchfall bei Blutvergiftung, dunkelblutig, schleimig, Hämmern im After, Afterkrampf.

Leber

Leberentzündung (Hepatitis), septisch mit heftiger Leberschwellung;
Leberzirrhose durch Alkoholabusus kräftiger, hitziger, roter Menschen, trinken aus Verzweiflung.

Männliches Genitale

Hodenhochstand (Kryptorchismus), Pendelhoden links.

Weibliches Genitale

Ausfluss, verstopft, stinkend, alles besser, wenn er endlich fließt;
Eierstockentzündung (Adnexitis), Blutvergiftung (Sepsis), links, zieht meist nach rechts, äußerst berührungsempfindlich, Kälte lindert;
Gebärmuttermyom, nach Operation, Hitze, Schweiß, Frost, Verwirrung (unterdrückte Periode!);
Myomblutung eher dunkelrot bis schwarz, kurz vor den Wechseljahren;
Periode, Schmerzen *stärker, je schwächer der Blutfluss*, alles schlimmer infolge Beckenstaus, Periode mit *Kopfschmerzen* vorher, alles besser wenn die Säfte fließen, Kopfschmerz *nach* Periode, links, hämmernd, beim Erwachen, tiefrotes Gesicht;
Periode *ausbleibend* (sekundäre Amenorrhöe) nach Absetzen der Pille, als Folge von unterdrückter, natürlicher Periode verstanden;
Hitzewallungen mit Depressionen in den Wechseljahren, rot, kräftig, hitzig;
fühlt sich seit den Wechseljahren nicht mehr wohl, mit Kopfschmerzen links, hämmernd, kräftig, hitzig, schwitzig, blass, frostig, trocken, mit warmen Schweißen, schwächend, Herzenge, Halsenge, trägt offene Bluse, verlangt Kälte, Wechseljahre mit akutem Rheuma der Fingergelenke, schleichend, nachts,

Erwachen, Spannungsgefühl, äußerst berührungsempfindlich;
Kreislaufstörungen *nach* den *Wechseljahren*, rote oder blasse, kräftige oder erschöpfte, geschwätzige Frau.

Schwangerschaft

Fehlgeburt, fieberhaft, septisch, hektisches, trockenes Fieber mit viel Durst;
Stillschwierigkeiten, Kind will nicht saugen, kräftiges Kind, entzündete Mundschleimhaut;
Wochenbett, Ekzem beginnt im Wochenbett;
fieberhafter *Wochenfluss*, Blutvergiftung mit hohem, trockenem Fieber und viel Durst, depressiv;
Psychose, geschwätzig, Angst vergiftet zu werden, stehe unter Kontrolle eines Übermenschen.

Haut

Abszess, violett und hart wie ein Schlangenbiss;
dunkelrote *Akne* als Folge der Pille durch gestörten Hormonhaushalt;
Beingeschwür (Ulcus cruris) bei Durchblutungsstörungen der Venen, dunkelroter Rand, dunkles Blutsickern, eher links, drohende Embolie;
Blasensucht (Pemphigus), Blasen und Hautablösungen;
Ekzem, bei roten, kräftigen, wortreichen, phantasiereichen, mutlosen Menschen, schlimmer im Frühjahr, im Wochenbett beginnend mit Depression, Ekzem im Wechsel mit Asthma, erst Ekzem, dann Asthma, ab Frühjahr bis Herbst, beim Erwachen;
Elephantiasis (Fettgewebsschwellungen der Haut), eher bei Frauen, gestaut in der Wärme, Schwüle;

Gesichtsrose (Acne rosacea), Frühjahr und Schwüle schlimmer;
blaurote Nase, hitzig, geschwätzig;
Unterhautblutungen (Petechien), punktförmig dunkel, sieht dabei blass aus, Leukämie;
Hautkrebs (Melanom), schwarze, sich verändernde Muttermale, Vielschwätzer, rot, Perfektionist;
Insektenstiche, dunkelrote Umgebung des Stiches, drohende Blutvergiftung;
Zeckenstich, wenn der Biss dunkelrot wird und Blutvergiftung droht;
Karbunkel (fressende Furunkel), dicht beieinander, meist am Nacken und Rücken, geschwollen, blaurot, träge Eiterung, Sepsis, brennt, Kälte lindert;
Knotenrose (Erythema nodosum), knotenförmige Hautrötung, rheumatische Hautknötchen, schmerzhafte Knötchen, vor allem im Sommer;
Leberflecke bei roten Perfektionisten, intuitiv, reden viel, aber selten dummes Zeug;
alte *Narben* verfärben sich blaurot bis violett;
Katzenbiss mit anschließender Blutvergiftung;
akutes *Wundliegen* (Dekubitus), dunkelrot blutende Wunde, blauroter Rand;
Wundrose (Erysipel), jährlich wiederkehrend im Frühjahr, eher links, bläulich, septisch, Kälte lindert.

Gelenke

Kniegelenkentzündung, Röte, Hitze, Schwellung, Schmerz, trockenes Fieber, viel Durst, dunkelrot, Kälte lindert;
Erguss, dunkelrot, Kälte lindert;
Rheuma der kleinen Gelenke in den Wechseljahren, akut oder schleichend, gespannt, berührungsempfindlich, schlimmer nachts, beim Erwachen.

Arme

Periphere *Durchblutungsstörungen* der Glieder, Froschhände, blaurot in der Kälte, Schilddrüsenüberfunktion, Gefäßstau.

Beine

Beingeschwür bei venösen Durchblutungsstörungen, dunkelroter Rand, dunkles Blutsickern, eher links, drohende Embolie;
arterielle *Durchblutungsstörungen*, vergiftete Gefäße, giftige Menschen, Schmerzen beim Erwachen;
Hinken bei *Gefäßverschlusskrankheit* (Claudicatio intermittens), lithämisch vergifteter, roter, einst kräftiger Mensch.

Blut

Agranulozytose (allergisch bedingte, maligne Neutropenie), Mangel an Knochenmarksubstanz, blass, kräftig, dunkelrote Lippen;
Bluterkrankheit (Hämophilie), kräftig, hitzig, offenblusig, offenhemdig;
Blutvergiftung (Sepsis) mit heftigem, trockenem Fieber und viel Durst, verlangt nach Kälte, Sepsis mit Durchfall, dunkelblutig, schleimig, Hämmern im After, Afterkrampf;
Unterhautblutungen, punktförmig, dunkel, blasse Phase, Leukämie;
Leukämie, Hautinfiltrate blaurot, allgemeine Hauptarznei (!);
Werlhof (essenzielle Thrombozytopenie), Blutplättchen vermindert, Gelenkschmerzen, rot, kräftig, dunkelrote Lippen.

Drüsen

Septische *Lymphdrüsenentzündung* (Lymphadenitis), äußerst berührungsempfindlich, rötlich, bläulich, weich, Fieber trocken.

Gefäße

Arterienentzündung (Arteriitis), Schmerzen und Blutaustritte an den Gliedern, rote kräftige Menschen, Schmerzen beim Erwachen, Schwellungen;
hoher Blutdruck (Hypertonie), rot, hormonell bedingt, Schilddrüse, Eierstöcke, Stauungen;
niedriger Blutdruck (Hypotonie) mit Schwäche, ebenso hormonell bedingt, blass;
arterielle *Durchblutungsstörungen,* vergiftete Gefäße, giftige Menschen, Claudicatio intermittens, Hinken bei lithämisch vergifteten, roten, einst kräftigen Menschen;
periphere *Durchblutungsstörungen,* Froschhände, blaurot in der Kälte, Schilddrüsenüberfunktion, Gefäßstau;
Embolie (plötzlicher Gefäßverschluss) in der Lunge, im Hirn, plötzlicher, zerreißender Schmerz, blass, kalt-schweißig, Ohnmacht;
Krampfadern, schmerzhaft entzündet oder septisch entzündet (Thrombophlebitis), flächenhaft, blaurot, wie gebissen;
beachte: Mikroembolie, Thromboembolie!

Nerven

Säuferdelir (Delirium tremens), wiederholt mit Halswürgen, Aufschrecken, Vögel und Schlangen bewegen sich auf ihn zu.

Lachnanthes

Wirbelsäule

Schiefhals (Torticollis), akut oder chronisch mit Kopfschmerzen bis zur Nase, wie verrenkt.

Lactuca

Lunge
Herbstasthma, trocken, krampfend mit gleichzeitig *aufsteigendem Kloßgefühl* im Hals.

Lapis

Verfassung
Diathese
Schilddrüsenkrebs, weiche Knoten;
Gebärmutterkrebs, Scirrhus (Faserkrebs), heftig brennende, schwarze Absonderung;
Brustkrebs, Scirrhus (Faserkrebs), Brustwarzen nach innen gezogen.

Hals
Harter Kropf (Struma), wenn Verhärtungen sich erweichen.

Haut
Elephantiasis (Fettgewebsschwellungen der Haut), eher bei Frauen, gestaut infolge Lymphknoten- und/oder Schilddrüsenschwellung.

Drüsen
Lymphdrüsenschwellung (Lymphadenome) am Unterkiefer, große, harte Knoten werden weich, Blutarmut, großer Appetit.

Lathyrus

Auslösung
Impfung
Nach *Polio-Schluckimpfung*, steife Muskeln, Beinkrämpfe, plötzliche Lähmung aller vier Glieder bei Jugendlichen.

Infektionen
Folge von *Hirnhaut-* und *Hirnentzündung* mit spastischer Lähmung;
Poliomyelitis (Kinderlähmung), plötzliche Lähmung aller Glieder.

Muskeln
Unvollständige, plötzliche *Lähmung* (Parese) bei Kinderlähmung (Poliomyelitis) mit steifen Muskeln aller Glieder.

Nerven
Hirnhauttumor (Meningeom) mit *plötzlichen*, krampfartigen Lähmungen und Ausfallserscheinungen aller Glieder, *kein Muskelschwund*;
amyotrophe Lateralsklerose (fortschreitende Degeneration der Willkürmotorik), plötzliche, motorische Lähmung der unteren Glieder, eher krampfend, erhöhte Reflexe.

Latrodectus

Auslösung
Nikotin
Vergiftung, kollapsig durch Rauchen, heftiger Krampfschmerz von der linken Brust zur Achsel, Marmorhaut, Todesangst.

Laurocerasus

Auslösung

Schlaganfall
Plötzlich ohne Vorzeichen, *Koma* ohne Erwachen, Gesichtskrämpfe, blaurotes, kaltschweißiges Gesicht.

Verfassung

Aussehen, Erscheinung
Blaue Lippen, *Rechtsherzbelastung*.

Diathese
Lungenkrebs, Rechtsherzbelastung; Metastasen (streuende Geschwülste) in der Lunge, rechtes Herz belastet, Pulmonalis-Hochdruck; Metastasen in der Leber mit Wasserbauch (Aszites).

Herz

Herzschwäche (Herzinsuffizienz) der rechten Herzkammer, als drehe sich das Herz im Leibe um, blaue Lippen, schnappt nach Luft.

Lunge

Schwächegefühl in der Brust, Rechtsherzbelastung; *Lungenwasser*, blaue Lippen.

Leber

Aszites (Wasseransammlung im Bauch) bei Lebermetastasen mit Rechtsherzbelastung.

Nerven

Syringomyelie (Höhlen im grauen Rückenmark) mit Zysten in den Herzsegmenten.

Ledum

Auslösung

Alkohol
Elegante, unglaubwürdige *Whiskytrinker*;
Blutungen bei Säufern, rot, schaumig;
Nervenentzündung (Alkoholneuritis), von unten nach oben ziehend.

Arzneimittel
Gegenarznei bei Missbrauch von *Colchicum*-Präparaten.

Infektionen
Tetanus durch verwundete Sohlen, Handflächen, Finger, Stichwunde, Tetanuskrampf *beginnt in der Wunde*, verletzte Teile werden eiskalt.

Insektenstiche
Als Folge von *Stichverletzung* verstanden, Kühle lindert;
Zeckenstich.

Narkose
Rückenmarkpunktion, Folge eines Stiches.

Reise
Stichwunden;
Mücken- oder *Zeckenstich*;
Tropenreise/Camping: Vipern- und sonstiger *Schlangenbiss* als Folge von Stich, Bissstelle mit scharfem Messer sofort tief ausschneiden (!);
Spinnenbiss;
Stiche, Bisse durch *Wassertiere*, Stachel entfernen!

Verletzung
Durch *Stichwunden, Katzenbiss* am Daumen, Katzenzähne verursachen Stichverletzung, Insektenstiche, durch *Injektionen*, Spritzen, Spritzabszess, kalte Auflage lindert;

Boxerauge, Brillenhämatom, *Rand glatt*, wie gemalt;
Verletzung des *Oberlides* mit anschließender Lidlähmung.

Verfassung

Diathese
Neigung zu vermehrter *Harnsäure*, *Gichtanfall*, kleine Gelenke mit Knötchen.

Ohr

Ohrgeräusche (Tinnitus aurium) bei rheumatischer Erkrankung, hört Glocken läuten.

Herz

Rheumatische *Herzbeschwerden* (Dyskardie), Druck und Beklemmung hinter dem Brustbein, von unten nach oben ziehend.

Haut

Ringförmiges *Granulom* (Granuloma anulare), rheumatische Grundlage, schlimmer *im Sommer*, Kälte bessert;
Unterhautblutungen (Petechien) mit scharf umgrenztem Rand, Rheumatiker;
Stichwunden, auch Insektenstiche, Spritzen usw.

Gelenke

Akute *Gelenkentzündung* (Arthritis acuta), *Gichtanfall* besser durch Kälte, Schmerzen ziehen in den Gliedern *von unten nach oben*;
chronische *Gelenkentzündung* (chronische Gicht) am Großzehenballen, an der Ferse, in der Hüfte;
Hüftgelenkarthrose (Koxarthrose) mit stechenden Schmerzen, heiße Schwellung, wenig Erguss;
akutes *Rheuma* der kleinen Gelenke, Hände und Füße, Fußrücken, von unten nach oben ziehend, hartnäckige Schwellung, weniger Erguss als bei *Bryonia*, mit Herzbeteiligung, Druck und Beklemmung hinter dem Brustbein.

Wirbelsäule

Ischias, rheumatisch, zieht von unten nach oben, Kälte lindert.

Beine

Fersenschmerz, nach oben ausstrahlend;
Rheuma der *Fußrücken*, dauerhafte Schwellung, duscht seine Beine *eiskalt*, nachts beim Erwachen.

Blut

Unterhautblutungen mit *scharf umgrenztem Rand* bei rheumatisch veranlagten Menschen.

Nerven

Unvollständige *Lähmung* des Oberlides nach Verletzung;
Nervenentzündung der Beine bei Säufern (Alkoholneuritis), von unten nach oben ziehend.

Leptandra

Auslösung

Operation
Chronischer *Durchfall* nach *Gallenblasenentfernung*, *pechschwarz*, unverdaut, gussartig, *teerartig* stinkend.

Lespedeza

Hals
Schilddrüsenunterfunktion (Hypothyreose), organisch einsetzen;
Reststickstoff und Blutdruck erhöht, Person verlangsamt, träge, schwach, fettleibig.

Lilium

Auslösung

Entzündungen
Verwachsungen nach Entzündungen an den Eierstöcken, kreuzt die Beine, Gefühl „als wolle alles herausfallen".

Nahrung
Heißhunger;
Verlangen nach oder Abneigung gegen Fleisch.

Verfassung

Aussehen, Erscheinung
Strotzt vor scheinbarer Gesundheit.

Sexuelles Verhalten
Übermäßiges Verlangen in den Wechseljahren, wünscht sich einen Mann und hat Angst, sich ihm hinzugeben.

Schlaf
Träume von Leidenschaft, alles zu heiß, Gewissensbisse danach.

Diathese
Unterleibs- und Herzkrankheiten; lithämisch.

Gemüt
Hypochondrischer Wahn, sei schwer herzkrank, im Wochenbett, sexuelle Überreizung, verzweifelt darüber, Schuldgefühle, Herzanfälle, geile Reden.

Kopf
Kopfschmerz nach Periode, links, Stirn, Schläfe, Auge mit Blutandrang, Schwarzwerden vor den Augen.

Brustdrüse
Brustschmerzen (Mastodynie) eine Woche vor der Periode, scharfe Nervenschmerzen mit sexueller Erregung.

Herz
Herzbeschwerden (Dyskardie) mit Taubheit der rechten Hand, wie ein elektrischer Strom im linken Arm, als hinge das Herz an einem Faden, Blutandrang, Enge, Atemnot;
bei Gebärmuttergeschwulst „Myomherz", kann nur links liegen, beruhigt das nervöse Klopfen;
Herzklopfen (Tachykardie) mit Blutwallungen, als sei das Herz mit Blut überfüllt.

Blase
Harnträufeln (Harninkontinenz) bei Senkung der Gebärmutter mit Abwärtsdrängen, muss die Beine krampfhaft kreuzen.

Weibliches Genitale
Ausfluss (Fluor vaginalis), wässrig, wie Eiweiß, klebrig, gelb, braun, juckend, wundmachend, bei Trichomonaden, übel riechend mit abwärtsdrängendem Gefühl im Genitale, funktionell bedingt;
Eierstockschmerzen (Ovarialgie) durch Verwachsungen an den Eierstöcken, eher links, ziehen zum vorderen inneren Schenkel, Muskeln krampfen hysterisch;
Gebärmuttermyom (Uterusmyom) bei roten, feuchten, herzgestörten Frauen;
Gebärmuttersenkung (Uterusdescensus) mit Drang auf After und Blase, als ob alles

aus der Scheide herausfiele, verschließt die Scheide mit den Händen, unwillkürlicher Harnverlust, Krämpfe in Blase, Enddarm, Becken, sexuell übererregt;
Gebärmutterverlagerung (Uterusverlagerung) mit „gynäkologischem Kreuzschmerz", hitziger Unterleib mit Abwärtsdrängen;
Kopfschmerz *nach Periode*, links, Stirn, Schläfe, Auge mit Blutandrang, schwarz vor den Augen;
Periode mit *Brustschmerzen* eine Woche vorher, scharfe Nervenschmerzen mit sexueller Erregung;
Unfruchtbarkeit, noch nie schwanger gewesen (primäre Sterilität), kräftig, feucht, träumt von Leidenschaft, aber kann nicht;
ausbleibende Periode, noch keine Periode gehabt (primäre Amenorrhöe);
Unfruchtbarkeit, bereits schwanger gewesen (sekundäre Sterilität) durch Gebärmutterverlagerung mit Blutstau im Unterleib;
Wechseljahre mit *sexueller Übererregtheit*, wünscht sich einen Mann und hat Angst, sich ihm hinzugeben.

Schwangerschaft

Wochenbettpsychose, sexuelle Überreizung, verzweifelt, glaubt, sie sei schwerkrank, Herzanfälle, geile Reden, Schuldgefühl.

Haut

Acne vulgaris eher bei netten, aber derben Mädchen.

Gefäße

Chronische schmerzhafte, berstende *Krampfadern*.

Lithium carbonicum

Verfassung

Diathese
Neigung zu vermehrter *Harnsäure*, *Gichtanfall* besser durch Wärme;
chronische *Gicht* (Arthritis) der *Fingergelenke*, rheumatische Schmerzen in der Herzgegend.

Augen

Halbsichtigkeit (Hemianopsie), *senkrechter* Ausfall der rechten Bildhälfte bei Gicht, Rheuma, Nierebeschwerden.

Herz

Rheumatische *Herzbeschwerden* (Dyskardie), Stiche, Zucken, Flattern, Enge, *Harnflut bessert*, Herzklappenfehler.

Blase

Brennende, krampfende *Blasenbeschwerden* bei Rheuma mit häufigem Harnen, mit schleimigem, braunrotem Satz.

Haut

Kleinpapulöser *Ausschlag* (Lichen ruber planus) bei harnsaurer Diathese mit rotbraunem Satz im Urin;
Schuppenflechte (Psoriasis) mit Gicht der kleinen Gelenke und mit brennender, rauer Haut.

Gelenke

Gichtanfall, besser durch Wärme, rheumatische Schmerzen in der Herzgegend;
PCP (primär chronische Polyarthritis) mit Schmerzen der Fingergelenke, in der Herzgegend;
Rheuma der kleinen Gelenke, besonders Fingergelenke mit Blasenbeschwerden, Harnflut bessert.

Lobelia

Herz
Herzbeschwerden (Dyskardie), als bliebe das *Herz stehen*, tiefer Schmerz, Brust wie zusammengeschnürt.

Lunge
Asthma bei Kindern, im *Herbst* schlimmer, drohender oder bedrohlicher Anfall nachts, kurzer, trockener Husten, verlängertes *Ausatmen*, Brust wie geschnürt.

Schwangerschaft
Unstillbares Erbrechen mit Speichelfluss, mit Blähbauch, mit elendem Klumpen im Hals und Magen, mit tödlicher Übelkeit, mit kalten Schweißen, *Essen erleichtert*.

Lolium

Verfassung
Missempfindungen
Beim *Schneiden* von Glas, Papier, Karton, geht durch Mark und Bein.

Kopf
Schwindel durch Geräusche mit Unsicherheit, Augen schließen besänftigt.

Luesinum

Auslösung
Alkohol
Basse, *kalte*, schwache Säufer; *Säuferwahn*, lacht und weint ohne Grund, verzweifelt, gedrückt, hirnschwach.

Angst
Vor dem *Erwachen nachts*, alles Zerstörerische verschlimmert sich in der Nacht.

Infektionen
Folge von *Hirnhaut-* und *Hirnentzündung*, therapeutisch unbeeinflussbar; ererbte *Syphilis* (Lues connata), falls das Kind überlebt.

Schule
Akademische *Leistungsschwäche* in *Rechnen*, *Logik*.

Wetter
Feucht-warmes Wetter, Kopfweh an der Schädelbasis, Knochenschmerzen, von früh abends bis morgens.

Verfassung

Aussehen, Erscheinung
Kümmerlinge, leichenblass, dürr, *Sattelnase*, flacher, breiter Nasenrücken.

Verhalten, Benehmen
Lustiger, alter, *zynischer* Mensch mit *beißendem* Humor.

Verhalten des Kindes
Bösartig, klaut, lügt, *musisch*, logisch, *analytisch*.

Appetit
Vermindert, Kind entwickelt sich nur langsam.

Kleinwuchs
Knochenbrüchigkeit (Osteogenesis imperfecta); sehr lange einsetzen.

Schlaf
Unbeeinflussbare Schlafstörungen, wach die *ganze Nacht* im *Winter*.

Diathese
Allgemeine Behandlung steigert die Vitalkraft;

Person destruktiv, gereizt, gehässig, feindselig, läppisch, geschwätzig; Krebsgeschwülste (Plattenepithelkarzinom) der Haut, des Dickdarms, Enddarms und des Afters.

Geist

Hoffnungslose *Gedächtnisschwäche*, Leistungsschwäche in logischem Denken, Hirnerweichung.

Gemüt

Säuferwahn, lacht und weint ohne Grund, verzweifelt, gedrückt, hirnschwach; *Zwangsneurose*, Putzzwang, „befleckte Empfängnis" muss gesäubert werden, *Waschzwang*, wäscht sich ständig die Hände.

Kopf

Milchschorf bei Kleinkindern, dunkelbraune Schuppen, riechen nach *Maggiwürze*;
Kopfschmerz eher nachmittags, tief bohrend in den Knochen, an der Schädelbasis, aschfahles Aussehen;
Hirnhautentzündung (Meningitis), unbeeinflussbare Folgebeschwerden;
Hirnschaden, entzündlich oder traumatisch.

Augen

Netzhautablösung (Retinaablösung), zugehörige Nosode für alle degenerativen Prozesse.

Nase

Naseschniefen bei Neugeborenen, lockeres, helles Sekret in der Nase, das beim Atmen auf und ab läuft;
Nasenpolypen, zugehörige Nosode;
Sattelnase, flacher, breiter Nasenrücken, syphilitisches Zeichen;
Schniefen der Säuglinge, lockeres Sekret in der Nase, das beim Atmen auf und ab schwingt;
Schnupfen, gefäßbedingt (vasomotorisch), *Dauertropfen hängt an der Nasenspitze*, Schleimhaut geht zurück.

Mund

Einrisse an den Lippen, Riss in der *Mitte der Oberlippe*.

Nase

Weicher *Kropf* (Struma), zur Besänftigung der destruktiven Anlage einsetzen.

Blase

Blasenpolypen (Geschwulst in der Blase), bösartige Entartung, als Zwischengabe.

Männliches Genitale

Hodenhochstand (Kryptorchismus), Hoden weder sichtbar noch tastbar.

Schwangerschaft

„Eugenische Kur" im 3. Monat, beugt destruktiven, degenerativen Erkrankungen vor;
Naseschniefen des Neugeborenen, angeborener Schnupfen.

Haut

Akne, eventuell mit *Acidum nitricum* oder *Silicea*;
Schrunden, Einrisse (Rhagaden) an den Lippen, Mitte der *Oberlippe*;
Keloid (verhärtete Narbenbildung), sehr lange zur gewählten, personenbezogenen Arznei zusätzlich einsetzen;
ringförmiges Granulom (Granuloma anulare);
Blasensucht (Pemphigus), Blasen und Hautablösungen, zusätzlich einsetzen, um die ererbte, destruktive Anlage zu mildern;

Hautkrebs (Melanom), schwarze, sich verändernde Muttermale;
Recklinghausen, Nervengeschwülste (Fibrome) der Haut;
Sklerodermie (chronische Gefäßbindegewebs-Systemerkrankung), wachsartige, derbe Verhärtung der Haut;
Vitiligo, entfärbte Hautpigmentstellen; schmerzhafte *Warzen* an den Fußsohlen.

Gelenke

PCP (primär chronische Polyarthritis).

Knochen

Knochenwachstumsstörung (Osteogenesis imperfecta), Knochenbrüchigkeit;
Perthes (aseptische Nekrose der Femurkopfepiphyse), Hinken, Bewegung schmerzhaft eingeschränkt.

Wirbelsäule

Bechterew, Wirbelsäule schrumpft und verknöchert, destruktiver Knochen-Gelenk-Prozess;
Rückenschmerzen (BWS-Syndrom), schlimmer nach Harnlassen;
Goldkörnchen!

Beine

Warzen, hornartig auf der Fußsohle.

Blut

Polyzythämie (vergrößerte Blutkörperchen im Knochenmark), Nachbehandlung ab Beginn des Winters.

Nerven

Folge von entzündlichem oder traumatischem *Hirnschaden*;
Multiple Sklerose, destruktive Diathese, geistiger Abbau, schlechtes Omen;

Neurofibromatose Recklinghausen (Geschwülste der Nervenwände in der Haut), von Generation zu Generation (dominant) vererbtes Krankheitsbild!

Luffa

Auslösung

Entzündungen
Absonderungen verstopft, krustig.

Nase

Akuter *Stockschnupfen* mit *drückendem* Schmerz an der *Nasenwurzel*, trockene, *schorfige* Nase, besonders *drinnen*, im *warmen Raum*, in der *Wärme*, Nebenhöhlen beteiligt;
Heuschnupfen;
Geruchsverlust (Anosmie) bei Erkältungen.

Lycopodium

Auslösung

Angst
Vor *Beengung*, vor Enge, *Platzangst*, *Umschnürung* in der Taille, Bauchenge, wird wild;
Angst *vor* und *in der Dunkelheit*, sieht furchterregende Schreckbilder;
Angst vor *Lebererkrankungen*, was Angst macht, zieht an, was anzieht, macht Angst;
Angst um sein *Seelenheil*, verwirrte, traurige, erschöpfende Gedanken;
Angst vor dem *Telefonieren*, vor Situationsänderung (!);
Angst zu *versagen*, Würde und Wirkung könnten ihm entgleiten.

Ärger
Leberbeschwerden oder Magenweh *nach* Ärger.

Entzündungen
Lungenentzündung rechts, zur Ausheilung (Resorption) einsetzen.

Infektionen
Hepatitis, späteres Stadium, dumpf, ziehend, wie ein enger Gürtel um die Taille;
chronisch-aggressive Hepatitis mit zunehmender Schwäche, je länger die Krankheit dauert, desto mehr ist Arznei angezeigt;
persistierend (anhaltend) bei asthenischen, hageren Menschen;
Scharlach, zweite Entzündungsphase, Kind wird blass und schwach;
Syphilis, Sekundärstadium (Lues II), Halsgeschwüre, dunkelgraue Kupferflecke an der Stirn.

Nahrung
Liebt *Austern*, isst immer mehr, verdirbt sich den Magen;
Verlangen nach *Süßem*, trotz Blähsucht, aber Verdauung klappt besser mit süßen Getränken, eventuell Allergie nach Süßem;
Verlangen oder Abneigung gegen *gekochte Nahrung*, Verlangen nach *kalter Nahrung*, je nach Magen- und Leberzustand, trotz krampfender Magenschmerzen danach;
Abneigung gegen *Brot*, besonders *Schwarzbrot*;
Abneigung gegen *gekochtes Fleisch*, besonders nach täglichem Genuss;
Unverträglichkeit von *Hülsenfrüchten*, alles geht in Gas über;
Völle, Winde, Sodbrennen, Aufstoßen nach *Knoblauch* und *Zwiebeln*;
Unverträglichkeit von *Obst*, Magenkrämpfe nach *kaltem Obst*.

Nikotin
Unverträglichkeit von *Tabakrauch*, Widerwille, Übelkeit und Sodbrennen beim Rauchen.

Schule
Leistungsschwäche, akademisch verspätet, lernt spät schreiben;
Schulkopfschmerz wegen muffiger Luft im Klassenzimmer bei dünnen, hageren Schülern, die trotzdem nach Kälte verlangen.

Verfassung

Aussehen, Erscheinung
Abgemagertes, hageres, ausgemergeltes, runzeliges, erschöpftes, erdfarbenes *Gesicht*, waagerechte Falten auf der *Stirn*, Runzeln an der *Schläfe*, vor und hinter dem *Ohr*, vom äußeren *Augenwinkel zur Wange, beachte*: Niere (!);
runzelige, aber rosafarbene *Lippen*, das obere und untere *Zahnfleisch* erscheint beim Lachen;
großer *Kopf*, dicker *Bauch* (Blähbauch), magere *Glieder*, dünne *Unterbeine*, dürrer eingefallener *Brustkorb*, ovales *Becken*;
Beckenpartie, Pobacken zu mager, straff,
Hände und *Finger* zu mager;
Fußschweiß zu übermäßig, riecht nach Urin und Zwiebeln;
linker Fuß warm, *rechter Fuß* kalt;
Leberflecke;
Kümmerling.

Verhalten, Benehmen
Herr und Frau Biedermann, mehr Schein als Sein, zu sehr mit der Würde und Wirkung seiner Person beschäftigt, keinen Sinn fürs Sein, kontrolliert seine Wirkung auf andere;
Würdenträger, baut Würden um sich wie andere einen Jägerzaun;
Duckmäuser, schmal, dürr, trocken, reizbar, widerspenstig, verwirrt, schlaflos,

verzweifelt am Seelenheil, kaut Nägel bis zur Nagelwurzel;
überspannter *Gesundheitsfanatiker*, blass, versteckt unsicher, gefühllos, rücksichtslos ehrgeizig, stolz, eifersüchtig, verzeiht nie, hinterlistig, schwört Rache;
Gassenengel, Hausteufel, sucht die Mücke an der Wand, das Haar in der Suppe;
stolzer, *unverfrorener Arier*, geltungssüchtig, setzt alles ein, auch Arglist, Argwohn und Arbeit, um sich Ansehen zu verschaffen, klappt meist, leider werden zu viele davon Ärzte! („Gott in Weiß"), kann der Rede eines anderen nicht zuhören, steht auf, geht raus;
widerspricht mit sichtlichem Vergnügen, erkennt die Schwächen anderer und teilt sie unverblümt mit;
verschweigt oder verdreht Tatsachen; verstellt sich, um ein wirkungsvolles Selbstbildnis abzugeben;
lang dauernder *Groll*, wohl überlegte, grausame Rache, aggressiv mit Worten;
bespitzelt andere, braucht Stoff für seine Gerichtsprozesse;
emotionale *Losgelöstheit*, Gelassenheit, losgelöst in Sachen Liebe, gelassen, *distanziert*, kann liebevolle Gefühle nicht erwidern, besorgt um eigene Kindern, aber losgelöst, gelassen, distanziert, Kinder haben zu gehorchen;
gleichgültig, interesselos, stumpfsinnig; selbstsüchtig, besorgt um sich, unfähig, für andere etwas zu empfinden, gleichgültig gegen Familie, geht davon, fährt in Ferien, freundlich zu Fremden, nicht aber zur Familie;
genial, es fällt leicht, was anderen schwer fällt;
schreitet wie ein *Herrscher* einher, würdig, seiner Wirkung bewusst;
diskutiert gewandt, unverwüstlich, verchromt damit sein Prestige;
gottlos, lästert, *intellektualisiert*, keine Beziehung zu seiner Seele, weigert sich

hartnäckig, seine Position aufzugeben, wird ungeduldig durch Vereinsamung, *übergewichtiger Intellekt*, verkümmertes Gefühlsleben, geschrumpfte Lebensenergie, zurückgezogen, ungesellig, äußerlich *stolz* beherrschend, innerlich unsicher, unstet, minderwertig, furchtsam, depressiv;
verweigert jegliche *Entwicklung* seiner Person, ist bereits perfekt;
verzweifelt nie über seine Schwäche, versteckt sie geschickt aus Furcht, sie könne eines Tages auffliegen und vergisst sie, weil er ein rechtschaffenes Leben führt;
kämpft gegen *ungerechtes Urteilen*, „vor dem Gesetz sind alle gleich";
liebt Tiere mehr als Menschen, gefühllos gegenüber Menschen, das Tier entdeckt seine Schwächen nie;
fester und dankbarer *Händedruck*, wenn ihm geholfen wurde, *weint bei Lob*, Tränen schießen ihm rührselig in die Augen.

Verhalten des Kindes
Anfallsartig erregt, wirkt *kläglich*, nicht ablenkbar;
verletzt aus Entrüstung, nachtragend, *stolz, provozierend*, verächtlich;
unsicher, ängstlich;
gefräßig, dünn, isst viel, lang, *hager*, sieht gelblich aus;
widerspenstig, widersprüchlich, *menschenscheu*;
nicht lieb, ungehorsam, *will nur anordnen*, unverfroren, kennt weder Scheu noch Scham, beschimpft seine Eltern, neigt zum Widerspruch und stößt seine Mutter weg, *herrisch* bei Widerspruch.

Verhalten in der Jugend
Interessenneigung *Politik*, Clubs, Institutionen;
Rollenkonflikt: vermännlichte Mädchen, Gefühlswelt frühzeitig verdorrt, führt dafür kluge Gespräche, *weiß alles besser*;

231

veränderte Körperwahrnehmung; *majestätisch*; fühlt sich *sexuell beschmutzt*, möchte geschlechtslos, rein und würdig werden.

Sexuelles Verhalten
Erotik fehlt gänzlich, Phantasie ohne Gefühl;
Verlangen *vermindert* bei *Männern*, zunehmende oder totale *Impotenz* (Folge sexueller Exzesse), verzagt;
Erektion mangelhaft beim Koitus, Genitalien kalt, geschrumpft, Schwäche nach dem Koitus, immer schwächer, reizbarer, gefühlloser, unvermögender, Samenerguss nachts, ohne Erregung, mit Erektion, erschöpfend gegen morgen oder Verlangen *zwanghaft*, *vergewaltigt* seine Ehefrau auf „legale" Weise, gefühllos;
Verlangen *vermindert* bei *Frauen* mit trockener Scheide, Koitus schmerzhaft, hageres, derbes, würdiges Mannweib.

Appetit
Magersucht (Anorexia nervosa) mit Heißhungeranfällen, paranoische *Schuldgefühle* nach Fressorgie.

Essen, Trinken
Appetit kommt beim Essen, ist aber *schnell wieder satt*, bekommt sofort Beschwerden, Unterbauch aufgetrieben, muss die Kleider öffnen, Aufstoßen mühsam, erleichtert nicht, Atemnot, verstopft, müde; kann zum *Frühstück* nichts essen, ist noch zu müde und schon sauer.

Schläfrigkeit
Nachmittags von *17 bis 20 Uhr*, nicht erholt nach kurzem Schlaf, Kopfschmerz; Kind *schläft im Sitzen ein*, ist den ganzen Tag schläfrig.

Schlaf
Knie-Ellbogen-Lage;
Kinder erwachen um 2 Uhr, haben Hunger, erwachen morgens höchst misslaunig, übellaunig.

Sprache
Näselt, *lispelt*, stammelt, benutzt *falsche Silben*.

Diathese
Allgemeine Behandlung der Diathese: mit einer *Pflanze* beginnen, dann eine *Säure*, dann ein *Metall*;
chronische Krankheiten: abgemagert von oben nach unten;
Neigung zu vermehrter *Harnsäure*, zu *Gicht*, Harnsymptome mit rotbraunem *Ziegelmehl* im Urin, *Nierengrieß* mit Brennen vor Harnen, Harn dunkel, konzentriert mit rotgelbem, sandigem Satz.

Geist
Tiefgründiger Verstand, diszipliniert;
Gedächtnisschwäche, kann seinen Namen nicht mehr schreiben, kann Gedanken nicht festhalten, gebraucht falsche Worte, vergisst Namen, Worte, Silben und Gedanken, *verweigert intellektuelles Entwickeln* und Erfahren, große Furcht, die *Würde und Wirkung* seines Selbstbildes zu beflecken, nimmt nur seine eigenen Standpunkte wahr, stolz, würdig, pedantisch, alle Menschen sind nichtig und gefühllos.

Gemüt
Erschöpfungsdepression, döst gleichgültig dahin;
gleichgültige Depression, stumpfsinnig nur noch besorgt um sich, um sein Seelenheil;
Depression vor *Periode*;
religiöse *Depression*, verwirrte, traurige, erschöpfende Gedanken um seine Existenz;
Größenwahn, hat Würde und Wirkung allein gepachtet, hält wütende, neidvolle Reden im *Befehlston* voll von Vorwürfen und Anmaßung;
Schizophrenie, destruktiv, blass, fahl, gelb, alt, herrisch, rührselig, menschenscheu;

Zwangsneurose, Ordnungszwang, sucht Kleinigkeiten, steigert sich *despotisch* hinein.

Kopf

Kopfschmerz bei Leber-, Galle-, Bauchspeicheldrüsenbeschwerden, eher nachmittags, klopfend, reißend, berstend, ganzer Kopf;
Person gelblich blass;
Kopfschuppen, Leberjucken, blutendes Kratzen.

Augen

Chronisches, hartes *Hagelkorn* (Chalazion) und *Hornhautgeschwüre* (Ulcus corneae), Lider nachts verklebt, tagsüber fließen Tränen;
Halbsichtigkeit (Hemianopsie), Ausfall der senkrechten Bildhälfte, rechte Seite blind;
Lidkrampf (Blepharospasmus), chronisch, klonisch, eher rechts, ganze Gesichtshälfte.

Ohr

Ohrgeräusche (Tinnitus aurium) bei schlanken, würdevollen Mensch, die ihre Hemmungen zu verstecken versuchen.

Nase

Chronischer *Stockschnupfen* tagsüber und noch schlimmer nachts verstopft, sehr trocken.

Rachen

Wiederkehrende *Mandelentzündung* (Tonsillitis), beginnt immer rechts.

Speiseröhre

Speiseröhrenkrampfadern (Ösophagusvarizen) bei Pfortaderstau, Zirrhose, Gelbsucht, Wasserbauch, Verstopfung.

Lunge

Asthma mit vielerlei Magenstörungen, Blähsucht im Unterbauch;
Lungenentzündung (Pneumonie), eher links, aber rechts beginnend, ab 3. Woche: gelbe Hepatisation, heftiger Husten mit gelb-grünem, schleimigem, übel riechendem, salzigem Auswurf nachts, Lösung langsam oder unvollständig, mit Leber- und Gallenbeschwerden (biliös), Stuhl so knoddelig wie Ziegenkot, mit *Nasenflügelatmung* bei sich schlecht lösender Entzündung;
Mukoviszidose (rezessiv vererbte Stoffwechselerkrankung), personenbezogene Schwäche, schlimmer um *17 Uhr*, ruht, erholt sich nicht;
Lungenwasser bei chronischen Lebererkrankungen.

Bauch

Blähbauch (aufgeblähter Trommelbauch) bei Magen-Darm-Beschwerden, besonders im *Unterbauch*;
Oberbauchsyndrom (Völle und Blähungen im Oberbauch), beengend, drückt zum Herzen hoch, *Möchtegern-Genießer*, bläht aber zu rasch auf, kann nicht rülpsen.

Magen

Magenbeschwerden (Gastropathie), Bärenhunger, aber satt nach wenigen Bissen, Unterbauch sofort aufgetrieben, muss die Kleider öffnen nach dem Essen, Atemnot, müde, Aufstoßen mühsam, erleichtert nicht, mit *Stirnkopfschmerz bei Hunger*.

Darm

Afterkrampf bei Verstopfung, ganzer Enddarm krampft;
Afterprolaps (Aftervorfall) bei Verstopfung, ganzer Enddarm fällt vor;

Hämorrhoiden bluten schmerzhaft, unreif, hart, bläulich, große Mengen Blut; *Schrunden*, Einrisse (Rhagaden) am After, trocken, ekzematös;
Verstopfung (Obstipation) bei alt aussehenden Kindern, erst hart, dann weich, *Ziegenkot*, Darmgeräusche, Person hager, stolz, würdig, gibt prinzipiell nichts her.

Leber

Anhaltende Leberentzündung (persistierend), Patient asthenisch, hager, Schmerz dumpf, ziehend;
chronisch-aggressive Hepatitis mit zunehmender Schwäche;
Leberzirrhose (verhärtete Leber), Leber spannt, *Gürtelgefühl*, je länger bestehend, desto mehr ist Arznei angezeigt.

Niere

Nierengrieß bei harnsaurer Diathese, brennt vor Harnen, Harn dunkel, konzentriert, Satz aus rotgelbem Sand; wiederkehrende *Nierensteine* (Nephrolithiasis) mit Harnwegsinfekten.

Weibliches Genitale

Vaginismus (verminderte sexuelle Lustempfindung) mit trockener Scheide, Koitus schmerzhaft bei dürren, derben, würdevollen Mannweibern.

Schwangerschaft

Trockenes *Kopfekzem* des Neugeborenen.

Haut

Schuppen im behaarten Kopf, Leberjucken, blutendes Kratzen;
Schrunden, trockene Einrisse am After mit Ekzem, blutende, trockene *Risse an der Ferse* bei kaltschweißigen, brennenden Fußsohlen;

Schuppenflechte (Psoriasis), besonders der *Fingernägel*, unbeeinflussbar, mit Gelenkbeschwerden, im *Frühjahr* schlimmer oder girlandenförmiger Ausschlag mit juckenden Bläschen bei allgemein straffer Haut;
übermäßig *kalter Schweiß* (Hyperhidrose) mit exzentrischem, saurem Geruch nach *Zwiebeln*, nach *Urin*, in den Achseln, an den Fußsohlen.

Haare

Haarausfall (Alopecia sicca) bei allgemeiner Trockenheit, Leber, Magen.

Gelenke

Chronische Gicht;
Rheuma mit Nieren-Blasen-Beschwerden, leichte Bewegung erleichtert Schmerzen.

Wirbelsäule

Rückenschmerzen (BWS-Syndrom), *Brennen zwischen* den *Schulterblättern* wie von *heißen Kohlen*, vor allem in der Ruhe, Bewegen erleichtert.

Beine

Blutende, trockene Risse an der Ferse, eher im Winter;
übermäßig kaltschweißige, *brennende Fußsohlen*, riechen nach Urin und Zwiebeln;
linker Fuß warm, rechter Fuß kalt.

Gefäße

Krampfadern eher bei Männern, Leberstau, blass, hager;
Leberzellschaden.

Nerven

Ameisenlaufen an den Extremitäten;
Tic convulsiv (ruckartige Nervenzuckun-

gen) im Gesicht, eher rechts, schmerzlos, Person blass, hager, ordentlich.

Lycopus

Hals

Basedow (Überfunktion der Schilddrüse) mit Glotzaugen (Exophthalmus), weniger dramatisch als bei *Jodum*, Herzflattern beim Niederlegen, Engegefühl in der Brust.

Herz

Herzklopfen beim Niederlegen, Schilddrüse beteiligt wie bei allen Halogenen und jodhaltigen Arzneien.

Lunge

Adams-Stokes-Syndrom, schwere Schädigung des Atemzentrums durch akute Herzrhythmusstörungen mit Hirnsauerstoffmangel, rascher Puls, entzündlich oder hormonell gesteuert.

Galle

Gallestau (Cholestase) bei Entzündung der Galle und bei *Schilddrüsenüberfunktion* mit *Herzklopfen* beim abendlichen Niederlegen.

Lyssinum

Auslösung

Angst
Vor *Wasser*, besonders vor *glänzenden, blendenden* Gewässern;
tropfender Wasserhahn verwirrt, macht tollwütig.

Nahrung
Abneigung gegen *Obst*, besonders gegen *Äpfel*.

Verletzung
Hundebiss, Arznei beugt Tollwut vor.

Verfassung

Sexuelles Verhalten
Nur bei *fließendem Wasser* sexuell erregt, tollwütiges Weib oder Verlangen *vermindert* bei Frauen mit trockener Scheide und Krämpfen.

Nerven
Großer Veitstanz (Chorea major), gebärdet sich „wie ein tollwütiger Hund", bei *Glanz*, bei *fließendem* oder *tropfendem Wasser*,

Magnesium carbonicum

Auslösung

Nahrung

Verlangen
Nach trockenem *Brot* mit *Butter* und *Milch* dazu;
nach *Fleisch* oder Ekel nach täglichem Fleischgenuss, macht Hitze und trockene Haut;
nach *Saurem*, nach sauren, *saftigen Früchten*;
nach *Süßem*, Naschereien, Gebäck und besonders *Kuchen* trotz sauren Aufstoßens danach.

Abneigung
Gegen *Gemüse*, unverträglich, saures Aufstoßen, besonders nach Kohlgemüse, gegen alles, was *grün* ist;
gegen *Suppen*, Erbrechen danach;
gegen *Milch*, saures Aufstoßen, Erbrechen und/oder Durchfall mit Koliken.

Schule
Schulkopfschmerz, nervös bedingt, vor der ersten Pause schlimmer, aber beginnt bereits nachts;
bleibt in der *Pause* im Klassenzimmer, geht auf und ab, isst sein Schulbrot, nachdem das Frühstück mürrisch abgelehnt wurde.

Wetter
Folge von *trockenem Wind* und *Sturm*, Nervenschmerzen, Kopfweh.

Verfassung

Aussehen, Erscheinung
Erschöpftes, fettes, unreines, schmutziges *Gesicht*, müde, abstoßend, lithämisch.

Verhalten, Benehmen
„Ich bin zu dick", obwohl sie schlank ist, findet sie immer noch ein Fettröllchen zuviel;
Schattenfrauen fremdgehender Männer, teilnahmslos, erschöpfte Nerven, plötzlich schwach, drohende Ohnmacht;
die *„chronische Chamomilla"*, das *„mineralische Opium"*, liegt da wie im Koma;
buckelt nach oben, *tritt* nach unten;
zieht seine *Unterlippe nach vorne*, während er auf seinen Chef wartet, *wippt* im Stehen auf den Vorderfüßen: „Guten Morgen Herr Chef(arzt)", buckelt er ihm entgegen.

Verhalten des Kindes
Dauerschreikind, will abends nicht ins Bett, morgens nicht raus;
verweichlichtes Wohlstandskind, erregt, reizbar, unberechenbar, dumm, dreist, schlaff;
Zappelphilipp, der ewig Ungeliebte, uneheliches Kind, *Tagesmutterkind*;
hektische Unruhe oder lässt den Kopf leicht hängen, schweigsam, *zuckt* im Gesicht, blass, aber hitzige Röte nach heißen Speisen;
Ausdauer beim Spiel fehlt;
schreit stets bei freundlicher Zuwendung, schlägt zu;
weint aus Wut über Geräusche, höchst angespannt, höchst empfindlich.

Verhalten in der Jugend
Eifersüchtig in der Pubertät;
findet sein Schicksal und die *Welt ungerecht* (!), hasst Unrecht, will die *Welt verbessern*, handelt, *haut* blindlings drauf;
unausgeschlafen morgens trotz ausreichendem Schlaf, müde, *mürrisch*, verweigert Frühstück.

Appetit
Schwankender Appetit oder verweigert Nahrung, milcherbrechende, kolikgeplagte, mürrische Mitmenschen, blass, unterernährt, aufgeblähter Kolikbauch, Erbrechen, saure Stühle;
Appetit *vermindert* bei abgemagerten Kindern, falls sie keine Milch vertragen und diese unverdaut mit Koliken erbrechen, entwickeln sich nur langsam, sind unruhig, mürrisch, ungenießbar, morgenmuffelig;
Magersucht aus ideologischen, zeitgenössisch kompetitiven Gründen, glaubt, immer noch zu dick zu sein!

Essen, Trinken
Kann zum *Frühstück* nichts essen, ist mürrisch, müde;
kann vor *9 oder 10 Uhr* nichts essen;
Schwäche sofort *nach dem Essen*, müde, übel, erbricht, *„Spontanhypo"* bei Diabetikern.

Einkoten
Tagsüber und nachts, wenig, unbemerkt.

Missempfindungen
Einschießen, plötzlich, messerscharf, Leber, rechte Hüfte, nachts.

Nabelkolik
Unklaren Ursprungs, *beugt* sich zurück, *reibt* sich den Bauch, *geht* auf und ab.

Schläfrigkeit
Zwischen *9 bis 10 Uhr*, mittags gleich nach dem Essen mit Sodbrennen, Übelkeit, Brechreiz.

Schlaf
Rollt die Augäpfel bei *halboffenen* Augen, geistig erschöpft, zuckt, *schreckt auf*, steht auf, bewegt sich, ruhelos, getrieben, als habe er ein *Verbrechen* begangen; *Träume* vom Krieg, von Streit, Feuer, Dieben, von Toten, unabhängig davon, ob diese Menschen noch leben oder nicht, morgens noch damit beschäftigt.

Gemüt
Ordnungszwang, zieht Tischdecken gerade, streitet unberechenbar um Kleinigkeiten.

Kopf
Kopfschmerz, morgens und 12 Uhr, isst trockenes Schwarzbrot;
Milchschorf bei Kleinkindern mit großen, braunen Schuppen (*beachte*: Milchunverträglichkeit).

Zähne
Zahnschmerz in der Schwangerschaft, pulsierend beim Kauen, nachts im Bett, besser durch Wärme, Reiben, Bewegen.

Rachen
Chronische *Mandelentzündung*, chronische *Mandelpfröpfe*.

Herz
Herzrasen bei Kindern *mit Angst*, muss auf und ab laufen, sich die Herzgegend *reiben*.

Lunge
Mukoviszidose, Schwäche sofort nach dem Essen.

Magen
Milchunverträglichkeit der Säuglinge mit Koliken wie Messerschneiden, Kind schreit und *reibt* sich den Bauch.

Darm
Durchfall nach Milch, schaumiger, grüner Froschlaich mit *saurem* Geruch, mit Koliken wie Messerschneiden im Bauch, danach schwach;
Sprue (Zöliakie) bei mürrischem, ungenießbarem Brotesser und Süßschlecker, *Verstopfung* mit Ziegenkotstuhl.

Leber
Gelbsucht mit Stichen zur *rechten* Schulter wie bei *Kalium carbonicum,* nur *streckt* er sich;
Gallestau, mangelnder Gallefluss;
Gallenkolik durch Gallensteine, messerscharfe Stiche, *beugt* sich *zurück.*

Galle
Gallestau (Cholestase), Völle, Blähungen, Aufstoßen, stechend, zieht zur rechten Schulter.

Bauchspeicheldrüse
„Spontanhypo" bei Diabetes nach dem Essen, müde, übel, erbricht.

Weibliches Genitale
Juckreiz der Scheide ohne Ausschlag *vor* der *Periode*;
allgemeine Verschlimmerung der vielfältigsten Beschwerden *bei der Periode* wie Heiserkeit, Halsweh, *Stimmlosigkeit* und

Heißhunger, Blutfluss reichlich, *schwarz wie Pech*, nicht auswaschbar, schwächend, fließt vermehrt nachts.

Schwangerschaft

Zahnschmerzen, pulsieren nachts im Bett, schlimmer beim Kauen, besser durch Wärme, Reiben, Bewegung.

Haut

Schwaches Bindegewebe, Dauermüdigkeit;
flächenhafter *Milchschorf* bei Kleinkindern mit großen, *braunen* Schuppen bei Milchunverträglichkeit.

Muskeln

Krampfneigung allgemein, Bauch, Waden, wie mit Messern;
Rheuma der rechten Schulter (Deltoidmuskel, Leberbelastung), schlimmer im Bett, besser durch Wärme.

Gelenke

Hüftgelenkarthrose mit stechenden Schmerzen, ständige Bewegung lindert.

Magnesium fluoratum

Augen

Grauer Star (Katarakt), kurativ einsetzen.

Magnesium muriaticum (chloratum)

Auslösung

Nahrung
Starkes Verlangen nach *Gemüse*; nach *Süßem*, aber unverträglich, Sodbrennen.

Verfassung

Aussehen, Erscheinung
erschöpftes, saures *Gesicht*, müde.

Nase

Schnupfen mit *Geruchs- und Geschmacksverlust* danach, alles trocken.

Herz

Herzklopfen (Tachykardie) in Ruhe wie Messerstiche, bewegt sich auf und ab, reibt sich die Herzgegend.

Magen

Ausgefallene Übelkeit vor der Periode.

Darm

Verstopfung mit vergeblichem Stuhldrang (spastische Obstipation) durch untätigen Enddarm, harte, trockene Klumpen, verfallen krümelig.

Leber

Leberschwellung (Hepatomegalie) bei rachitischen Kindern.

Magnesium phosphoricum

Verfassung

Missempfindungen
Einschießen, Krämpfe;
Trigeminusneuralgie, Nabelkoliken.

Kopf

Kiefersperre durch Muskelverkrampfung beim Kauen.

Augen

Lidkrampf (Blepharospasmus), chronisch, klonisch, mit Wadenkrämpfen.

Ohr

Mittelohrentzündung (Otitis media), nervöser Schmerz in kalter Luft, Wärme bessert.

Hals

Tetanie (Nebenschilddrüsenschwäche), nervös, krampfig.

Bauch

Nabelkoliken unklaren Ursprungs, krampfend, krümmt sich, reibt sich den Bauch, Wärme erleichtert;
akuter Schluckauf, krümmt sich;
chronisch wiederkehrender *Zwerchfellbruch* (Hernia diaphragmatica) mit Krämpfen.

Magen

Magenkrämpfe unklaren Ursprungs, krampfend, krümmt sich, reibt sich den Bauch, Wärme erleichtert;
Pförtnerkrampf (Pylorospasmus) der Säuglinge und Kleinkinder, *krümmt sich,* Wärme und Reiben bessern.

Bauchspeicheldrüse

Pankreatitis (Bauchspeicheldrüsenentzündung) mit krampfartigen Krümmschmerzen, trockene Wärme, Druck und Bewegen bessern.

Nieren

Nierenkolik durch Nierengrieß, Nierensteine, *Krümmkrämpfe.*

Weibliches Genitale

Periode, je schwächer der Blutfluss, desto stärker die krampfartigen Schmerzen, ab 14 Uhr, Krümmen, Druck und Wärme lindern, reichlich dunkle *Schleimhautfetzen.*

Muskeln

Tetanische Krampfanfälle (Tetanie), nervös, krampfig;
Wadenkrämpfe nachts, muss die Wade anfassen und massieren.

Gelenke

Kiefergelenkarthrose, Kiefersperre durch Muskelverkrampfung beim Kauen.

Wirbelsäule

Ischialgie, tief im Muskel sitzend, krampfartig einschießend.

Nerven

Multiple Sklerose mit Wadenkrämpfen, Gegendruck und warmes Fußbad lindern;
chronische *Trigeminusneuralgie,* schießend, in *Intervallen,* 14 Uhr, eher rechts, *Wärme* und *Gegendruck* lindern;
Tetanie, nervös, krampfig;
Tic convulsiv (ruckartige Nervenzuckungen), schmerzhaftes Gesichtszucken, muss warme Hand dagegendrücken.

Mandragora

Auslösung

Nahrung
Begierde nach *Käse*.

Operation
Querschnittsläsion nach Operation.

Verfassung

Appetit
Heißhunger mit Kopfschmerzen, Essen bessert, stechender *Hungerschmerz* vom Magen bis zum Schulterblatt, krampfartig, *streckt sich*, Leber, Galle, Bauchspeicheldrüse beteiligt.

Essen, Trinken
Magenschmerzen *vor dem Essen*, bohrender Hungerschmerz, Säure schwulkt in den Mund auf, vor allem beim Bücken, Rückwärtsbeugen bessert.

Kopf
Kopfschmerz bei Leber-, Galle-, Bauchspeicheldrüsenbeschwerden, übersaures Aufschwulken, mit Anfällen von Heißhunger, Essen bessert.

Darm
Zwölffingerdarmgeschwür (Ulcus duodeni), Nüchternschmerz.

Galle
Gallensteine (Cholelithiasis) durch *Gallestau* mit *Gelbsucht*, Völlegefühl und empfindliche Wundheit im Bauch, *stechende* Schmerzen strahlen zur rechten Schulter aus, Kopfweh.

Bauchspeicheldrüse
Pankreatitis (Bauchspeicheldrüsenentzündung) mit krampfartigen Krümm-

schmerzen, *Rückwärtsbeugen* und Essen bessern.

Schwangerschaft
Erbrechen, Säure bis zum Hals, weiße Zunge, durch *Essen besser*, apathisch-depressive Schwangere.

Wirbelsäule
Querschnittsverletzung (Verletzung der Rückenmarknerven), kurativ einsetzen.

Manganum aceticum

Auslösung

Nahrung
Verlangen nach *Milch* und *Sauermilch*.

Wetter
Jeder Wetterwechsel zu feucht, zu trüb, chronisch *verschleppte Katarrhe*, schlimmer nachts, beim Bücken, beim Sprechen, *Systemerkrankungen* des Rückenmarks (z.B. MS, Parkinson), *Fallschwindel rückwärts*.

Blut
Blutarmut (Anämie) aus unbekannter Ursache;
Werlhof (essenzielle Thrombozytopenie), Blutplättchen vermindert, Gelenkschmerzen, Nervenschmerzen, Person blass, anämisch, total erschöpft.

Manganum muriaticum

Lunge
Husten besser beim Niederlegen, hustet nur, wenn er aufsitzt.

Marum verum (Teucrium)

Auslösung

Grippe
Jährlich wiederkehrende *Herbstgrippe*, ab September 4 Wochen lang einsetzen.

Würmer
Afterjucken nachts durch *Rundwürmer* (Askariden) oder durch *Fadenwürmer* (Oxyuren); nervöse Polypenkinder.

Nase

Nasenpolypen, lithämisch, wie bei *Calcium phosphoricum,* Schnäuzen bessert nicht, schlimmer abends, beim Niederlegen, im Herbst; *Nebenhöhlenentzündung* (Sinusitis) bei Nasenpolypen, Gefühl, als seien die Nasenlöcher verstopft, Schleim läuft den *Nasen-Rachen-Raum* runter; chronischer Schnupfen, *Stinknase* (Ozäna) mit großen, übel riechenden Krusten und Schleimschlacken.

Lunge

Asthma der Kinder, trockener Kitzelhusten im Rachen, reichlich *modriger* Auswurf, im Herbst schlimmer; chronische *Herbstbronchitis.*

Darm

Fadenwürmer (Oxyuren) oder *Rundwürmer* (Askariden), Jucken, Kribbeln, Stechen im After abends beim Zu-Bett-Gehen mit nächtlicher Ruhelosigkeit.

Muskeln

Sehnenscheidenentzündung (Tendovaginitis), subakuter, reißender Schmerz, rheumatisch im *Herbst.*

Mater perlarum

Auslösung

Entzündungen
Mit *übel riechenden* Absonderungen, chronisch, *verschlampt*; *Knochenfraß* körpernaher Knochenenden.

Ohr

Mittelohrentzündung (Otitis media), Karies der Hörknöchelchen, verschlampter Zustand.

Nase

Schnupfen übel riechend, chronisch, verschlampt.

Weibliches Genitale

Ausfluss (Fluor vaginalis) übel riechend, verschlampt.

Medorrhinum

Auslösung

Impfung
Vorbeugung nach *Pocken-Impfung,* zusammen mit *Thuja.*

Nahrung
Verlangen nach *Obst,* besonders nach *unreifen Äpfeln,* nach *Salz,* möchte gern wieder ans Meer fahren, nach *Süßem,* nach *Orangensaft.*

Narkose
Gedächtnisverlust danach oder auffallende Verschlechterung des bis dahin guten Gedächtnisses.

Operation
Bei lithämischen Patienten vorher verabreichen, um *Einschränkungen des Gedächtnisses* durch Narkosevergiftung zu vermeiden.

Schule
Leistungsschwäche im Schreiben; *Legasthenie* (erworbene Lese- und Rechtschreibschwäche) bei normaler oder überhöhter Intelligenz; *Prüfungsangst* wegen Gedächtnisschwäche, verliert während Prüfung *zunehmend* an Konzentration.

Wetter
Asthma bei *trocken-schönem Wetter*, liebt *Feuchtigkeit* und *Meeresluft*; Rheuma bei *trocken-kaltem* Wetter, besser im *feucht-warmen* Klima, am Meer.

Verfassung

Verhalten, Benehmen
Ungeduldig aus unbewusster *Panik*, von *gespannter* Gemütsunruhe, *getrieben* vor unbekannten Ereignissen, die meist richtig vorausgeahnt werden, ständig in Eile, *lithämische Hast;* kaut an den *Nägeln,* kaut sie runter bis zur Wurzel.

Verhalten des Kindes
Zerstörerisch nach langer Überlegung, *griesgrämig*, ungeduldig, unruhig, *ständig in Bewegung*, ständig wechselnde Interessen, rasch ermüdbar, *oberflächlich.*

Kleinwuchs
Mit *Knochenbrüchigkeit* (Osteogenesis imperfecta).

Kinderschlaf
Knie-Ellbogen-Lage, Bauchlage.

Schlaf
Teufelstraum, angenehm, Teufel mit Erektion des Penis.

Diathese
Lymphatisch-lithämisch, Schleimhaut- und Hauterkrankungen, Tripper, Rheuma, Prostata, Dickdarmkrebs, Enddarmkrebs, Zysten;
Person *produktiv*, prahlerisch, *überschüssig*, aufdringlich, aber auch das Gegenteil: zurückgezogen, *bescheiden*, kontrolliert.

Geist
Gedächtnisschwäche, vergisst Namen, vergisst, was er sagen wollte, beginnt richtig, weiß dann nicht mehr weiter, verliert den Faden;
Leistungsschwäche im Rechtschreiben; *Legasthenie* (erworbene Lese- und Rechtschreibschwäche).

Gemüt
Halluzinationen: hat Ahnungen;
Krisenmacher aus unbewusster Panik.

Kopf
Folge von Hirnschaden, entzündlich oder traumatisch.

Augen
Entzündungen ohne Rötung, morgens beim Erwachen.

Nase
Naseschniefen bei Neugeborenen, lockeres, grünes Sekret in der Nase, das beim Atmen auf und ab läuft;
Nasenpolypen, lithämisch, zugehörige Nosode.

Lunge
Erkältet sich beim geringsten Luftzug;
Husten, als zerreiße der Kehlkopf in Stücke, bohrt dabei Gesicht ins Kissen, unlöslich zäher Schleim;
Asthma bei trocken-schönem Wetter, liebt Feuchtigkeit und Meeresluft.

Niere

Akute *Nierenentzündung* (Nephritis acuta), Tripper in der Vorgeschichte.

Blase

Gutartige *Blasenpolypen* (Geschwülste in der Blase).

Darm

Muss sich beim Stuhlgang zurückbeugen.

Männliches Genitale

Herpes genitalis (Herpes im Genitalbereich);
Prostataentzündung (Entzündung der Vorsteherdrüse) bei Rheuma, lithämisch.

Weibliches Genitale

Ausfluss (Fluor vaginalis), nach *Fischlake* stinkend;
wiederkehrende *Bartholinitis* (entzündete Bartholinische Drüse in der Scheide);
chronische *Eierstockentzündung* (Adnexitis), zusätzlich zu *Thuja*, alter Tripper?
Eierstockzyste (Ovarialzyste);
Herpes genitalis (Herpes im Genitalbereich) an den Schamlippen.

Schwangerschaft

„Eugenische Kur", im 2. Monat einsetzen, beugt Rheuma, Gicht, Lebergeschichten vor;
verklebte Augen des *Neugeborenen*.

Haut

Akne als Ausdruck einer vererbten Anlage, lithämisch, seborrhöisch;
ringförmiges Granulom (Granuloma anulare);
Herpes genitalis (Herpes im Genitalbereich);
Recklinghausen, Nervengeschwülste der Haut;
Sklerodermie (chronische Gefäßbindegewebs-Systemerkrankung), wachsartige, derbe Verhärtung der Haut.

Nägel

Nägelkauen bis zur Nagelwurzel;
überaktiv in allen Aktionen.

Gelenke

PCP (primär chronische Polyarthritis);
Rheuma mit Entzündung der Prostata.

Knochen

Wachstumsstörung (Osteogenesis imperfecta), Knochenbrüchigkeit, *Minderwuchs* junger oder alter Mensch.

Blut

Polyzythämie (vergrößerte Blutkörperchen im Knochenmark), Nachbehandlung.

Nerven

Epilepsie, allgemeine Therapie der Anlage;
Folge von *Hirnschaden*, entzündlich oder traumatisch;
Neurofibromatose Recklinghausen (Geschwülste der Nervenwände der Haut).

Melilotus

Kopf

Kopfschmerz, eher nachmittags, als ob die *Schädeldecke bersten* wolle, wogend, klopfend, pressend in der Stirn, wellenartiges Gefühl im Hirn, Gehirn scheint durch die Stirn gepresst zu werden, mit *Nasenbluten* plötzlich abends, erbricht, Bluten und Erbrechen *bessert* Kopfweh, Person rot wie ein Truthahn durch Blutstau zum Kopf, blutunterlaufene Augen, Hitzewallungen.

Ohr

Innenohrschwindel (Menière), rotes Gesicht mit Blutstau, Nasenbluten erleichtert.

Menyanthes

Kopf

Kopfschmerz, sitzt unbeeinflussbar im *Nacken* wie ein schweres Gewicht, steigt vom Rücken auf, vor allem treppauf, bergan, festes Einbinden des Kopfes bessert, gibt Druck.

Wirbelsäule

Schiefhals (Torticollis), akut und chronisch, mit Kopfschmerz im ersten Trigeminusast, Gegendruck lindert.

Mephitis

Verfassung

Verhalten des Kindes
Reagiert *übermäßig gefühlsbetont*, Asthma bei *verweigertem Wunsch*.

Augen

Grüner Star (Glaukom) durch Anstrengung, heiße, rote Augen, kann Buchstaben nicht unterscheiden.

Nase

Schnupfen mit *Stinknase* (Ozäna), flüssig; übel riechend wie bei *Asa foetida*.

Kehlkopf

Kehlkopfentzündung (Laryngitis acuta), krampfartig, *Einatmung behindert*, Ausatmung verlängert.

Lunge

Asthma mit Krampfhusten nach verweigertem Wunsch *verwöhnter Einzelkinder*, nervöses *Asthma* mit blassem Aussehen und *asthmatoide Bronchitis*, Würgehusten, Brechhusten, fühlt sich wohler nach Erbrechen.

Magen

Erbrechen von unverdauten Speisen, wenn ein Wunsch verweigert wird.

Mercurius bijodatus rubrum

Auslösung

Infektionen
Syphilis, Primärstadium (Lues I), harter Schanker, schmerzlos; tiefgreifende *Drüsenentzündungen*.

Augen

Lidentzündung (Blepharitis chronica), verstopfte Meibom-Drüsen durch *Kälte*, durch Arbeiten am *Feuer*, dünne, eitrige Sekrete, Nachtschmerz.

Rachen

Halsschmerzen (Pharyngitis), *Seitenstrangangina* (Mandeln entfernt), große, schmutzige Zunge mit *gelbem Grund*, stinkender Atem, eher *links*, große, weiche Drüsen, Fieber.

Männliches Genitale

Nebenhodenentzündung (Epididymitis), Hoden meist mitentzündet (Orchitis), Schmerzen schlimmer nachts.

Weibliches Genitale

Ausfluss (Fluor vaginalis) bei kleinen Mädchen, *gelb, eitrig, scharf,* wundmachend, *öliger Kopfschweiß* nachts; chronische *Eierstockentzündung* (Adnexitis) bei chronisch entzündlichen Drüsenerkrankungen.

Mercurius corrosivus

Auslösung

Entzündungen
Absonderung wundmachend, dünn, eitrig.

Infektionen
Fortgeschrittene *Ruhr*, blutig, wund, messerscharfe Krämpfe, anstrengende Entleerung, „nie fertig"; *Syphilis*, Primärstadium (Lues I), sich ausbreitende Geschwüre mit *eingerissenen Rändern*, akute Bubonen.

Nahrung
Widerwille gegen *Schweizer Käse*.

Reise
Amöbenruhr (Bakterienruhr), wie Ruhr.

Vergiftung
Nahrungsmittelvergiftung; schwere Atemnot, blutiges Erbrechen, fortschreitende Lähmung (z.B. nach Roggenallergie).

Verfassung

Aussehen, Erscheinung
Kleine, eitrige, brennende *Pickel* im *Gesicht,* auf *Stirn* und *Wangen* und im Bereich des *Brustkorbs* vorne und hinten.

Diathese
Luetisch, destruktiv, degenerativ; *Dickdarmkrebs, Enddarmkrebs* bei noch kräftigen, aber fröstelnden Menschen mit nächtlichem Brennen.

Augen

Hornhautgeschwüre (Ulcus corneae), zum Durchbruch neigend, rasche Ausbreitung der Geschwüre; *Regenbogenhautentzündung* (Iritis) mit Knochenschmerzen der Augenhöhle, unerträglich brennend, rasende Schmerzen überall.

Nase

Schnupfen wundmachend, dünn, eitrig.

Mund

Mundfäule (Stomatitis aphthosa), kleine Geschwüre der Schleimhaut, brennend, übel stinkender Atem, große belegte Zunge mit Zahneindrücken; *Mundgeruch* (Foetor ex ore), geschwüriger, degenerativer Schleimhautbefall.

Zähne

Zahnfleischschwund (Parodontose), tiefgreifend; *Zahnschmerzen* bei *Karies*, nachts, hämmernd, Zahnfleisch zurückgezogen, geschwollen, stinkend.

Rachen

Halsschmerzen (Pharyngitis) wie *zusammengeschnürt*, krampfig beim Schlucken, geschwollenes, verlängertes, brennendes Zäpfchen.

Darm

Afterprolaps (Aftervorfall) bei Durchfall, Vorfall des *ganzen Enddarmes* nach der Entleerung; chronisch entzündete *Darmpolypen* im Enddarm; *Dickdarmdivertikel* (Kolondivertikulose), blutig entzündet; *Dickdarmentzündung* (Colitis ulcerosa), geschwürige, blutige, wundmachende Durchfälle mit anstrengender Entleerung, mit messerscharfen Krämpfen; *Durchfall* nachts, mit großer Anstrengung zu entleeren, Gefühl des „Nie-Fertig-Seins", gelb, lehmartig, schleimig, blutig, heftiger Drang vorher, heftiger Afterkrampf danach, mit Darmvorfall, mit Leberschmerz, Zunge groß und schmutzig belegt mit Zahneindrücken an den Rändern, stinkende Schweiße.

Nieren

Akute, septische *Nierenentzündung* (Nephritis acuta), wächserne Schwellungen überall, Atemnot, krampfige Schmerzen beim Harnen, wenig Urin, eitrig, später blutig, eiweißhaltig, große Atemnot; chronische *Nierenschrumpfung* (Nephrose), unerträgliche Krämpfe beim Wasserlassen, wenig roter, trüber Urin.

Blase

Blasenentzündung (Cystitis acuta), blutiger Urin, stärkste Blasenhalskrämpfe!

Weibliches Genitale

Ausfluss (Fluor vaginalis), wundmachend, geschwürig, stinkt, vorwiegend bei kleinen Mädchen.

Schwangerschaft

Nierenschrumpfung, in der Schwangerschaft beginnend.

Mercurius cyanatus

Auslösung

Infektionen
Diphtherie, flächenhafte, geschwürige, eitrige Auflagen;
Poliomyelitis (Kinderlähmung), Zittern, Zuckungen, zuckende Krämpfe.

Kehlkopf

Krupp-Husten, lauter, metallisch klingender Bellhusten mit aufgelagerten, stinkenden Belägen (fibrinös).

Muskeln

Unvollständige *Lähmung* (Parese) bei Kinderlähmung (Poliomyelitis), Zittern, Zuckungen, zuckende, klonische Krämpfe.

Mercurius dulcis

Auslösung

Infektionen
Ererbte Syphilis (Lues connata), kindliche Syphilis, Geschwüre im Mund und Rachen.

Ohr

Chronischer *Ohrtrompetenkatarrh* (Tubenkatarrh), Trommelfell dick, zurückgezogen, unbeweglich, tief tönende Geräusche.

Leber

Gelbsucht (Ikterus) *durch Grippe* mit Gallestau, Galle entzündet.

Galle

Gallestau (Cholestase) bei Leberstau und Gallengangsentzündung, große, schmutzig belegte Zunge mit Zahneindrücken, stinkender Mundgeruch.

Mercurius jodatus flavus

Auslösung

Infektionen
Syphilis, Primärstadium (Lues I), harter Schanker, *wenig Schmerz*, kein Eiter.

Augen

Beginnende *Hornhautgeschwüre* (Ulcus corneae), als ob ein Stück mit dem Fingernagel herausgekratzt sei, dünne, eitrige Absonderungen.

Rachen

Halsschmerzen (Pharyngitis), eher *rechts*, eher chronisch, Zungengrund *gelb*, sonst rote Zunge, dicker, zäher Schleim im Hals, Räuspern, Räusperzwang, Drüsen geschwollen.

Mercurius solubilis

Auslösung

Entzündungen
Leukozyten-Einwanderung (Eiter), Eiterflächen, Eiter dünn, scharf;
Fokalherd, Streuherd, Arznei in hoher Potenz provoziert Herd.

Grippe

Bei *jedem Wetterwechsel*, Nase verstopft, dünnes Sekret ätzt die Oberlippe, kriechender Frost im Rücken;
mit *Lungenentzündung* (Viruspneumonie), vor allem bei Kindern und Jugendlichen, Zunge groß, schmutzig, Zahneindrücke am Rand der Zunge.

Infektionen

Schleichendes, subakutes Fieber;
Folgen von *Hirnhaut-* (Meningitis) und *Hirnentzündung* (Enzephalitis), wenn therapeutisch unbeeinflussbar;
Mumps (Ziegenpeter), weiche Schwellung, Speichelfluss, verlangt Kühle, *beachte*: Keimdrüsen (!);
Scharlach, eitrige Halsentzündung, große, belegte Zunge, stinkender Nachtschweiß;
Syphilis, Primärstadium (Lues I), weicher Schanker, Bubonen, Fieber, speckige, dreckige, üble Geschwüre, Sekundärstadium (Lues II), Halsschmerz, nächtlich nagende Knochenschmerzen, geschwürige Papeln;
akuter Tripper (Gonorrhöe), grün, nachts, Blase krampft, Vorhaut verengt, geschwollen, entzündet.

Nahrung

Verlangen nach Brot mit *dicker Butter* drauf, aber auch Abneigung gegen Butter;
Abneigung gegen Süßes, Brennen im Magen.

Verletzung

Wunden vereitert, kalte Auflage lindert.

Wetter

Erkältung an *schönen, trockenen Tagen* und *nasskalten Nächten*;
Bindehautentzündung durch *Kälte, Durchnässung*, unerträglich brennende, beißende Tränen, vor allem nachts;
Verschlimmerung bei *feuchtem, trockenem, wechselhaftem* Wetter, Erkältung, Rheuma;

Wetterwechsel von warm zu kalt, Erkältung, Rheuma.

Verfassung

Aussehen, Erscheinung
Mit Gel *glatt nach hinten gekämmtes* Haar; *gerader Blick*, herausfordernd, versteckt provozierend;
Hände und *Finger* zu fett, wässrig gestaut;
schwarze Augenringe.

Verhalten, Benehmen
Krieger, mutig, selbstvertrauend, urvertrauend;
Krimineller, hässlich, brutal, grausam, Mörder; *Selbstmord* durch Erschießen;
Revoluzzer, erkennt keine Autorität an, mit allem unzufrieden;
hungert bis in den Tod;
kämpft furchtlos gegen *Ungerechtigkeit* bis zur Wahrhaftigkeit;
gottlos, seelenlos, ausgesprochen unhöflich, immer gedankenabwesend, immer unzufrieden, schlägt tiefgreifende, brennende Wunden;
lügt nie, Lügner werden gnadenlos bestraft (bis zum bitteren Ende), „welch verlogene, verlorene Gesellschaft";
prüft bei jedem (auch beim Arzt) die *Wahrhaftigkeit* seines Handelns, selten kann einer dieser Prüfung standhalten, taxiert clever, pfiffig und berechnend alle und alles;
ist weder amüsant, noch amüsierbar;
setzt sein Leben ein für jeden, dem er Beschützer ist;
reagiert heftig mit aggressiver Wut auf *Widerspruch*, widerspricht mit sichtlichem Vergnügen;
chronisch *verbissen*, willenlos.

Verhalten des Kindes
Trotzkopf, schmollt ausgedehnt; erregt;

impulsiv;
durch Geburt oder Erziehung *benachteiligt*, behindert, unfähig, ungehorsam, will nur *anordnen*, streitsüchtig, klagt über alle und alles;
vernachlässigtes Kind, spielt mit eigenem Kot;
revolutionär, erkennt keine Autorität an, immer unzufrieden.

Appetit
Magersucht (Anorexia nervosa) mit schwankendem Appetit, sieht *grau-gelb*, ausgezehrt aus, geschwollene Drüsen, krampfende, grüne Wasserstühle.

Geist
Gedächtnisschwäche, Vergesslichkeit, kann seinen Namen nicht mehr schreiben, geistige Stumpfheit nach vorausgegangener Erregung;
je größer die Gefahr, je schlimmer die Notsituation, desto *klarer* der *Verstand*.

Gemüt
Mutig, liebt Risiko, probiert bedingungslos alles aus, ohne Gnade, *ohne Angst*, scheut nicht vor dem Tod zurück;
Einbildungen, beschuldigt sich, ein Verbrecher zu sein, *habe Verbrechen begangen*, habe mit *Messer* gemordet;
Mordsucht beim Anblick von Messern.

Augen

Bindehautentzündung (Konjunktivitis) durch Arbeiten am oder mit Feuer, *Hochofen-Arbeiter*, *Schmiede*, dünner, schleimiger Eiter, Lider verdickt, nachts Schmerzen, schlimmer durch *Kälte*, *Durchnässung*, unerträglich brennende, beißende Tränen, vor allem nachts, durch *künstliches Licht*, gelbe Augenbutter;
Flügelfell (Pterygium) am inneren Augenwinkel, Absonderung dünn, wund;
chronische Tränensackentzündung (Dakryozystitis), dünn-eitrige Absonderung.

Ohr

Mittelohrentzündung (Otitis media), chronische Schmerzen, Ohren wie verstopft, wunde Rauheit, Rauschen, Knochenschmerzen nachts;
eitrig stinkender Ohrfluss, dünn, scharf;
Ohrspeicheldrüse entzündet (Parotitis) mit anfangs weicher Schwellung, mit Speichelfluss, verlangt Kühle, *beachte*: Keimdrüsen (!);
Schwerhörigkeit infolge geschwollener Mandeln mit stinkendem Atem und dick belegter, schmutziger Zunge.

Nase

Heuschnupfen mit Frösteln, braucht trotzdem *kühle* Luft;
Schnupfen durch *feuchte Kälte*, rohe, wunde Nase, Hitze wechselt mit Frost, bei *jedem Wetterwechsel* Nase verstopft, dünnes Sekret ätzt die Oberlippe;
Absonderungen schleimig, dünn, zäh, gelb-grün, ätzend, stinkend, Nase läuft sich wund, ist stark geschwollen.

Zähne

Zahnfleischentzündung in der Schwangerschaft mit anschließendem Zahnfleischschwund;
akute Zahnschmerzen, eitrig entzündet, pulsierend, nachts schlimm, hält die Backe kühl und reibt sie;
neuralgische Zahnschmerzen durch hohle Zähne, durch Amalgamfüllungen, v.a. nachts;
Zahntaschenabszess (Alveolarpyorrhoe) stinkend, übel riechend, sehr schmerzhaft, vor allem nachts;
Zahnwurzelvereiterung (Zahngranulom), Arznei in D30 proviziert Herd, in D12 resorbiert Herd;
nach *Zahnziehen* einsetzen, falls Wurzel vereitert war und Wundhöhle stinkt.

Rachen

Halsschmerzen (Pharyngitis), akut mit schmerzhafter Drüsenschwellung, stinkendem Atem und großer, schmutziger Zunge, bei jedem Wetterwechsel, sonst subakut, wund, rau, Atem stinkt;
Mandelentzündung (Tonsillitis), akute Angina mit Eiterauflagen, verlangt nach Kälte.

Brustdrüse

Brustentzündung (Mastitis), Beginn der Eiterung mit Klopfen oder kurzen Frostschauern, bedarf Kühle.

Lunge

Akute, fieberhafte *Bronchitis*, Fieber wechselt mit Frost, wunder, rauer Hals, Kälte tut gut aber vermehrt den Husten;
Lungenentzündung bei Kindern infolge Erkältung bei nasskaltem Wetter, infolge einer Grippe (Viruspneumonie) bei Kindern und Jugendlichen, *Zunge* immer groß, schmutzig, Zahneindrücke, mit Leber- und Gallenbeschwerden (biliös), stinkende, schleimige Durchfälle mit viel Krampfen in den Gedärmen.

Magen

Sodbrennen (Pyrosis) in der Schwangerschaft, nachts, brennt.

Leber

Einfache *Gelbsucht* (Ikterus), auch Kinder, Leber geschwollen, Zunge dick, gelb, Zahneindrücke, Mundgeruch.

Blase

Akute Harnröhrenentzündung (Urethritis), grünes Sekret, nachts schlimmer, Blase krampft, Vorhaut ist verengt, geschwollen, entzündet.

Weibliches Genitale

Akute Bartholinitis (entzündete Bartholinische Drüse der Scheide), eitert dünn, stinkt übel;
Eierstockentzündung (Adnexitis) im Stadium der Leukozyten-Einwanderung (Eiter), Eierstock wird weich, Kälte lindert;
Schamlippenentzündung (Vulvitis), chronisch, eitrig, übel riechend, brennt nachts.

Schwangerschaft

Sodbrennen nachts, brennend, Essen bessert nicht;
Zahnfleischentzündung mit anschließendem *Zahnfleischschwund*;
Stillschwierigkeiten, Kind will nicht saugen, frösteliges Kind mit entzündeter Mundschleimhaut.

Haut

Impetigo (Grindflechte), Bläschen, Pusteln, gelbbraune Krusten, Eiterauflagen, übel riechend, verlangt nach Kühle;
Phlegmone (septische Bindegewebseiterung in Gewebshöhlen), flächenhaft in der Hohlhand, hart;
übermäßiger Schweiß, nachts heftig, übel, klebrig, fettig, ölig, übel riechend, färbt die Wäsche gelb;
Wunden nach Verletzung vereitert, kalte Auflage lindert.

Gelenke

Rheuma, grabend, wühlend, schabend in der Nacht in den *langen Röhrenknochen* durch *nasskaltes Wetter*, große Unruhe, verlangt kühl, aber keine Kälte.

Knochen

Rheuma mit nächtlichen Knochenschmerzen;
Knochenentzündung (Ostitis) und *Knochenhautentzündung* (Periostitis), reißend, schabend.

Arme

Phlegmone in der Hohlhand, harte Schwellung, verlangt nach Kälte.

Drüsen

Akute Lymphdrüsenentzündung (Lymphadenitis), nach *Belladonna* einsetzen, großer Schmerz, harte Nackenknoten und Unterkieferdrüsen oder anhaltende Entzündung nach jeder Erkältung, v.a. am Hals.

Nerven

Hirnhautentzündung (Meningitis) mit therapeutisch unbeeinflussbaren Folgebeschwerden;
Neuralgie der *Zähne* durch Amalgamfüllungen, nachts schlimmer;
Zittern der Glieder, Wackeln des Kopfes;
Hirn- und *Rückenmarkerweichung, Verblödung.*

Mezereum

Auslösung

Infektionen

Syphilis, Tertiärstadium (Lues III), Knochenschmerz nachts, Schienbein schwillt, Pusteln, Nervenschmerzen.

Augen

Wiederkehrender, frischer *Hornhautherpes* (Herpes corneae), brennt *nachts*;
Nervenschmerz (Neuralgie) der *Wimpern*, kaltes Gefühl im Auge, brennendes Gefühl nachts.

Millefolium

Ohr

Bläschenartige *Außenohrentzündung* (Otitis externa), viele winzige, herpetiforme Bläschen mit glänzendem, feurigem Hof, empfindlich gegen *kalte Luft*.

Haut

Ekzem an den Haut-Schleimhaut-Grenzen, eitrig, dick-krustig, unerträglich juckend und brennend;
Bläschen an den Händen, *Bäckerekzem*, trocken-krustig;
frische *Gürtelrose* (Herpes zoster), wellenartig bohrender Brennschmerz, wie verbrüht, nachts schlimmer;
nächtlicher *Juckreiz* ohne Ausschlag (Pruritus sine materia) im Alter.

Gelenke

Rheuma mit *nächtlichen*, berührungsempfindlichen, ziehenden Knochenschmerzen, *Schienbeine* ziehen und bohren jeden Winter bei *kalt-feuchtem* Wetter, *Kühle lindert* trotz allgemeiner Frostigkeit;
Gelenke zerschlagen, steif.

Knochen

Knochenhautentzündung (Periostitis) vor dem Eiterungsstadium, *höchst berührungsempfindlich*, Bewegungsschmerz, nächtlicher, wellenförmiger, tiefer Knochenschmerz;
Überbein, Exostose (Knochenauswuchs) der Fußknochen, entzündlich geschwollen.

Nerven

Neuralgie von toten Zähnen, nachts;
Neuralgie der Wimpern, nachts brennend, kaltes Gefühl im Auge.

Auslösung

Infektionen
Typhus, fortgeschritten mit Blutungen, hellrot, aktiv.

Verfassung

Verhalten, Benehmen
Schlägt mit dem *Kopf gegen die Wand*, z.B. bei Kopfschmerzen.

Sexuelles Verhalten
Onanie mit Kopfrollen (Jactatio capitis).

Diathese
Hämorrhagisch (ererbte Blutungsneigung), *reichliche, helle, aktive* Blutungen, Nase, Lunge, Darm, Unterleib.

Kopf

Kopfschmerzen mit Blutandrang bei roten, schlaffen, atonischen Menschen, Gegenteil von *Arnica* (!);
Kopfrollen (Jactatio capitis) durch *sexuelle Erregung*, ganzer Oberkörper beteiligt, Erektion.

Darm

Fortgeschrittene *Darmentzündung* (Enterokolitis mit Brechdurchfall) mit hellroten, aktiven Blutungen;
blutende *Hämorrhoiden*, idem.

Nieren

Nicht entzündliches *Nierenbluten*, helles, kräftiges Blutharnen, ständiger Harndrang, *keine Angst*.

Weibliches Genitale

Gebärmutterblutung (Uterusblutung) durch mechanische Verletzungen, durch Untersuchung, hell, aktiv, angstfrei;

Zwischenblutungen (Metrorrhagie), hell, aktiv, angstfrei.

Schwangerschaft

Krampfadern, krampfartige Schmerzen entlang der Venen.

Morbillinum

Auslösung

Impfung
Nach *Masern-Impfung*, als Nosode der laufenden Behandlung dazwischensetzen.

Verfassung

Diathese
destruktiv;
Multiple Sklerose;
lymphatische, rote, saftige Menschen.

Moschus

Auslösung

Impfung
Hirnentzündung nach *Masern-Impfung*.

Infektionen
Masern, Hirnentzündung.

Verfassung

Verhalten, Benehmen
„Haben Sie Kranke wie mich gesehen?";
keiner glaubt ihr (!);
nach heftigem Zorn fällt sie hysterisch, leicht ohnmächtig nieder, steigert sich, wird blass, blau, berauscht, verwirrt; *hysterische Anfälle*, tetanische Krämpfe, krampfhaftes, *albernes Lachen*, unkontrollierbar, erstickt fast dabei, lacht und weint im Wechsel;
Frühaufsteher, euphorisch, geschwätzig, überschwänglich, voller hysterischer Ideen, launisch, rascher Stimmungswechsel, noch eben fröhlich, wird sie unbegründbar traurig oder tobsüchtig; *Schluckauf*, rülpst laut.

Verhalten des Kindes
Theatralische Unruhe, simuliert Wut und Ohnmacht, Gebärden, Grimassen.

Sexuelles Verhalten
Sinnlich, erotisch, *schamlos*;
rot, hitzig, schimpft wütend, hemmungslos erregt, Brustbeklemmung, Blähungen, Aufstoßen, wird blau im Gesicht, fällt in Ohnmacht.

Gemüt
Zwangsneurose, Lachzwang, unkontrollierbar, erstickt fast dabei.

Lunge

Nervöses Asthma, rotes Aussehen, große *hysterische Erstickungsangst*, Hals und Brust *umschnürt*.

Murex

Verfassung

Sexuelles Verhalten
Sinnlich, erotisch, *schamlos*, unersättlich, willenlos, *ohne Orgasmus*, rot, hitzig.

Diathese
Brustkrebs, zur Schmerzlinderung einsetzen, besonders wenn Schmerzen bei Periode schlimmer.

Weibliches Genitale

Schmerz vor der Periode, wenn bei personenbezogener Behandlung mit *Sepia* die Schmerzen unbeeinflussbar bleiben; alles drängt nach unten, muss die Beine fest verschränken.

Schwangerschaft

Gelenkschwäche und Schwäche in den Beinen wie bei *Bellis*.

Mygale (Aranea avicularis)

Nerven

Kleiner *Veitstanz* (Chorea minor), Kopf wird plötzlich nach links und hinten geworfen, nicht im Schlaf!

Myrica

Leber

Gelbsucht (Ikterus) ohne Gallestau (mangelnde Gallesynthese) *durch Grippe* ausgelöst, Leber dumpf schmerzend, Urin dunkel, Augenweiß schmutzig-gelb, Puls langsam, Kopfweh morgens, Gliederschmerzen, vorher depressiv.

Myristica

Rachen

Mandelabszess (Tonsillenabszess), falls sich der reife Abszess nicht entleert; „homöopathisches Skalpell".

Haut

Reife Abszesse mit weichem Gewebe, verhindert chirurgisches Skalpell.

Myrtillus (Vaccinuum myrtillus)

Auslösung

Impfung
Nach *Pocken-Impfung* (heute entbehrlich), immer vor oder nach der Impfung zur Vorbeugung einsetzen; *Hirnschäden* als Impfschaden, bleibt allmählich körperlich und geistig zurück.

Naja

Auslösung

Angst
Vor *Misserfolg*, zu versagen, ungenügend zu sein, *Entscheidungen* zu fällen, vor Einsamkeit, Dunkelheit.

Verfassung

Verhalten, Benehmen
Sehr *pflichtbewusst;* mangelndes *Selbstvertrauen,* sehr *schüchtern, misstrauisch.*

Sexuelles Verhalten
Wünscht sich Geschlechtsakt *im Stehen.*

Schlaf
Einschlafstörungen, als ob er sich zum Sterben niederlege; *Träume:* bringt jemanden oder sich selbst mit der Axt um.

Gemüt
Depression mit Suizidneigung; hoher *Selbstanspruch;* Gefühl, sei *vernachlässigt,* stehe unter *übermenschlicher* Kontrolle*;* *Wahn,* habe seine Pflicht nicht erfüllt, habe etwas „*Falsches*" getan, habe zwei

Willen, einer, der ihm „Rechtes", der andere, der ihm „Falsches" will.

Herz

Herzbeschwerden (Dyskardie) bei Frauenleiden (Eierstockschmerzen), im Liegen schlimmer;
akute, totale *Herzentzündungen* (Pankarditis);
Herzmuskelentzündung (Myokarditis), akut und Spätschaden, Rhythmusstörungen, Klopfen, Atemnot, Unruhe, Mattheit, trockenes Herzhüsteln;
frische *Entzündung der Innenhäute* (Endokarditis) bei Herzklappenfehler als Begleittherapie, trockenes, raues Herzhüsteln, niedriger Blutdruck, besser draußen.

Lunge

Adams-Stokes-Syndrom, schwere Schädigung des Atemzentrums durch akute Herzrhythmusstörungen, rascher Puls, Entzündung des Herzens, erwacht über dem Herzschlag;
Husten: trockenes Herzhüsteln, schlimmer an der frischen Luft.

Weibliches Genitale

Krampfende *Eierstockschmerzen* (Ovarialgie), *links*, heftig;
Hitzewallungen mit warmen Schweißen in den Wechseljahren, wie bei *Lachesis*, verlangt aber Wärme.

Blut

Leukämie, weniger blaurote, violette Hautinfiltrate als bei *Lachesis*.

Naphthalinum

Augen

Grauer Star (Katarakt), Folge von Körpersprays, bei Damen vor allem Haarsprays.

Nase

Heuschnupfen, eher bei Männern, eher links, wunde, geschwollene Schleimhäute, steigt in die Bronchien ab, *Heuasthma*, trocken brennend, Lider und Nase stark geschwollen, eher links.

Natrium carbonicum

Auslösung

Angst
Vor *Gewitter*, übel gelaunt.

Grippe
Durch Zugluft, *Fließschnupfen* an *jedem zweiten Tag*, Schwitzen erleichtert.

Nahrung
Abneigung gegen *Milch* wegen Blähsucht;
Unverträglichkeit von *Obst*, besonders *Aprikosen*.

Schule
Leistungsschwäche, weil überfordert, *Gedächtnis-* und *Intelligenzschwäche* im Laufe des Studierens.

Unfall
Gehirnerschütterung oder *Hirnverletzung* mit Kopfweh und Schwindel noch nach vielen Jahren, schlimmer bei Sonne.

Wetter
Sonne, direkte Bestrahlung, dumpfer, schwerer Kopfschmerz, ängstlich verstimmt;

Neigung zum *Überessen*, Zuckerschlecker, Völle, Blähsucht, anhaltende Übelkeit; bei *Gewitter* übel gelaunt; bei *trockener Hitze*, bei *Wind*, *Sturm*, bei *warmen*, *trockenen Süd*- und *Südwestwinden* völlig abgespannt, Kopfweh zum Platzen, mit angstbetonter Niedergeschlagenheit; Husten beim *Übergang ins Warme*.

Verfassung

Verhalten, Benehmen
Gleichgültig gegen Familie, gegen die ganze Gesellschaft;
weint bei *Musik*, unbestimmtes, banges Angstgefühl.

Essen, Trinken
Schwächegefühl im Magen um *11 Uhr*,
Essen bessert den Magen, aber verstimmt das Gemüt;
neigt zum *Überessen*, Zuckerschlecker, Völle, Blähsucht, anhaltende Übelkeit, Sodbrennen mit saurem Aufstoßen, durch *Essen schlechter*;
ängstlich verstimmt *nach dem Essen*.

Geist
Gedächtnis- und *Intelligenzschwäche* bei jungen Menschen im Laufe ihrer Studien;
Schulleistungsschwäche, weil überfordert.

Gemüt
Halluzinationen: Soldaten umringen ihn.

Kopf

Kopfschmerz und Schwindel durch *alte Gehirnerschütterung*, Kopfschmerz auf dem *Scheitel* mit Hitze.

Lunge

Husten beim *Übergang ins Warme*, eitrig-grüner, salziger Auswurf.

Magen

Magenbeschwerden (Gastropathie), im Magen Schwächegefühl um *11 Uhr*, Essen bessert den Magen, aber verstimmt das Gemüt;
Magenschleimhautentzündung (Gastritis), Sodbrennen mit saurem Aufstoßen, "Natron" der Alten, *ängstlich verstimmt nach dem Essen*.

Haut

Schrunden, Einrisse (Rhagaden) an den Händen, auf den *Handrücken* über den *Fingergrundgelenken*, trockene Hohlhand.

Gelenke

Umknicken in den Knöchelgelenken, häufig wiederkehrend.

Nerven

Hirnschaden nach Unfall, nach *Verletzung*, Kopfschmerz als Spätfolge, schlimmer bei Sonne.

Natrium fluoratum

Nerven

Unvollständige *Lähmung* des Ulnarisnervs (Ulnarisparese) mit Muskelzucken und Muskelhüpfen.

Natrium muriaticum (chloratum)

Auslösung

Angst
Morgens *beim Erwachen*, Urangst, ungenügend zu sein, verlorenes Salz der Erde, verkümmerte Seele;

255

Angst vor *Tadel*, ungehalten, holt aus, möchte zuschlagen;
Angst, *sich zu verlieben*, unfähig sich zu öffnen;
Angst vor *Verspätung*, will so schnell wie möglich dort sein, verzeiht Verspätung anderer nicht, ärgert sich nur, aber sagt nichts, beklagt sich jedoch bei Dritten;
Angst vor der *Zukunft* ohne Hoffnung, ohne Halt.

Blutverlust
Überempfindlich, abgemagert, trockene Blutwallungen.

Entzündungen
Schleichende *Blutvergiftung* (Subsepsis), blass, blutarm.

Grippe
Anhaltende Schwäche *nach* Grippe, blass, schwach, niedergeschlagen, möchte nur liegen.

Heimweh
Eher bei *Kindern*, stillschweigend, seufzend, weinen im Alleinsein.

Infektionen
Malaria, Folgen: hartnäckig, ungleiche Stadien, anhaltender Frost um 10 Uhr, Herpes, *Malaria-Neuralgien*, schlimmer an der See und gegen Mittag;
chronischer *Tripper* (Gonorrhöe), Ausfluss glasig, Harn träufelt nach, schneidender Schmerz;
chronisch-aggressive Hepatitis mit zunehmender Mattigkeit.

Kummer
Kränkung, Demütigung, *distanziert* in sich und zu sich selbst, Lebensunlust, *Depression;*
Liebeskummer, Folge von unerreichbarer Liebe.

Nahrung
Verlangen nach *Brot* mit *Butter* und *Salz*, Schwarzbrot oder Brot schmeckt ihm besser als alles andere oder Abneigung dagegen;
starkes Verlangen nach *Meer* und *Salz*, Fisch, aber auch Übelkeit dadurch;
fauliges Aufstoßen nach *Milch*;
Verlangen nach *Nudeln, Spaghetti*, verstimmt aber den Magen;
starkes Verlangen nach *Salz*, sehr begierig nach Salzverlust, aber auch Übelkeit schon beim Denken daran;
Verlangen nach *bitteren* Sachen;
Unverträglichkeiten oder *Allergie* nach *Fisch, Salz*.

Operation
Anhaltende Schwäche *nach* Operation, apathisch.

Reise
Trockene Hitze, Wasserstau, Ödeme der Beine, der Hände, im Gesicht;
Sonnenallergie, vorbeugend bei bekannter Neigung, Gabe bei Sonnenbeginn wiederholen;
Schrunden durch *Kälte*, Riss in der Mitte der Unterlippe;
Unverträglichkeit von *Meeresluft*, von *salzhaltiger* Luft, Bronchitis, Asthma, Ekzem, Kopfschmerz;
Vorbeugung von *Malaria*, eine Woche vor Abreise, nach 8 Wochen bedarfsweise wiederholen.

Röntgen
Lymphstau, blass, *wächsern*, teigig, Person fröstelt, Wärme lindert.

Schreck
Lange zurückliegender Schock, kann das Erlebte *nicht vergessen*, kummervoll.

Schule
Schulkopfschmerz gegen Schulende, besonders bei schwüler Hitze, geistiger Erschöpfung, zu viel Kummer zu Hause;
Schulleistungsschwäche, akademisch verspätet, lernt *spät rechnen*.

Sonne
Sonnenallergie, eine Gabe vorbeugend bei bekannter Neigung, bei Sonnenbeginn wiederholen.

Vergiftung
Silbernitrat (Tinte, Reinigungsmittel), zur Nachbehandlung der verätzten Schleimhäute;
Chlor, bei Augenreizung, dazu Zigarette rauchen oder Rauch einatmen lassen.

Wetter
Trockene Hitze, Wasserstau, Ödeme der Beine, der Hände, im Gesicht;
trocken-kaltes Wetter, Kälteallergie;
nasskaltes Wetter, Asthma, Husten beim Übergang ins Warme, berstendes Kopfweh, salziger Schleim;
Depression bei *Trübwetter*, trübes Wetter belastet genauso wie trübe Gedanken.

Würmer
Schwäche durch Verwurmung, blass, blutarm, Herzklopfen.

Verfassung

Aussehen, Erscheinung
Abgehärmtes, runzeliges, abgemagertes *Gesicht*, abgemagert auch am *Hals*;
trocken, vor allem im *Nacken*;
senkrechte *Falten* auf der *Stirn* zwischen den *Augen*;
fettige, schuppige *Nase* und Nasen-Mundwinkel-Falte (Nasolabialfalte);
Akne und Mitesser bei Jugendlichen, dünn, blass, ernst, anspruchslos, müde, erschöpft, apathisch, ablehnend, ausgetrocknet;
schwaches *Kreuz* morgens;
Oberlippenbart bei Frauen, „Damenbart", stärker behaart als *Sepia*, aber nicht so stark wie bei *Thuja*;
Gürtellinie zu umfangreich, eher bei Frauen;
geschmacklos gekleidete, gräuliche Frauen;

Warzen an den *Fußsohlen* (sehr bewährt!);
Haltung beim Gehen steifig, Kopf geneigt, schaut nur auf den Weg.

Verhalten, Benehmen
„Ich bin hässlich", meint damit seinen Ausdruck, seine Haltung, nicht die Pickel auf der Stirn;
unsicher, besorgt, *zurückgezogen*, schwer eindringbar, selbst auferlegt oder ausgelöst durch Kummer, Verlust, Verlassenheit;
Nägelkauen bis zur Nagelwurzel;
will sich bei Dritten *beliebt* machen, aber zieht beim Händedruck seine Hand auffallend rasch zurück;
kann schlecht „Nein" sagen, *möchte nicht verletzen*, fühlt sich irgendwie *schuldig*, flüchtet sich in rationale Rechtfertigungen;
verschweigt oder *verdreht Tatsachen* bewusst, um sein geheimes Selbstbildnis zu schützen;
ungeduldig durch *Vereinsamung*, depressiv, trostlos, aber macht noch ein tapferes Gesicht;
lehnt Trost ab, Trost verschlimmert alle Beschwerden;
lacht bei traurigen Anlässen, gefühlsmäßig verwirrt im Umgang mit der Liebe, vielschichtige, *sehnsüchtig quälende* Gefühle, pflegt unerreichbare Ideale;
im Umgang mit Kindern gewissenhaft, bedacht, gefühlvoll, leitet sie instinktiv an, manchmal zu schulmeisterlich;
stolz aus unbestimmten Gründen, vornehm, edel, umgekehrt wie bei *Lycopodium* (Mangel an innerem Gleichgewicht, durch Betonung der Gefühle);
mehr Schein als Sein, „denen werde ich's beweisen!", vergisst darüber zu sein, zu leben;
Denunziant, Streber, z.B. Rechtsanwalt;
ausgesprochen *unnatürlich*, geziert;

Abneigung gegen bestimmte Personen; *beherrschend*, rücksichtslos, erfolgreich; *exzentrisch*, unkonventionell, bewusst eigenartig, kennt die Norm, kann (oder will) sich nicht danach richten;
genial, hartnäckige Zähigkeit, Hindernisse zu überwinden;
diskutiert gewandt, *schulmeisterlich*, pflegt seine Kränkungen daraus;
Reformer, bedrängt alle mit seiner neuen Lebensweise wie Körnerfutter oder Sektenglaube;
Mütter schleppen ihre ganze Familie zum Homöopathen, aufgrund ihrer lang anhaltenden, nachdrücklichen *Begeisterung*.

Verhalten des Kindes
Petzer, Streber;
depressiv, protestiert still gegen das spannungsgeladene Familienleben;
unruhig, ängstlich, gehemmt, flieht, zieht sich zurück;
beschimpft seine Eltern, *anmaßend*, alles beschmutzend, weint aus Wut, aus Protest, wenn er sich zu etwas gezwungen fühlt (z.B. Arztbesuch), sucht sich eine Ecke, weint dort still mit *ablehnender* Haltung.

Verhalten in der Jugend
„*Ich bin, wie ich bin*", ernst, bestimmend; geht den Erwachsenen protestierend aus dem Weg;
Rollenkonflikt: fühlt sich sexuell beschmutzt, möchte geschlechtslos, *vornehm*, edel und barmherzig werden;
depressiv, magert ab, besonders am Hals;
Interessenneigung: Lehrer, Beratung, Minoritäten.

Sexuelles Verhalten
Sinnlich, *erotisch*, schamlos, blass;
sexueller Ehrgeiz, Protest, stärkt das Selbstwertgefühl, falls nicht depressiv;
Verlangen *vermindert bei Frauen* mit trockener Scheide, zu viel Kummer, zu ernst, um sich der Lust zu erfreuen;
Koitus schmerzhaft, die ewig Pubertierende;
homosexuelle Frau, es wird ihr ekelig beim Gedanken an den Koitus;
Schwäche nach dem Koitus;
apathische Trauer nach Vergewaltigung;
Verlangen *vermindert bei Männern*, depressiv, zwanghaft homosexuell, sucht Nähe und Zärtlichkeit, unerfüllte Wunschträume aus der Pubertät, niedergeschlagen, teilnahmslos, sinnt über verlorene Träume.

Appetit
Vermindert (Inappetenz) bei abgemagerten Kindern;
Heißhunger mit Abmagerung (Assimilationsstörung), wird immer dünner, dürrer, faltiger;
großer *Wasserdurst*, Salzdurst;
demonstrative *Magersucht* (Anorexia nervosa), protestiert gegen das Erwachsenwerden, toleriert keinen Kummer, will etwas beweisen, bestraft sich selbst, verweigert Nahrung.

Kleinwuchs
Dürrer Nacken, trocken, untergewichtig, frostig, sonnenempfindlich, traurig.

Schläfrigkeit
Vormittags, Leistungsknick *um 10 Uhr*.

Schlaf
Sorgenvoll beim *Einschlafen*, Gedanken um vergangene Ereignisse drehen Kreise, durch Kummer, Demütigung.

Sprache
Fehlerhafte *Aussprache*, verwechselt Zischlaute, „s" statt „sch";
Sprache zögernd, zart, *leise*, Worte verlieren sich im Rachen.

Diathese

Allergisch-ekzematös, Asthma im Wechsel mit Ekzem, im Winter eher Asthma, im Sommer eher Ekzem schlimmer, *Reibeisenhaut*;
Herpesbläschen, Sonnenallergie, Kälteallergie;
Krebs durch Kränkung, erschöpft, abgemagert, fröstelnd, Wärme lindert, viel Durst, trinkt viel.

Geist

Hartnäckiger Verstand, pingelig.

Gemüt

Enttäuschungsdepression, hoffnungslos, spricht wiederholt von alten unangenehmen Ereignissen;
gleichgültige Depression, besorgt um sich, Depression vor und bei der *Periode*, leicht reizbar, die *ewig Adoleszente*, gleichgültig gegenüber den Rhythmen ihrer Natur;
hypochondrische Depression in der Schwangerschaft, seufzt in der Menge, weint in der Stille;
Depression bei *Trübwetter*, das genauso belastet wie trübe Gedanken;
Person trostlos, aber macht noch ein tapferes Gesicht;
Kummer, Kränkung, Demütigung, distanziert in sich und zu sich selbst, Lebensunlust;
Lebenskrise (Midlife-Crisis), existenzielle Selbstzweifel, zweifelt an seinen Idealen, Austrocknungsprozess;
Schizophrenie, lymphatisch, blass, kalt, trocken, reizbar, hoffnungslos, verzweifelt;
Zwangsneurose, Ordnungszwang, pingelig im Wesentlichen, schlampiges Zimmer, aber saubere Schultasche.

Kopf

Hirnhauttumor (Meningeom), sich verhärtend, edler, adliger, kummervoller Mensch;
Juckreiz im ganzen behaarten Kopf mit vielen kleinen Schuppen, mäßig aber anhaltend;
Kopfschmerz bei Schulmädchen während der Periode, Periode verunsichert das Gemüt, Kopfschmerz in der Genesungszeit durch (alte) Kränkung, Kummer, Sorgen, Demütigung, blutarm, Kopfschmerz vor, bei und nach Periode, berstend am ganzen Kopf mit Gesichtsröte, Übelkeit und Erbrechen;
Schulkopfschmerz, geistig erschöpft, zu viel Kummer zu Hause, *tausend kleine Hämmer* schlagen von innen gegen die Schädeldecke, mit Übelkeit, kann die Haare nicht berühren, pulsierend in den Schläfen, still, kummervoll, Kopfschmerz mit vorangehender Blindheit, Trübsehen dauert an, mit Flimmern vor den Augen durch Feinarbeit, durch viel Lesen, viel Grübeln, Kopfschmerz im Verlauf der *Sonne zu- und abnehmend*, blutarm pulsierend im Hinterkopf, bei Augenbewegung schlimmer, Augen fahl, dumpf, hält sie geschlossen, Kopfschmerz morgens um *11 Uhr*, isst Salzstangen.

Augen

Augenflimmern (Flimmerskotom) durch Feinarbeit, Lesen, mit Kopfschmerz;
Haarausfall (Alopezie) der Augenbrauen, juckende Schuppen;
Hornhautgeschwüre (Ulcus corneae), Lider morgens verklebt, tagsüber fließen scharfe Tränen, krampfhafter Augenschluss (Blepharospasmus);
Nervenschmerz (Neuralgie) der Wimpern an der See oder gegen Mittag;
Weitsichtigkeit, Augen wie steif bei Bewegung, Buchstaben laufen zusammen;
chronische *Tränensackfistel* (Dakryozystis fistula), Person dünn, melancholisch.

Nase

Geschmacks- und *Geruchsverlust* (Anosmie) während und nach Erkältung, alles taub, mit anhaltender Schwäche danach, Person blass, schwach, niedergeschlagen, möchte nur liegen, besser im Warmen, aber verträgt keine Hitze;
Fließschnupfen, Nase fließt draußen dünn, schaumig wässrig, durchsichtig, Schleimstraße im *Nasen-Rachen-Raum,* Schleim tropft morgens in den Rachen;
Heuschnupfen mit morgendlichem, krampfhaftem, versagendem Niesen oder ununterbroches Niesen nach dem Aufstehen;
Herpesbläschen an Nase und Lippen;
schuppige, fettige Haut der äußeren Nase und der Nasen-Mundwinkel-Falte (Nasolabialfalte).

Mund

Pilzbefall, Candidiosis (Candida albicans), Soor mit *Landkartenzunge* durch Abwehrschwäche, Blutarmut;
Schrunden, *Einrisse* (Rhagaden) in der Mitte der Unterlippe, an den Mundwinkeln, kribbelnd, sich schälend.

Rachen

Halsschmerzen (Pharyngitis), Gefühl wie eine Fischgräte, ein Pflock oder ein Haar im Hals, verlängertes Zäpfchen, Raucher.

Hals

Basedow (Überfunktion der Schilddrüse) mit Glotzaugen (Exophthalmus), durch Kummer ausgelöst, Herzklopfen morgens, chronischer Durchfall, Person abgemagert, grübelt, sorgt sich, seufzt, weint viel, Arznei vollendet meist die Heilung.

Herz

Herzbeschwerden (Dyskardie), kann nicht links liegen, Herz setzt unregelmäßig aus, Gefühl, als *hinge das Herz an einem Faden,* Herzrasen, Herzstolpern, *Kältegefühl* im Herzen bei geistiger und körperlicher Anstrengung;
akutes *Herzklopfen* (Tachykardie), nächtlich von 1 bis 3 Uhr, besonders bei Blutarmut, Person blass, schwach, niedergeschlagen;
Herzrhythmusstörungen, anfallartig, Klopfen, Stolpern.

Lunge

Asthma ab Frühjahr bis Herbst bei *feucht-kaltem* Wetter, am Meer schlimmer oder eindeutige Besserung, aber Verschlechterung gleich danach, Asthma im Wechsel mit Hautausschlag, im Winter eher Asthma, im Sommer eher Ekzem schlimmer;
Husten beim Übergang ins Warme mit berstendem Kopfweh, salziger Schleim, verträgt keine Sonne, bekommt Ausschlag, Kopfweh, Verstopfung, Asthma;
Husten mit Kopfschmerz, mit *unfreiwilligem Urinabgang* (wie bei *Causticum*), merkt es;
Mukoviszidose (rezessiv vererbte Stoffwechselerkrankung), personenbezogene Schwäche, um 10 Uhr schlimmer.

Magen

Magenbeschwerden (Gastropathie), Magen schlaff, gesenkt (atonisch), Gemüt schlaff.

Darm

Dünndarmentzündung Morbus Crohn (Enteritis regionalis Crohn), Durchfälle mit Koliken;

Sprue (Zöliakie) bei stillen, ernsten, intelligenten, salzhungrigen Kümmerlingen; trockene *Verstopfung* (Obstipation), Enddarm untätig, mit Wundheit und Stichen, krümeliger Stuhl wie *Ziegenkot*, mit vergeblichem Stuhldrang, Person verzweifelt, kann nicht mehr geben.

Leber

Leberentzündung (chronisch-aggressive Hepatitis) mit zunehmender Mattigkeit.

Bauchspeicheldrüse

Diabetes, beginnt oft nach lange gehegtem Kummer, Diabetes bei Kindern (Diabetes insipidus), blass, ernst, kummervoll, schweigend, seufzend, mit sehr guten Schulleistungen;
Pankreatitis (Bauchspeicheldrüsenentzündung) mit Gewichtsabnahme, Person ausgedorrt, viel Durst, verlangt nach Salzigem.

Milz

Milzversagen bei Subsepsis mit ungenügender Abwehr, Milz sticht, drückt, Person blutarm, abgemagerter Oberkörper; *Malaria*.

Niere

Nierenbecken-, Blasenentzündung (Zystopyelonephritis), *chronische Harnwegsinfekte*, Person blass, anämisch.

Blase

Harnentleerungsstörung (Miktionsstörung), *kann nicht in Gegenwart anderer*, alte seelische Belastungen; chronische *Harnröhrenentzündung* (Urethritis), schneidender Schmerz, Ausfluss glasig, Harn träufelt nach;

Harnträufeln (Harninkontinenz) beim Husten, Niesen, Schnäuzen, auch beim Gehen.

Weibliches Genitale

Ausfluss (Fluor vaginalis) wässrig, scharf, schwächend;
Eierstockentzündung (Adnexitis), schleichende Blutvergiftung (Subsepsis), Person blass, blutarm;
Kopfschmerz vor, bei oder *nach* der *Periode*, berstend, ganzer Kopf mit Gesichtsröte, Übelkeit und Erbrechen;
Blutfluss schwächend bei Periode durch Blutarmut mit heftigen Begleitbeschwerden;
Depression vor und *bei Periode*, reizbar, gleichgültig gegenüber den Rhythmen ihrer Natur;
Vaginismus (verminderte sexuelle Lustempfindung) mit trockener Scheide, Abneigung gegen Koitus und Koitus schmerzhaft;
die *ewig Pubertierende*.

Schwangerschaft

Blutarmut, müde, *Kreuzschmerz*, braucht festen Druck im Rücken;
Depression, hypochondrisch, sorgt sich um sich selbst, seufzt und weint.

Haut

Akne als Ausdruck einer Verhaltensstörung an der Stirnhaargrenze;
Kälteallergie durch trockene Kälte;
mikrobielles Ekzem, trocken, schlimmer im Winter oder durch Sonne, meist um den Mund;
Ekzem im Wechsel mit Asthma, Reibeisenhaut;
Herpes genitalis (Herpesbläschen im Genitalbereich), lymphatische Diathese;
Herpes labialis (Herpesbläschen der Lippen), erkältlich, morgendlicher Niesreiz;

Juckreiz im ganzen behaarten Kopf, mäßig aber anhaltend, mit vielen, kleinen Schuppen;
Einrisse in der Mitte der Unterlippe, in den Mundwinkeln;
Niednagel, chronisch entzündet, sehr bewährt;
Sonnenallergie, Friesel bis Blasen, vorbeugend einsetzen bei bekannter Neigung, eine Gabe bei Sonnenbeginn wiederholen;
schmerzhafte *Warzen* an den Fußsohlen, eher bei Männern.

Wirbelsäule

Kreuzschmerzen (LWS-Syndrom), braucht feste Kreuzstütze beim Sitzen, bewegt die Wirbelsäule hin und her, Wärme lindert.

Blut

Blutarmut (Anämie) aus unbekannter Ursache, eventuell sekundär durch Infektion, chronische Entzündung, Tumor, Krebs, Kummer;
Blutvergiftung durch Eiterherd, durch chronische Entzündung;
Leukämie mit Schwäche.

Nerven

Sich verhärtender *Hirnhauttumor* (Meningeom) bei edlen, adligen, kummervollen Menschen;
hartnäckiger *Nervenschmerz* (Neuralgie) nach Malaria, schlimmer an der See oder gegen Mittag;
Neuralgie der Wimpern, am Meer, gegen Mittag.

Natrium sulfuricum

Auslösung

Grippe
bei *feucht-kaltem* Wetter, Nebel, Schleimnase, Person fröstelt, aber geht der warmen Sonne aus dem Weg.

Infektionen
Hepatitis bei feuchtem, heißem, schwülem Klima.

Nahrung
Magenbeschwerden, Blähsucht nach *Milch*, Bauch kollert, gurgelt.

Reise
Hepatitis, Vorbeugung bei Reise in feuchte, heiße, schwüle Gebiete;
Regenwetter, feuchte Wärme begünstigt Asthma, Ekzem, Rheuma oder melancholische Schwäche;
Sonne, direkte Bestrahlung, Schwäche bei hoher Luftfeuchtigkeit;
Camping bei Feuchtigkeit, Regenwetter, Asthma, Rheuma oder romantisch-melancholische Schwäche;
Unverträglichkeit von zu *feucht-warmer Meeresluft*, Bronchitis, Asthma, Ekzem, Durchfall, Rheuma.

Verletzung
Kopfschmerz oder Schwindel nach Gehirnerschütterung;
Rückenschmerzen nach Wirbelsäulenverletzung, jeweils auch lange nach den Verletzungen.

Wetter
Feucht-warmes, schwüles Wetter, Asthma oder Rheuma oder melancholische Schwäche;
direkte Sonne Schwäche bei hoher Luftfeuchtigkeit;
feuchtes Herbstasthma bei *Nebel*, kalt-feuchtem Wetter, Wechsel zu feuch-

tem Wetter (kalt oder warm), viel Rasseln in den Bronchien, loses Gefühl im Bauch, Person blass, sehr fröstelnd; Rheuma bei *Nebel, Feuchtigkeit, nasskaltem Wetter*, alle Glieder, an Binnenseen, in feucht-warmen Gegenden, in Sumpfgebieten, am Meer, alle Glieder, große Frostigkeit.

Würmer

Bandwurm, teigiger Mensch magert ab.

Verfassung

Aussehen, Erscheinung

Warzen an den Händen, weich, glatt oder gestielt wie Pilze, auch in der Achsel, am Hals, „Halskrause".

Kopf

Kopfschmerz und *Schwindel* durch alte Gehirnerschütterung.

Nase

Schnupfen, eitrig, dicklich, gelb, grün, mild, bei Feuchtigkeit, Nebel, jeden Herbst aufs Neue.

Lunge

Bronchialasthma (Herbstasthma), oft chronisch, bei Nebel, Feuchtigkeit, Schwüle, kalt-feuchtem Wetter oder Wechsel zu feuchtem Wetter, feucht, viel Rasseln, loses Gefühl im Bauch, schlimmer um *4 bis 5 Uhr*, lockerer, rasselnder Husten mit reichlich grünlichem oder eiweißartigem Schleim, *hält* seinen *Brustkorb* beim Husten, Person blass, rundlich, teigig, fröstelnd.

Darm

Chronisch entzündete *Darmpolypen*; *Verstopfungsdurchfall*, Durchfall, der morgens aus dem Bett treibt oder sobald man sich auf die Füße stellt, mit zunächst bröckeliger Verstopfung, wie von einem Korken verstopft, dann reichliches Blähungsgetöse, Verstopfungsdurchfall durch Blutverlust, Knollen mit dünnen Massen.

Leber

Gelbsucht (Ikterus) bei Neugeborenen, sehr bewährt, wenn anhaltend.

Galle

Gallestau (Cholestase) allgemein, verträgt keine großen Mengen Flüssiges, keine Feuchtigkeit, Durchfall.

Männliches und weibliches Genitale

Feuchtes, gelb-krustiges, rissiges *Ekzem* im Genitalbereich, auch um den After.

Gelenke

Rheuma aller Glieder im Herbst bei nasskaltem Wetter, bei Nebel, an Binnenseen, mit großer Frostigkeit.

Wirbelsäule

Rückenschmerzen (BWS-Syndrom) nach Verletzung der Wirbelsäule.

Niccolum metallicum

Verfassung

Diathese

Lungenkrebs, Lungentumore mit *blechernem* Hustenreiz.

Niccolum sulfuricum

Haut
Uhrarmbandekzem, eher feucht, nässend.

Nuphar

Verfassung
Sexuelles Verhalten
Impotenz als Folge sexueller Exzesse, Person geil gereizt, aber impotent, *Samenerguss* nachts ohne Erregung, aber mit Erektion.

Nux moschata

Auslösung
Infektionen
Schlafkrankheit (Trypanosomiasis); *Typhus*, fortgeschritten mit Delirium, Zunge klebt am Gaumen, *kein Durst* (!), unbeweglicher Ausdruck.

Nahrung
Durchfall, Erbrechen nach *Eis* oder *Kalttrinken*.

Reise
Überessen, Kopfschmerz schon nach wenig Essen;
schnell satt, gebläht;
Übermüdung des *Fahrers*, gähnt, gebläht, rülpst;
Schlafkrankheit (West- und Zentralafrika), vorbeugend Muskatnuss lutschen!

Schreck
Stimmlos, *sprachlos*, es hat ihm die Sprache verschlagen.

Vergiftung
Barbiturate (Schlafmittel), dazu Muskatpulverlösung nach Brechmittel geben.

Wetter
Nasskaltes Wetter, *feucht, Wind, Sturm*, jeder *Wetterwechsel* zu feucht, zu nasskalt, Rheuma, Schläfrigkeit, *aufgeblähter Bauch*, Person müde, *schläfrig, gähnt*.

Verfassung
Aussehen, Erscheinung
Aufgeblähtes Gesicht, Hals mit Fett, Bauch mit Luft, *rülpst* ohne Rücksicht.

Verhalten, Benehmen
Angespannt, *zerstreut*, ändert ständig die Meinung, launisch, rascher Stimmungswechsel, erst *geschwätzig* und *läppisch* heiter, dann bedrückt und weinerlich, lacht und weint im Wechsel;
geht *wie auf Wolken*;
kann kein Blut sehen, fällt hierbei und bei anderen geringfügigen, seelischen Erregungen leicht in *Ohnmacht* (hysterisch); findet *alles lächerlich*.

Essen, Trinken
Kopfschmerz durch *Überessen* schon nach geringen Mengen, schnell satt, gebläht; immer *trockener* Mund, *Zunge klebt* am Gaumen, aber *durstlos*.

Geist
Gedächtnisschwäche, vergisst, was er tun wollte, unbesinnlich.

Gemüt
Halluzinationen, Dinge erscheinen fremd, „alles so aufgebläht", Dinge wie zu groß;
glaubt, er besäße *zwei Köpfe*;
lacht dumm, aufgeblasen;
geblähter Bauch, geblähtes Hirn.

Kopf
Kopfschmerz durch zu viel Essen oder schon nach geringen Mengen;

Schwindel, taumelnd, als gehe er auf Wolken.

Nase

Stinknase (Ozäna) bei trockener, verstopfter Nase, schlimmer bei Herbstwetter.

Kehlkopf

Kehlkopflähmung (Larynxparese) mit Stimmverlust nach Schreck.

Herz

Herzklopfen (Tachykardie) mit hysterischer Ohnmacht, schläft danach tief.

Magen

Luftschlucker (Aerophagie), aufgeblähter Bauch, aufgeblähter Mensch, möchte aufstoßen, kann nicht;
Magenschleimhautentzündung (Gastritis), Krämpfe und Schmerz von unten nach oben;
Blähungskrämpfe.

Darm

Durchfall nach Eis und Kalttrinken, spärlich, schleimig, mit viel vergeblichem Drang.

Weibliches Genitale

Periode mit Schlafsucht, gähnt krampfhaft.

Schwangerschaft

Erbrechen beim Denken an Speisen, bei und nach dem Essen, Leeregefühl in der Magengrube;
scheinbare *„Periode"* in den ersten Monaten;
Völle, Blähungen, Übelkeit.

Haut

Taubheitsgefühle.

Muskeln

Rheuma der Schultern (Deltoidmuskel), besonders links, als ob die *Knochen in Stücke zerschlagen* wären, meist im Herbst.

Nux vomica

Auslösung

Alkohol
Akuter *Alkoholmissbrauch,* übel, würgt, zittert, morgens, Arznei vorbeugend vor und nach Gelagen einnehmen;
im *Alkoholrausch* mürrisch, eifersüchtig, beleidigend, tätlich, will sich ertränken;
Katerkopf morgens nach einer Orgie, miserabler Mundgeschmack, miserables Lebensgefühl;
Säufererbrechen nach Exzessen;
Leberzirrhose, isst und trinkt maßlos und raucht tagsüber und nachts.

Ärger
Ärgert sich selbst *über Ärger,* schimpft und *nörgelt* an sich rum;
Magenkolik nach Ärger, Ärger über die Fliege an der Wand;
schlaflos nach Ärger mit Kopfweh, Magenweh, Regel bleibt aus.

Arzneimittel
Magen-Darm-Störungen durch chemische Medikamente mit Übelkeit, zunehmende *Verstopfung*;
Abführmittel-Missbrauch mit Verstopfung.

Drogensucht
Motivation: will „in" sein, chaotischer Lebensstil.

Grippe
Durch trockene Kälte, Zugluft, an schönen, trocken-kalten Tagen, liebt Regen; *niest, fröstelt*, öffnet Fenster laut und mürrisch;
Grippe mit *durstlosem Fieber*, Magenweh, Kopfweh;
Magengrippe, wie verkatert, *Kopfschmerz*, Nase trocken verstopft, Kitzel, Niesen.

Infektionen
Malaria, Anfälle mit Frost täglich spätnachmittags, blaue Fingernägel, durstlos mit Magen-Darm-Beschwerden;
fortgeschrittene Ruhr, frühmorgens, häufiger Drang, Krämpfe besser nach Stuhl;
Tetanus (Wundstarrkrampf), Kopf zurückgebeugt, Gesicht verzerrt, Atemnot durch äußere Eindrücke;
chronisch-aggressive Hepatitis mit Umwandlung in Zirrhose.

Nahrung
Begierig auf *Fett* oder Abneigung dagegen, liebt starke *Gewürze*, braucht abwechslungsreiche Würze, die nicht immer verträglich ist;
konsumiert *genusssüchtig* kulinarische Erlesenheiten;
Allergie auf *Fett* und *Gewürze*.

Narkose
Narkosevergiftung, erbricht, krampfartig verstopft.

Nikotin
Magenbeschwerden durch Rauchen, Steingefühl im Magen, Essen verschlimmert, saures Sodbrennen.

Operation
Arznei dem Patienten mitgeben, gleich *nach* der *Operation* einnehmen, vermeidet Erbrechen, spastische Verstopfung;
Narkosevergiftung nach Operation, erbricht, krampfartig verstopft, krampfartige Magen-Darm-Beschwerden.

Reise
Durchfall nach *Alkoholgenuss*;
Magenbeschwerden mit Kopfschmerz, Übersäuerung nach *üppigem Feiern*, Sodbrennen, saures Erbrechen, Verstopfung;
Neigung zum *Überessen*, Schlemmer; Durcheinanderessen;
Kreuzschmerz, Ischias nach Ärger, Kreuz verkrampft, ausgelöst durch leichte *Aufregung über Verkehr* und *über Insassen*;
Harnverhaltung beim *Fahren*, falls Prostataleiden bekannt, schon vorher nehmen;
Reise per *Flugzeug*: Bewegungskrankheit, Brechreiz durch Schwindel, wie betrunken, besonders nach Essen und Ärger;
Zeitverschiebung bei Fernflügen (Jetlag), Schädel brummt wie verkatert;
fortgeschrittene Amöbenruhr (Bakterienruhr), häufiger Drang, Krämpfe besser nach Stuhl;
akute Malaria, Frost täglich spätnachmittags, blaue Fingernägel, durstlos, Magen-Darm-Beschwerden.

Unfall
Elektrischer Schlag, scheintot, starr, verkrampft, bewusstlos.

Vergiftung
Arznei zusätzlich zu allgemeinen Maßnahmen, wenn der Betroffene trotz Brechmittel nicht erbrechen kann;
Arsen (Unkrautvertilgung, Rattengift), anhaltend empfindlicher Magen;
Phosphor (Feuerwerk, Streichhölzer, Rattengift), zusammen mit schwarzem Kaffee nach Brechmittel einsetzen, danach keine Öle und Fette essen;
Blei (Farben, Farbstoff, Kitt);
Opium, Morphium, Codein, Heroin (Pupillen eng!), Arznei einsetzen, falls noch bei Bewusstsein, dazu: starken, heißen, türkischen Kaffee, danach erst Brechmittel.

Wetter
Schönes, heiteres, trockenes Wetter, Kopfweh, Ärger, Magen-Darm-Beschwerden;

Schnupfen bei *trockener Kälte*;
Rheuma bei *schönem, trockenem* Wetter, liebt Regen, bei Bewegung schlimmer, fühlt sich wie verkatert;
Zugluft, empfindlich, muss niesen, öffnet die Fenster.

Verfassung

Aussehen, Erscheinung

Erschöpftes Gesicht, *reizbar*, die Fliege an der Wand stört, alles läuft schief, tiefe *Magenfurche* zwischen Nase und Mundwinkel;
runzeliges Gesicht, runzelt die Stirn und verschränkt seine Arme;
Brüste umfangreich, hängen auf einem dicken Bauch;
Beine mager, Arme und Beine magern ab bei allgemeiner *Fettsucht*.

Verhalten, Benehmen

Angeber, was er alles erreicht hat; untergeordneter *Beamter*, tyrannisiert seinen Antragsteller mit Willkür, reizbar, mürrisch, ekelhaft, herrisch, beleidigend, saurer Magen und „Schreibtisch-Hämorrhoiden";
Betrüger, will schurkig und rücksichtslos zu materiellem Erfolg gelangen;
Denunziant, Gewohnheitsdenunziant;
Duckmäuser, professioneller Charakterzug;
anmaßend, angeborener *Stänkerer*;
depressiv, kann trotzdem noch reizbar und wütend sein;
geizig aus Furcht, in der Zukunft an Geldmangel zu leiden, aber *freizügig* gegen Fremde;
geltungssüchtig, sehr ehrgeizig bemüht, betrügerisch, aber schafft es selten;
heftig *gereizt*, ärgerlich, ekelhaft, „außer sich" oder gleichgültig, interesselos;
überarbeiteter *Vertreter*, weist Besorgnis durch andere zurück, Magenweh;
ungeduldig, tiefsitzende, gewohnheitsmäßige, chronische Reizbarkeit, überempfindliche Nörgeleien;
tyrannische Wutanfälle, tyrannisiert seine Familie willkürlich, beleidigt und beschimpft andere ständig, beleidigt Ehepartner in Gegenwart der Kinder (oder Fremder), die Familie hat sich daran gewöhnt;
freundlich zu Fremden, nicht aber zur Familie, verausgabt sich in Gesellschaft, nörgelt zu Hause übel gelaunt an allem rum;
klagt und beklagt sich laufend über die Fliege an der Wand;
überzivilisierter Stadtmensch, überintellektuell, überfeinert, überfordert, gibt sich komplizierten Problemen und kulinarischen Erlesenheiten hin, die ihn beide krank machen.

Verhalten des Kindes

Vagabund (ständig außer Haus), freundlich zu Nachbarn, sucht seinen Vorteil, mürrisch zu Hause;
leicht erregbar, *hochmütig, bestimmend*, ungeduldig, lässt sich an Gegenständen aus.

Sexuelles Verhalten

Übermäßiges Verlangen bei Männern, sinnlich, erotisch, schamlos, ausschweifend oder krampfhafte, sexuelle Leistungen;
Erektion erlischt beim Koitus, verkrampftes Unterfangen, blasser, überempfindlicher, überreizter Stadtmensch, braucht Stimulanzien;
Impotenz bei Rauchern und Trinkern, Spätfolgen von *Onanie*, unfreiwillige *Erektionen*, nächtliche *Ergüsse*, Kopfweh, Magenweh, reizbar.

Essen, Trinken

Isst und trinkt gern *nachts*, steht auf, isst und raucht;
neigt zum Überessen, *Schlemmer*; Durcheinanderessen;

Husten *nach dem Essen*, erbricht, untere Brust wie eingeschnürt;
Sodbrennen mit Völle, drückt nach unten, und saurem *Aufstoßen*, nach dem Essen schlechter, Managerstress, sauer auf sich und die Welt;
Übelkeit mit Brechreiz nach dem Essen, morgens, nach Alkohol tags zuvor, bei verdorbenem Magen.

Missempfindungen
Brett vor dem Kopf bei Folgen von lukullischer und sexueller Übertreibung, Katerkopfweh.

Nabelkoliken
Seelischen Ursprungs, Ärger über die Fliege an der Wand;
abgehetzt, leicht reizbar.

Schläfrigkeit
Müdigkeit *morgens,* wie verkatert, verkrampfte *Angst vor dem Tag.*

Schlaf
Nächtliches *Erwachen* mit Kopfschmerzen;
Erwachen nachts wegen Hunger, steht auf, isst und raucht;
schlaflos nach Ärger, Kopfweh, Magenweh, Regel bleibt aus;
Kinderschlaf, erwacht zwischen *2 und 5 Uhr*, will spielen *bis 6 Uhr*, morgens mürrisch.

Gemüt
Depression, kann trotzdem noch reizbar und wütend sein.

Kopf

Kopfschmerz bei chronischen Magenbeschwerden, Übersäuerung, saures Erbrechen, Kopfschmerz bei *Medikamentenmissbrauch,* viele Medikamente durcheinander, Kopfweh bei *Trinkern,* Krampfkopfschmerz, nach dem *Erwachen* im Hinterkopf oder über linkem Auge, mit Schwindel, Übelkeit, Würgen, *Gefühl* als ob die *Schädeldecke bersten* wolle, plump, dumpf, vom *Hinterkopf* eher *zum linken Auge* ziehend oder ganzer Kopf, Augenbewegung schlimmer, Augen sind – wie der Kopf – verkatert, kann sie kaum öffnen, Stirn drückt, berstet, Kopfweh an der Nasenwurzel, wenn blutarm, erkältlich;
Schwindel bei Magenstörungen, überfressen, übersäuert.

Augen

Lidlähmung (Lidptose) aus Schwäche bei Managern mit unregelmäßigem, verkrampftem Lebensstil;
Netzhautdegeneration (Retinadegeneration) infolge Durchblutungsstörungen;
Sehschwäche der Raucher; toxische Sehnervdegeneration (Optikusatrophie), Gefäße krampfen, bei Alkoholikern, Rauchern, übermäßigen Genießern.

Nase

Heuschnupfen, eine Nasenhälfte verstopft nachts, mal diese mal jene mit morgendlichem Niesen beim ersten Luftzug, reißt das Fenster auf, mit verstopfter Nase drinnen, Tränen und Niesen im Freien;
Schnupfen bei *trockener Kälte*, Halskratzen, Nase fließt tagsüber, nachts zu;
Herbstschnupfen bei trockener Kälte, Zugluft, bei kosmologischem Durcheinander, nachts Nase zu, gestörter Schlaf;
akuter *Stockschnupfen,* besonders drinnen, nachts mit Schmerz an der Nasenwurzel, dumpfer Druck, Nase trocken, kitzelt, Hals kratzt, mit Niesen, laut und kräftig beim geringsten Luftzug, öffnet trotzdem das Fenster, mit Stirnkopfschmerz, *verkatert von oben bis unten*, besser in frischer Luft, Nase draußen frei trotz Kälteempfindlichkeit.

Zähne

Zahnschmerzen in der Schwangerschaft bei gereizten, missmutigen, verdrießlichen Frauen.

Rachen

Akute und chronische Halsschmerzen (Pharyngitis) durch Überanstrengung, durch Überbeanspruchung bei Rauchern, Trinkern, Rednern, raues Kratzen absteigend, trockener Husten, weißgeschrumpfte Placken in der Schleimhaut.

Hals

Tetanie, gereizt, mürrisch, steigert sich hinein, hyperventiliert.

Brustdrüse

Juckreiz der Brustwarze.

Lunge

Asthma mit Magenstörungen, Enge der unteren Brust, krampfiges Rülpsen erleichtert, öffnet Kleider;
Bronchitis durch Erkältung, *Fieber ohne Durst*, mit Magenweh, Kopfweh;
Erkältungshusten, Würgehusten, Brechhusten;
kurzer, trockener, ermüdender Husten nach dem Essen, erbricht, untere Brust wie geschnürt mit Kopfschmerz, mit Halsweh.

Bauch

Nabelkoliken seelischen Ursprungs, Ärger über die Fliege an der Wand, abgehetzt, leicht reizbar;
Neuralgie im Bauch nach Ärger, Erkältung, eher links.

Magen

Erbrechen nach Ärger, mürrisch, gereizt, sauer, meckert, Erbrechen bei Alkoholikern fern nach Exzessen, isst und trinkt maßlos;
Magenbeschwerden, Völle, Blähung, Aufstoßen, Magen schwer wie ein Stein, Druck unangenehm, vergebliches Aufstoßen, muss die Kleider öffnen, *nach dem Essen* schlimmer, Völle drückt nach unten, saures Aufstoßen, mit Kopfschmerz, Übersäuerung, saures Erbrechen, Erbrechen bei *Trinkern* durch Exzesse;
Magenkrämpfe durch Ärger, abgehetzt, leicht reizbar;
Magenschleimhautentzündung (Gastritis) mit *Magengeschwür*, Schmerzen vor dem Essen durch zu viel Säure (hyperazid), nach Ärger, Aufregung, Nachtschwärmen, nach Exzessen;
Sodbrennen mit saurem Aufstoßen, Managerstress, sauer auf sich und die Welt;
Übelkeit mit Brechreiz morgens, nach Alkohol tags zuvor, bei verdorbenem Magen nach dem Essen.

Darm

Magen-Darm-Störungen durch Arzneimittelmissbrauch, z.B. Abführmittel, mit Übelkeit, zunehmender Verstopfung;
Colon irritabile (Reizkolon), funktionell, ohne klinischen Befund;
Durchfall nach Alkoholgenuss früh morgens, häufiger Drang, Bauchkrämpfe besser nach Stuhl;
Afterekzem, eher trocken wie der Stuhlgang als Folge ungeregelter Lebensweise;
Hämorrhoiden durch ungesunde, träge, sitzende Lebensweise, mürrische Beamte, eher bei Männern, Folge von Durcheinander, sitzt, isst und trinkt maßlos;
Verstopfung mit vergeblichem Stuhldrang, unregelmäßige Darmtätigkeit,

liest Zeitung bei Stuhlgang;
verkrampfte Verstopfung, anhaltend, wie seine Laune, seine Reizbarkeit, seine Lebensweise, mit Gefühl zurückbleibenden Stuhls trotz anhaltendem Drang, Ergebnisse des Lebens unbefriedigend.

Leber

Aszites (Wasseransammlung im Bauch) bei Leberzirrhose durch chronische Leberentzündung;
Gelbsucht durch Ärger, fröstelnde, nervöse, reizbare, mürrische Männer und Mannweiber;
chronisch-aggressive Hepatitis mit Umwandlung in Zirrhose;
akute Leberzirrhose durch Alkoholabusus, Abführmittelmissbrauch, Ernährungsfehler.

Bauchspeicheldrüse

Diabetes bei Kindern (Diabetes insipidus), sehr mürrisch, gereizt, viele Magen-Darm-Störungen, erbricht öfters.

Blase

Akute Blasenentzündung, Brennen, Ziehen, Pressen am Blasenhals, *tröpfchenweise*, häufiges Harnen;
Harnträufeln (Harninkontinenz) beim Husten, Niesen, Schneuzen bei Kreuzschmerz, Blasenlähmung, Erkältung;
Reizblase, häufiger Drang, Krampf, brennend am Blasenhals, tröpfchenweiser, schleimzerfetzter, dunkler Urin, *roter Sand* im Satz.

Männliches Genitale

Unfruchtbarkeit beim Mann, Raucher und Alkoholiker.

Schwangerschaft

Geburtsvorbereitung für Wadenkrämpfe, Stuhlabgang bei jeder Wehe, nach eventueller Narkose;
Wehen mit Stuhldrang, bei jeder Wehe geht Stuhl in kleinen Mengen ab, Rückenweh, Wehen mit Wadenkrämpfen;
Nachwehen hinter der Gebärmutter, Druck auf Blase und After, Stuhl geht ab;
Zahnschmerzen bei gereizten, misslaunigen, verdrießlichen Frauen;
Trunksucht bei mürrischen, reizbaren Frauen;
Erbrechen mit Übelkeit morgens, mehr Aufstoßen als Erbrechen;
Stillschwierigkeiten, Brustwarze schmerzt neuralgisch bei nervösen, leicht erregbaren Stillenden.

Haut

Ekzem um den After, eher trocken wie der Stuhlgang als Folge ungeregelter Lebensweise;
Juckreiz der Brustwarze.

Muskeln

Tetanische Krampfanfälle (Tetanie), gereizt, mürrisch, steigert sich hinein, hyperventiliert.

Gelenke

Rheuma bei *Schönwetter* (trocken-warm), hasst trockene Kälte, bei Bewegung schlimmer, fühlt sich wie verkatert.

Wirbelsäule

Ischias (Ischialgie) durch trockene Kälte, Zugluft, plötzlich, entzündlich, schießt bis zum Fuß, Bein zuckt, lahmt, ist kalt, Schmerz tief im Muskel sitzend, auch als Folge von Ärger und Aufregung.

Nerven

Gangunsicherheit (Ataxie) durch sexuelle Übertreibung, plötzlich beim Gehen im Freien, Lähmungen;
Neuralgie im Bauch nach Ärger, Erkältung, eher links.

Ocimum

Nieren

Harnleiterkolik bei *Harngrieß*, muss alle paar Minuten harnen, ringt die Hände und stöhnt dabei, viel Sand im Urin.

Oenanthe

Nerven

Epilepsie, nachts im Schlaf ohne Erwachen, durchdringender Aufschrei zu Beginn, blasses, gelbgrünes Gesicht, blutiger Schaum vor dem Mund, Zungenbiss, seelisches Verhalten unbeeinflusst.

Okoubaka

Auslösung

Arzneimittel
Missbrauch von *Medikamenten, Insektiziden, Antibiotika*, frieselartiger Ausschlag oder Ekzeme, mäßig juckend.

Reise
Nahrungsmittelallergie durch Kostumstellung *in fremden Ländern* (Klimawechsel), leichte Verdauungsstörungen, Nesselsucht, auch vorbeugend eine Woche vor Abreise einsetzen.

Verfassung

Diathese
Allergisch, Nesselsucht, Nesselfieber, Nahrungsmittelallergie.

Schwangerschaft

Allergie besonders auf Medikamente.

Oleander

Verfassung

Essen, Trinken
Durchfall Stunden *nach dem Essen*, explosive Breistühle, unverdaut, ungewollt mit Blähungen, im Wechsel mit krampfiger Verstopfung.

Missempfindungen
Spinnweben im Gesicht bei Herzleiden.

Geist
Gedächtnisschwäche: Auffassungsvermögen schwer, *abgestumpft* bei Anstrengung;
leicht, *intuitiv,* wenn er sich *nicht* anstrengt.

Kopf

Milchschorf bei Kleinkindern;
Ausschlag wie *Impetigo* (Eitergrind) an den Haargrenzen, hinter den Ohren;
Schwindel mit Doppeltsehen beim Hinuntersehen, alles dreht sich, sieht den Boden doppelt.

Augen

Doppeltsehen (Diplopie) bei Schwindel, schwache Akkommodation.

Herz

Herzschwäche (Herzinsuffizienz) alter Menschen, Schwäche, Stolpern, Angst, Zittern.

Darm

Durchfall, noch viele *Stunden nach dem Essen,* explosive Breistühle, unverdaut, ungewollt mit Blähungen, im Wechsel mit krampfartiger Verstopfung;
Stuhlinkontinenz (unfreiwillige Stuhlentleerung) bei Darmkatarrh mit explosiven Blähungen.

Haut

Ekzem, nässend, stinkend, bevorzugt im behaarten Hinterkopf, hinter den Ohren und im Nacken;
impetiginöser *Milchschorf* in den Kopfhaaren bei Kleinkindern, an den Haargrenzen, hinter den Ohren.

Oleum terebinthinae

→ **Terebinthina**

Onosmodium

Auslösung

Überanstrengung
Der *Augen,* Augen dumpf, schwer, wund, ohne Rötung;
Hinterkopfweh, Sehschwäche.

Augen

Kopfschmerz mit Schwäche durch *Überanstrengung* der Augen, dumpf vom Rücken zum Nacken, zum Hinterkopf oder nur *links* zum Auge, Augen steif, gespannt, *Akkommodation schwach.*

Opium

Auslösung

Alkohol
Person rot bis dunkelrot, warm, kräftig; im *Alkoholrausch* sehr fröhlich, stumpfsinnig, redet viel Dampf, schläft über dem Trinken ein;
Blutungen bei *Säufern,* dunkel, schaumig;
wiederholtes *Säuferdelir,* Furcht, Terror, Tiere und Geister springen von überall auf ihn zu;
Lügen bei Säufern, rot, erregt.

Angst

Vor *Tadel,* antwortet mit aufgebauschten Lügen.

Ärger

Durchfall nach Ärger, Hirnkrämpfe, Schlaganfall, Harnverhaltung.

Arzneimittel

Magen-Darm-Störungen durch *chemische Medikamente,* Verstopfung ohne Stuhldrang, v.a. bei Bettlägerigen.

Drogensucht

Folgen: bewusstlos, dunkelrot, berauscht, benommen, stöhnend, schwitzend, schreckhaft, Verstopfung ohne Drang.

Entzündungen

Hyperämisches Stadium (Blutfülle, Rötung), passiv, dunkelrote Verfärbung.

Heimweh

Eher bei *Erwachsenen,* teilnahmslos, hilflos, ängstlich, schreckhaft, in Lügennetze verstrickt, sehnt sich nach Vergebung.

Infektionen
Typhus, fortgeschritten mit Delirium, dunkelrotes Gesicht, Cheyne-Stokes-Atmung (aufgrund von Herzschwäche).

Narkose
Narkosevergiftung, berauscht, benommen, stöhnt, schwitzt, träge verstopft.

Ohnmacht
Dunkelrotes Gesicht, apathisch, *ruhig.*

Operation
Darmverschlingung (Ileus), Totenstille im Bauch;
Narkosevergiftung, berauscht, benommen, stöhnt, schwitzt mit träger, trockener Stuhlverstopfung;
Operationsschock, Kreislaufversagen, gefühllos, Starre, *dunkelrot* bis *blau,* Cheyne-Stokes-Atmung.

Reise
Durchfall bei *Angst, Erregung, Schreck,* dunkelrot, erstarrt vor Schreck, alles geht unfreiwillig in die Hose.

Schlaganfall
Bei *dunkelrotem* Patienten, Bett ist *zu weich,* möchte *hart liegen,* Erschütterung *schmerzlos,* unruhiges, schreckhaftes Verhalten.

Schreck
Apathisch, *erstarrt,* Spucke bleibt weg, schreckhaft.

Vergiftung
Kohlenmonoxid (Leuchtgas) mit dunkelrotem bis blauem Gesicht, starre Bewusstlosigkeit, Atemstillstand;
Arsen (Unkrautvertilgung, Rattengift), dazu Milch mit Eiweiß, dann Brechmittel geben.

Verletzung
Frische Gehirnerschütterung, „alles ist zu weich", will hart liegen, Erschütterung macht schmerzlos.

Verfassung

Verhalten, Benehmen
Unempfindlich gegen Schmerz bei Schreck, Schock, Ohnmacht, Rauschgift.

Verhalten des Kindes
Lügt, viel unglaubwürdiger Dampf, wenn in Hochstimmung.

Verhalten in der Jugend
Rollenkonflikt: veränderte Körperwahrnehmung, *vergrößerte* Körperteile; *rauschgiftsüchtig,* Flucht aus der Wirklichkeit, lügt berauscht.

Verhalten im Alter
Schwatzhafte Greise, faseln berauschendes Zeug; *Schwindler.*

Sexuelles Verhalten
Vergewaltigung, Schock, wie gelähmt.

Schlaf
Kinder erwachen im ersten Schlaf, schreien nach Schreck- oder Schockerlebnis, daraufhin total verstopft;
Träume von *Drachen* und *Schwertkämpfern,* ist selbst der Held.

Diathese
Herabfallen des *Unterkiefers* bei chronischen Krankheiten, *dunkelroter* Ausdruck, *berauscht,* benommen, *stöhnend,* schwitzend, schreckhaft;
Cheyne-Stokes-Syndrom, tiefrotes Gesicht, bewusstlos.

Gemüt
Einbildungen, sieht Fratzen, Gespenster, Drachen und *Dämonen,* ergreift sein Schwert und kämpft;
sieht Katzen, Ratten, Skorpione;
wilde *Besessenheit,* rot, mit verzerrtem Mund;
Mordsucht, Raserei in der manischen Phase, will andere morden, will sich selbst ermorden in der gelähmten Phase.

Kopf

Frische *Gehirnerschütterung*, schmerzlos;
Kopfschmerz bei Medikamentenmissbrauch, v.a. Psychopharmaka.

Augen

Grüner Star (Glaukom), akut bis chronisch, tiefrot gestaute, glänzende, starre Augen, Augapfel wie zu groß.

Herz

Herzschwäche (Herzinsuffizienz) mit schwerer sinusartiger Atemnot (Cheyne-Stokes), tiefrotes Gesicht, bewusstlos, schnarcht.

Lunge

Husten die ganze Nacht, quälend, trocken, ohne Auswurf, Gesicht schwillt blaurot an.

Darm

Magen-Darm-Störungen durch Arzneimittelmissbrauch, Verstopfung ohne Stuhldrang bei Bettlägerigen;
Darmlähmung (paralytischer Ileus), heiß-feuchte Bauchwickel nicht vergessen;
Durchfall bei Angst, Erregung, Schreck, dunkelrot erstarrt vor Schreck und alles geht unfreiwillig in die Hose;
Verstopfung ohne Stuhldrang, Darm gelähmt, trockene, schwarze, harte Kügelchen, Verstopfung nach Operation durch Darmverschlingung, Verstopfung nach Angst, Schreck, Schock, gefühllos, tagelang keinen Stuhlgang, leidet nicht, muss mechanisch entfernt werden, Verstopfung bei alten Leuten, Bauch aufgetrieben, aber belästigt nicht, schläfrig, schwindelig.

Weibliches Genitale

Eierstockentzündung (Adnexitis), passiver Blutandrang (hyperämisch) bei unruhigen, schreckhaften Frauen mit dunkelrotem Gesicht.

Schwangerschaft

Drohende Fehlgeburt durch Schock, Schreck, wie gelähmt;
spontane Fehlgeburt ohne Vorzeichen kurz vor der Geburt;
Verstopfung ohne Drang;
Neugeborenes nach Geburt *blau*, schlaff, wie gelähmt;
Cheyne-Stokes-Atmung, Verstopfung (Sedierung unter der Geburt? Cave: plötzlicher Kindstod!).

Haut

Heißer, flüssiger, *übermäßiger Schweiß* am Kopf, im Gesicht, bei Erregung, bei Ohnmachtsgefühl, bei Schlaganfall, im Delirium.

Nerven

Wiederholtes *Säuferdelir* (Delirium tremens) mit Furcht und Terror, Tiere und Geister springen von überall her auf ihn zu.

Origanum

Verfassung

Sexuelles Verhalten

Onanie, Exzesse bei Kindern und Jugendlichen, besonders bei Mädchen.

Weibliches Genitale

Wässriger *Ausfluss* (Fluor vaginalis) durch sexuelle Erregung;
heiter mit *Heiratswunsch*.

Paeonia

Darm
Ekzem um den *After*, geschwollen, heftig juckend, brennend bei innerer Frostigkeit;
Hämorrhoiden, Fissuren.

Palladium

Verfassung

Verhalten, Benehmen
Launisch, rascher Stimmungswechsel, im Vergleich zu Platin bleibt er lieber unbeachtet, ist aber eher *frech, drohend* und *dreist*, weniger stolz, aber *anmaßend*.

Verhalten des Kindes
Drängelt sich unbedenklich in den *Mittelpunkt*, frech *fordernd*, kommt wieder aus dem Bett und verlangt Aufmerksamkeit, besonders bei anwesendem Besuch; *beschimpft* ungehörig seine Eltern, falls es zurechtgewiesen wird; *fühlt sich vernachlässigt*, schimpft ständig darüber, verlangt, dass man ihm schmeichelt;
unruhig, *Gebärden, Grimassen*.

Weibliches Genitale
Eierstocktumor (Ovartumor), vergrößert, geschwollen, hart, eher *rechts* bei auffallend frechen Frauen.

Pareira

Blase
Reizblase mit häufigem Drang, Krampf *bis* in die *Oberschenkel*, muss sich *hinknien*, Schleimfetzen, roter Sand, sehr klebriger, streng riechender Urin.

Paris quadrifolia

Kopf
Kopfschmerz, Augen *wie an einer Schnur zurückgezogen* zur Mitte des Gehirns.

Augen
Schmerzlindernd bei *Grünem Star* (Glaukom) bei scharf schießenden Schmerzen, als ob ein Faden das Auge in den Kopf zöge;
Sehschwäche infolge schlechter Akkommodation, Augen können nicht fest fixieren, als ob der Sehnerv zu kurz sei.

Kehlkopf
Kehlkopfentzündung (Laryngitis acuta), Heiserkeit durch Erkältung, *schmerzlos*, Räusperzwang.

Passiflora

Auslösung
Drogensucht
Unerträgliche *Schmerzen* bei *Entwöhnungsversuch*.

Verfassung

Schlaf
Kinderschlaf, ängstlich, motorische Unruhe, schläft spät ein, aber schläft dann erholsam;
Schlafstörungen nach *Eisenpräparaten*, Schlafstörungen bei *Arteriosklerose*, ruhiges Gemüt, Gedanken kreisen um Tagesereignisse.

Diathese
Krebsgeschwulst und *Metastasen* mit Nervenschmerzen und Taubheitsgefühlen; Arznei wirkt beruhigend.

Gefäße
Hirndurchblutungsstörung (zerebrale Durchblutungsstörungen) mit Schlafstörungen.

Pel talpe

Haare
Totaler *Haarausfall* (Alopecia totalis), als 3-Monate-Kur einsetzen, bedarfsweise wiederholen.

Petroleum

Auslösung

Ärger
Schwindel, Durchfall, Appetitlosigkeit *nach* Ärger.

Grippe
Wintergrippe, wunder, stinkender Schnupfen, rissige Nasenlöcher, stinkende, scharfe Schweiße.

Nahrung
Verlangen nach oder Abneigung gegen *Fett*, gekochte *fette* und *schwere Speisen*, Durchfall;
Allergie bei *Fett*, *Fleisch*.

Reise
Reisekrank, Schwindel, Übelkeit, würgt elendig;
per *Flugzeug:* Bewegungskrankheit, Übelkeit bei Turbulenzen, etwas Essen lindert;

per *Schiff:* seekrank, Auf-und-ab-Schwindel, würgendes Erbrechen durch das Stampfen des Bugs;
Wintersport, Frostbeulen, Erfrierungen, sehr schmerzhaft, sehen übel aus.

Röntgen
Verbrennung durch Bestrahlung, Geschwüre, eiternd, fressend, übel riechend.

Schule
Hinterkopfweh gegen Schulende, geistig erschöpft, hungrig, reizbar, zornig, Essen bessert.

Verletzung
Meniskus.

Würmer
Übelkeit, Brechreiz, Schwindel.

Verfassung

Aussehen, Erscheinung
Knollennase (Rhinophym), nur winters schlimm.

Verhalten, Benehmen
Ausgesprochen unnatürlich, *affig*;
immer in allem *zögernd*, zaudernd, *unschlüssig*, willenlos.

Verhalten des Kindes
Vergesslich, *nachlässig*, unaufmerksam, leicht wütend, neigt zum Widerspruch und ist schnell beleidigt oder verfällt in widerborstige, *querköpfige* Wut.

Bettnässen
Bei akuter, heftiger Blasenentzündung.

Essen, Trinken
Schmerzen *besser durch Essen*, aber Person benebelt und schwindelig danach.

Schläfrigkeit
Im *Winter*, chronische Beschwerden kehren wieder, Frostbeule bis Ekzem.

Diathese
Herpesbläschen, destruktiv.

Gemüt
Halluzinationen, jemand *läge* neben ihm im Bett, eine vergeistigte Gestalt; glaubt, er oder eines seiner Glieder *sei doppelt* oder geteilt, ätherisch gestaltet oder die Luft sei von eigentümlicher Gestalt erfüllt, Dinge erscheinen fremd; der *Körper* sei *in Stücke* zerfallen; *verliert sich* in sonst bekannter Umgebung, „alles ist verloren".

Kopf
Kiefergelenkarthrose, Knarren, Schaben, auch Luxation des Kiefergelenks; *Kopfschmerz* oder *Schwindel* durch Autofahren, Fliegen mit Übelkeit und elendigem Würgen.

Augen
Chronische *Bindehautentzündung* (Konjunktivitis), brennend, trocken, Augenwinkel blutig, rissig;
Ekzem um die Augenbrauen, trocken oder nässend, nur im Winter, in der Kälte;
chronische *Lidrandentzündung* (Blepharitis), rot, rau, nässend;
eitrige *Schrunden* an den Augenlidern, jeden Winter wiederkehrend.

Ohr
Außenohrentzündung (Otitis externa), nässende, verkrustende Bläschen;
Frostbeulen an den Ohrmuscheln, sehr schmerzhaft, übel aussehend;
Einrisse am Ohransatz in jedem Winter (auch Fingerkuppen, Genitale, After);
Ohrgeräusche, Klingeln und Klopfen.

Nase
Knollennase (Rhinophym), chronisch, winters schlimm; Einrisse am Nasenflügel, eher trocken, jeden Winter wieder.

Herz
Herzbeschwerden (Dyskardie), Kältegefühl im Herzen bei Erbrechen, bei Kreislaufstörungen.

Magen
Magenbeschwerden (Gastropathie), Schmerzen besser durch Essen, wird aber benebelt und schwindelig.

Darm
Durchfall morgens oder *nur tagsüber*, danach Heißhunger, schwach, dusselig, Abmagerung;
Einrisse am After, eher trocken;
Ekzem zum Hoden oder zum Damm hinziehend, nur im Winter.

Männliches und weibliches Genitale
Herpesbläschen, eher im Winter;
übermäßiger Schweiß am Genitale, scharf, streng.

Schwangerschaft
Erbrechen, durch Essen besser, *Heißhunger* sofort danach.

Haut
Ekzem um die Augenbrauen, trocken und nässend, nur im Winter, in der Kälte, hinter den Ohren, rissig, blutend, nässend, stinkend, an den Fingerkuppen;
Frostbeulen, Erfrierungen, sehr schmerzhafte, übel aussehende Geschwüre;
Herpes genitalis (Herpes im Genitalbereich), eher im Winter;
Knotenrose (Erythema nodosum) mit Hautrötung, rheumatische Hautknöt-

chen, kälteempfindlich, hitzig, an *Sarkoidose* denken (!);
schmerzhafte, tiefe, feuchte Schrunden, Einrisse (Rhagaden) in jedem Winter, Finger, Fingerkuppen, Hohlhand (blutend), Nasenflügel (eher trocken), Ohrläppchen, Ohransatz, Augenlider (eitrig), Genitale, After (eher trocken), ekzematös zum Hoden hinziehend, Ferse (tiefe, trockene Risse), alle Körperöffnungen;
Schuppenflechte (Psoriasis) mit Gelenkbeschwerden, im Winter schlimmer, verdickte, blutige Schrunden, juckende Bläschen;
übermäßiger, übel riechender, scharfer, strenger *Schweiß* (Hyperhidrose) in den Achseln, an den Armen, am Genitale, an den Füßen.

Gelenke

Gewohnheitsmäßige *Gelenkauskugelung* (habituelle Luxation), Bänderschwäche; *Kiefergelenkarthrose* mit Knarren, Schaben, auch Luxation des Kiefergelenks; Verletzung des *Meniskus* und der Gelenke.

Beine

Frostbeulen;
Risse an der Ferse, nur im Winter; stinkende Schweißfüße.

Petroselinum

Auslösung

Infektionen
Akuter *Tripper* (Gonorrhöe), Harnröhre juckt, Schmerz zieht zur Peniswurzel.

Verfassung

Bettnässen (Enuresis) auch *tagsüber*, Einnässen auf dem Weg zur Toilette.

Blase

Akute *Harnröhrenentzündung* (Urethritis), Harnröhre juckt, Schmerz zieht zur Peniswurzel, erreicht die Toilette nicht;
Reizblase mit plötzlichem, heftigem, häufigem Drang, mit kribbelndem, vorher stechendem, nachher schneidendem Krampf, milchiger Urin mit Schleimfetzen;
Reizblase bei Kindern, trippeln von einem Fuß auf den anderen, erreichen die Toilette nicht mehr.

Phellandrium

Verfassung

Sexuelles Verhalten
Onanie, lästig bei Frauen.

Diathese
Brustkrebs.

Brustdrüse

Harte *Brustknoten* (Mammaknoten), eingezogene, schrundige Brustwarzen, heftige Stiche bis zum Rücken;
Brustschmerzen (Mastodynie) eine Woche vor der Periode, *Stiche durch die Brüste*, zum Rücken ziehend.

Lunge

Eitrige, stinkende *Bronchitis* (foetida), lockerer Husten am Morgen.

Schwangerschaft

Stillschwierigkeiten, Brustentzündung oder schmerzhafte Brustwarzen oder schmerzhafter Milchstau, stechend durch die Brüste zum Rücken, *besser beim Stillen*.

Phosphorus

Auslösung

Angst
Vor dem *Alleinsein*, er könne von Unheil bedroht werden, möchte gestreichelt werden;
Angst vor dem *Altern*, er fürchtet, weniger gut auszusehen;
Angst vor und in der *Dunkelheit*, sieht grinsende Fratzen;
Angst vor *Gewitter*, vor dem Blitz, macht alle Läden zu und verkriecht sich im Keller;
Angst vor *Tieren*, besonders vor Pferden;
Angst vor dem *Tod*, der Tod erscheint ihm in der Nacht;
Angst vor *Wasser*, besonders vor dunklen, stehenden Gewässern, ein tropfender Wasserhahn macht ihn verrückt;
Angst vor der *Zukunft*, glaubt, es könne ein *Unheil* geschehen.

Arzneimittel
Kortison-Missbrauch, Übererregung oder Verfettung der Unterhaut oder Unterhautblutungen;
Psychopharmaka, Euphorie oder Erschöpfung.

Blutverlust
Bei überempfindlichen, leicht verängstigten, reizbaren Personen.

Entzündungen
Stadium der *Erythrozyten-Auswanderung* (Blutaustritt), starke, hellrote Blutzersetzung und Blutungsneigung.

Fernsehen
Leistungsschwäche durch Fernsehen, vor allem bei Kindern mit leichter Erregbarkeit, nächtliche Albträume und Ängste.

Grippe
Beginn im Hals mit Kratzen und *Brennen*, mit *Stimmverlust* danach und wunder Kehle abends;
bei *anhaltender Schwäche* nach Grippe, Person ist rasch erschöpft, rasch erholt im Wechsel.

Infektionen
Entzündungen verschiedener Ursache;
Folge von *Hirnhaut-* und *Hirnentzündung* (Meningitis und Enzephalitis), rot, kraftlos;
akute *Hepatitis* (Leberentzündung, H. epidemica), *Leberzellschaden*, Leberverfettung;
Tuberkulose mit Bluthusten bei engbrüstigen, schnell wachsenden jungen Menschen.

Nahrung
Verlangen nach Eis oder unverträglich;
liebt *Kaltes*, weil es überall brennt, Eis oder Kalttrinken, aber bekommt davon Durchfall oder Erbrechen, sobald es im Magen warm wird;
verlangt nach *starken Gewürzen*, nach *frischer* und *kalter* Nahrung, nach *Saurem*, *Salzigem*, *Würzigem*.
Abneigung gegen *Austern*, *Fisch*, gegen alle *Meerestiere*, gegen *Butter*, gegen *gekochte Milch*, gegen *Süßes*, besonders gegen *Puddings*.
Unverträglichkeit von *Salz* möglich;
von *Eis* und *Kalttrinken*, Durchfall oder Erbrechen, sobald es im Magen erwärmt wird.

Narkose
Narkosevergiftung nach Operation mit Kopfschmerzen, Erbrechen, Verwirrung, erwacht nicht richtig, ist im „Dämmerzustand".

Reise
Fühlt sich *vor* einem *Gewitter* schlecht, fühlt die *elektrische Spannung* in den Ner-

ven, verkriecht sich in einer dunklen Ecke, Angst oder Unwohlsein, vor dem Blitz; bewährt bei Übermüdung und Erschöpfung des *Fahrers*, wenn dieser leichenblass wird; *akute Hepatitis*.

Schlaganfall
Nach vorherigem Nasenbluten ohne Anlass bei eher zarten Menschen nach Hirnblutung; später bei *halbseitiger Lähmung*, wenn die *nicht gelähmte Seite krampft*.

Schulkopfschmerz
Kopfweh *gegen Schulende*, ist geistig erschöpft mit *Hinterkopfweh*, ist hungrig, Essen bessert, liebenswerter Schüler.

Schule
Verminderte *Konzentration*, „Null Bock", Schulversagen, widmet sich schöneren Dingen, verweigert alles, was diesen entgegensteht;
Schulmüdigkeit, Konzentrationsschwäche, hirnmüde, geistig überfordert, allgemein schwach.

Überanstrengung
Geistige Überanstrengung mit *Hinterkopfschmerz*, Person ist matt, erschöpft, eingefallen, *leichenblass*.

Unfall
Elektrischer Schlag, Blässe, Kribbeln, Zittern, Aufregung, Angst.

Vergiftung
Giftpflanzen, Beeren, Pilze, bewährt zur Nachbehandlung, vorher Kaffee trinken lassen, keinen Tee!

Wetter
Unwohl vor einem *Gewitter*, fühlt die elektrische Spannung in den Nerven; Angst vor dem *Blitz*, macht alle Läden zu und verkriecht sich im Keller; Husten beim Übergang ins *Kalte* mit tiefem Kitzel hinter dem beengten Brustbein.

Würmer
Schwäche durch Verwurmung, blass, durchscheinend, erschöpft.

Verfassung

Aussehen, Erscheinen
Abgehärmtes Gesicht, *wenn* geistig *erschöpft*;
reizbar, *überempfindlich* gegen alle Eindrücke, *durchgebogener Rücken*;
Hängeschultern bei Jugendlichen, schlank, zart, heiter, erröten leicht, erschöpfen sich rasch;
Hände und Finger sind zu *rot*, die Handinnenflächen *brennen*;
Sunnyboy, immer strahlend, weiß Verantwortung nicht einzuschätzen, ist schön und lustig, gekleidet wie ein *Paradiesvogel*, oft mit vielen Leberflecken und *Sommersprossen*;
Haltung beim Gehen ist beschwingt, tänzelnd oder trödelig, sich umschauend.

Verhalten, Benehmen
Sagt: „*ich fühle mich schon wohler*" (nach der 1. Konsultation), glaubt begeistert, dass seine Gesundung bereits vollbracht ist;
ein *Dandy*, blond, heiter, phantasiereich, liebt die Welt, die Menschen, den Schöpfer;
will gefallen, ist sich seiner Handlungen nicht bewusst;
ein *Romantiker*, kultiviert das Verliebtsein mit allzu begeisterter Phantasie;
mehr Schein als Sein, glänzt, glitzert und leuchtet gern selbsttäuschend, fühlt sich adlig;
Selbstsucht mit unbewusster Überzeugung, die ganze Welt drehe sich nur um ihn;
Größenwahn, baut Luftschlösser, begeisterungsfähig, *Strohfeuer*;
aber auch *depressiv*, lässt sich gehen, ist *teilnahmslos*, menschenscheu, höchst

berührungsempfindlich (Schattenseite der Medaille!);
geniale Menschen mit gottgegebener Inspiration oder *zerstreut*, wie im Traum, immer leicht erregbar;
beschuldigt jeden, in dessen Schuld er steht (destruktive Seite);
kann sich nicht verpflichten, diskutiert gewandt, ist heiter;
nährt seinen Spaß (in jeder Lage);
theatralische Handbewegungen und Gebärden sind typisch;
schreitet wie ein *Herrscher* einher, glaubt *adlig* zu sein;
fällt leicht in *Ohnmacht* (hysterisch) bei ohnmächtigen Situationen wie z.B. bei schlechten Nachrichten;
Umgang mit der Liebe: genießt viele Partner und Beziehungen, ist aufregend, vergnüglich und *aufregend zärtlich*, auch im Umgang mit der Liebe zu den eigenen Kindern;
manchmal *effektheischend*; tastet unentwegt seine Lippen ab, träumt und staunt, kann schlecht „Nein" sagen, zeigt sich lieber einfühlend, gibt aber *unbeschwert* eine Zusage auf, wenn die Lust daran verloren geht;
wenn krank, *verzweifelt* er still über seiner Schwäche, lebt im Schatten seines ehemaligen Lichtes, sucht einen Arzt nach dem anderen auf, schwärmt begeistert von jeder neuen Therapierichtung, sucht Trost;
bei Angst, Alleinsein will er *gestreichelt* werden;
weiß schon im voraus, was andere sagen wollen, *alle* seine *Sinne* sind *überempfindlich*, hat den so genannten *7. Sinn*;
aber verschweigt oder *verdreht* auch *Tatsachen*, weil verwirrt oder nicht bewusst über sein wirkliches Schicksal, verwechselt dabei, was er tun könnte, mit dem, was er getan hat, glaubt daran und überzeugt andere glaubhaft.

Verhalten des Kindes
Blumen-Liebhaber, liebt alles, was schön ist;
verträgt keinen Blumengeruch (Allergie, Asthma);
Frühaufsteher, lustig, singt, deckt jeden Sonntag phantasievoll den Frühstückstisch für die ganze Familie ein;
„Knallfrosch" mit gewaltigen Explosionen und enttäuschendem Qualmen, anfallsartig erregt;
setzt seinen Wert in Szene;
tröstbar;
gefräßig, *hungrig* und *durstig* abends und nachts;
dünn, schmächtig, zart, rosa oder blass;
aufgeweckt, nervös, *lügt*, voller poetischer Geschichten, glaubt daran;
unruhig, ängstlich, gehemmt, schwebt in seiner *Traumwelt*.

Verhalten in der Jugend
„Ich bin, wie ich bin", heiter, verbindlich, Interesse an Menschen, an der *Bühne*;
Auf und Ab der Gefühle, kurzlebige *Begeisterung*, keine zielgerichtete Energie, des Lernens unfähig;
bedarf der seelischen Erregung, um der Langeweile zu entgehen;
im Umgang mit Erwachsenen kommt er gut mit allen aus;
aber auch *depressiv, psychotisch*, geistiges Aufleuchten, weint, lacht, ruhelos, boshaft, erotisch;
Rollenkonflikt: verweiblichte Jungens, über die Maßen empfindsam, zart, zärtlich, hübsch, *stets verliebt* in sich.

Sexuelles Verhalten
Übermäßiges Verlangen bei Männern, leicht entzündbar, voller *erotischer*, ästhetischer Phantasie, sinnlich, *schamlos*, rot und hitzig;
alle Sinne sind überempfindlich, rasch erregt, verliert Kontrolle;

Onanie-Exzesse bei Kindern und Jugendlichen, besonders bei Knaben;
ungewollter *Samenerguss* nachts mit Erregung;
immer erst *übererregt*, später dann *impotent*;
Homosexualität eher bei Frauen.

Appetit
Magersucht (Anorexia nervosa) mit schwankendem Appetit, Person ist empfindlich, zart mit Engegefühl in Brust, Herz, beim Atmen, mit schwächendem Durchfall und reichlichen Schweißen.

Essen, Trinken
Isst *begierig*, aber zu viel, zehrt ihn zu sehr auf, es stößt ihm auf;
Schwächegefühl im Magen um *11 Uhr*, isst ein wenig Kaltes, das aber erbrochen wird, sobald es sich im Magen erwärmt;
isst und trinkt gern *nachts*, besonders *Kaltes*, Frisches;
trinkt gern und zu viel *Cola*, erregt, aber leistungsschwach, *beachte:* Diabetes (!);
Husten, der anfallsweise *nach dem Essen* auftritt, mit dem Gefühl, die obere Brust sei wie eingeschnürt;
Kopfschmerz *bessert* sich *durch Essen*;
hungrig, wenn geistig erschöpft;
nächtliches *Sodbrennen* mit saurem Aufstoßen wird durch Essen besser.

Entwicklung
Vermehrtes *Längenwachstum*, das Kind, der Jugendliche ist hoch aufgeschossen, untergewichtig, dürr mit gebeugtem Rücken, Hohlkreuz und *Hängeschultern*, trotzdem heiter und sonnig.

Missempfindungen
Brennen an kleinen Stellen, reibt sie.

Schlaf
Kann nicht *einschlafen*, weil es ihm zu kalt ist, Rückenmassage wirkt Wunder;
Erwachen nachts wegen Hunger, steht auf, isst und trinkt;
kann im Schlaf *nicht links liegen* wegen Herzklopfen, Rückenlage;
Schlafwandel, sucht Licht und Berührung.

Kinderschlaf
Lichtverlangen, Angst vor grinsenden Geistern und Fratzen, die aus der Wand kommen.

Sprache
Stottern bei zarten Menschen, stolpern über Silben, über ihre Nerven.

Diathese
hämorrhagisch, ererbte Blutungsneigung, helle, aktive, reichliche Blutungen aus allen Organen, Wunden, Gefäßen.

Geist
Vergesslichkeit oder *intuitives Denkvermögen*, künstlerisch, chaotisch, ohne geistige Festigkeit, *verschwendet seine Energie*, zündet seine Lebenskerze an beiden Enden an, vergisst Zahlen oder zählt sie *zwanghaft*;
verweigert intellektuelles Entwickeln und Erfahren, hat keine Lust, den Glanz seines Selbstbildes zu trüben, nimmt weder sich selbst noch Standpunkte anderer wahr.

Gemüt
Gleichgültige Depression, Schwermut, teilnahmslos, menschenscheu, träge, verdrossen, lässt sich gehen;
hat *Ahnungen*, ein *Schwärmer*, er beschuldigt sich unzüchtiger Handlungen (die er nie begangen hat), hat „*Déjà-vu*"-Erlebnisse (neue Begegnungen sind bereits vertraut), *hellsichtig* mit überhöhter Empfindsamkeit, sieht auch die Aura des Menschen;
sieht Fratzen, Gespenster, die aus der Ecke kommen und ihn angrinsen;
glaubt, er sei eine *andere Person*, ein *Adliger*;

Psychose junger Menschen, geistiges Aufleuchten, weint, lacht, ruhelos, boshaft, erotisch;
Größenwahn, glaubt, alles Schöne sei nur für ihn erschaffen, versucht zu fliehen, rast nackt auf die Straße;
Psychose mit *Starre*, will nicht reden, antwortet nur langsam;
Psychose *im Wochenbett*, apathisch, stumpfsinnig, Gesichter grinsen sie an, sie meint, ihr *Körper sei in Stücke zerfallen*;
Selbstmordneigung (Suizidneigung), möchte ins Wasser springen;
Zwangsneurose (zwanghafte Handlung), *Zählzwang*, selbst im Gespräch zählt er die Bücherrücken nebenbei.

Kopf

Folgebeschwerden von *Hirnhautentzündung* (Meningitis), Person kraftlos, *Kopfschmerz*, durch schwere *Nierenerkrankungen* ausgelöst, mit Schwindel, Stirnkopfweh, Magendrücken, alles brennt;
Schulkopfschmerz wenn geistig erschöpft, Hinterkopfweh, Kopfschmerz *durch geistige Überanstrengung* bei zarten, erschöpften, aber rasch erholten Menschen, die stets verliebt sind, Kopfschmerz *nach dem Erwachen*, im Hinterkopf, nach zu langem Schlaf, mit Schwindel, wäscht sich kalt ab;
Schwindel in der *Dunkelheit*, zittert, Schwindel nach dem *Lesen*, erschöpft, Buchstaben verschwimmen, Schwindel bei *Magenstörungen*, morgens bei leerem Magen, zittert ohnmachtsnah;
Menière (Innenohrschwindel) bei nervösen, erschöpften Menschen mit Klopfen im Hinterkopf beim Gehen, Schwindel beim *Hinaufschauen*, weil er zuviel zu überwinden hat, treppauf, bergan, liebt schwindelnde Höhen, aber nur im Flug.

Augen

Aderinnenhautentzündung (Uveitis) des dunklen Anteils (Uvea);
Grauer Star (Katarakt), chronisch, nach Anstrengung, durch feine Arbeiten, durch viel Lesen, Erschöpfung;
Grüner Star (Glaukom), Arznei wirkt schmerzlindernd bei wiederholten neuralgischen Anfällen, verhindert Degeneration;
Blindheit (Amaurosis), toxisch bei *Diabetes*, Person sieht *kreisrunde Wellen*;
Lidschwellung (Lidödem) am Ober- und Unterlid;
frische *Netzhautablösung* (Retinaablösung), plötzliche Blutung, Gefäßdurchlässigkeit;
akute *Netzhautblutung* (Retinablutung), plötzliche Verdunklung;
Netzhautdegeneration (Retinadegeneration) bei Bluthochdruck durch *Gefäßverfettung*, Gefäßbrüchigkeit, durch Blutung, durch überarbeitete Augen, bei Diabetes oder infolge Durchblutungsstörungen, sieht Blitze und farbige Kreise, ist lichtempfindlich, bei chronischen Nierenerkrankungen, ängstlicher Mensch mit gequollenen Lidern und Schwindel;
Netzhautentartung (Makuladegeneration), einfache trockene Form, Gefäße verfettet;
toxische *Sehnervdegeneration* (Optikusatrophie), Gefäße verkalkt bei Diabetes und anderen Drüsenerkrankungen;
Sehnerventzündung (Retrobulbärneuritis), zentrale Gesichtsfeldausfälle (Skotom) bis zur Blindheit;
Kurzsichtigkeit bei schlanken Menschen ohne krankhaften Befund (Amblyopie), anlagebedingt, nicht durch Linsen korrigierbar.

Ohr

Innenohrschwindel (Menière);
Ohrgeräusche (Tinnitus aurium);

Schwerhörigkeit durch Verkalkung mit Ohrensausen oder ohne krankhaften Befund; *schwerhörig* für die menschliche Stimme, aber hört Geräusche überlaut.

Nase

Heuschnupfen mit Lichtscheue, geht raus, trägt auffällige Sonnenbrille, krampfhaftes *Niesen*, schlimmer draußen, Brennen mit wenig Ausfluss, mit versagendem Niesen auch drinnen, Niesen in der frischen Luft, brennend, muss nach draußen, *steigt in die Bronchien* ab;
Nasenbluten bei blassen, zarten, hübschen, hochgeschossenen Kindern und Heranwachsenden, hellrot, ohne Anlass wiederkehrend;
Nasenpolypen (destruktiv), Nase fließt oder ist trocken, brennend, Ausschnäuzen kleiner Blutungen;
Schnupfen steigt in die Bronchien ab, anhaltend trockener Husten mit anhaltender Heiserkeit, mit anhaltender Schwäche danach, rasch erschöpft, rasch erholt im Wechsel.

Rachen

Halsschmerzen (Pharyngitis), als ob eine *Feder am Rachendach* kratze, hüstelt ständig.

Kehlkopf

Kehlkopfentzündung (Laryngitis acuta) mit Stimmverlust abends, rohe, raue, wunde, trockene Kehle, besser draußen;
Stimmverlust nach Erkältung, wunde Kehle abends, *Heiserkeit abends*.

Speiseröhre

Entzündung infolge Rückfluss von Magensaft (Reflux-Ösophagitis) mit *Sodbrennen*, saurem Aufstoßen, Brennen, mit großem Durst auf Kaltes;

Speiseröhrenblutung (Ösophagusblutung) durch Speiseröhrenkrampfadern, aktiv, rot.

Herz

Herzbeschwerden (Dyskardie), kann nicht links liegen, Herz rast;
Herzmuskelschwäche (Myodegeneratio cordis), fettige Degeneration, eher des rechten Herzens, Rückstau des Venenflusses, Lider geschwollen;
Herzschwäche (Herzinsuffizienz) der rechten Herzkammer.

Lunge

Asthma der Kinder bei *Bronchiolitis* (tief unten), später *spastische Bronchitis*;
chronische Bronchitis ohne Schleim, schlimmer in frischer Luft, mit *widerlich süßlichem* Schleim beim morgendlichen Abhusten, trockener Reizhusten abends;
Heuasthma bei Heuschnupfen, trocken brennend, heiser, schlimmer beim Reden und draußen, mit *Bellhusten*, tiefsitzend, beim Sprechen, beim Atmen, obere Brust wie geschnürt, vermehrt beim Übergang ins Kalte, tiefer Kitzel hinter beengtem Brustbein, durch Sprechen schlimmer, Kitzel aus der Tiefe bei Abenddämmerung, Arznei folgt gut auf *Belladonna*;
nervöser Husten abends bei beginnender Dämmerung, beim Reden, nach dem Essen, anfallsweise;
Bluthusten, helle, mit Sputum vermischte Blutstreifen;
Lungenentzündung (Pneumonie) ab 2. Tag: Anschoppung, rostroter Auswurf, Arznei folgt und ergänzt *Bryonia*, Husten, als ob etwas losgerissen sei, blutig;
ab Ende der 1. Woche: Krise, rote Hepatisation, ergänzt weiter *Bryonia*, geschnürte obere Brust, gelb-roter Auswurf, Lungenentzündung bei zarten, hübschen, kraftlosen *Kindern*, können nicht links

liegen wegen Herzklopfen, mit Bronchitis, schmerzendem Husten hinter dem Brustbein, mit *Hirnhautreizung*, mit geschwätzigem *Delirium* (typhös), will aus dem Bett, zieht sich aus, Angst, Hitze, mit Lungenbluten, lebensbedrohlich (!);
Lungenentzündung mit *Rippenfellentzündung*, blutstreifiger Auswurf, abends und morgens, Atmung knistert, rasselt;
Mukoviszidose (rezessiv vererbte Stoffwechselerkrankung), personenbezogene Schwäche gegen 17 Uhr, ruht, erholt sich gut.

Magen

Bluterbrechen (Hämatemesis), akut, hell, vermischt mit Speisen, schmerzlos;
akutes *Erbrechen*, großer Durst auf Kaltes, wird aber sofort erbrochen, sobald es sich im Magen erwärmt, blutig bei Ulkus, Krebs;
Magenbeschwerden (Gastropathie) mit Schwächegefühl im Magen um *11 Uhr*, isst ein wenig Kaltes;
blutendes *Magengeschwür* (Ulcus ventriculi) ohne Übelkeit, Wiederkäuen der Speisen, isst gern kalt, verträgt es nicht;
Magenschleimhautentzündung (Gastritis) mit zu viel Säure (hyperazide), nächtliche Säure mit Hunger und Durst, steht auf, isst und trinkt kalt;
nächtliches *Sodbrennen* mit saurem Aufstoßen.

Darm

Chronischer Durchfall morgens, geht manchmal in die Hose, schmerzlos, mit unverdauter Nahrung (pathologische Verbindung zwischen Magen, Leber, Bauchspeicheldrüse, Schilddrüse), mit Unsicherheitsgefühl im After, nach warmen Speisen, nach kaltem Trinken, mit Schwäche im Magen, morgens früh nach dem Erwachen, Stuhl wie *Froschlaich* oder mit *aufgelagertem Öl*, ungewollt bei Bewegung und Husten, Afterkrampf, Person müde, erholt sich aber rasch;
Verstopfung (Obstipation), Stuhl geformt wie ein *Bleistift*, lang zusammenhängend, wird mit großer Kraft entleert.

Leber

Gelbsucht (Ikterus) bei Lungenentzündung;
Hyperbilirubinämie (übermäßiges Bilirubin im Blut);
akute *Leberentzündung* (Hepatitis epidemica);
Leberzellschaden;
Leberschrumpfung (Hepatose) mit großer Schwäche, *Kaffeesatzerbrechen*, grauweiße Stühle;
Leberzirrhose (verhärtete Leber).

Bauchspeicheldrüse

Diabetes, Person blass, heiter, nervös, isst und trinkt nachts Saures und Limonade, Diabetes bei Kindern *(Diabetes insipidus)*, blass, heiter, erröten leicht, haben keine Beziehung zur Schwere ihrer Erkrankung;
diabetische Netzhautstörungen (Retinopathia diabetica), sieht Blitze und farbige Kreise, lichtempfindlich;
Pankreatitis (Bauchspeicheldrüsenentzündung) mit Schrumpfung (Pankreasatrophie), blasses, gelbliches, blutarmes Aussehen, Stuhl unverdaut, wie Froschlaich mit aufgelagertem Öl;
Schrumpfung der Drüse bei Diabetes.

Niere

Akute *Nierenentzündung* (Nephritis acuta), blutiger, eiweißhaltiger, spärlicher, *fettiger* Urin mit aufgelagertem *wächsernem Film*, Schwellungen, Augenödeme, Glieder eiskalt, müde;

Nierenschrumpfung (Nephrose); *amyloide Degeneration* mit Gewebeschaden (Präurämie), Schwindel, Stirnkopfschmerz, mit drückendem, brennendem Magen, fettigem Urin, mit Kopfschmerzen;
urämische Eklampsie (akutes Nierenversagen), schmerzloses Erbrechen, schmerzloser Durchfall.

Blase

Blutharnen (Hämaturie) hellrot, schmerzlos bei Nierenschrumpfung, mit Brennen bei Entzündung.

Weibliches Genitale

Gebärmutterblutung (Uterusblutung), reichlich, hell, aktiv, ohne ersichtlichen Anlass, durchlässige Gefäße? *Gebärmuttermyomblutung* (Uterusmyomblutung), Arznei jedes Mal einsetzen, wenn es wieder hellrot und kräftig blutet;
Periode mit Erbrechen;
ausbleibende Periode (Amenorrhöe) nach Absetzen der Pille (Folge von unterdrücktem, natürlichem Hormonzusammenspiel);
Hitzewallungen in den Wechseljahren *ohne* Schweiße, *aus den Händen* aufsteigend!

Schwangerschaft

Schmerzloses *Erbrechen*, schmerzloser *Durchfall* während der Schwangerschaft oder *Erbrechen* mit Übelkeit, Sodbrennen, mag kalte Getränke, die bald danach erbrochen werden;
Blutarmut, rasch erschöpft, aber schnell erholt;
Eklampsie während der Geburt;
Wochenbettpsychose, apathisch, stumpfsinnig, will nicht reden, antwortet nur langsam, Gesichter grinsen sie an, meint, ihr Körper sei in Stücke zerfallen.

Haut

Fischschuppenkrankheit (Ichthyosis), bewährt in D6, aber Vorsicht: Darmbluten kann auftreten, zentral braun gefärbte Schuppen (z.B. Nitida-Form), *beachte:* Netzhautentzündung, Innenohrschwerhörigkeit, Nervenentzündung (Polyneuritis), Kleinhirnsymptome wie Gangunsicherheit (Ataxie) abklären (!);
Unterhautblutungen (Petechien), punktförmig, hell bei Morbus Werlhof, Leukämie;
Leberflecke;
Brennen der Haut, Kühle bessert;
Schuppenflechte (Psoriasis), unbeeinflussbar bei schlanken, blonden, hübschen Menschen, tritt in *Wimpern* und *Augenbrauen* auf.

Haare

Kreisrunder Haarausfall (Alopecia areata); *nervöser Haarausfall* (Alopecia nervosa), feine Haare, Schnittlauchhaare, blond oder feurig rot.

Muskeln

Progressiver Muskelschwund (progressive Muskeldystrophie) infolge fettiger Degeneration, Glieder und Rücken schwach, stolpernder Gang.

Wirbelsäule

Rückenschmerzen (BWS-Syndrom), *Brennen* zwischen den Schulterblättern wie Feuer, Hitze steigt hoch, Frost steigt runter, als bewege sich Quecksilber darin; akuter *Schiefhals* (Torticollis) nach Verlegen, kühle Auflage lindert;
Skoliose (deformierte Wirbelsäule), *Hängeschultern* bei schlanken, zarten,

errötenden, heiteren, rasch erschöpften Jugendlichen.

Blut

Agranulozytose (allergisch maligne Neutropenie mit Mangel an Knochenmarksubstanz), blasses, zartes Gesicht mit feuerroten Lippen;
Bluterkrankheit (Hämophilie) mit leichtem Erröten, leichtem Erblassen;
Unterhautblutungen, punktförmig, hell;
Leukämie;
Polyzythämie (vergrößerte Blutkörperchen im Knochenmark) bei Kindern, wenn die Blutplättchen am Krankheitsbefund beteiligt sind;
Werlhof (essenzielle Thrombozytopenie), Blutplättchen vermindert, Gelenkschmerzen.

Gefäße

Hoher Blutdruck (Hypertonie) bei blassen Menschen mit Netzhautstörung (Retinopathie), Gefäßverfettung, mit brüchigen Gefäßen und Blutungen;
niedriger Blutdruck (Hypotonie) mit hohem Blutdruck wechselnd, allmählich sich entwickelnd, durch Gefäßdegeneration.

Nerven

Gangunsicherheit (Ataxie) durch sexuelle Übertreibung, hinfällig, *zittert* beim Schreiben, *blitzartige* Schmerzen, Rücken brennt, *Ameisenlaufen* der Beine;
Folgebeschwerden von *Hirnhautentzündung* (Meningitis), rot, kraftlos;
progressiver Muskelschwund (progressive Muskelatrophie), erworben durch Impfung oder infolge fettiger Degeneration, Glieder, Rücken schwach, Person stolpert und stottert;
Nervenentzündung (Neuritis), chronisch brennend, brennt tagsüber, Kälte lindert;
Sehnerventzündung (Retrobulbärneuritis) mit zentralem Gesichtsfeldausfall (zentrales Skotom) bis zur Blindheit.

Physostigminum

→ Calabar

Phytolacca

Auslösung

Entzündungen
Fokalherd, Streuherd.

Grippe
Beginn im Hals, *dunkelroter* Rachenring, harte, empfindliche Lymphdrüsen, Schmerz *zieht zu den Ohren*, schmerzende Glieder, besonders *im Winter*.

Impfung
Scharlach-Impfung mit rheumatischen Beschwerden danach.

Infektionen
Syphilis, Tertiärstadium (Lues III), rheumatische Muskelansätze, Nervenschmerzen nachts, bei *feuchter Kälte*.

Wetter
Grippe in *winterlicher Kälte* bei *nasskaltem* Wetter;
wanderndes Rheuma bei *nasskaltem* Wetter.

Verfassung

Sexuelles Verhalten
Onanie, lästig bei Frauen.

Diathese

Brustkrebs, knotig, zystisch, purpurrot; *Prostatakrebs* (1. Pflanzen, 2. Mineralien, 3. Metalle), zystische Knoten; *Hodenkrebs*, hart, ausstrahlendes Stechen bei Berührung.

Zähne

Zahnschmerzen, Zähne zusammenbeißen mildert, Zahnwurzel vereitert; *Zahnschmerzen* nach Zahnziehen, Arznei vermeidet Fokalherdstreuung auf Herz, Nieren, Gelenke; *Zahnwurzelvereiterung* (Zahngranulom).

Rachen

Halsschmerzen (Pharyngitis), Gefühl wie eine *heiße Kugel* im Hals, besonders bei warmen Getränken, Zungenrand und Ohren schmerzen beim Schlucken, Gliederschmerzen *wie zerschlagen*, Räusperzwang, zäher Schleim;
Seitenstrangangina (Mandeln entfernt), dunkelrot bis blaurot, Schmerz zieht zu den Ohren, Herdstreuung.

Kehlkopf

Kehlkopfentzündung (Laryngitis acuta), Schleimräusperzwang, Schmerz in Ohren, am *Zungenrand*, in Gliedern.

Brustdrüse

Harte *Brustknoten* (Mammaknoten), zystisch, scharfes Schießen durch den ganzen Körper bei Berührung, nachts, vor der Periode;
Brustschmerzen (Mastodynie) eine Woche vor der Periode, Brust gestaut, schneidende Nervenschmerzen durch den ganzen Körper.

Herz

Herzbeschwerden (Dyskardie), Prickeln mit Taubheit im *rechten* Arm;
Herzmuskelschwäche (Myodegeneratio cordis), fettige Degeneration;
Herzkrämpfe, vor allem *beim Gehen*, im Wechsel mit Krämpfen im *rechten* Arm.

Männliches Genitale

Hodentumor zwischen gutartig und bösartig, hart, Stechen.

Weibliches Genitale

Blutverlust mit *Brustschwellung* bei *Periode*, bei Erschütterung, durch Kälte;
Gebärmuttermyom (Uterusmyom), viele kleine, harte, schmerzhafte Knoten.

Schwangerschaft

Stillschwierigkeiten, schmerzhafter Milchstau oder schmerzhafte Brustwarze, *schneidend* durch den ganzen Körper *beim Stillen*;
zum *Abstillen* einsetzen.

Haut

Knotenrose (Erythema nodosum), knotenförmig, Hautrötung, rheumatische Hautknötchen;
Herdstreuung, im Winter schlimmer.

Muskeln

Muskelfibrillieren (kleine rasche Zuckungen von Faserbündeln), *Muskelhüpfen*, Hinweis auf chronischen Eiterherd (Fokaltoxikose);
Rheuma der Schultern (Deltoidmuskel), rechts und links, zieht nachts umher, besonders im nasskalten Herbst.

Gelenke

Akutes, *wanderndes Rheuma im Herbst* (nasskaltes Wetter), Schultern, Unterarme, unterhalb der Ellbogen, Unterschenkel, unterhalb der Knie, Knochenhaut, Bindegewebe, Muskeln.

Knochen

Chronische *Knochenhautentzündung* (Periostitis), Bindegewebe, Schultern, Unterarme, Unterschenkel, Herbst, nachts.

Arme

Akute *Gelenkentzündung* (Arthritis acuta) der Schultern (Deltoidmuskel), rechts und links, zieht nachts umher, besonders im nasskalten Herbst.

Plantago major

Auslösung

Nikotin
Zur *Raucherentwöhnung* bei Gereiztheit, Verstimmtheit, Kiefer-Fazialisnerven-Schmerzen.

Verfassung

Bettnässen
Mehrmals in der Nacht trotz Vorsichtsmaßnahmen, viel *wässriger* Harn, tagsüber wenig.

Kopf

Kopfschmerz bei Zahnschmerz und Kieferneuralgie, *hin und her schießend*.

Zähne

Neuralgische *Zahnschmerzen*, scharf, schießt vom Kiefer zu den Ohren hin und her, Zähne wie verlängert.

Nerven

Trigeminusneuralgie (Schmerzen des Gesichtsnervs), periodisch wiederkehrend, hin und her schießend bis zu den Ohren.

Platinum

Auslösung

Angst
Vor dem *Tod*, Tod steht nahe bevor, handelt mit ihm.

Verfassung

Verhalten, Benehmen
„Alles ist zu eng", Dinge sind zu klein für ihre Größe;
„alles ist scheußlich", Menschen, Dinge und Gedanken;
Herr und Frau Biedermann, je stolzer, desto dümmer;
stolz, dünkelhaft, reizbar, hysterisch, eifersüchtig, neidisch, geil, pervers;
Chefsekretärin des Herrn Direktors, *rücksichtlose Pflichterfüllung*, steht über rücksichtsvoller Liebe;
mehr Schein als Sein, zu edel, absurd hochmütig mit seiner Person beschäftigt, die mit letztem Modeschrei aufpoliert wird, keine Zeit mehr übrig zum Sein;
schreitet *wie ein Herrscher* oder gekleidet wie eine *Königin* einher;
ist sich selbst feierliche Majestät, wird auf Gesellschaften angebetet;
anmaßend, *besitzstrebend*, opfert dafür Gefühle, Erotik, hasst alle verächtlich, die seinen Besitzstand streitig machen, missachtet alles, was nicht in sein Muster passt;
ungeduldig aus *Selbstüberschätzung*;
verliert bei Misserfolg den Glauben an sich, bricht zusammen;

krampfhaftes, *dummes Lachen*;
launisch, rascher Stimmungswechsel, noch eben lacht sie demonstrativ, laut, ungestüm, dann tobsüchtig oder weint grundlos, immer unzufrieden mit der ganzen Welt, fühlt sich in die Enge getrieben;
gottlos, ausgesprochen unnatürlich, überheblich, abschätzend, blass.

Verhalten des Kindes
Unruhig, *geltungssüchtig*, erhaben, stolz, *ungehorsam*, will nur anordnen, *herrisch*, beleidigt, hochnäsig, beschimpft seine Eltern, findet sie scheußlich.

Verhalten in der Jugend
Rollenkonflikt: verweiblichte Jungens; veränderte *Körperwahrnehmung*, sieht sich *größer*, findet sich scheußlich, hochnäsig, dünkelhaft, kann nicht lieben, teilnahmslos im Umgang mit anderen;
depressiv, hormonell bedingt, durch besondere Überempfindlichkeit der Genitalien, isoliert sich.

Sexuelles Verhalten
Zeigt im Allgemeinen, was sie hat;
übermäßiges Verlangen bei Frauen, aber *Abneigung* gegen Verkehr, auch in den Wechseljahren, wünscht sich einen Mann, aber weint gerührt, wenn sie daran denkt;
aber auch *Verlangen vermindert* bei Frauen, trockene Scheide, Krämpfe, Scheide zu eng, jungenhaftes, enges Becken, die Dame mit dem „Dernier cri", zu stolz, um sich herabzulassen;
homosexuelle Frauen, lehnt Männer und Koitus ab;
homosexuelle Männern, dünkelhafte Show, liebt Frauenkleidung oder stellt kleinen Jungens nach;
heterosexuelle Männer mit zwanghaftem Verlangen, stellen kleinen Mädchen nach.

Geist
Kann Entfernungen nicht einschätzen, alles erscheint *kleiner*.

Gemüt
Depression vor der Periode, überheblich, besitzstrebend, alle Menschen sind klein und unwürdig;
Depression in der Schwangerschaft, sexuell übererregt, leidet um ihre schöne Figur und weint schweigsam;
sexuelle Depression, absurd eingebildet, mannstoll, schlaflos, weint;
Halluzinationen: Dinge erscheinen fremd, „alles ist so scheußlich", sieht alles kleiner, alles steht unter ihr, geistig und körperlich, besonders wenn sie nach einem Spaziergang, der sie immer erfrischt, wieder ins Haus kommt, glaubt, alle *Menschen* um ihn *seien Teufel* oder sie sei eine andere Person, eine Königin, Einbildungen von *Macht*, von *persönlicher Wichtigkeit*, schaut mit mitleidiger Verachtung auf alles und jeden herab;
Besessenheit (Besitz und Größe), blass;
Größenwahn, hochgestellte Persönlichkeit, die mit Nichtigkeit herabblickt;
Mordsucht, unwiderstehlicher Zwang, Kind oder Ehemann mit einem Messer zu töten;
Mordlust im Wochenbett, unwiderstehlicher Zwang, ihr Kind mit einem Messer zu töten;
Wochenbettpsychose mit sexueller Überreizung, Wollust ohne Anlass, könnte ihren Ehemann töten;
Stillpsychose, stolz, depressiv, will Kind nicht sehen;
Schizophrenie, destruktiv, rot oder blass, warm oder kalt, trocken, stolz, groß, abwertend;
Zwangsneurose, Lachzwang, laut, ungestüm, demonstrativ, endet meist in Tobsucht.

Kopf

Hirnhauttumor (Meningeom), sich verhärtend, blasser, besitzstrebender Mensch;
Kopfschmerz bei Frauenleiden, bei chronischen Unterleibsentzündungen, Eierstocktumor, Myom mit Taubheit am Kopf, wie in einem Schraubstock, blasse, stolze Frauen, Kopfschmerz in den *Wechseljahren* ohne Hitzewallungen, Hochmut an der Kopfbasis, Gefühl, als sei eine *Kugel im Gehirn*, die beim Gehen innen *gegen* den *Schädel schlägt*.

Kehlkopf

Hysterische *Kehlkopflähmung* (Larynxparese) mit Stimmverlust.

Darm

Verstopfung (Obstipation), ganzer Verdauungstrakt träge, besonders auf Reisen, trockener, verkrampfter Enddarm mit vergeblichem Stuhldrang, Stuhl haftet wie ein angeleimtes Gewicht im Enddarm, große Schwäche im Bauch, Stiche im Enddarm, hoffärtige Art.

Weibliches Genitale

Ausfluss
tagsüber wie Eiweiß, wässrig, mit sexueller Erregung, *Genitale höchst berührungsempfindlich*, nachts eitrig, grün-gelb, wund, stinkt übel, Scham geschwollen, hitzig;
chronische *Eierstockentzündung* (Adnexitis), empfindlich, brennend, hinabdrängend mit Taubheit in den Gliedern;
Eierstocktumor (Ovartumor), vergrößert, geschwollen, hart bei auffallend hochmütigen Frauen mit erregtem Genitale;
Endometritis (Entzündung im Genitalbereich) mit Kopfschmerzen;

Gebärmuttermyom (Uterusmyom) bei blassen, schlanken Frauen mit empfindlichem Genitale;
Gebärmuttermyomblutung (Uterusmyomblutung), schmerzlose, *teerartige*, harte Klumpen;
Gebärmuttersenkung (Uterusdescensus), ständiger Druck im Unterleib, im Rücken, überempfindliches Genitale.

Periode
Depression vor Periode, überheblich, besitzstrebend, alle Menschen sind klein und unwürdig, Schmerzen um das Becken herum *während der Periode* wie in einem Schraubstock;
Ausbleiben der Periode (Amenorrhöe) nach Absetzen der Pille als Folge von unterdrückter, natürlicher Potenz.

Unfruchtbarkeit
Durch lokale Ursachen, Gebärmutter verlagert, Myom, verkrampfte Scheide;
Vaginismus (verminderte sexuelle Lustempfindung) mit trockener Scheide, Krämpfen, Scheide zu eng, enges Becken.

Wechseljahre
Mit *sexueller Übererregtheit*, wünscht sich einen Mann, aber weint leicht gerührt, wenn sie dran denkt.

Schwangerschaft

Depression, sexuell übererregt, leidet um ihre schöne Figur und weint schweigsam;
Wochenbettpsychose, Mordlust, unwiderstehlicher Zwang, ihr Kind mit einem Messer zu töten;
sexuelle Überreizung, Wollust ohne Anlass, könnte ihren Ehemann töten;
Stillpsychose, stolz, depressiv, will Kind nicht sehen.

Haut

Missempfindungen (Parästhesien), *Ameisenlaufen*, nervenbedingt, am Stamm und im Gesicht, *Taubheitsgefühle* an Schläfen, Stirn, auch Beinen.

Nerven

Nervenschmerz (Neuralgie) im *Sonnenverlauf*, wie in einen *Schraubstock* gepresst.

Platinum muriaticum

Knochen

Chronische *Knocheneiterung* (Osteomyelitis chronica) der *Fußmittelknochen* (Metakarpale).

Plumbum jodatum

Verfassung

Diathese
Brustkrebs, knotige, harte Massen, entzünden sich wiederholt, langsamer Prozess.

Plumbum metallicum

Auslösung

Alkohol
Nervenentzündung (Alkoholneuritis) mit Muskelschwund.

Infektionen
Folge von *Hirnhaut-* und *Hirnentzündung*;
blass, böse;
gleiche Empfindungen wie bei *Cuprum*, nur die Muskeln schwinden schon;

Mumps (Ziegenpeter), Keimdrüsenentzündung (Orchitis), Hirnhautentzündung (Meningitis);
Leberentzündung (chronisch-aggressive Hepatitis) mit zunehmender Schwäche bei beginnender Leberschrumpfung.

Schlaganfall

Allgemeine Folgen mit *Lähmung der Handstrecker*.

Wetter

Schönes heiteres, trockenes Wetter, Verkalkung, Lähmung, Nierenschrumpfung, Neigung zu Fehlgeburt.

Verfassung

Aussehen, Erscheinung
Fettes, *öliges*, unreines, *schmutziges* Gesicht, beklagenswert, destruktiv; schwindende, krampfende *Muskeln*.

Verhalten im Alter
Schwatzhafte Greise, verkrampftes, verwirrtes Zeug, *Atrophiker*.

Gemüt
Halluzinationen: alle *Menschen* um ihn seien *Mörder*;
Ameisen krabbeln im Bett herum.

Kopf

Hirnhautentzündung (Meningitis), Folgebeschwerden, blass wie bei *Cuprum*, nur die Muskeln schrumpfen;
Kopfschmerz bei schweren Nierenerkrankungen, Person ausgezehrt, gequollen, schmutziges Gesicht, Muskeln krampfen, schwinden.

Augen

Netzhautdegeneration (Retinadegeneration) bei Bluthochdruck, Gefäßstarre, Verkalkung, bei chronischen Nierenerkrankungen;

Netzhautentartung (Makuladegeneration), einfache, trockene Form, Gefäße starr;
toxische *Sehnervdegeneration* (Optikusatrophie), Nerven und Muskeln schwinden, Gefäße krampfen.

Ohr

Ohrgeräusche (Tinnitus aurium), *hört Glocken läuten*, Person ängstlich, niedergeschlagen.

Speiseröhre

Speiseröhrenkrampfadern (Ösophagusvarizen) bei Pfortaderstau mit kleinkörniger Zirrhose, Gelbsucht, Verkalkung.

Magen

Magenkolik unklaren Ursprungs („Bleikolik"), Gefühl, als ob der Magen nach hinten zur Wirbelsäule drückt.

Darm

Afterkrampf bei Verstopfung, After wie zugeschnürt, wie *mit einer Schnur zum Nabel* hochgezogen;
Blinddarmreiz (Appendixreiz), akut und wiederkehrend, gespannt, geschwollen, berührungs-, bewegungsempfindlich, Bauchdecke krampfhaft eingezogen, Erbrechen und Luftaufstoßen riechen nach Kot;
Verstopfung ohne Stuhldrang (atonische Obstipation), aber krampfig im Darm, geformt wie ein Bleistift, lang, schwarz, knoddelig oder runde, schwarze Bällchen, mechanische Entfernung nötig.

Leber

Leberentzündung (chronisch-aggressive Hepatitis) mit zunehmender Schwäche bei beginnender Leberschrumpfung;
Leberschrumpfung (Hepatose) mit großer Schwäche, mit schmutzig-gelbem Gesicht, mit Koliken bei *kahnförmig* eingezogenem Bauch.

Nieren

Nierenschrumpfung (Nephrose) mit Gewebeschaden (Präurämie) oder bereits Urämie, *urämische Krämpfe* wie bei *Cuprum*, aber noch schreckhafter, Muskeln sind bereits geschwunden, mit Kopfschmerzen, Person ausgezehrt, gequollen, schmutziges Gesicht;
Nierenverkalkung (Nephrosklerose), tröpfchenweises, krampfartiges Harnen, Harnstoff, Harnsäure und Phosphorsäure im Urin.

Männliches Genitale

Hodenhochstand (Kryptorchismus), Hoden weder sichtbar noch tastbar, Hoden eingeschrumpft.

Weibliches Genitale

Unterentwicklung der Gebärmutter (Uterushypoplasie), Rückenmarkerkrankung? *Unfruchtbarkeit* (Sterilität) durch lokale Ursachen, Gebärmutter zu klein.

Schwangerschaft

Habituelle Fehlgeburt (Abortus), unterentwickelte Gebärmutter, Muskeln der Gebärmutter zurückgebildet, graufahles Gesicht;
Geburt, Symphyse der Mutter gelockert, Lähmung, krampfartige Lahmheit, Muskeln schwinden.

Haut

Blitzartige, krampfartige *Missempfindungen* (Parästhesien) bei blassen Menschen mit Gefäßsklerose.

Haare

Haarausfall durch Hirnverkalkung (Alopecia sclerotica) bei Systemerkrankungen.

Muskeln

Unvollständige *Lähmung* (Parese) bei Rückenmarkerkrankungen, Krämpfe, Zittern, *progressiver Muskelschwund* (progressive Muskeldystrophie), angeboren oder erworben, blass, trocken, kalt, verspannt, Streckmuskeln der Arme gelähmt, „Fallhand".

Wirbelsäule

Ischias bei Muskelschwund, blitzartig, anfallsweise, Krämpfe entlang der Ischiasschmerzen.

Gefäße

Hoher Blutdruck (Hypertonie), blass, mit Netzhautstörung (Retinopathie), Gefäße starr, verkalkt;
arterielle Durchblutungsstörungen, Person blass, geschwunden, dehnt seine berührungsempfindlichen Glieder, hält sie fest, will Wärme;
Hinken (Claudicatio intermittens) bei Gefäßverschlusskrankheit, wie bei *Cuprum*, berührungsempfindliche, schwindende Muskeln, sucht Wärme.

Nerven

Bei Rückenmarkerkrankungen: Krämpfe, Zittern, Lähmung des Daumens, neigt sich zur Handinnenfläche, Greifen erschwert, Muskeln schwinden;
amyotrophe Lateralsklerose (fortschreitende Degeneration der Willkürmotorik), Muskeln schwinden, Hände fallen, höchst berührungsempfindlich, Krämpfe;
Nervenentzündung (Neuritis), Alkoholneuritis mit Muskelschwund.

Podophyllum

Auslösung

Infektionen
Cholera der Kleinkinder (Cholera infantum), wässrig, unverdaut, schussartig, morgens, verweigert Essen.

Zahnen
Mit *Durchfall frühmorgens*, schmerzlos, gussweise, *tagsüber fester Stuhl*.

Verfassung

Essen, Trinken
Durchfall von Unverdautem *nach dem Essen* und frühmorgens.

Diathese
Enddarmkrebs, Durchfall nach Operation, aus dem Bett treibend.

Darm

Durchfall, aus dem Bett treibend, mit heftigem Drang zwischen 3 und 9 Uhr, aber *ohne Schmerzen*, wie aus einem *Hydranten* geschossen, reichlich, gelb, wässrig, mit unverdauter Nahrung, mehlige Auflagerung, sehr übel riechend, *normaler Stuhl tagsüber*, Leberstörung, Enddarmschwäche, Zahneindrücke an der Zunge, Durchfall *bei Zahnung*, heftig frühmorgens, in hohem Bogen entleert, tagsüber fester Stuhl;
Darmentzündung (Enterokolitis) mit Brechdurchfall, wässrig, unverdaut, schussartig, morgens, verweigert Essen;
Afterprolaps (Aftervorfall) bei Durchfall schon vor der Entleerung;
Sprue (Zöliakie) mit Durchfall, braune, stinkende Brühe, schmerzlos;
Verstopfung (Obstipation), sehr bewährt bei *Kindern!*

Leber

Einfache *Gelbsucht* (Ikterus), chronisch geschwollene Leber, Durchfall, reibt sich den Bauch, „pflanzliches Mercurius"; *Gallensteine*.

Weibliches Genitale

Schleichende *Eierstockentzündung* (subakute Adnexitis), rechts, *in den rechten Oberschenkel ziehend* mit Taubheit.

Schwangerschaft

Harndrang und *Hinabdrängen* während des Stuhlgangs.

Pollen

Nase

Bei *Heuschnupfen* zur Vorbeugung, sobald der Pollenflug beginnt.

Populus

Männliches Genitale

Prostataadenom (Geschwulst der Vorsteherdrüse), Prostata chronisch entzündet, Blasenkatarrh, Entleerung krampft, Urin eitrig-schleimig, brennt gegen Ende des Harnens, anhaltender Krampf nach dem Harnen.

Prunus

Kopf

Kopfschmerz rechts, als ob der *innere Teil des Auges nach außen gezogen* würde.

Augen

Nervenschmerz (Neuralgie) der *Wimpern*, Auge wie von hinten nach außen gepresst;
Gürtelrose (Herpes zoster) im Kopfbereich, über das Auge ziehend, wahnsinnig schmerzhaft.

Psorinum

Auslösung

Angst
Vor der *Zukunft*, die Geschäfte könnten schieflaufen;
Angst vor dem *Sterben*, ständig damit beschäftigt, menschenscheu.

Infektionen
Cholera der Kleinkinder (Cholera infantum), eitrige Stühle mit anhaftendem, *aashaftem* Geruch, nachts, ruhelos.

Nahrung
Verlangen nach *Milch*, besonders kalter, eher im Sommer;
Unverträglichkeit von *Obst*, verdorbener Magen mit Aufstoßen, vor allem nach *Pfirsichen*.

Schulkopfschmerz
Durch *Hunger* beim Übergehen eines Pausenbrotes.

Schule
Leistungsschwäche im *Lesen*, verzweifelt darüber.

Wetter
Empfindlich auf *Donner* und *Blitz*;
Asthma in *winterlicher Kälte*;
jeder *Wetterwechsel* zu *trocken-warm*, zu *kalt*, von *kalt zu warm*, verträgt weder trockene Wärme noch trockene Kälte.

Verfassung

Aussehen, Erscheinung
Fettes, unreines *Gesicht*, sieht schmutzig aus, übel riechend, alle Ausscheidungen stinken aashaft, ergänzt *Sulfur*, fröstelt.

Verhalten, Benehmen
Verzweifelt still über seiner Schwäche, sorgenvoll, *menschenfeindlich*, lebensüberdrüssig;
ungeduldig mit Bewegungsdrang, gleicher Antrieb wie bei *Sulfur*, hat aber keine Lebensenergie, verharrt deshalb trübsinnig in ruheloser Beschäftigung, erwartet das Scheitern seiner Handlungen und die Übernahme seiner Person durch die staatliche Wohlfahrt.

Verhalten des Kindes
Dünn, *immer krank*;
sieht ungesund und schmutzig aus; keine Lebensfreude, traurig, verzweifelt, minderwertig, ängstlich.

Essen, Trinken
Gefräßig, immer hungrig, hämmernder *Kopfschmerz* bei Hunger, *besser durch Essen*.

Diathese
Lymphatisch, Infektneigung, blass, fröstelnd, kalt, immer mit Pelz, selbst im schönsten Sommer;
Krebsvorstufe (Präkanzerose).

Kopf

Hämmernder, pulsierender *Kopfschmerz* bei Hunger, Essen lindert.

Ohr

Mittelohrentzündung (Otitis media), chronische Schmerzen, chronischer, eitrig stinkender, fauliger, wundmachender Ohrfluss, Ohren *hochrot*, rau, bei allgemein heruntergekommener Verfassung.

Nase

Winterschnupfen den ganzen Winter über, *höchst frostig*, immer in dicke Pullover und lange Unterhosen gehüllt, auch im Sommer.

Lunge

Bronchialasthma im Winter, Stechen und Wundheit hinter dem Brustbein, äußerst kälteempfindlich, kurzatmig im Freien, legt sich nieder, alles *besser beim Flachliegen* auf dem Rücken.

Darm

Darmentzündung (Enterokolitis mit Brechdurchfall) mit Erbrechen, eitrige Stühle mit haftendem, *aashaftem* Geruch, nachts, mit Ruhelosigkeit;
Durchfall, großer Drang ohne Erfolg, *nachts unwillkürlich*.

Schwangerschaft

Fehlgeburt (Abortus) mit mangelhafter Rückbildung der Gebärmutter, besonders bei langen, hellroten Blutungen danach.

Haut

Krätze (Scabies), juckt heftig, Haut fettig, schmutzig, welk, nur im Winter;
Schweiß (Hyperhidrose), nachts heftig, schwächend, aashaft stinkend.

Ptelea

Auslösung

Nahrung
Unverträglichkeit von *Käse* und *Fleisch* (*beachte*: Krebs!), Magen verstimmt.

Kopf

Unbeeinflussbarer *Kopfschmerz* in der Stirn, wenn andere Arzneien versagt haben.

Leber

Gelbsucht (Ikterus) durch *Gallestau*, scharfer, quälender Schmerz, liegt rechts, bei *Linkslage zerrt* die *Leber.*

Galle

Gallensteine (Cholelithiasis) durch Gallestau mit Gelbsucht.

Pulsatilla

Auslösung

Alkohol
Verlangen nach *Wein, Likör* vor der Periode, trinkt allein, ist aber ungern allein.

Angst
Vor Beengung, vor *Enge,* in der Gesellschaft *abgelehnt* zu werden, man betrachte sie als „mittelalterlich", sie sei nicht „emanzipiert", *Platzangst,* Umschnürung vom Herz abwärts, Stauungen, weint; Angst in der *Schwangerschaft,* vor drohendem *Unheil* mit Heulen und Wehklagen; Angst um das *Seelenheil,* betet wie eine erstarrte Madonna; Angst zu *versagen,* Haus und Familie könnten ihr entgleiten.

Arzneimittel
Magen-Darm-Störungen durch *chemische Medikamente,* Übelkeit, Blähungen, Durchfälle;
Missbrauch von *Eisentabletten,* Magenbeschwerden, Durchfall oder Verstopfung; *Überdigitalisierung* mit Ängsten und Reizblase.

Grippe
Ohrgrippe (Tube), milder Fluss, Grippe durch *nasskalte Füße* mit *Bettnässen.*

Heimweh
Eher bei *Kindern,* rastlos, ratlos, müde, *trostsuchend.*

Impfung
Tuberkulose nach BCG-Impfung, Arznei lange einsetzen.

Infektionen
Masern, verrotzt, Schnupfen, mild, zäh, gelb-grün;
chronische *Bindehautentzündung,* verklebt, mild;
Mumps-Komplikationen, Brustdrüse, Eierstock, Hoden;
chronischer *Tripper* (Gonorrhöe) bei phlegmatischen Menschen, Ausfluss mild, dick, gelb bis grün oder durch Medikamente *unterdrückter Tripper* mit Hoden- oder Nebenhodenentzündung.

Nahrung

Verlangen
Nach *Hering,* nach *Saurem* (*beachte*: Schwäche!), die Verdauung klappt besser (!);
Milch morgens zum Frühstück;
kalte Nahrung.

Abneigung
Butter, fauliges Aufstoßen;
Eis, Verlangen oder unverträglich, mag Eis, aber verdirbt sich den Magen, erbricht;
Fett, Verlangen oder Abneigung;
Abneigung gegen *fette* und *schwere Speisen,* Blähsucht, Übelkeit, stößt faulig auf, Erbrechen oder Durchfall;
Fleisch, v.a. *fettes Schweinefleisch;*
Hülsenfrüchte, Völle, Druck, Sodbrennen;
Knoblauch, Zwiebeln, Magen verstimmt auf beides;

Milch, verdorbener Magen, Übelkeit;
Obst, Durchfall, Aufstoßen, v.a. nach *Pflaumen,* wässrig, schleimig, ständig wechselnd;
Allergie auf *Saures,* auf *Fleisch.*

Reise
Durchfall bei *Angst, Erregung, Schreck* liebreizender Mädchen und schüchterner Jungen;
Durchfall und Erbrechen bei Kindern *im Sommer nach Kaltem,* Speiseeis, Fett, Magenbeschwerden mit Kopfschmerz, Untersäuerung.

Röntgen
Venöser *Lymphstau nach Bestrahlung,* bestrahltes Glied schwer wie Blei.

Schule
Kopfweh bei rundlichen, fröstelnden, jungen Menschen wegen muffiger Luft im Klassenzimmer, braucht Frischluft;
Schulleistungsschwäche, verminderte Konzentration, *begriffsstutzig* für Worte und Wortbedeutungen.

Wetter
Durchfall und Erbrechen bei Kindern im *Sommer* nach Kaltem;
Bindehautentzündung durch *Kälte,* infolge *Durchnässung,* durch Erkältung, mag weder den *heißen Sommer* noch die *eisige Kälte.*

Verfassung

Aussehen, Erscheinung
Körperform zu fett (auch bei Kindern), rundlich, *Kopf* zur Seite geneigt, liebevoller Blick;
voller Hemmungen, *errötet;*
Knollennase (Rhinophym) mit Gefäßzeichnung;
Wangen zu fett, wässrig blass;
Doppelkinn;

Hände dick, aufgedunsen, Venen auf dem Handrücken dunkelrot gestaut, flüssiger Handschweiß.

Verhalten, Benehmen
Sagt nach der 1. Konsultation: *„Ich fühle mich schon wohler",* glaubt, dass der Arzt jetzt alle Entscheidungen für sie treffen wird, *faltet* ihre *Hände* zu *inständigem Flehen,* schleppt ihre ganze Familie zum Homöopathen;
kann schlecht „nein" sagen, stets *unentschlossen,* redet drumherum, kehrt ihre Probleme nach außen, will bemitleidet werden, *sucht* Trost;
errötet aus Hemmung;
weiß nicht, wie sie sich verhalten soll;
sanft, mild, nachgiebig, nie zornig, mitfühlend;
selbstsüchtig, möchte ständig gehätschelt und beschützt werden;
halsstarrig, keck, ungeduldig durch *Unbeständigkeit,* „akute Silicea", gefühlsmäßig *widersprüchlich,* unentschlossen, haltlos, hilflos, sympathiebedürftig;
selbstzufriedene Lieblichkeit wechselt mit *reizbarer Nervosität,* wenn Ansprüche nicht erfüllt werden;
freundlich zu Fremden, nicht aber zur Familie, schüttet ihre Lieblichkeit über die Nachbarn, zu Hause verlangt sie danach;
bespitzelt andere, braucht Stoff für den nächsten Kaffeeklatsch, „ich sag' nur, wie's ist!";
fällt leicht in *Ohnmacht* (hysterisch) in der Pubertät;
weint beim Stillen aus Rührung oder ohne Grund;
geht mit Leichtigkeit zärtliche, liebevolle Beziehungen ein;
natürlicher und notwendiger Umgang mit Kindern, überschüttet sie mit natürlichen Zärtlichkeiten, manchmal zu anspruchsvoll.

Verhalten des Kindes
Gefräßig, dick, isst, wenn es nicht beachtet und geliebt wird;
menschenscheu, lieb, weich;
weinerlich aus Hemmung, wenn gerührt, wenn getadelt, wenn unbeachtet.

Verhalten in der Jugend
An Menschen interessiert;
eifersüchtig in der Pubertät;
voller Hemmungen und Schwärmerei;
Rollenkonflikt: depressiv, hormonell bedingt, möchte die *kindliche Puppenmutter* oder der anschmiegsame, kleine Junge bleiben, *verweiblichte Jungen*, liebevoll, weinerlich, gehemmt, häuslich, halsstarrig, keck, anspruchsvoll;
fühlt sich sexuell beschmutzt, möchte eine Madonna werden.

Sexuelles Verhalten
Verlangen *vermindert* bei Frauen, zu viel Hausarbeit, zu viele Sorgen, zu viele Ängste um die Lieben;
homosexuelle Frauen, unterentwickelt, gehemmt, ängstlich;
homosexuelle Männer, ständig steifes Glied, verweichlicht, verweiblicht.

Appetit
Fettsucht bei Erwachsenen, isst gierig in sich hinein, Butter, Süßes, Eis, unbeholfen, gehemmt;
Speiseerbrechen nach deftigen Steaks, nach Kuchen, Eis, mit Völle, Aufstoßen und Übelkeit.

Bettnässen
Auch *tagsüber* bei rundlichen, blassen, lieben Kindern, plötzlicher Drang, schlimmer im Liegen.

Entwicklungsstörung
Bei Kindern infolge *hormoneller Störung*, eher rundliche Mädchen.

Missempfindungen
Im Rücken *wie zusammengebunden* bei erschöpften Männern mit Unruhe, schwerem Magen und gestauten Beinen.

Diathese
Allergisch-ekzematös, Asthma im Wechsel mit Ekzem;
Katzenallergie, auch Katzenmutter.

Gemüt
Enttäuschungsdepression, tränenreicher, stiller Kummer und Ärger, kehrt Emotionen nach außen;
Depression vor der Periode, niedergeschlagen, die gehemmte Puppenmutter;
Depression bei Periode, möchte so gern schwanger sein;
Depression in der Schwangerschaft wegen unbegründeter Sorgen um ein bevorstehendes Unheil, weint schweigsam;
religiöse Depression, glaubt, sie *sei verdammt*, betet wie eine *erstarrte Madonna* mit starr gefalteten Händen oder betet ununterbrochen starr wie eine heilige Statue;
Einbildungen (Halluzinationen), *jemand läge neben ihr im Bett*, ein *nackter Mann* sei im Bett;
sieht Bienen;
lymphatische *Schizophrenie*, blass, kalt, feucht, sanft, nachgiebig, träumerisch;
Selbstmordneigung, will ins Wasser springen.

Kopf

Kopfschmerzen bei chronischen *Magenbeschwerden* mit Untersäuerung, Speisenerbrechen, Kopfschmerz um die *Periode*, bei unterdrückter Regel, als ob Stirn und Schläfe zersprängten, *wandernd*, niemals am gleichen Ort, im Hinterkopf, eher bei Frauen, drückend, klopfend, *bindet Kopf fest ein*, gibt Gegendruck, Halt, braucht frische Luft;
Schulkopfschmerz wegen muffiger Luft im Klassenzimmer;

Schwindel bei *Magenstörungen*, gebläht, benommen, Schwindel beim *Hinaufschauen*, mag keine Vorhänge aufhängen, bleibt lieber in der Küche.

Augen

Bindehautentzündung (Konjunktivitis) durch Kälte, Durchnässung, durch Masern, chronische Rötung der Bindehaut mit Jucken bei rundlichen, schwächlichen Menschen, morgens Lider verklebt, abends fließen Tränen und milder Schleim, reibt sich ständig die Augen; akutes *Gerstenkorn* (Hordeolum), vor der Eiterbildung, eher am Oberlid;
Hornhautkrümmung (Keratokonus), kegelförmige Vorbauchung der Hornhaut in der Pubertät, durch Hemmung;
Lidrandentzündung (Blepharitis chronica), verstopfte Meibom-Drüsen, Lider verklebt durch vermehrte Absonderung der Drüsen;
nervöses *Lidzucken* durch geblendetes Sehen;
Kurzsichtigkeit bei dicklichen Jungen und Mädchen.

Ohr

Schwelende *Mittelohrentzündung* (subakute Otitis media), Ohr heiß, rot, schießt, rast, pulsiert, eher nachts, mit *milder*, dicker, gelb-grüner Absonderung;
Ohrgeräusche bei dickem, schüchternem Mensch, der seine Hemmungen zu verstecken sucht;
Ohrenschmalz von schwarzer, verhärteter Beschaffenheit;
Ohrspeicheldrüse entzündet (Parotitis) mit *Komplikationen*: Brustdrüse, Eierstock, Hoden;
Tubenkatarrh, Tube „wie zu".

Nase

Heuschnupfen eher bei widersprüchlichen, wechselhaften Frauen mit krampfhaftem Niesen draußen, geht trotzdem in die frische Luft;
Knollennase (Rhinophym), chronische Gefäßzeichnung;
große Hemmungen;
Nasenbluten bei Heranwachsenden, dick, klumpig, liebe Mädchen mit wechselhafter Periode, Nasenbluten anstelle der Periode, massiv, dunkel;
Schnupfen, erst wundmachender Fließschnupfen drinnen, dann reif, dick, gelb, grün, eitrig, mild mit *Geruchs-* und *Geschmacksverlust*, mit *mildem* Katarrh der Ohrtrompete (Tube), besser in frischer Luft trotz allgemeiner Frostigkeit.

Rachen

Halsschmerzen (Pharyngitis), dunkelroter bis purpurfarbener Hals mit Venenzeichnung;
kratzt, rau, trocken, *kein Durst*.

Lunge

Asthma im Wechsel mit Ekzem, Schleimhäute eher *kälteempfindlich*, Haut eher *wärmeempfindlich* und feucht;
Bronchitis, Schleim grün, locker, reichlich, löst sich, *widerlich bitter* schmeckend.

Magen

Magenbeschwerden mit Kopfschmerz, Untersäuerung, Speiseerbrechen.

Darm

Magen-Darm-Störungen durch *Arzneimittelmissbrauch*, Übelkeit, Blähungen, Durchfälle;
Durchfall und Erbrechen bei Kindern *im Sommer nach Kaltem*, Speiseeis, Fett, be-

sonders Fett am Schweinefleisch, mag aber Butter, Durchfall *bei Angst*, Erregung, Vorhaben, Schreck bei liebreizenden Mädchen und schüchternen Jungen, Durchfall *nach Obst*, wässrig, schleimig, ständig wechselnd;
Hämorrhoiden eher bei Frauen mit weichem Charakter und venösen Stauungen.

Milz

Milzschwellung, Arznei zur Ausleitung der Gifte über Galle und Scheide einsetzen.

Blase

Harnröhrenentzündung (Urethritis), chronischer Ausfluss, mild, dick, gelb bis grün.

Männliches Genitale

Hodenentzündung (Orchitis), akut geschwollen, empfindlich, zurückgezogen, dunkelrot, Ziehen bis zu den Oberschenkeln, durch unterdrückten Tripperfluss ausgelöst, mit *Nebenhodenentzündung, Samenstrangneuralgie;*
Nebenhodenentzündung (Epididymitis), Hoden meist mitentzündet, reißende Schmerzen;
Hodenhochstand (Kryptorchismus), Hoden weder sichtbar noch tastbar;
Krampfaderbruch (Varikozele), meist linksseitig, schießender Schmerz;
Prostataadenom (Geschwulst der Vorsteherdrüse) bei Männern mit weiblichem, liebenswürdigem, weichem Ausdruck.

Weibliches Genitale

Ausfluss
Bei *Blutarmut* blauäugiger, dicklicher Frauen, wässrig, scharf, brennend;
Ausfluss *bei kleinen, blassen Mädchen*, milchig, mild, rahmig oder wässrig, scharf, wundmachend;
Ausfluss *durch sexuelle Erregung*, wässrig bei melancholischen, weinenden Frauen, ansonsten Ausfluss dick schleimig, wie Rahm, mild oder dick wie Creme, zäh, klebrig oder wundmachend;
Ausfluss *vor der Periode* wie Milch, mild bei müden, frostigen, gereizten, niedergeschlagenen Frauen;
Ausfluss *anstatt Periode*, schleimig, rahmig, mild.

Periode
Erste Periode (Menarche) kommt spät, „alles zu spät", Genitalien unterentwickelt bei fetten, schüchternen, leicht weinenden Mädchen, unregelmäßig;
Nasenbluten anstelle der Periode, massiv, dunkel;
Schmerz vor und bei Periode, kneifend, Krümmen lindert;
Blutfluss verspätet, wechselhaft, eher dunkel;
Kopfschmerz vor Periode, als ob Stirn und Schläfe zersprängten, bindet Kopf fest ein, braucht frische Luft, Kopfschmerz bei unterdrückter Periode;
Depression bei Periode, möchte so gern schwanger sein;
Verlangen nach *Alkohol* vor der Periode, nach Wein, Likör;
ausbleibende Periode (sekundäre Amenorrhöe) nach Erkältung, durch nasse Füße, dafür Asthma;
oder noch keine Periode gehabt (primäre Amenorrhöe), wie ein schwerer Stein im Unterleib lange vor Menarche, Krämpfe mit Unruhe bei milden, matten, frostigen, traurigen Mädchen, das Mädchen weint, die Scheide weint.

Schwangerschaft

Unfruchtbarkeit (primäre Sterilität), noch nie schwanger gewesen, bei rundlichen, lieblichen, bäuerlichen Frauen;

Depression, unbegründete Sorgen um ein bevorstehendes Unheil, tränenreich, schweigsam, Angst vor drohendem Unheil mit Heulen und Wehklagen; Frieren, Frost und Schaudern; Harndrang, unwillkürlich beim Gehen, beim Husten;
Krampfadern, bestehende Krampfadern verschlimmern sich, Beinschwere;
Kindslage anormal, zu schlaffe Beckenmuskeln;
Geburtsvorbereitung: 6 Wochen vor Termin einsetzen, beugt Stauungen vor (Beine, Venen, Niere), löst Hemmung und Angst;
Geburt, Plazenta zurückgehalten bei der Mutter, *Wehenmangel* nach Geburt, *Nachwehen* schwach, Mutter erschöpft und weint;
Stillschwierigkeiten der Mutter und des Kindes, schmerzhafter *Milchstau,* leicht angerührt, weint viel, besonders beim Stillen;
Ekzem beginnt im *Wochenbett*;
Wochenfluss, spärlich, Unterleib wie gestaut.

Haut

Akne als Ausdruck einer Verhaltensstörung, überall kleine Eiterpusteln bei leicht beleidigten, verletzlichen, gehemmten, weinerlichen, halsstarrigen, tröstbaren, errötenden, lithämischen Mädchen und Frauen;
Katzenallergie, auch Katzenmutter;
Ekzem, im Wochenbett beginnend, im Wechsel mit Asthma, Schleimhäute eher kälteempfindlich, Haut eher wärmeempfindlich und feucht;
Elephantiasis (Fettgewebsschwellungen der Haut) eher bei Frauen, gestaut im Sitzen, im Sommer;
Gesichtsrose (Acne rosacea), im Sommer schlimmer;

klobige Nase (Rhinophym) bei rundlichen, lieblichen, mütterlichen Frauen;
Knotenrose (Erythema nodosum), rheumatische Hautknötchen bei Hitze;
Schuppenflechte (Psoriasis) bei lieblichen Frauen, liebliche Haut;
übermäßiger Schweiß, nachts heftig, warm, Träume voller Hemmungen.

Gelenke

Kniegelenkarthrose, wandernde Schmerzen, abends, Wärme verschlimmert, Kälte lindert;
Rheuma der großen Gelenke eher bei Frauen, durch Wärme, Sommer, in den Knien, den Knöcheln, in den Fußwurzeln, abends oder nachts schlimmer, steht auf, bewegt sich, was lindert, Unterhaut wie geschwürig;
Tripperrheuma, leichte Bewegung erleichtert Schmerzen.

Arme

Durchblutungsstörungen der Glieder, *Froschhände,* dunkelrot, Venen gestaut; übermäßiger, warmer *Schweiß* auf den Handflächen durch leichteste Aufregung mit Erröten.

Beine

Beingeschwür (Ulcus cruris), schmerzlos trotz Stauung;
Lymphstau der Beine, venös, schwer wie Blei.

Gefäße

Krampfadern (Varizen), schmerzhaft, bleischwer, bei rundlichen, lieblichen, bäuerlichen, schwachen Frauen;
Leber schwach, Venen schwach, Krampfadern in der Schwangerschaft, bestehendes Stauungsgefühl.

Drüsen

Unfruchtbarkeit bei der Frau.

Nerven

Akute Neuralgie des Fazialisnervs, rheumatisch.

Pyrogenium

Auslösung

Chemotherapie
Fieber wie bei Entzündungen, vorbeugend;
vor jeder „Chemo" eine Gabe.

Entzündungen
Blutvergiftung, septisches Fieber, dunkelrotes Aussehen, trockene Hitze, aber friert, dann *Schüttelfrost*, kalt, verlangt Wärme, danach hitzig, schweißig;
schleichende Blutvergiftung (Subsepsis), Schüttelfrost, Puls *niedrig bei hohem Fieber* oder umgekehrt.

Grippe
Im *Winter*, im Hals beginnend, wund, brennt.

Impfung
Zur Vorbeugung *vor DTP-Impfung* (Diphtherie-Tetanus-Pertussis) einsetzen, Komplikationen *nach DTP:* sofort Fieber, Schüttelfrost, stinkender Schweiß, später Erkältlichkeit und chronisch wiederkehrende Bronchitis jeden Winter, Krupp, Lungenentzündung.

Verbrennung
III. Grades, rohes Fleisch beginnt zu stinken.

Wetter
Grippe in winterlicher Kälte, den ganzen *Winter* über, beginnt im Hals, wund, brennend.

Rachen

Seitenstrangangina (Mandeln entfernt), dunkelrot, wund, drohende Blutvergiftung;
Mandelentzündung, dunkelroter, rauer, wunder Hals;
wiederkehrende Angina, immer mit dunkelrotem, wundem Hals beginnend.

Darm

Durchfall bei Blutvergiftung, blutig, schmerzlos mit *aashaftem* Geruch.

Niere

Nierenbecken-Blasen-Entzündung (Zystopyelonephritis), chronische Harnwegsinfekte, Schüttelfrost, Puls niedrig bei hohem Fieber oder umgekehrt;
akute, septische *Nierenentzündung* (Nephritis acuta), als Zwischengabe einsetzen, wenn Urin aashaft stinkt.

Weibliches Genitale

Eierstockentzündung (Adnexitis) mit Blutvergiftung (Sepsis) und drohender Abszessbildung, Puls langsam bei hohem Fieber oder umgekehrt oder schleichende Blutvergiftung (Subsepsis) mit Schüttelfrost.

Schwangerschaft

Fehlgeburt, fieberhaft, septisch, Schwäche und stinkender Schweiß, Pulsdifferenz;
Wochenfluss, fieberhaft mit beginnendem Schüttelfrost.

Haut

Verbrennung III. Grades, rohes Fleisch beginnt zu stinken;
chronisches *Wundliegen* (Dekubitus), als Zwischengabe einsetzen, um die drohende Blutvergiftung zu vermeiden.

Knochen

Chronische *Knocheneiterung* (Osteomyelitis chronica), nach außen offen, bei *aashaft stinkender* Eiterung.

Drüsen

Lymphdrüsenentzündung (Lymphadenitis), septisches Fieber, stinkende Schweiße, Herz pocht, Puls langsam.

Quassia

Leber

Aszites (Wasseransammlung im Bauch) bei *Leberzirrhose* durch chronische Leberentzündung; *chronisch-aggressive Hepatitis* mit Umwandlung in Zirrhose.

Quebracho

Verfassung

Diathese
Metastasen in der Lunge.

Gefäße

Hoher Blutdruck (Hypertonie) mit Beinschwellungen, mit Atemnot bei Herzleiden.

Quercus

Milz

Milzschwellung (Splenomegalie) bei bösartigen Bluterkrankungen.

Radium bromatum

Auslösung

Röntgen
Verbrennung nach Bestrahlung, *Geschwüre* verfallen gangränös, *Röntgenkater*, wuchernde *Narben*.

Verfassung

Diathese
Krebsvorstufe (Präkanzerose), Schmerzen wie Rheuma, Jucken ganzer Körper, brennende Hautbläschen, Hitze und Völle im Magen, Verstopfung, Person ruhelos, ängstlich, besorgt;
Metastasen in den Knochen.

Knochen

Osteoporose (Knochenstoffwechselstörung), Rückenschmerzen mit blitzartigen, elektrischen Schlägen, Knochenbrüche, Folge von zu häufigem Röntgen.

Wirbelsäule

Bandscheibenteilvorfall bei schlechter Knochenstruktur, Arznei als letzte Rettung einsetzen.

Ranunculus bulbosus

Auslösung

Alkohol
Akuter Alkoholmissbrauch, Arznei beruhigt akute Anfälle von *Säuferdelir* (Delirium tremens), Person rot, hitzig, feucht, wie geschlagen.

Wetter
Jeder *Wetterwechsel zu kalt, zu warm*, Rippennerven, Rheuma der Brustwand, beim Bewegen, beim Atmen.

Nase

Heuschnupfen, Augen und Nase brennen, fließen in Strömen, früh morgens, abends, durch Bewegung, durch frische, kalte Luft, durch feuchtes, windiges, gewittriges Wetter, durch *Wetterwechsel, Lagewechsel, Temperaturwechsel*, mit schmerzhaft drückender Nasenwurzel, wie auseinander gepresst, juckend, auch in der hinteren Nase, absteigend in die Bronchien mit trocken kitzelndem, heiserem Kehlkopfhusten, alle Muskeln ziehen, reißen, krampfen, *Schlaf ungestört!*

Brustkorb

Rheuma der Brustkorbmuskeln, wie *gequetscht* bei wechselhaftem, feuchtem Wetter;
Rippen-Nervenschmerz (Interkostalneuralgie);
Brustwarzenneuralgie.

Lunge

Heuasthma bei Heuschnupfen mit schwerer Atemnot, Brustbein und Brustraum drinnen wie wund, draußen wie fröstelig, beim *Einatmen* umschriebener Schmerz zwischen rechter, innerer Schulterblattkante und Wirbelsäule, Brustkorbmuskeln *wie zerschlagen*, Schweißausbruch erleichtert, *nachts* keine Atemnot;
Rippenfellentzündung (Pleuritis) mit Stechen in der rechten Lunge.

Haut

Frische *Gürtelrose* (Herpes zoster) mit Bläschen im Rippenbereich, stechender, juckender Brennschmerz.

Raphanus

Auslösung

Operation
Verwachsungen im Bauch nach Operation (Adhäsionen), *Kolikschmerzen* durch eingeklemmte Blähungen.

Ratanhia

Augen

Flügelfell (Pterygium) am inneren Augenwinkel, Gefühl, als ob eine Haut über das Auge wächst!

Darm

Nässendes *Afterekzem*, wie *Kletten* im After;
nässende, feurige *Hämorrhoiden*, wie *Glasscherben* im Hintern.

Rheum

Auslösung

Arzneimittel
Wässrige, schleimige, wundmachende Durchfälle bei Kindern nach chemischen Medikamenten;
Missbrauch von *Magnesium*, Durchfall, Blähungen.

Verfassung

Essen, Trinken
Durchfall durch Bewegung *nach Essen* und *Trinken*.

Darm

Magen-Darm-Störungen durch Arzneimittelmissbrauch, wundmachende Durchfälle bei Kindern;
kolikartiger *Durchfall* mit *saurem* Geruch, gelb, pastenartig, klumpig, wässrig, nachts oder nach Essen und Trinken, mit Frieren, mit anhaltender Kolik, nach Entleerung wird das Kneifen im Bauch besser.

Rhododendron

Auslösung

Föhn
Rheuma der kleinen Gelenke;
Trigeminusneuralgie bis in die Zähne.

Wetter
Das *menschliche Barometer*, reagiert auf alle *Wetterschwankungen*;
Nervenschmerzen in den Zähnen *vor Wind* und *Sturm*, Unterarmen und Beinen mit Taubheit und Kribbeln;
fühlt elektrische Spannungen *vor Gewitter* in den Zähnen, in den Gliedern, muss sich bewegen;
Rheuma der kleinen Gelenke bei *Föhn*.

Männliches Genitale

Chronische *Hodenentzündung* (Orchitis), hart, verkleinert;
Krampfaderbruch (Varikozele), meist linksseitig;
Nebenhodenentzündung (Epididymitis), Hoden meist mitentzündet;
Wasserbruch (Hydrozele) des Hodens und des Samenstranges, Schmerzen *wie gequetscht*, strahlen bei Bewegung nach allen Richtungen aus, schlimmer in Ruhe.

Weibliches Genitale

Weiche *Scheidenzyste* (Vaginalzyste).

Gelenke

Rheuma der kleinen Gelenke, besonders Hände und Füße, Bewegung verschlimmert, aber auch Ruhe, möchte sich bewegen, vor jedem Wetterwechsel, vor Gewitter, *Barometerschmerzen*.

Rhus aromatica

Verfassung

Bettnässen
Bei *alten* Menschen, *funktionell* bedingt.

Rhus toxicodendron

Auslösung

Angst
Von Anwesenden *vergiftet* zu werden, im *Fieberdelir*.

Grippe
Durch *Überanstrengung*, durch akute und chronische *Unterkühlung*, Rücken und Glieder wie zerschlagen, Ischias in Ruhe und nachts, Wärme lindert;
Erkältung bei *feucht-kaltem* Wetter, Stocknase, durch *Schwitzen* bei körperlicher Anstrengung;
sehr unruhig, zerschlagen;
Brustgrippe, tiefsitzender Kitzelhusten gegen Abend, Niesen, nächtliche Unruhe, *unruhiges Fieber*, Muskeln wie zerschlagen, wie geprügelt, mit Müdigkeit, Mattheit.

Infektionen

Fortgeschrittene Ruhr, wässriger, aashafter Durchfall, heftige Schmerzen die Oberschenkel hinunter;
Scharlach mit Juckreiz;

Typhus, anfängliches Stadium, rotes Dreieck an der Zungenspitze, ruhelos, *Kinnzittern,* unwillkürlicher Stuhl;
Pocken, Bläschenbeginn, schwarze Pusteln, blutiger Durchfall, Körper wie zerschlagen.

Nahrung
Verlangen nach *kalter, süßer Milch.*

Narkose
Lähmungsartige *Schwäche* in den Beinen nach *Periduralanästhesie.*

Operation
Kopfschmerz *nach Augenoperation,* Schmerzen vom Auge zum Kopf ziehend oder Regenbogenhaut entzündet oder sonstige eitrige Entzündung.

Reise
Bei Radtouren, Achillessehnen überanstrengt, verrenkt, entzündet;
bei *Wanderungen:* Zerrung der Achillessehne, Entzündung der Kniescheibensehne;
beim *Schwimmen:* Verletzung durch Quallen, Jucken, Brennen, Bläschen, Fieber;
fortgeschrittene Amöbenruhr (Bakterienruhr), wässrig, aashaft stinkend, heftige Schmerzen die Oberschenkel hinunter.

Sonne
Sonnenbrand, heftiger Durst in großen Zügen, ganzer Körper wie zerschlagen.

Überanstrengung
Körperlich, Kreuz, Gelenke, Muskeln wie zerschlagen, möchte ruhen, dreht sich hin und her.

Verbrennung
II. Grades, juckende Bläschen, kühler Umschlag tut gut, viel Durst auf Kaltes.

Verletzung
Verrenken, Verzerren, Verstauchen; Zerrung von Gelenkkapseln, Sehnen, Bändern, Fußballer, Tänzer, Tennisspieler.

Wetter
Bindehautentzündung durch *Kälte, Durchnässung, Unterkühlung,* lichtscheu, heiße, beißende Tränen, verkrampfter Lidschluss;
Rheuma bei *nasskaltem* Wetter, Bänder, Sehnenscheiden, Weichteilrheuma, tiefe Rückenmuskeln, Unruhe;
Rheuma, Ischias, Erkältung, Fieber bei *Nebel, Feuchtigkeit, Nässe,* Kälte, Unterkühlung;
Rheuma vor *Wetterwechsel,* Wechsel zu feuchtem Wetter, bei Wind, Sturm;
kalte, *stürmische* Luft, Kopfweh, Erkältung, Ischias, Cabriofahrer.

Verfassung

Missempfindungen
Brett vor dem Kopf, *Hirn wackelt,* wie locker.

Schläfrigkeit
Müdigkeit im *Herbst* durch nasskalte Wetterlage, rheumatische Beschwerden.

Schlaf
Einschlafen gestört, findet keinen ruhigen Platz, zerschlagen nach Überanstrengung, bei Erkältung.

Geist
Vergisst Namen, Kopf wie betrunken, betäubt, verwirrte Gedanken.

Kopf

Kopfschmerz, Gehirn wie locker, schwappt hin und her, Gefühl, als hebe sich die Schädeldecke ab, besonders nach Anstrengung, bewegt sich gemächlich auf und ab, mit Nasenbluten, dunkel, nachts, beim Bücken, bessert Kopfweh;
Schwindel alter, blasser Leute beim Erheben vom Sitz, beim Aufrichten, schwere Glieder, Hirnerweichung.

307

Augen

Entzündungen mit einem Schwall von heißen, brennenden, hautreizenden Tränen beim Öffnen der Lider, muss die Augen schließen;
Bindehautentzündung (Konjunktivitis) durch Kälte, Durchnässung, Unterkühlung, lichtscheu, heiße, beißende Tränen, verkrampfter Lidschluss;
Lidlähmung (Ptose), rheumatisch durch Unterkühlung;
Regenbogenhaut entzündet oder sonstige eitrige Entzündung nach Augenoperation;
Kopfschmerz nach Augenoperation, Schmerzen vom Auge zum Kopf ziehend;
Phlegmone (septische Bindegewebseiterung in Höhlen) der Augenhöhle, große Lichtempfindlichkeit, hält Augen geschlossen, heißer Tränenguss, sobald er die Lider öffnet;
akute, rheumatische Regenbogenhautentzündung (Iritis), 2. Stadium, verkrampfter Augenschluss, heiße Tränen, einschießender Schmerz in den Kopf, nachts schlimmer.

Nase

Nasenbluten, bessert Kopfschmerz, dunkles Blut, nachts, beim Bücken, Kopfweh wie zum Platzen;
Herbstschnupfen bei trockener oder feuchter Kälte mit nächtlicher Unruhe;
Schnupfen, epidemisch im Winter oder bei winterlichem Wetter.

Herz

Sportlerherz, Muskelerweiterung bei Schwerarbeitern im Freien mit Taubheit im linken Arm, lahmer Arm, rheumatisch, überanstrengt;
Entzündungen der Herzaußenhäute (Perikarditis), folgt gut auf Bryonia;
Herzschwäche (Herzinsuffizienz) mit Zittern im Herzen.

Lunge

Bronchitis durch Erkältung, Erkältungshusten, unruhiges Fieber, Muskeln wie zerschlagen.

Darm

Akute Blinddarmentzündung, aber noch nicht operationsreif, beginnende Sepsis, geschwollen, berührungsempfindlich, sehr unruhig;
Darmentzündung (Enterokolitis) mit Brechdurchfall, rotes Dreieck an der Zungenspitze, ruhelos, Kinnzittern, Stuhl unwillkürlich;
fortgeschrittener, ruhrartiger Durchfall, wässrig, aashaft, heftige Schmerzen die Oberschenkel hinunter.

Nieren

Nierenentzündung, akut (Nephritis acuta) oder akut wiederkehrend durch Überanstrengung.

Blase

Reizblase durch Unterkühlung, Überanstrengung.

Männliches Genitale

Beginnende Herpesbläschen im männlichen Genitalbereich bei jeder Unterkühlung;
akute Prostataentzündung durch Unterkühlung, Überanstrengung.

Schwangerschaft

Ischias, rechts durch Unterkühlung, Überanstrengung;
Geburt: Symphyse gelockert, Lähmung, steife Beine, schleppender Gang, Schwäche, wie zerschlagen;

Muskelschmerzen im *Wochenbett*, ganzer Körper wie zerschlagen.

Haut

Bläschenekzem an den Händen, *Bäckerekzem*, mehr juckend als brennend;
mikrobielles Ekzem, nässt und juckt;
frische Gürtelrose (Herpes zoster), brennender Juckreiz, Kratzen, Wärme, Bewegung lindern, nachts schlimmer;
Herpesbläschen an den Lippen nach Unterkühlung bei allen Wettern;
Karbunkel, meist am Nacken und Rücken, meist im Beginn, dunkelrot, intensiver Schmerz;
Oberschenkelhaut überempfindlich nach Unterkühlung mit Nervenentzündung;
übermäßiger *Schweiß* vor Regen und Sturm bei unruhigen Rheumatikern, am Körper außer am Kopf, scharf riechend;
Sonnenbrand, heftiges Brennen der Haut, heftiger Durst in großen Zügen, ganzer Körper wie zerschlagen;
Verbrennung II. Grades, juckende Bläschen, kühler Umschlag tut gut, viel Durst auf Kaltes;
Wundliegen (Dekubitus), überbeanspruchte Druckstelle, Gefühl wie zerschlagen;
akute Wundrose (Erysipel), leicht brennende, juckende Bläschen auf dunkelrotem Grund, befallene Teile wie zerschlagen, *wiederkehrende Wundrose* bei älteren Menschen, einsetzen, wenn der Klopfschmerz vorüber ist.

Muskeln

Rheuma, Muskeln versteift (Polymyalgia rheumatica), weiches Bindegewebe;
Sehnenscheidenentzündung (Tendovaginitis), akuter Bewegungsschmerz, leichte Wärme lindert;
Folge von *Überanstrengung*, Gelenke, Knochen, Kreuz wie zerschlagen.

Gelenke

Rheuma im Herbst (nasskaltes Wetter), vor Wetterwechsel, bei Wechsel zu feuchtem Wetter, Knochenhaut, Bänder, Muskelscheiden, Weichteilrheuma, tiefe Rückenmuskeln, Unruhe, leichte Bewegung erleichtert Schmerzen, Anfangsbewegung und fortgesetzte Bewegung schlimmer;
Umknicken der Knöchelgelenke, akut verrenkt oder häufig wiederkehrend;
Verstauchung, Zerrung von Gelenkkapseln, Sehnen, Bändern.

Wirbelsäule

Hexenschuss nach Überanstrengung, wie verrenkt, Anfangsbewegung schlimmer, Steifigkeit im Kreuz, Ischias, rutscht hin und her, besser bei leichtem Auf- und Abgehen;
akuter Ischias, rechts, tief im Muskel sitzend, Folge von Unterkühlung, Überanstrengung, Sehnen und Bänder wie zerschlagen, wie verrenkt, Wärme lindert, Ischias in der Schwangerschaft, eher rechts, durch Unterkühlung, Überanstrengung.

Beine

Oberschenkelhaut überempfindlich nach Unterkühlung, Nervenentzündung;
Umknicken der Knöchelgelenke, akut verrenkt oder häufig wiederkehrend.

Nerven

Nervenentzündung (Neuritis), traumatisch durch Kälte, Nässe, Überanstrengung, reißt, schießt, nachts, ruhelos;
chronische Neuralgie nachts nach Durchnässen, Unruhe, aber bleibt im Bett, linde Wärme bessert.

Ricinus

Schwangerschaft
Stillschwierigkeiten, Milchmangel, Milch erscheint nicht.

Darm
Verstopfungsdurchfall nach Blutverlust, Dünndarmdurchfall mit Enddarmbrocken.

Robinia

Verfassung
Essen, Trinken
Sodbrennen mit saurem Aufstoßen zum Bersten, *durch Essen schlechter*.

Speiseröhre
Reflux-Ösophagitis, Sodbrennen durch Rückfluss von Magensaft, saures Aufstoßen und Erbrechen von Säure, Zähne werden davon stumpf und sauer.

Magen
Magenbeschwerden (Gastropathie) mit Stirnkopfschmerz *bei Hunger*, saures Aufstoßen, Krämpfe;
Magenschleimhautentzündung mit zuviel Säure (hyperazide Gastritis), zum Bersten nach dem Essen.

Rubia

Nieren
Kur bei *Nierensteinen* (Nephrolithiasis), im schmerzfreien Intervall 6 Wochen lang einsetzen.

Rumex

Auslösung
Grippe
Mit Stimmverlust danach, trockener, *quälender Kitzelhusten* bei kalter Luft.

Wetter
Husten beim Übergang ins *Kalte*, quälender Kitzel in der Halsgrube.

Verfassung
Essen, Trinken
Husten *nach dem Essen*.

Nase
Schnupfen steigt in die Bronchien ab, *Schleimstraße* im *Nasen-Rachen-Raum*, klebriger Schleim, der nicht hervorgebracht werden kann.

Lunge
Bronchitis mit Schleimstraße im Nasen-Rachen-Raum;
Husten nach dem Essen, beim Übergang ins Kalte, die ganze Nacht, besonders abends, vor und um Mitternacht, beim Entblößen und Bloßliegen, nicht enden wollender Hustenanfall beim Entblößen des Kopfes, *scharfes Stechen* hinter dem unteren Brustbein (Bifurkation);
Reizhusten, unstillbarer Kitzel in der Halsgrube, im Liegen, nachts, zieht die Decke über den Kopf, um warme Luft zu atmen.

Darm
Durchfall, aus dem Bett treibend, mit heftigem Drang wie bei *Sulfur*, nur von Husten begleitet, aus dem warmen Bett in die Kälte.

Haut

Juckreiz (Pruritus sine materia) ohne Ausschlag, schlimmer *beim Auskleiden*.

Ruta

Auslösung

Fernsehen
Überanstrengung, *Augen gereizt*, drücken, brennen.

Reise
Übermüdung des *Fahrers*, überanstrengte Augen brennen.

Verletzung
Sehnenriss;
Schleudertrauma;
Knochenhautverletzung, Prellungen, Schienbein, Sehnenbeteiligung;
schmerzende Knochenhaut und Sehnen bei Knochenbruch.

Kopf

Schwindel nach dem Lesen durch überanstrengte Augen.

Augen

Überanstrengung der Augen, die *wie Feuerbälle* brennen, jede Faser fühlt sich wie gereizt.

Muskeln

Sehnenriss;
Dauerschmerz bei *Sehnenscheidenentzündung* (Tendovaginitis);
Gelenkschwäche.

Gelenke

Gewohnheitsmäßige *Gelenkauskugelung* (habituelle Luxation) der Schultern;

Rheuma der Fußrücken, Sehnen, Knochenhäute;
Tennisarm (Epicondylitis), Schmerz wie überanstrengt.

Knochen

Allgemein bei Knochenbruch (Fraktur), wenn *Knochenhaut* und *Sehnen* schmerzen;
Knochenhautverletzung (Periosttrauma) durch Prellungen, Schienbein, mit Beteiligung der Sehnen.

Wirbelsäule

Ischias mit *Hauptschmerz im Knie*, schießt am Ischias hinunter, Anfangsbewegung unerträglich, Person läuft auf und ab;
Nackenschmerzen (HWS-Syndrom) durch Schleudertrauma;
Steißbeinschmerz (Kokzygodynie), häufiger bei Frauen, eher in der Folge von Knochenhautverletzung.

Beine

Rheuma der Fußrücken, Sehnen, Knochenhäute.

Sabadilla

Auslösung

Nahrung
Widerwille gegen *Knoblauch, Zwiebeln*, beißendes Aufstoßen.

Verfassung

Missempfindungen
Grätengefühl bei Allergie, Heuschnupfen.

Diathese
Allergisch auf Konservierungsmittel, Haut, Schleimhäute, Gehirn.

311

Gemüt

Einbildungen, Körper sei in Stücke zerfallen, geschrumpft wie ein Toter, der Magen angefressen, der Hoden angeschwollen, *Bewusstsein* über Einbildung ist *erhalten* (!);
Scheinschwangerschaft, bildet sich ein, schwanger zu sein, blasse, fröstelige Frauen, die aber wissen, dass es nur eine Einbildung ist.

Nase

Epidemischer Heuschnupfen, je frischer die Luft, fiebrig, immer *zur gleichen Stunde,* trotzdem Frost, der im Rücken aufsteigt, liegt in der heißen Badewanne; Nase fließt, trotzdem eine Nasenhälfte verstopft, anhaltend, mal diese mal jene, besser im Warmen;
Nasenwurzel schmerzt krampfend, zieht die Stirn zusammen, stechender Stirnkopfschmerz;
krampfhaftes, erschütterndes *Niesen* drinnen, beutelt den ganzen Körper, Nase und Augen laufen über, Niesen in der frischen Luft mit wässrigem, tränenreichem Nasenfluss;
Schnupfen steigt in den Hals ab, Kloß im Hals, trockenes Kratzen, Räusperzwang;
Schnupfen mit Stirnkopfschmerz und erschütterndem Niesen;
Säuglingsschnupfen, dünne, dicke, weißklare Absonderungen, Kinder frösteln.

Sabal

Auslösung

Operation
Reizblase nach *Gebärmutterentfernung,* plötzlich heftiger Drang, erreicht kaum die Toilette.

Brustdrüse

Brüste unterentwickelt oder zu *umfangreich,* sehr bewährt.

Blase

Reizblase alter Männer mit vergrößerter Prostata, Drängen beim Harnen, Blase wie zu voll, Urin träufelt, Reizblase nach Gebärmutteroperation.

Männliches Genitale

Akute *Prostataentzündung* (Entzündung der Vorsteherdrüse), heiß, geschwollen, schmerzhaft;
Prostataadenom (Geschwulst der Vorsteherdrüse) mit Reizblase.

Sabina

Verfassung

Diathese
Hämorrhagisch, helle, aktive Blutungen, klumpig, bei Bewegung;
Unterleib.

Weibliches Genitale

Gebärmutterblutung (Uterusblutung), hell, aktiv, klumpig, reichlich, anhaltend, bei Bewegung, wehenartige Schmerzen bis in die Oberschenkel.

Schwangerschaft

Drohende Fehlgeburt im 3. Monat, hellrote, klumpige Blutung, heftiges Ziehen vom Kreuz zum Schambein;
Nachblutung bei *Fehlgeburt,* idem;
Nachwehen hinter der Gebärmutter, Druck vom Rücken zum Schambein.

Sambucus

Nase

Säuglingsschnupfen weißlich-zäh, auch Husten, Fieber.

Kehlkopf

Kehlkopfentzündung (Laryngitis acuta), Schwellung des Kehlkopfdeckels (Glottisödem!), Kehlkopfkrampf, Mund maximal geöffnet.

Lunge

Erstickungshusten bei Kindern, röchelt rau, *atmet mit weit geöffnetem Mund.*

Haut

Übermäßiger Schweiß (Hyperhidrose), besonders beim Erwachen, am Körper außer am Kopf, nach *Holunderblüten* riechend.

Sanguinaria

Auslösung

Grippe
Bei *jedem Wetterwechsel*, besonders Wechsel von trocken *zu feucht*, Nase wund, wässrig mit viel Niesen, Nasenwurzel schmerzt.

Infektionen
Komplikationen bei *Keuchhusten*, hartnäckiger, trockener Husten überdauert, Gesicht aufgedunsen, brennend, Wangen von umschriebener Röte, wie rot angemalt.

Nahrung
Verlangen nach *Würzigem* und *Scharfem.*

Verfassung

Diathese
Hämorrhagisch, helle, aktive Blutungen, klumpig, übel riechend, Nase, Unterleib.

Kopf

Kopfschmerz bei *Periode* mit Blutandrang zum Kopf, als ob die Schädeldecke bersten wolle, blutvoll pulsierend vom Hinterkopf zum rechten Auge, setzt sich dort fest, oder Klopfen im rechten Stirnhöcker, allmählich schlimmer im *Sonnenverlauf*, Kopfschmerz in den *Wechseljahren* mit Hitzewallungen, Gesicht rot wie ein Gemälde: chronische Belladonna, Person trocken, erbricht, Erbrechen erleichtert, Kälte bessert, legt sich flach (!), Kopfschmerz *mit Nasenbluten* infolge Blutandrangs, hellrot, klumpig, übel riechend; *Schwindel* bei rotem Hochdruck, Gefäßerregung.

Ohr

Mittelohrentzündung (Otitis media), Brausen, Summen, geräuschempfindlich.

Nase

Periodischer *Heuschnupfen* eher *rechts* mit *trockenen, brennenden* Schleimhäuten, mit viel Tränenfluss, aber wenig wässrigem, wundmachendem Nasenfluss, mit dumpf brennender, drückender Nasenwurzel, mit Geruchs- und Geschmacksverlust oder mit überempfindlichem Geruch gegen Blumen und Speisengerüche, mit anhaltendem, unaufhörlichem Niesen draußen, möchte raus, aber kann nicht, weil Abscheu vor Licht, vor Hitze, vor Kälte und Zugluft, trotzdem besser draußen in frischer, trockener Luft, hält sich im Dunkel auf, deckt sich *nachts* ab und wartet auf den erleichternden Schweißausbruch;

Nasenbluten infolge Blutandrangs mit Kopfschmerz, hellrot, klumpig, übel riechend, Gesicht wie rot angemalt, rechtsseitig;
Nasenpolypen, lymphatisch, Nase trocken, brennt, wund, Fließschnupfen, Niesen;
Nebenhöhlenentzündung (Sinusitis) bei Nasenpolypen, wässrige, wunde, brennende Absonderung;
Schnupfen bei jedem Wetterwechsel mit dumpfem Schmerz an der Nasenwurzel, Nase wund, fließt wenig, brennt, Geruchs- und Geschmacksverlust.

Kehlkopf

Pseudokrupp, lauter, metallisch klingender Bellhusten mit so genannten „falschen Membranen" (lose Beläge), trockene, brennende Kehle, wie geschwollen, wie eingerissen, wie abgezogen, röchelt, pfeift, bellt.

Lunge

Kitzelhusten nach Bronchitis in der oberen Brust nachts, bei Kälte, bei Zugluft; hartnäckiger, trocken bollernder, hohler, stechender und brennender *Husten*, muss aufsitzen, gelegentlich mit rostfarbenem, stinkendem Auswurf, hektische Hitze im Gesicht, saures *Aufstoßen* nach Hustenattacke, großer Durst;
Lungenentzündung (Pneumonie) mit scharf stechenden Schmerzen in beiden Unterlappen, hinter dem Brustbein, eher rechts, alles hitzig, brennend, trocken, Lungenentzündung ab 2. Tag: Anschoppung, rostroter Auswurf, Brennen überall, scharfe Stiche, Brust wie voll, eher nachmittags;
Ende 3. Woche: gelbe Hepatisation, langsame oder unvollständige Lösung, eitriger Husten mit wenig, sehr stinkendem Auswurf, der selbst dem Patienten stinkt.

Darm

Chronisch entzündete *Darmpolypen* im oberen Darm.

Weibliches Genitale

Kopfschmerz bei Periode, pulsiert vom Hinterkopf zum rechten Auge, im Sonnenverlauf zu- und abnehmend, rotes Gesicht;
helle, klumpige, übel riechende *Zwischenblutung*;
Hitzewallungen ohne Schweiße in den *Wechseljahren*, mit Kopfschmerzen, rechts, hämmernd, Gesicht rot wie angemalt, aufgedunsen, gichtig, verträgt keine Zugluft.

Muskeln

Rheuma der *Schultern* (Deltoidmuskel), rechts, akut, vom Nacken aufsteigend, nachts beim Umdrehen am schlimmsten, kann Arm nicht mehr heben;
akutes Rheuma, Muskeln versteift (Polymyalgia rheumatica), Nacken, Rücken, rechte Schulter;
Nervenschmerz (Neuralgie) der Arme nachts, Hitzestau, nur rechts, pulsierend, Kälte bessert.

Sanguinarium nitricum

Verfassung

Aussehen, Erscheinung
Eher *rund*, gewichtig.

Augen

Reichliche, wässrige, *brennende* Tränen bei Heuschnupfen.

Nase

Heuschnupfen mit viel wässriger, wundmachender Absonderung bei gleichzeitiger Verstopfung, hintere Nasenlöcher rau, brennend, juckend, wund, mit schwer auszuschneuzendem Schleim, *heißblütiges Brennen* bis zur Luftröhre, aufsteigendes Hitzegefühl von der Brustmitte wie nach Essen von Meerrettich, mit *anfallsartigem Niesen* draußen und drinnen bei Zugluft und frischer Luft, möchte raus, aber kann nicht, Geruchsverlust, Heuschnupfen in den Hals absteigend, heiser, muss sich räuspern, bevor er spricht.

Rachen

Halsschmerzen (Pharyngitis), geschwürig entzündet, trocken, hitzig brennend, wie zusammengeschnürt, tiefe, heisere Stimme, muss dicken, gelben, blutigen Schleim ausräuspern.

Sanicula aqua

Auslösung

Angst
In der *Dunkelheit*, panisch vor *Abwärtsbewegung*.

Wetter
Trockene Kälte, Kälteallergie, rissige Flechte.

Verfassung

Verhalten in der Jugend
Rollenkonflikt: depressiv; magert ab von oben nach unten.

Verhalten des Kindes
Eigensinnig, ähnlich wie bei *Silicea*; will *nicht angerührt* werden; unruhig, ständig in Bewegung, *hyperaktiv*, will mal das, mal jenes, chronische *Chamomilla*.

Appetit
Fleisch, Fett, Wasser, trinkt gierig; *Säugling* will ständig gestillt werden, nimmt trotzdem ab; *Abmagerung* trotz guten Appetits.

Schlaf
Kind reibt beim Erwachen Augen und Nase mit der Faust.

Geist
Rastlos;
Verfolgungswahn, schaut dauernd hinter sich.

Gemüt
Wechselhaft, gegensätzlich.

Kopf
Kopfschmerz, in muffigen Räumen, Gefühl wie offen, als ob Wind durchbliese, als ob Augen nach hinten gezogen würden.

Augen
Äußerst *lichtempfindlich*;
Tränen *fließen* in der kühlen Luft.

Lunge
Bronchitis, fadenziehender Schleim.

Magen
Erbricht, schläft sofort ein danach.

Darm
Verstopfung, Stuhl schlüpft zurück, aber auch *weicher Stuhl*, schwer zu entleeren (auffallend *gegensätzliche Symptome*), kein Stuhl gleicht dem anderen; *Stuhldrang* nach jeder Mahlzeit.

Blase

Starker *Drang*, Blase wie zum Platzen, Kind *weint* vor dem Harnen, Urin roter Satz.

Haut

Rissige Flechte über den Fingergrundgelenken des Handrückens, Kälteallergie durch trockene Kälte;
runzlige Haut des in der Regel abgemagerten Halses;
Schweiß, übermäßig an Händen und Füßen, tropfend, nachts an bedeckten Teilen, sobald er einschläft, v.a. an Hinterkopf und Nacken.

Weibliches Genitale

Ausfluss mit sonderlichem Geruch wie nach vergammeltem Käse oder wie nach Fischlake;
Gebärmutter drängt nach unten wie bei Sepia, beim Gehen, bei Erschütterung, wie *zum Platzen*, Bersten, muss Genitalien *mit Händen festhalten*.

Wirbelsäule

Brennen oder *Kältegefühl*;
Kreuz wie *ausgerenkt*, wie zerbrochen.

Beine

Obwohl tagsüber kalte, klamme Füße, werden sie *nachts heiß* mit *brennenden* Fußsohlen, sodass er sie abdecken muss; *Fußschweiß*, wundmachend, käsig stinkend.

Sarsaparilla

Auslösung

Wetter
Schönes, heiteres, trockenes Wetter, Heuschnupfen, Nierenbeschwerden, gichtige Anlage, Rheuma.

Verfassung

Aussehen, Erscheinung
Auffallende *Abmagerung*, auch bei Kindern;
ähnelt *Jod-* und *Natrium-muriaticum*-Menschen, jedoch vergleichsweise *durstlos*;
äußerlich frostig, trotzdem innerlich hitzig und schwitzig mit fleckiger Röte im Gesicht.

Verhalten, Benehmen
Verzagt an seinen Schmerzen, machen ihn *übellaunig*, überempfindlich;
leicht beleidigt, *verschlossen*;
je stärker die innere Hitze, je wärmer das Essen und Trinken, desto schlimmer werden alle Beschwerden, außer dem äußeren Frostgefühl, mag aber äußere Hitze, mit kaltem Essen und Trinken serviert.

Sexuelles Verhalten
Schwäche nach dem *Koitus*, Rückenschmerzen bis in den Samenstrang;
Samenerguss ungewollt nachts, mit heftiger Erregung, mit geiler Erektion, aber auch mit Rückenweh und Samenstrangschmerz.

Bettnässen
Bei *Harnsäurebelastung* fahler, abgemagerter Kinder, Drang und Brennen nach dem Harnen.

Diathese
Neigung zu vermehrter Harnsäure, Rheuma, Nierengicht, Nierengrieß.

Kopf

Nässendes *Ekzem* im behaarten Kopf mit heftigem Juckreiz.

Nase

Heuschnupfen besonders an schönen, trockenen Tagen, fließend oder schleimig mit verstopfter Nase, rauer Kitzelhusten im Kehlkopf.

Nieren

Nierenbeckenentzündung (Pyelitis acuta) in der Schwangerschaft; *Nierenbluten*, nicht entzündlich, eher hell; *Nierengrieß* bei harnsaurer Diathese, Afterkrampf und Harndrang zugleich.

Blase

Harnentleerungsstörung (Miktionsstörung), *kann nur im Stehen Harn lassen*: qualvoll, brennt, drängt nach dem Harnen, Satz weißlich, lehmfarbig, flockig; *Rheuma* mit Blasenbeschwerden am Ende des Harnens.

Schwangerschaft

Nierenbeckenentzündung mit Brennen am Ende des Harnens, Nierengrieß?

Haut

Nässendes, juckendes *Ekzem* am behaarten Kopf, Ekzeme mit tiefen *Schrunden* an den Seiten der Finger und Zehen; *Schuppenflechte* (Psoriasis), *girlandenartig*, heftig juckend, besonders am Kopf.

Gelenke

Rheuma bei Schönwetter (trocken-warm), wandernde Schmerzen nachts, Person hasst feuchte Kälte, liebt feuchte Wärme, mit Blasenbeschwerden am Ende des Harnens.

Scarlatinum

Auslösung

Impfung
Nach *Scharlach-Impfung*: Nierenentzündung, Rheuma, auch als Spätschaden.

Verfassung

Diathese
Akute Nierenentzündung oder Mittelohrentzündung (Otitis media) nach oft schlecht ausgeheiltem Scharlach in der Vorgeschichte, Person erkältlich, leistungsschwach, lithämisch, rot oder blass.

Scilla

Lunge

Herzhusten, loses Rasseln, schwer abhustbarer Schleim, aber erleichternd, mit unfreiwilligem, tröpfchenweisem Urinabgang.

Blase

Harnträufeln (Harninkontinenz) beim Husten, Niesen, Schneuzen, Herzinsuffizienz, Stauungsbronchitis.

Gefäße

Hoher Blutdruck (Hypertonie) mit Beinschwellungen, *diastolischer* Hochdruck, Altersherz, absolute Herzrhythmusstörungen.

Scorpio

Auslösung

Reise
Skorpionstich: Stachel entfernen, Meersalz oder auch Kochsalz als Paste auf die Wunde!

Secale

Auslösung

Infektionen
Cholera infantum (Säuglinge), viel Unverdautes, Säugling ruhig, trocken, runzelig, zuckt, Finger gespreizt.

Reise
Brechdurchfall, Erbrechen von Galle, Durchfall unverdaut;
Radtouren, taube Zehen durch Unterkühlung, Frostbeulen, Erfrierungen, abgestorbene Finger und Zehen.

Wetter
Frostbeulen, Erfrierungen, abgestorbene Finger und Zehen, bleich, gefühllos, geschwollen.

Verfassung

Aussehen
Runzeliges, verschrumpeltes *Gesicht*.

Sexuelles Verhalten
Sinnlich, erotisch, *schamlos,* ruhelos, seelisch erregt, *entblößt sich,* gebärdet sich hemmungslos, blass, aber *dramatisches Hitzegefühl* der Haut durch Gefäßkrämpfe.

Diathese
Hämorrhagische Diathese (ererbte Blutungsneigung), dunkle passive Blutungen, sickernd, anhaltend, dünn, schmerzlos, beim Bewegen, ausgezehrter Mensch.

Gemüt
Psychose im Wochenbett, geschwätzig, sitzt im Bett, redet wirr von Angst und Tod, schlaflos bei Euphorie.

Kopf
Schwindel, geht *wie auf Watte,* anfallsartig, plötzlich, Gefäßstörung, mit Brechdurchfall.

Augen
Neuralgie der Wimpern, krampfig;
Netzhautdegeneration (Retinadegeneration) bei blassem Bluthochdruck, Gefäßkrämpfe.

Magen
Anhaltendes *Erbrechen* mit Schwäche, Galleerbrechen, Bluterbrechen, *großer Durst, kein Schweiß,* runzelige, kalte, trockene Haut, gepreizte Finger, rascher Verfall der Kräfte.

Darm
Akuter *Brechdurchfall* (Gastroenteritis acuta), Durchfall unverdaut, wässrig;
Darmentzündung (Enterokolitis mit Brechdurchfall) mit Erbrechen, viel unverdauter Stuhl, auch bei Säuglingen und Kleinkindern, Person ruhig, trocken, kalt, runzelig, Muskeln zucken, Finger spreizen sich, verkniffene Gesichtszüge, *deckt sich ab,* obwohl innerlich frostig.

Bauchspeicheldrüse
Diabetes, trockene *Gangrän,* innerlich Hitze, äußerlich Kälte, verlangt Kälte;
diabetische Muskelkrämpfe, tetanische Krampfzustände, Kribbeln, Zucken der Beine;
Pankreatitis (Bauchspeicheldrüsenentzündung) mit krampfartigen Krümm-

schmerzen, Gefäßkrämpfe, *Gegendruck* und *Kälte* bessern.

Weibliches Genitale

Ausfluss (Fluor vaginalis) bei Blutarmut, bräunlich, stinkend;
starke Periode;
Gebärmuttervorfall;
Gebärmutterblutung (Uterusblutung), dunkel, passiv, flüssig, schmerzlos, vermehrt bei Bewegen bei runzeligen, ausgezehrten, kalten Frauen mit hitziger Hautempfindung und Ameisenlaufen der Haut.

Schwangerschaft

Gewohnheitsmäßige Fehlgeburt, habitueller Abort, unterentwickelte Gebärmutter wie bei *Plubum,* nur blasses, eingefallenes, gerunzeltes Gesicht ausgezehrter Frauen mit Verlangen nach Frischluft trotz kalten Körpers;
drohende Fehlgeburt in den ersten und späteren Monaten, starke, schwarze, flüssige, wehenartige Blutung mit Ameisenlaufen der Haut;
Geburt, krampfhafte *Nachwehen,* heftig mit Spreizkrämpfen der Finger und Lippenkrampf;
Wochenbettpsychose, sitzt geschwätzig im Bett, redet wirr von Angst und Tod, schläft nicht während der euphorischen Phase.

Haut

Beingeschwür (Ulcus cruris) und *Brand* (Gangrän) bei Durchblutungsstörungen der Adern mit Gefäßkrämpfen;
Missempfindungen der Haut (Parästhesien), Ameisenlaufen im Gesicht, an den Extremitäten, *als krieche etwas unter der Haut,* funktionell bedingt, bei blassen Menschen, besonders nachts, durch Arteriolenkrämpfe ausgelöst;

viel *Frieren* mit *brennender* Haut, beim Anfassen ist sie aber *eiskalt.*

Haare

Haarausfall durch Hirnverkalkung (Alopecia sclerotica) oder durch blassen Bluthochdruck.

Muskeln

Gefäßkrämpfe (Spasmophilie), *Gliederkrämpfe;*
Muskelfibrillieren, *Muskelhüpfen,* Sehnenhüpfen;
progressiver erworbener *Muskelschwund* (progressive Muskeldystrophie), alle Streckmuskeln betroffen, *Spreizkrämpfe* der Finger, *„Kriechen"* unter der Haut.

Arme

Neuralgie der Arme nachts, Arteriolenkrampf, Hitzeempfindung, Haut aber kalt, Wärme bessert nicht.

Beine

Beingeschwür (Ulcus cruris) bei arteriellen Durchblutungsstörungen, Gefäßkrämpfe;
Brand (Gangrän), eitrig zerfallende Geschwüre mit trockenem Gewebsrand, innerliche Hitze, äußerliche Kälte;
Durchblutungsstörungen der Arterien, reibt und streckt die Glieder, will Kälte;
Fersenschmerz durch trockenes Fersengeschwür;
Hinken (Claudicatio intermittens) bei Gefäßverschlusskrankheit.

Gefäße

Blasser *Bluthochdruck* (Hypertonie) mit Netzhautstörung (Retinopathie), Krämpfe der kleinen Blutgefäße, bei Nierenschaden;

Durchblutungsstörungen der Arterien, Person blass, abgehärmt, innen heiß, außen kalt;
Gefäßverschlusskrankheit (Claudicatio intermittens) mit Hinken.

Nerven

Gangunsicherheit (Ataxie), Torkeln (lokomotorisch);
Mangeldurchblutung;
Kniescheibenreflex fehlt, Tabes;
Krampfneigung (Spasmophilie), Beugemuskelkrämpfe, Arteriolenkrämpfe;
Missempfindungen der Haut (Parästhesien) bei blassen Menschen, als krieche etwas unter der Haut, im Gesicht, an den Extremitäten, ohne objektiven Befund;
Neuralgie der Wimpern, krampfig.

Selenium

Auslösung

Arzneimittel
Schwäche, Erschöpfung nach *Missbrauch* chemischer Medikamente.

Verfassung

Aussehen, Erscheinung
Warziges Gesicht überall, hornig, trocken, schuppig;
fettige *Nase* mit kleinen Schuppen.

Verhalten in der Jugend
Rollenkonflikt: depressiv, mager ab im Gesicht.

Verhalten im Alter
Egoistisch, *geizig, geil*;
ist jung, aber verhält sich wie ein alter Mann;
Renommiersucht im Alter, denkt geil und zart an junge Frauen, ist aber schon erschöpft;

baut weiterhin sexuelle Luftschlösser, möchte aber nur gestreichelt werden.

Sexuelles Verhalten
Verlangen *vermindert* bei Männern, erschöpft, Impotenz;
exzessive *Samenergüsse*;
reizbare Genitalien, reizbares Gemüt;
Übelkeit, Schwindel oder Schwäche nach dem *Koitus*, wird immer schwächer, verliert Selbstvertrauen, erschöpft, kann nicht mehr.

Kopf

Schwindel nach dem Koitus mit Übelsein.

Augen

Haarausfall (Alopezie) der *Augenbrauen* nach hormoneller und sexueller Überlastung.

Nase

Nasenschuppen, äußerlich, fettig, ganze Nase, kleinschuppig.

Kehlkopf

Kehlkopfentzündung (Laryngitis acuta), *Heiserkeit* mit gebrochener Stimme am Beginn des Singens, überbeanspruchte Stimme.

Magen

Übelkeit (Nausea) nach Koitus mit Schwindel, Person jung, geil, exzessiv, erschöpft, kann nicht mehr.

Darm

Trockene *Verstopfung* (atonische Obstipation), mit Schleim überzogen, ohne Stuhldrang, mechanische Entfernung nötig, ausgetrocknet nach sexuellen Exzessen.

Männliches Genitale

Prostataadenom (Geschwulst der Vorsteherdrüse), wie bei *Conium*, nur jünger, aber verhält sich wie ein alter Mann; *Sterilität* (Unfruchtbarkeit) beim Mann, exzessive Samenergüsse, exzessive Stimulanzien, erschöpft, kann nicht mehr.

Haut

Akne eher bei dünnen, erschöpften Jungen, Sexus vermehrt, aber unzureichend, erschöpft nach Onanie, fettige, kleinschuppige Nasenhaut;
Schuppenflechte (Psoriasis), girlandenartig, mit fettiger Haut, bei extremen Wetterlagen schlimmer;
Vitiligo (teilweise Entfärbung der Hautpigmente) bei schwachen, erschöpften, sexualneurotischen Menschen;
hornige *Warzen* (hornartige Hauttumore) im Alter, am ganzen Körper, trocken, schuppig.

Haare

Haarausfall (Alopezie) der Augenbrauen nach hormoneller und sexueller Überlastung bei allgemeiner Trockenheit (sicca), Kraftlosigkeit, Sexualneurose.

Drüsen

Unfruchtbarkeit (Sterilität) beim Mann nach exzessiven Samenergüssen.

Senecio

Weibliches Genitale

Ohne Grund ausbleibende Periode (sekundäre Amenorrhöe) bei jungen Mädchen, dafür Kitzelhusten, Nasenbluten;
Gebärmuttersenkung (Uterusdescensus), Unterleib gereizt, Blasenhals krampft zwischen dem Harnen;
Gebärmutterverlagerung (Uterusverlagerung), spärliche Periode, Reizblase bei nervösen, schlaflosen Frauen.

Senega

Auslösung

Grippe
Herbstgrippe, 4 Wochen lang einsetzen, jährlich wiederholen!

Operation
Störungen nach *Augenoperation*, Arznei löst Linsentrümmer auf.

Reise
Übermüdung des *Fahrers*, tränende, schmerzende Augen, wie geschwollen, reibt sie ständig.

Kehlkopf

Kehlkopfentzündung (Laryngitis acuta) mit plötzlichem Stimmverlust, Kehle ausgetrocknet, aber reichlicher, schlecht abhustbarer Schleim.

Brustkorb

Lungenschwäche, Schwächegefühl in der Brust, Altersbronchitis.

Lunge

Asthma der Kinder, im Herbst schlimmer; *Altersbronchitis* mit Lungenbläschenerweiterung (Emphysem), kann schlecht abhusten, chronische Herbstbronchitis, feuchter, lockerer, rasselnder Husten, brennend vor und nach dem Husten, kann nicht abhusten, Schwächegefühl in der Brust, *Hustenanfall endet mit Niesen*.

Sepia

Auslösung

Alkohol
Alkoholismus der Frau, vernachlässigt sich und die Familie, verschlampt allmählich.

Angst
Vor *Alleinsein*, könne melancholisch werden, erträgt aber keinen Menschen um sich, Angst vor *Gewitter*, aber auch unheimlich fasziniert davon, Angst vor *Tieren*, besonders Ratten, Angst, sich *zu verlieben*, unfähig zu geben und zu empfangen, kann sich nicht hingeben, Angst, *arm zu sterben* und *zu verhungern*, Angst vor der *Zukunft* mit trüben Gedanken um Hungersnot, Armut und Krankheit, Angst vor dem *Tod*, speziell vor Hungertod.

Ärger
Alle Beschwerden schlimmer *nach* Ärger, Schwäche, Lahmheit.

Entzündungen
Verwachsungen nach Entzündungen an den Eierstöcken, Organgefühl, Vorfall der Gebärmutter, „alles hängt".

Grippe
Periodengrippe, trockener Nasenkatarrh im Beginn der Periode.

Infektionen
Chronischer *Tripper* (Gonorrhöe), hartnäckig, Ausfluss spärlich, milchig-grünlich, eher morgens.

Kummer
Verletzung der *weiblichen Würde* mit folgenden Aggressionen, geradeaus und *unverhohlen aggressiv*.

Sexueller Missbrauch
Vergewaltigung, „bin fast verrückt geworden", schwört unbewusst Rache an allen Männern.

Nahrung
Verlangen nach Essig, Verlangen, aber Unverträglichkeit von *Saurem*, verträgt nichts Anregendes;
Abneigung gegen *Fleisch*, vor allem salzigem, Abneigung gegen *Salz*, Salz erweicht Gewebe und Seele, Abneigung gegen *Milch*, zu schwer, Magen hängt;
Unverträglichkeit von *Fett*, Völle, wie ein schwerer Stein im Magen, Unverträglichkeit von *Obst*, besonders *Feigen*.

Nikotin
Magenbeschwerden durch Rauchen, Leeregefühl am Mageneingang, nicht besser durch Essen, fauliger Geschmack.

Schule
Faul, arbeitsscheu bei vorhandenem Arbeitsvermögen, träger Geist, nimmt alles *lässig*.

Wetter
Asthma *vor Gewitter*;
Angst *bei Gewitter*, wenn allein, aber auch unheimlich fasziniert davon;
Schneewetter, Rheuma, Asthma, Stimmung trübe;
depressiv bei *Trübwetter*, wolkig, feucht-warm, alle Beschwerden schlechter, Patient seufzt;
zugluftempfindlich.

Verfassung

Aussehen, Erscheinung
Schlankes *Gesicht*, schlanke *Beine*, dazwischen wie eine Tempelsäule;
runzeliges *Gesicht*;
waagerechte Falten auf der *Stirn*, sonst hübsche, lebendige oder kleine, trübe *Augen*;
braune Augenringe;
Hals zu mager, faltig;
Oberlippenbart bei äußerlich weichen, wässrigen, innerlich kräftigen, derben Frauen, „Damenbart";

dunkle Behaarung im *Kreuz* bei Männern;
Achselschweiß zu übermäßig, klebrig.

Verhalten, Benehmen
Selbstbewusste, hübsche *Karrierefrau*, sagt, was sie denkt, oft *undiplomatisch*, obwohl wahrheitsgetreu;
Schwarzseher, wer im Dunkel lebt, kann nur schwarzsehen;
depressiv, verzweifelt, aber kann noch klagen und sich beklagen;
apathisch, interesselos, *gleichgültig* gegen sich, Haus und Familie, obwohl sie die Familie verantwortungsvoll liebt;
verschlampt, ablehnend (lehnt auch Arzt und Arznei ab), „alles hängt", was gibt es da noch zu liften?;
schrullenhaft, selbstsüchtig, verlangt nach immer mehr, beherrschend, befehlend, bewusst missachtend, spöttisch, vernichtend, ungeduldig aus Frustration;
erregt sich *über* die *sexuelle Unmoral* anderer, Sozialpädagogin, Frauenärztin;
bespitzelt andere;
diskussionssüchtig;
immer unzufrieden, hat das Gefühl, etwas verpasst zu haben;
Hemmung der weiblichen Qualitäten (auch bei Männern!), verwandelt sich in Trotz, Zorn, Eifersucht, Hass, aber die gefühlsbetonten, sanften, nachgiebigen weiblichen Anteile wirken weiter, obwohl sie versteckt gehalten und abgelehnt werden;
im Umgang mit der Liebe ist alles Pflicht, Verantwortung oder Last;
im Umgang mit ihren Kindern *distanziert*, kann mit Zuneigung schlecht umgehen, da sie Belastung verursacht, aber *pflichtbewusst* und verantwortungsvoll;
menschenscheu, verschlossen;
weint bei Klaviermusik;
verzweifelt still über ihrer Schwäche;
liebt Tiere mehr als Menschen, Schoßhunddame oder Bulldoggenliebe, Tiere kann man beherrschen, Menschen dagegen weniger.

Verhalten des Kindes
Depressiv, *verneint alles*, spielt den Lässigen, eher Mädchen;
erregt, verletzt aus Entrüstung, lange aufgestauter Zorn, *rachsüchtig* im Stillen, neigt zum Widerspruch und antwortet *herrisch*, aber nicht uninteressant, oder schmollt;
verblüffendes *Selbstbewusstsein*.

Verhalten in der Jugend
Rollenkonflikt: depressiv, hormonell bedingt, Mädchen lehnen Jungens ab, Jungens lehnen das Weibliche in sich ab, *vermännlichtes Mädchen*, abwehrend, maskulin, gibt sich lässig, *kumpelhaft*, aber voll reizbarer Energie, Eltern: meist beherrschende Mutter, chronisch kranker Vater;
oder *selbstbewusst* ohne Übertreibung, unverhohlen gerade heraus.

Sexuelles Verhalten
Allgemeines Verhalten bei Frauen: schwätzen darüber;
Verlangen *vermindert* bei Frauen mit trockener Scheide, *ausgebrannte Hausfrau*, *Öko-Tante* oder *stolze Emanze*, braucht „das Zeug" nicht mehr, braucht keinen Mann;
plant Rache an allen Männern nach *Vergewaltigung*;
oder phantasiereiche, anspruchsvolle *Liebhaberin*, auserwählende, hingebungsvolle Geliebte:
bei Männern: *zwanghaftes* Verlangen, *Sex-Macho (!)*, unterdrücken den weiblichen Anteil ihrer Seele (Anima);
Samenerguss zu früh beim Koitus, derb, erregt, aber zu wenig Samen;
Schwäche nach dem *Koitus*, niedergeschlagen, gleichgültig.

Bettnässen
Im *ersten Schlaf* meist *vor 22 Uhr*, bei kräftigen, derben Mädchen, Urin stinkt übel, Stuhl verstopft.

Essen, Trinken
Satt nach wenigen Bissen, aber *Leeregefühl, das durch Essen schlimmer wird; frisst sich durch den Tag*; Schwächegefühl im Magen um *11 Uhr*, Essen bessert nicht, *übel* beim Anblick oder Geruch von Speisen; saurer Geschmack.

Missempfindungen
Kloßgefühl, Gebärmutter, Prostata.

Schläfrigkeit
Abends, alles hängt, müde Beine, legt sie auf den Tisch.

Diathese
Feigwarzen, Feuchtwarzen, *lithämisch*, übel riechend wie eine stinkende Meeresbucht; *harnsaure Diathese*, Nierengrieß.

Gemüt
Kummer mit *Aggressionen*, geradeaus und unverhohlen aggressiv;
Enttäuschungsdepression, hilflos, alle haben sie verlassen, *gleichgültige Depression*, apathisch, gleichgültig gegen alle und alles, gleichgültig gegen sich, gegen Haus und Familie, verschlampt, *hormonelle Depression* vor und bei Periode, leicht reizbar, vorher Angst, schwanger zu sein, danach erhoffte sie es, *Depression in der Schwangerschaft*, schwerfällig, gleichgültig gegen ihre Lieben, will ihre Ruhe, *Depression in den Wechseljahren* mit Hitzewallungen, bei gelblichen, dunkelhaarigen Frauen mit dunklen Augenringen, die ihre Familie ablehnen;
Verhalten in der Depression: *verzweifelt*, aber kann noch klagen und sich beklagen;
Halluzinationen, hat *Ahnungen*, „Hexe", glaubt, sie *sei verarmt* und *müsse verhungern*;

Schizophrenie, lithämisch, blass, gelb, schlaff, gleichgültig, lustlos, hoffnungslos.

Kopf
Kopfschmerz mit *Augenstörungen*, Kopfschmerz bei *Frauenleiden* mit chronischem, reichlichem Ausfluss;
Kopfschmerz durch Geruchsempfindlichkeit, Kopfschmerz durch *Kränkung*, in ihrer Weiblichkeit gekränkte Frauen;
Kopfschmerz um die *Periode* bei melancholischen Frauen, Kopfschmerz in den *Wechseljahren* ohne Hitzewallungen, Demütigung sitzt im Hinterkopf, Schmerzen eher *links*, nach rückwärts ziehend, *berstend* am Hinterkopf mit Blutwallung, Übelkeit und Erbrechen, heftige *Stöße* und *Schläge* zur linken *Schläfe*, zum linken Auge hin, heiße Umschläge lindern, immer mit *Leeregefühl im Magen*!

Augen
Bindehautentzündung (Konjunktivitis) im Frühling, morgens und abends schlimmer;
vorübergehende *Lidlähmung* (Lidptose) aus Schwäche, schlimmer morgens, abends, bei Hitze;
Sehschwäche bei *Gebärmutterleiden*, trockene Augen;
Weitsichtigkeit bei Gebärmuttererkrankungen, bei Samenverlust, verschwindet wieder plötzlich.

Nase
Unverträglichkeit von *Rauchen* oder *Tabakrauch*, höchst geruchsempfindlich, auch gegen *Parfüm*, Kopfschmerzen.

Zähne
Pulsierende *Zahnschmerzen* in der Schwangerschaft, bei Berührung, Zugluft.

Lunge

Asthma vor Gewitter, bei Schneewetter.

Magen

Magenbeschwerden (Gastropathie), *Leeregefühl*, Essen verschlimmert, saurer Geschmack;
Schwächegefühl im Magen um *11 Uhr*, Essen bessert nicht, übel beim Anblick oder Geruch von Speisen;
satt nach wenigen Bissen, aber Leeregefühl, „frisst sich durch den Tag";
Magen schlaff, gesenkt (atonisch), Gemüt hängt, Magen hängt.

Darm

Hämorrhoiden (Afterkrampfadern), eher bei Frauen, venöse Stauungen, harter Charakter.

Leber

Gelbsucht (Ikterus) bei Neugeborenen, falls die Mutter ihr Kind nicht sehen will.

Niere

Nierengrieß bei harnsaurer Diathese, brennt während des Harnens, Harn trüb, schleimig, stinkt (!), Satz rötlich, haftend.

Blase

Chronische *Harnröhrenentzündung* (Urethritis) mit spärlichem, milchigem bis grünlichem Ausfluss, hartnäckig, eher morgens;
Harnträufeln (Harninkontinenz) bei Senkung der Gebärmutter, *Senkungsgefühl*, alles gesenkt, auch Gemüt, Urin übel riechend.

Männliches Genitale

Verhärtung der *Penisvorhaut* (Induratio penis), häufig in Gemeinschaft mit *Morbus Dupuytren*;
Prostataadenom (Geschwulst der Vorsteherdrüse) bei Männern mit weiblichem Ausdruck, derb, fühlt Prostata wie einen Ball beim Sitzen.

Weibliches Genitale

Organe

Eierstockschmerzen (Ovarialgie) durch Verwachsungen an den Eierstöcken, dumpf, schwer, Organgefühl (wie bei *Helonias*);
Gebärmuttersenkung (Uterusdescensus) mit unwillkürlichem *Harnverlust*, alles gesenkt, auch Gemüt, Urin übel riechend, Gefühl, als ob alles aus der Scheide herausfiele, schlimmer im Sitzen, sitzt mit überkreuzten Beinen, Gebärmuttersenkung bei *chronischer Entzündung* im Unterleib bei wässrigen, derben Frauen;
Gebärmutterverlagerung mit „gynäkologischem Kreuzschmerz", geknickt, gesenkt, „alles hängt", Gewebe, Organe, Gemüt;
Herpesbläschen an den Schamlippen, übel riechender Schweiß, trockene Scheide;
Juckreiz (Pruritus sine materia) am Scheideneingang;
Abneigung vor *Koitus*;
chronische *Schamlippenentzündung* (Vulvitis), wund, stinkt, alles drängt nach unten;
übermäßiger Schweiß (Hyperhidrose) am Genitale, sauer, übel, käsig;
primäre Unfruchtbarkeit (Sterilität) durch lokale Ursachen, Gebärmutter verlagert, trockene Scheide;
sekundäre Unfruchtbarkeit (bereits schwanger gewesen), Gebärmutter verlagert;
Vaginismus (verminderte sexuelle Lustempfindung) mit trockener Scheide,

braucht keinen Mann, Edel-Emanze, Öko-Tante oder ausgebrannte Hausmutter.

Ausfluss
Bei kleinen *Mädchen*, gelb, grün, wundmachend, stinkt, sexuell erregt, dunkelhäutig, schwach;
reichlicher Ausfluss bei *Frauen*, dick, wie Milch, gelb, grün, wundmachend, juckt, stinkt, mit abwärts drängendem Gefühl im Genitale, organische Senkung;
Ausfluss mit *sexueller Erregung*, mannstoll;
Ausfluss *anstatt Periode*, vor der Periode.

Periode
Schmerzhafte Periode bei derben, trägen, passiven Frauen mit chronischer Eierstockentzündung (Adnexitis) mit dumpfen, schweren Schmerzen, die nach unten drängen;
Kopfschmerz bei und nach Periode, berstend am Hinterkopf mit Blutwallung, Übelkeit und Erbrechen, heiße Umschläge lindern, Leeregefühl im Magen (!);
Schmerzen um das Becken herum bei Periode, Hinabdrängen des Beckeninhaltes;
vor der Periode alle Beschwerden schlimmer, Magen hängt, Unterleib hängt, Gemüt hängt;
Periode mit *Magenbeschwerden*, Magen wie leer, hängt herunter wie an einem Stein befestigt;
Periode mit *Kreuzschmerzen* beim Gehen und Sitzen, braucht festen Halt, muss hart liegen und sitzen;
Akne um den Mund während der Periode bei verschlampten, jungen Mädchen, bei adretten Geschäftsfrauen;
Depression vor und bei Periode, reizbar, vorher Angst, schwanger zu sein, danach erhoffte sie, es zu sein, Melancholie.

Wechseljahre
Hitzewallungen mit Depressionen, gelbes, dunkelhaariges Gesicht mit dunklen Augenringen, lehnt ihre Familie ab;
mit kalten *Schweißen*, brennend, Hände und Füße kalt bei ablehnenden, launenhaften, gleichgültigen Frauen;
Rheuma, chronisch steif, Fingergelenke, Kreuz, Knie, besser durch Bewegung in frischer Luft;
trockenes *Jucken* am äußeren Genitale *nach* den Wechseljahren;
Abneigung gegen *Koitus*.

Schwangerschaft

Schwangerschaftserbrechen beim Sehen von Speisen, Leere- und Hängegefühl im Magen, Hinsein;
unüberwindbare *Schwäche*, zieht sich zurück;
Schwangerschaftsdepression, schwerfällig, gleichgültig gegen ihre Lieben, will ihre Ruhe;
pulsierende *Zahnschmerzen* in der Schwangerschaft, schlimmer bei Berührung, Zugluft;
Verstopfung ohne Drang in der Schwangerschaft, als habe sie ein Gewicht im Enddarm;
drohende Fehlgeburt durch Gebärmutterverlagerung, Gefühl eines Gewichtes im After;
spontane Fehlgeburt ohne Vorzeichen im 5. bis 7. Monat;
Geburt: Nachwehen hinter der Gebärmutter, Druck wie ein Gewicht im After, sitzt wie auf einem Ball;
Hoden des *Neugeborenen* nicht tastbar, liegt in der Bauchhöhle;
Ekzem beginnt im *Wochenbett*, will ihr Kind nicht sehen.

Haut

Akne eher bei straffen, jungfräulichen, kumpelhaften, vorlauten, schlampigen Mädchen oder bei adretten Geschäftsfrauen, besonders um den Mund, um die Periode schlimmer;

Ekzem im Wochenbett beginnend, will ihr Kind nicht sehen;
Gesichtsrose (Acne rosacea), extreme Hitze und Kälte verschlimmern, außen weich, wässrig, innen derb;
Juckreiz (Pruritus sine materia) am Scheideneingang;
trockene Scheide, Abneigung vor Koitus; auch Schwangerschaftsjucken;
Krätze (Scabies), mäßig juckend, Haut schlaff, derb, wässrig welk, sommers und winters;
Schuppenflechte (Psoriasis) der Fingernägel, derbe Frauen, derbe Haut, auch im Gesicht;
übermäßiger Schweiß (Hyperhidrose) in den Achseln und am Genitale, klebrig, sauer, übel, *käsig stinkend*, ansonsten übermäßiger Schweiß am Körper außer am Kopf, sauer, stinkend;
Vitiligo (entfärbte Hautpigmentstellen) bei eher derben Menschen;
Feigwarzen, Feuchtwarzen, lithämisch, übel riechend;
schmerzhafte *Warzen* an den Fußsohlen, eher bei Frauen.

Haare

Ungewöhnlich *dunkle* Behaarung im Kreuz bei Männern;
Damenbart bei weichen, wässrigen, kräftigen und innerlich derben Frauen.

Gelenke

Rheuma eher bei Frauen, chronischer Kreuzschmerz, bei weichem Sitzen schlimmer;
Rheuma der kleinen Gelenke in den Wechseljahren;
chronisches Rheuma, steifes Kreuz, steife Knie, besser durch Bewegung in frischer Luft.

Beine

Fersenschmerz, beginnendes Rheuma; eher bei Frauen.

Wirbelsäule

Kreuzschmerzen (LWS-Syndrom), braucht feste Kreuzstütze beim Sitzen, „gynäkologischer Kreuzschmerz" bei gesenkter Gebärmutter, *alles hängt:* Gewebe, Organe, Gemüt.

Gefäße

Krampfadern (Varizen), eher bei Frauen, Leber derb, Venen derb.

Serum anguillae

Auslösung

Röntgen
Lymphstau nach Bestrahlung von Brustkrebs, blass, wächsern, teigig, Arznei unter die Haut der gesunden Seite spritzen.

Unfall
Crush-Syndrom, akutes Nierenversagen, Arznei in die Vene spritzen, Wirkungsrichtung: vegetativ-zentral.

Haut

Elephantiasis (Fettgewebsschwellungen der Haut), Stauungen und teigige Schwellung der Glieder.

Beine

Wassersucht (Ödeme) nach Beckenvenen- oder Oberschenkelthrombose, Lymphstau der Beine.

Silicea

Auslösung

Angst
Vor *Bakterien*, vor Verschmutzung, bügelt allabendlich mit heißem Eisen seine Geldscheine, Angst, wenn sich *jemand nähert*, man könne ihn berühren, Angst vor *Erfolg*, gibt auf dem Höhepunkt auf, wenn Probleme zu groß werden, Angst morgens *beim Erwachen*; Angst vor *spitzen Gegenständen*, vor Scheren, Spritzen, Messern, deshalb auch Angst vor *Impfungen*, Übelkeit danach, Angst vor *Geräuschen*, äußerst schreckhaft und überempfindlich, Angst, in der Gesellschaft *abgelehnt zu werden*, man bemerke die Unvollkommenheit in ihm, kindliche Angst beim *Wiegen*, Bewegung verschlimmert die Schwäche, Angst vor *Tadel*, zieht sich zurück, wird schwach, geknickt, ungenügend, lebensmüde, Angst zu *versagen*, Urangst, glaubt, auf ewig zur *Minderwertigkeit* verdammt zu sein, verlorener Halt.

Entzündungen
Auflösung, *Ausheilung* (Resorption) von Abszessen, Wunden, Fisteln.

Grippe
Wintergrippe durch Zugluft, niest beim geringsten Luftzug, andauernd Schnupfen und Husten.

Impfung
Vorbeugung einer Impfreaktion bei eher schlanken Kindern, vorher und nachher verabreichen;
Hirnschäden als Impffolge, allgemeine Schwäche, chronische Hirnleistungsschwäche, Hirnkrämpfe;
nach *BCG-Impfung* (Bacille Calmette-Guérin, Tuberkulose), zunehmende Schwäche;
Masern-Impfung, Atemnot, Durchfall.

Infektionen
Komplikationen bei *Masern*, Atemnot, Durchfall;
Tuberkulose, eitriges Stadium fröstelnder, älterer Leute, Lungenabszess, Nachtschweiße.

Nahrung
Abneigung gegen *Milch*, sogar Muttermilch, gegen *gekochte Nahrung*, isst lieber alles kalt.

Reise
Kälte, *Erkältlichkeit*, Kopfschmerz durch geringste *Zugluft* an nasskalten Tagen;
Stiche, Bisse durch *Wassertiere*, wenn Stachel abbricht, zurückbleibt, sich entzündet;
Filariose (Wuchereria, Brugia, Loa-Loa) mit verhärteten Gewebsschwellungen.

Schule
Lernt schnell, vergisst schnell, *mangelnde Festigkeit* der Gedanken;
Schulmüdigkeit, Konzentrationsschwäche, hirnmüde, *versagt* aus Minderwertigkeit;
Prüfungsangst vor Arbeiten, glaubt, nicht genug gelernt zu haben, aber ruhig und konzentriert, *während* der Arbeit, guter, gewissenhafter, *fleißiger* Schüler.

Überanstrengung
Geistige Überforderung, Person zart, dürr, geknickt, fröstelnd, schreckhaft.

Verletzung
Durch *Glassplitter*, vor allem der Finger, ohne Eiterung.

Wetter
Asthma in *winterlicher Kälte*, bei *Gewitter*;
Grippe in *jedem Winter*, fröstelt den ganzen Winter über, trägt warme Wollmützen;
Verschlimmerung bei *trockenem* und *feuchtem* Wetter: Erkältung bei *nasskal-*

tem *Wetter*, trockene Haut und Schleimhäute bei *Trockenheit*.

Würmer
Schwäche durch Verwurmung, Person aschfahl, rappeldürr.

Verfassung

Aussehen, Erscheinung
Erschöpftes, runzeliges *Gesicht*, frühzeitig kleinfaltig;
schwache Haltung beim *Gehen*, schlürfend, Knie berühren sich, X-Beine;
großer *Kopf*, dicker *Bauch*, magere *Glieder*;
Beckenpartie, *Pobacken* zu mager, weich;
Hände dick, aufgedunsen;
Händedruck rau, rissig, schwach;
Nägelkauen bis zur Nagelwurzel, offenbar unsicher;
Fußschweiß zu übermäßig, scharf, wundmachend, schwächend;
zarte *Lanugobehaarung* am Rücken bei Kindern und Jugendlichen.

Verhalten, Benehmen
Gut *strukturiert*, ordentlich, *wie aus dem Ei gepellt*;
Duckmäuser, schwächlich, *haltlos*, hilflos, scheu, knickt leicht;
geizig, schafft sich materiellen Halt für seine Hilflosigkeit, findet alles zu teuer;
ahnt sein Versagen voraus, *verzweifelt* still über seiner Schwäche, scheu, schicksalsergeben;
sanft, *mild*, nachgiebig, nie zornig;
schreckhaft, wenn erschöpft;
ungeduldig durch Unbeständigkeit;
reizbar, wenn er provoziert oder unter Druck gesetzt wird;
liebt Tiere mehr als Menschen, Angst, mit seiner Zuneigung bei Menschen zu versagen.

Verhalten des Kindes
anfallsartig erregt, *flüchtet nach vorn*, wirkt hilflos, untröstlich, *schreit* stets *bei freundlicher Zuwendung*, versteckt sich.

Essen, Trinken
Ekel vor dem Essen, möchte *nur Kaltes, Rohes*.

Kleinwuchs
Dürr, fröstelnd, schreckhaft, Schweiß am ganzen Kopf, morgens ängstlich.

Missempfindungen
Gräte im Hals bei Halsentzündung.

Schläfrigkeit
Im *Winter* durch nasse Kälte, fröstelt durch und durch;
Müdigkeit *morgens*, erschöpft, minderwertige *Angst vor dem Tag*.

Schlaf
Träume von *Verfolgung* durch geistige Schwäche, schafft es nicht;
Kinder verlangen nach Licht aus Angst, schrecken gegen *2 Uhr* auf ohne zu erwachen;
Schlafwandel, sucht Ruhe und Wärme.

Sprache
Fehlerhafte Aussprache, *rollt* das „r", verwechselt „l" mit „r"

Diathese
Anlage zu *Rheuma*, wenn Eltern Rheuma haben;
Hautkrebs (Melanom), Kümmerling, blass, geknickt;
Prostatakrebs, steinharter Knoten, Person dürr, blass, frostig;
Knochenkrebs (Sarkom), dicke, gelbe, stinkende Absonderung.

Geist
Schulleistungsschwäche, *begriffsstutzig*, versagt aus Minderwertigkeit, lernt schnell, vergisst schnell, mangelnde Festigkeit der Gedanken;
fühlt sich *nur wohl, solange geistig-seelisch erregt*; reizbar, furchtsam;
Erwartungsangst, besser, wenn das Ereignis eintritt.

Gemüt
Schizophrenie, destruktiv, blass, frostig, trocken, erschöpft, sanft, misslaunig, empfindlich, schreckhaft.

Kopf

Kopfschmerz bei Kälte und *Erkältlichkeit*, geringster Zugluft an feuchten, kalten Tagen, Kopfschmerz durch *geistige Überanstrengung* mit Harnflut, die Besserung anzeigt, bei zarten, dürren, stillen, erschöpften Menschen, die sich schlecht erholen, erst blass, dann rot, nervös, erschöpft, frieren, Kopfschmerz *eher rechts*, bohrend vom Hinterkopf zum Stirnhöcker, setzt sich über dem rechten Auge fest, oder auf dem Scheitel, als würde ein *Nagel eingehämmert*, Kopf wie eingeschnürt, zusammengepresst, kann die Haare nicht berühren bei Kummer, Schwäche, Kälte, *festes Einbinden* des Kopfes *bessert*, gibt Halt und Wärme, *warmes Zudecken* bessert, verschwindet unter der Decke;
Schwindel beim Hinaufschauen: ist schon geknickt, kann nicht mehr;
Hirnhauttumor (Meningeom), sich verhärtend, 4 Wochen lang geben; danach personenbezogen;
Wasserkopf (Hydrozephalus), rotes Gesicht, kalte Glieder, großer, schweißbedeckter Kopf, schreckt nachts auf.

Augen

Bindehautentzündung (Konjunktivitis), chronische Rötung der Bindehaut mit Jucken, Person schlank, zäh, *„chronische Pulsatilla"*;
Hornhautgeschwüre (Ulcus corneae), reizlos, schmerzlos, träge Heilungstendenz, dünne Absonderung, mit kieselharten Narben;
chronische *Lidrandentzündung* (Blepharitis), blass, rau, trocken, zugluftempfindlich, jeden Winter;
trockene *Einrisse* (Rhagaden) an den Augenlidern;
Weitsichtigkeit durch Gewebsschwäche;
chronische, trockene *Tränensackentzündung* (Dakryozystitis);
chronische *Tränensackfistel* (Dakryozystis fistula) bei dürren, sich minderwertig fühlenden Menschen.

Ohr

Außenohrentzündung (Otitis externa) mit Zerstörung der Knorpel;
Mittelohrentzündung (Otitis media) mit perforiertem Trommelfell (Loch), mit Karies der Hörknöchelchen, dünner, wunder, stinkender Eiter, ätzende Absonderungen mit Knochenteilchen;
Ohrgeräusche (Tinnitus aurium) bei geknickten, schüchternen Menschen, die ihre Hemmungen offen zeigen;
Schwerhörigkeit, anhaltend durch viele Entzündungen.

Nase

Heuschnupfen mit *Frösteln*, liegt im warmen Bett und zieht die Decke über den Kopf, Nasenwurzel und Eingang der Ohrtube schmerzen, drücken, jucken, mit morgendlichem *Niesen* beim ersten Luftzug, schließt Fenster und Türen, mit versagendem Niesen draußen;
chronische *Nebenhöhlenentzündung* (Sinusitis) mit dünner, ätzender Absonderung;
Winterschnupfen jeden Winter, fröstelt den ganzen Winter über, trägt warme Wollmützen.

Zähne

Zahnfistel, im Winter schlimmer, Sekret dünn, scharf, wundmachend, Wärme lindert, Zahnfistel bei *Wurzelabszess*, Zähne wie gelockert, schlimmer nachts, durch warmes Essen, kalte Luft;

Zahnwurzelvereiterung (Zahngranulom), zum Ausheilen einsetzen.

Rachen

Halsschmerzen (Pharyngitis) mit Gefühl *wie ein Haar* im Hals, absteigender Kitzelhusten;
Mandelentzündung (Tonsillitis), vernarbte Angina, Person schlank, fröstelnd, verlangt nach Wärme und Ruhe.

Hals

Harter Kropf (Struma), nach *Calcium fluoratum* oder für dürre, frostige Menschen; *zystischer Kropf* (Struma) bei chronisch kalten Menschen.

Brustdrüse

Brustentzündung (Mastitis) mit Fistelbildung, dünn, scharf eiternd, vom Drüsengang ausgehend;
Brustknoten (Mammaknoten) bei schwachen, zarten, frostigen Frauen, zur Gewebsstärkung nach Erweichung der Brustknoten einsetzen.

Lunge

Asthma im Winter, Reizhusten wie von einem Haar, starkes Rasseln, übel riechender Schleim;
chronische Bronchitis im Winter;
Husten, durch Sprechen schlimmer, Kitzelhusten, schlimmer durch Kalttrinken, beim Niederlegen;
Mukoviszidose (rezessiv vererbte Stoffwechselerkrankung), zäher Schleim der Atem- und Verdauungswege, im Winter einsetzen.

Bauch

Zwerchfellbruch (Hernia diaphragmatica) bei schwachem Gewebe schwacher Menschen.

Magen

Magenbeschwerden (Gastropathie), Magen schlaff, gesenkt (atonisch), Gemüt geknickt, Magen geknickt.

Darm

Afterfissur, winzige juckende Einrisse der Afterhaut, Schmerz wie geschnürt, Stuhl krampfig verstopft, gleitet zurück;
Afterkrampf bei Verstopfung;
geschwürige *Dickdarmentzündung* (Colitis ulcerosa), blutige Durchfälle, schleimig, eitrig, wundmachend, Fisteln;
Durchfall bei rachitischen, dürren, geknickten, melancholischen, selbstunsicheren Kindern, nur Lust auf Salziges;
Afterfisteln (eitrige Gänge von Schleimhaut zur Haut), im Winter schlimmer;
Hämorrhoiden wie Splitter im Hintern;
Stuhlinkontinenz (unfreiwillige Stuhlentleerung) bei Rückenmarkerkrankungen, Schließmuskelkrampf, Schließmuskelschwäche;
trockene, verkrampfte *Verstopfung* (spastische Obstipation), Schließmuskel krampft, *Ziegenkot*, Stuhl *schlüpft* beim Pressen *zurück*, plötzlicher Afterverschluss, kann nichts mehr hergeben.

Weibliches Genitale

Ausfluss (Fluor vaginalis), wundmachend, weiß, wässrig, stinkend;
Scheidenfisteln, im Winter schlimmer;
Gebärmuttersenkung (Uterusdescensus) bei chronischer Entzündung im Unterleib trockener Frauen;
harte *Scheidenzyste* (Vaginalzyste).

Schwangerschaft

Kind verweigert *Muttermilch*, da Unverträglichkeit, will nicht saugen, *Brustwarzen* der Mutter geschrumpft.

Haut

Entleerter Abszess (Eiterbeule), pfropfartige Höhlung, hell wie Sand;
narbiges *Beingeschwür* (Ulcus cruris), schlechte Heilhaut, nässende, stinkende Wunde, verlangt Wärme;
Ekzeme: Bläschen an den Händen, mikrobielles Ekzem, Bäckerekzem, schlimmer ab Herbst über Winter, Person trocken, verlangt Wärme;
Fettgeschwülste (Lipome), verschiebbar, weich bei eher schlanken Menschen;
Hautfistel, im Winter schlimmer;
Fußpilz (Mykose) zwischen den Zehen, chronisch im Winter, Bläschen, rissig;
Grützbeutel (Atherom), Talgdrüsengeschwulst, schmerzlos, verschiebbar;
Hautkrebs (Melanom), schwarze, sich verändernde Muttermale, bei blassen, geknickten Kümmerlingen;
Karbunkel (fressende Furunkel), dicht beieinander, meist am Nacken und Rücken, bevorzugt zwischen den Schultern, reife, gute Eiterung;
Keloid (verhärtete Narbenbildung), hart wie Kiesel, allgemein schwaches Bindegewebe;
Recklinghausen, Nervengeschwülste (Fibrome) der Haut;
Schleimbeutelentzündung (Bursitis), akut und chronisch, zum Ausheilen einsetzen, falls noch nötig;
Einrisse an den Augenlidern, trocken, jeden Winter Lidrandentzündung, zugluftempfindlich;
übermäßiger Schweiß (Hyperhidrose) an den Fußsohlen, scharf, wundmachend, schwächend;
Schweiß bei Kindern im behaarten Kopf und auf der Stirn, nachts, bei Erschöpfung, apathisch;
chronisches *Wundliegen* (Dekubitus), Wunde eitrig nässend, scharf, Rand hart, blass;

Wundrose (Erysipel), wiederkehrend, zur Zwischenbehandlung einsetzen bei eher schwächlichen Menschen.

Haare

Nervöser Haarausfall (Alopecia nervosa), bei trockenen, schwachen, blassen, erschöpften, aber ruhigen Menschen.

Muskeln

Dupuytren (Sehnenplattenverhärtung der Innenhand), Beugekontraktur der Finger im Grundgelenk und Mittelgelenk (Stadium III);
chronisches *Ganglion* (Überbein, Nervenknoten) bei schwachen, erschöpften Menschen, die sich nicht erholen.

Gelenke

Gelenkknacksen (Knacksen der Gelenke bei Überdehnung) der Knie, bei trockenen, „geknickten" Menschen;
Perthes (aseptische Nekrose der Femurkopfepiphyse), allmähliche, schmerzhafte Bewegungseinschränkung der Hüfte, Hinken;
Rheuma, wenn Eltern Rheuma haben.

Knochen

Knochenfisteln, eher im Winter, Sekret dünn, scharf, wundmachend, Wärme lindert;
chronische *Knocheneiterung* (Osteomyelitis chronica), nach außen offen, die Wundabsonderungen sind dünn, scharf, wundmachend;
Knochenwachstumsstörung (Osteogenesis imperfecta), Knochenbrüchigkeit, Minderwuchs;
Knochenkrebs (Sarkom), dicke, gelbe, stinkende Absonderungen.

Arme

Durchblutungsstörungen der Glieder, *Froschhände*, blassrot, wie abgestorben in der Kälte, Gewebsschwäche.

Drüsen

Boeck'sches Sarkoid (Brustraumtumor), Person erschöpft, blass, ängstlich, minderwertig, rachitisch, lymphatisch; anhaltende *Lymphdrüsenentzündung* (Lymphadenitis), Eiterung, Drüsenfistel an Hals oder Leiste.

Nerven

Hirnhauttumor (Meningeom), sich verhärtend;
Hirnschaden nach Impfungen, allgemeine Schwäche, chronische Hirnleistungsschwäche, Hirnkrämpfe;
Multiple Sklerose (unklare Hirn- und Rückenmarkerkrankung), unwillkürlicher Stuhl durch Schließmuskelkrampf, Schließmuskelschwäche;
Neurofibromatose (Geschwülste der Nervenwände der Haut) Recklinghausen;
Wasserkopf (Hydrozephalus), rotes Gesicht, kalte Glieder, großer, schweißbedeckter Kopf, schreckt nachts aus dem Schlaf auf.

Sinapis nigra

Verfassung

Aussehen, Erscheinung
Rotes, trockenes, eingefallenes *Gesicht*;
Kopfhaut heiß und juckt;
Schweiß auf *Stirn* und *Oberlippe*;
Augenlider schwer, schließt seine Augen;
Atem riecht scharf *nach Zwiebeln*.

Augen

tränenreich, heiß, wund; stechende Schmerzen; müde Lider, Druck von oben her, Schweregefühl, besser beim Augenschließen.

Nase

Heuschnupfen ohne Ausfluss, Nase trocken, heiß, empfindlich geschwollen, juckt, beißt bis hoch zu den Augen, trotzdem verschlimmert kalte Luft, *keine Absonderungen*, kalt empfundener Schleim im *Nasen-Rachen-Raum*, Niesen und trockener, wunder, brennender, *heiserer Hackhusten*, vermehrt beim Lachen, in kalter Luft, gegen *19 bis 20 Uhr, besser* drinnen, beim *Niederlegen* und *nachts*.

Solidago

Leber

Gelbsucht (Ikterus) bei Neugeborenen, gleich nach der Geburt einsetzen, falls Gelbsucht sehr stark.

Nieren

Für *Dialyse-Patienten* mit *Schrumpfniere*, unterstützend einsetzen;
chronische *Nierenentzündung* (Nephritis chronica), wenn das Organ verspürt wird;
Nierenschrumpfung (Nephrose), *amyloide Degeneration*;
Nierensteine (Nephrolithiasis), im schmerzfreien Intervall einsetzen.

Schwangerschaft

Teigige *Schwellung* der *Beine*.

Gefäße

Hoher Blutdruck (Hypertonie) mit Beinschwellungen.

Spigelia

Auslösung

Wetter
Wind, Sturm, feucht-kalter Wind, linksseitiges Nervenkopfweh, Herz klopft.

Würmer
Kribbeln und Jucken im After, Würmer kriechen nachts aus dem After, *Nabelkoliken*.

Verfassung

Diathese
Adams-Stokes-Syndrom bei chronischen Krankheiten, rascher Puls, schießend zum Rücken, schlimmer bei jeder Armbewegung.

Kopf

Kopfschmerz, Kopf wie eingeschnürt, zusammengepresst, neuralgisch stechend vom Hinterkopf über den linken Scheitel *zum linken Auge*, zum linken *Stirnhöcker*, Gefühl, als ob der Kopf *am Scheitel offen* stünde, im Verlauf der *Sonne zu- und abnehmend*.

Augen

Neuralgische Entzündungen ohne Rötung mit Lidkrampf;
Grüner Star (Glaukom), scharfe, schneidende Schmerzen;
Neuralgie über dem Auge (supraorbital), zuckend, ziehend, stechend, bei Berührung läuft Schauder über den Körper;
akute *Regenbogenhautentzündung* (Iritis) und akute *Regenbogenhaut-Ziliarkörper-Entzündung* (Iridozyklitis), 2. Stadium, scharfe, schneidende Schmerzen, keine Rötung, Augapfel wie zu groß;
Schielen (Strabismus) nervöser Art, ohne Muskellähmungen.

Zähne

Zahnschmerzen bei *Karies*, hämmernd, zuckend bis in die Kiefer, schlimmer durch Kälte, Ruhe, Essen, Rauchen.

Herz

Herzbeschwerden von der Wirbelsäule ausgehend, neuralgisch zur linken Hand ziehend;
Herzklopfen, *Herzstiche*, Engegefühl, Stiche und Klopfen im Rücken mit Schnurren über dem Herzen, beim Auflegen der Hand *fühlbar*, *sichtbares* und *hörbares* Klopfen bei Entzündungen, Nervenschmerzen und Klappenfehlern, nachts mit Todesangst;
beginnende *Herzentzündungen*, rascher Herzschlag, der die Brustwand sichtbar erschüttert;
Herzrhythmusstörungen, akuter Anfall (Adams-Stokes-Syndrom), rascher Puls, schießend zum Rücken, schlimmer bei jeder Armbewegung.

Haut

Afterjucken nachts durch Würmer, weniger hampelnde Kinder, weniger Nabelkrämpfe als bei *Cina*-Bedürftigen.

Wirbelsäule

Rückenschmerzen (BWS-Syndrom), herzbedingt, Herzstiche, Herzklopfen, Stiche und Klopfen im Rücken.

Nerven

Neuralgie über dem *Auge* (supraorbital), zuckend, ziehend, stechend, bei Berührung läuft Schauder über Körper; *Neuralgie der Zähne* des Oberkiefers, rheumatisch, zuckt, zieht, periodisch, Angst machend.

Spongia

Auslösung

Infektionen
Keuchhusten mit giemendem Husten beim Niederlegen, um Mitternacht.

Verfassung

Diathese
Hodenkrebs, erst schwammig, später hart, schmerzlos.

Kehlkopf

Kehlkopfentzündung (Laryngitis acuta), späteres Stadium mit brennendem, stechendem Schluckschmerz, *wie ein Pflock* in der Kehle, mit Stimmverlust, drinnen, abends, mitternachts, Bellhusten;
Krupp-Husten (lauter, metallisch klingender Bellhusten), erstes und zweites Stadium, vom Niederlegen bis Mitternacht, Person atmet rau, sägend, schwammig, giemt, pfeift, droht zu ersticken, *fasst sich mit der Hand an den Hals*, hellblonde Kinder, nach *Aconitum* einsetzen.

Hals

Schilddrüsenüberfunktion (Hyperthyreose) mit Herzstörungen, Herzflattern nach Mitternacht, muss aufsitzen, Kummer als Auslösung.

Herz

Herzrasen (tachykarder Anfall) bei Schilddrüsenüberfunktion, nach Mitternacht, muss aufsitzen;
Herzschwäche (Herzinsuffizienz) mit Erstickungsgefühlen, kann nicht durchatmen, schnappt nach Luft, *Schilddrüsenseufzer*, atmet wie durch einen Schwamm, schlimmer beim Niederlegen, vor Mitternacht.

Lunge

Drohendes *Asthma* beim Niederlegen, *Ausatmung verlängert*, wie *durch einen Schwamm* gepresst, Atemnot (Dyspnoe), kann nicht durchatmen, muss tief einatmen;
chronische Bronchitis mit trockenem, hartem Husten, giemt und pfeift aus dem letzten Loch;
Husten oder *Keuchhusten* hinter dem unteren Brustbein (Bifurkation), metallisch klingend, schwammig, giemend beim Niederlegen, um Mitternacht, muss Oberkörper hochlegen oder aufsitzen; chronischer *Erstickungshusten* vor Mitternacht, giemt beim Tiefatmen, bei Aufregung.

Männliches Genitale

Chronische *Hodenentzündung* (Orchitis), hart, vergrößert, wie eingeklemmt, Schießen durch die Samenstränge;
Hodentumor (Hodenschwellung) zwischen gutartig und bösartig, erst schwammig, später hart, schmerzlos;
Samenstrangneuralgie, geschwollen, Stiche schießen durch die Samenstränge nach oben.

Stannum jodatum

Lunge
Bronchitis, grober Schleim, schwer löslich, zäh, grün, *widerlich süßlich* schmeckend, Person zu schwach auf der Brust um abzuhusten;
Husten mit morgendlichem Schleimpfropf tief im Hals, schwächliches Husten, muss herauswürgen, blasser Mensch.

Stannum metallicum

Auslösung

Angst
Vor *Lungenerkrankungen*, depressive Ängste, wenn daran erkrankt;
Angst vor *Abwärtsbewegung*.

Arzneimittel
Chinin-Missbrauch (Malaria-Vorbeugung), Nervenschmerzen über den Augen.

Infektionen
Tuberkulose, Person abgemagert, schwach, kann kaum noch husten.

Kummer
Mit *unterdrücktem Hass*, Kopfschmerzen im Sonnenverlauf.

Verfassung

Aussehen, Erscheinung
Blasse *Augenringe*, Person erschöpft.

Kopf
Neuralgischer *Kopfschmerz* an verschiedenen Stellen, allmählich *im Verlauf der Sonne* zunehmend, allmählich abnehmend.

Augen
Nervenschmerz (Neuralgie) über dem Auge (supraorbital) tagsüber, beginnt langsam, hört langsam auf.

Brustkorb
Lungenschwäche, *Schwächegefühl* in der Brust, Bronchialäste erweitert, Lungentuberkulose.

Lunge
Chronisch wiederkehrende *Bronchitis* mit schwachem Husten, nachts und morgens, mit reichlich widerlich süßlichem, grünem Schleim, großes *Schwächegefühl* in der Brust, chronisches Hüsteln und Räuspern;
Lungenemphysem (Erweiterung der Lungenbläschen mit Bronchienerweiterung, Ektasien), kann kaum noch husten, Schleimpfropf sitzt in der Kehle; trockene *Rippenfellentzündung* (Pleuritis), messerscharfe Stiche in linker Achsel.

Darm
Afterprolaps (Aftervorfall) bei Verstopfung, ganzer Darm hängt, kraftloser Enddarm.

Weibliches Genitale
Ausfluss (Fluor vaginalis), gelb, reichlich, mit großer Schwäche, mit Rückenschmerzen, lässt sich in den Sessel fallen;
Depression vor Periode bei erschöpften, unsicheren, ängstlichen Frauen.

Schwangerschaft
Erbrechen beim Denken an Speisen, große Angst und Leeregefühl in der Magengrube, *krümmt sich* über Stuhllehne.

Nerven

Nervenschmerz über dem Auge (supraorbital) tagsüber, langsam zunehmend, langsam abnehmend (im Sonnenverlauf);
amyotrophe Lateralsklerose (fortschreitende Degeneration der Willkürmotorik), Person zittert *beim Hinabgehen*, bei Anstrengung, Schmerzen im Sonnenverlauf.

Staphisagria

Auslösung

Angst
Vor *Tadel*, zornig, unterdrückter oder unberechenbarer Zorn;
Angst vor *Überraschungen*, Zittern bei schlechten Nachrichten.

Ärger
Ärgert sich selbst über Ärger, *unterdrückt* ihn, schweigt, zittert, kräftig rote Menschen.

Heimweh
Eher bei Erwachsenen, vom Leben enttäuscht durch Unterdrückung persönlicher Wünsche, entrüstet über die Menschen, sehnt sich nach Verstehen und Geborgenheit.

Infektionen
Dengue-Fieber, zur Vorbeugung einsetzen, schützt vor Stichen der Aëdes-Mücke;
Gelbfieber, ebenso vorbeugend;
Malaria, vorbeugend, schützt vor Stichen der Anopheles-Mücke;
Schlafkrankheit (Trypanosomiasis, West- und Zentralafrika), vorbeugend, schützt vor Stichen der Tsetse-Mücke.

Insektenstiche
Allgemein vorbeugende Arznei, verhütet gleichsam Tropenkrankheiten durch Stechmückenübertragung.

Kummer
Mit *Entrüstung*, „entrüsteter Schlucker", Magen, Blähsucht, Handlung gelähmt, Entrüstung mit *unterdrücktem Hass*, Zorn, geile Entartung.

Nahrung
Widerwille gegen *klares Wasser* und unverträglich;
Abneigungen gegen *Suppen*.

Operation
Folge von *Schnitt*, nach Operation einsetzen, vermeidet Narbenkomplikationen;
Laparotomie-Schmerzen, schmerzende Narben;
Harnverhaltung nach Operation (Anurie), Druck, tröpfchenweiser Abgang;
Verstopfung nach Operation, Darmlähmung (Ileus).

Reise
Blasenreizung *junger Urlauber*;
Frauen, die ungewohnt und zu häufig *Venus* spielen;
vorbeugend gegen *Mückenstiche*, verhütet gleichsam Tropenkrankheiten durch Stechmückenübertragung (Aëdes-, Anopheles-, Tsetse-Mücke), Dengue-Fieber, Gelbfieber, Malaria, Schlafkrankheit;
Schnittwunden, nach *Arnica* einsetzen.

Schule
Schulleistungsschwäche, verminderte Konzentration, lernt schnell, vergisst schnell, aufnahmebereit, aber gedanklich abgetreten, *begriffsstutzig* für räumliche Vorstellungen.

Verletzung
Schnittwunden, auch Operationsschnitte.

Verfassung

Aussehen, Erscheinung
Blaue *Augenringe,* eingesunkene Augen durch Onanie, Kummer.

Verhalten, Benehmen
Untergeordneter Angestellter, entrüstet sich, schluckt runter, Magen, Blähsucht, gelähmte Handlungen;
eifersüchtig, blass, Erregung wird unterdrückt, tritt andersartig als Hautkrankheit zutage;
empört, entrüstet, enttäuscht, bekümmert, Magenkrampf, Hautausschlag;
redet über die *Fehler anderer* mit großer Entrüstung, grübelt darüber nach;
stolz, neidisch, ärgerlich;
teilnahmslos nach Onanie;
ungeduldig aus Selbstüberschätzung, bequem, genusssüchtig, triebhaft;
versteckt sich (meist unbewusst) hinter künstlichem Äußeren, das er gern von anderen bewundern lässt;
gespannt, verkrampft, reizbar, hysterisch;
bemitleidet sich selbst, Sinn für (persönlich empfundene) Gerechtigkeit, findet kein Gehör, entrüstet sich.

Verhalten des Kindes
Erregt, verletzt aus *Entrüstung,* überempfindlich, übertreibt, zittert, versucht sich zu beherrschen, was ihn krank macht;
verweigert mit Entrüstung angebotene Dinge, wirft sie demonstrativ zur Seite.

Verhalten in der Jugend
Rollenkonflikt: depressiv, psychotisch, entrüstet sich über die Fehler anderer;
hasst Unrecht, will die *Welt verbessern,* handelt mit unterdrücktem Zorn und verbissener Gewalt, will die Welt vom Unrecht erlösen;
veränderte Körperwahrnehmung, *hypochondrisch* durch sexualmoralische Konflikte;
teilnahmslos nach Onanie.

Sexuelles Verhalten
Übermäßiges Verlangen bei Männern, erotisch phantasierend;
Verlangen *vermindert* bei Männern, zunehmende Abneigung vor Frauen;
Onanie, lästig bei Männern nach enttäuschten Liebeswünschen, neurotische Einbildungskraft, Onanie bei Kindern *mit Kopfrollen* (Jactatio capitis), mit geilen Phantasien;
Spätfolgen: dunkelblaue Ringe unter eingesunkenen Augen, scheu, schwermütig.

Nervosität
Unruhe bei *unterdrücktem Zorn,* bei geiler Phantasie.

Diathese
Darandenken verschlimmert alle Beschwerden chronischer Krankheiten, Zorn, schlechte Nachrichten;
harnsaure Diathese, Gicht.

Gemüt
Kummer mit Entrüstung, „entrüsteter Schlucker", mit unterdrücktem Hass und Zorn, geile Entartung;
abgehärmt, besorgt um sich;
sexuelle *Depression* nach geistigen und körperlichen Exzessen;
Einbildung, sieht sich um, glaubt jemand verfolge ihn;
Psychose junger Menschen, entrüstet über die Fehler anderer, will die Welt von Unrecht erlösen;
Schizophrenie, lithämisch, blass, kalt, feucht, launisch, aufbrausend, beleidigt.

Kopf

Ekzem am behaarten Kopf, eher trocken oder übel riechende, nässende Krusten;
Kopfrollen (Jactatio capitis) durch sexuelle Erregung mit geilen Phantasien;
Kopfschmerz, Gefühl wie eine *Kugel* im Gehirn, als ob eine Kugel in der Stirn festsäße;

Schuppen im behaarten Kopf, beißendes Fressen am Hinterkopf.

Augen

Gerstenkorn (Hordeolum), meist des Unterlides.

Zähne

Zahnkaries, schwarz werdende Zähne bei Kindern oder Zähne schwarz, sobald sie erscheinen;
neuralgische Zahnschmerzen von hohlen Zähnen mit Karies, ziehend, Zahnfleisch zurückgezogen, zerfressene Wurzeln der ganzen Zahnreihe, schmerzhafte Stumpen alter Menschen.

Herz

Herzklopfen bei geringster Bewegung nach dem Aufwachen, Puls sonst langsam und schwach.

Darm

Verstopfung, Stuhl schlüpft zurück, krampfiger, zerspringender, anhaltender Afterschmerz.

Blase

Blasenentzündung (Cystitis acuta) während der Hochzeitsreise, „Honeymoon"-*Blase.*

Männliches Genitale

Chronische Hodenentzündung (Orchitis), Hoden hart, eher rechts, Brennen, Stechen;
Schmerz rechter *Samenstrang.*

Weibliches Genitale

Ausfluss durch Soor, Pilz, Mykose, Trichomonaden, juckend, kribbelnd, wollüstig stechend, mit sexueller Erregung.

Haut

Ekzem der *Augenbrauen,* hinter dem *Ohr,* im *behaarten Kopf,* eher trocken oder übel riechende, nässende Krusten;
Impetigo (Grindflechte), Bläschen, Pusteln, gelbbraune Krusten, brennender, nässender, schuppender, übel riechender Ausschlag;
Schuppen im behaarten Kopf, beißendes Fressen am Hinterkopf;
Missempfindungen, Prickeln der Haut, Steifheit, Zerschlagenheit, Nervenschmerzen, Rheuma;
Umlauf (Paronychie) um den Nagel, chronisch rot, unheilsam;
Schnittwunden, auch Operationsschnitte.

Gelenke

Gelenkentzündung, chronische Gicht, ganzer Mensch gichtig.

Nerven

Amputationsneuralgie, Phantomschmerz, Folge von Schnittverletzung, steif, sticht, krampft;
Neuralgie der *Zähne,* von hohlen Zähnen mit Karies ausgehend.

Sticta

Auslösung

Grippe
Beginnt in der *Nase,* steigt in die Bronchien ab.

Verfassung

Verhalten, Benehmen
Hysterisch nach Blutverlust, weint, taumelt, schwebt.

Nase

Schnupfen, Nase trocken, verstopft mit *Stirnkopfschmerz* bei Völle in der Nasenwurzel, schnäuzt sich ständig erfolglos, Schnupfen steigt in die Bronchien ab mit unstillbarem Quälhusten nachts.

Lunge

Husten beim Niederlegen, trockener, brennender, rauer, hackender, *unergiebiger* Dauerhusten, unstillbar die *ganze Nacht*, hinter unterem Brustbein (Bifurkation) festsitzend, mit berstendem Kopfschmerz, *Husten verschlimmert Hustenreiz.*

Haut

Schleimbeutelentzündung (Bursitis), akut und chronisch, blass;
Arznei wirkt langsam aber sicher.

Stillingia

Auslösung

Infektionen
Syphilis, Tertiärstadium (Lues III) der Röhrenknochen, qualvolle Knoten am Kopf und Schienbein.

Stramonium

Auslösung

Alkohol
Quartalsäufer, leuchtend rot, warm, kräftig, tobsüchtig, tritt Möbel, schlägt auf die Familie ein, aber auch ängstlich schreckhaft;
akutes *Säuferdelir*, rot, wahnsinnig, Angst, Schreck, Tiere kommen aus jeder Ecke, flieht.

Angst
Gnadenlos;
vor *Alleinsein*, könne von Geistern erschreckt werden;
Angst vor und in der *Dunkelheit*, sieht erschreckende Fratzen, lebensbedrohliche Monster;
Angst vor und im *Tunnel*;
Angst im akuten Wahn, von Anwesenden vergiftet zu werden;
Angst vor *Wasser*, vor *Lichtreflexen* auf nassen Straßen und Gewässern, vor *Flimmerlicht*, krampft;
vor *Friedhöfen*;
vor *Kirchen*;
vor *Monstern*, die aus der Ecke des Zimmers kommen;
vor *Tieren*, Insekten.

Infektionen
Folge von *Hirnhaut-* und *Hirnentzündung*, Person böse, rot, sonst gleiche Erscheinungen wie bei *Hyoscyamus*;
Tetanus (Wundstarrkrampf), Gliederkrämpfe, Schlundkrampf, Brustkrampf durch Licht und Berührung.

Sexueller Missbrauch
Gewalttätig, satanisch;
Folge: Spaltung der Person.

Ohnmacht
Auf *dunklen Plätzen.*

Unfall
Hirnverletzung, will aus dem Bett fliehen, rotes Gesicht.

Unterdrückung
Von *Ausschlägen*, von Ekzemen.

Vergiftung
Nahrungsmittelvergiftung nach verdorbenen Kartoffeln, ohne Schmerzen, mit großem Unbehagen, macht seltsame Bewegungen.

Verfassung

Aussehen
Zitternde, feurig glänzende Augen.

Verhalten, Benehmen
Dämonisch, flucht und betet;
zerstört ohne Reue, heftig gereizt, ärgerlich, tobsüchtig, alle haben seinen Zorn verdient;
satanisches Grinsen;
unempfindlich gegen Schmerz, im zerstörerischen Wahn, beim Rauschgift;
vulgär;
zerstörungswütig.

Verhalten des Kindes
Grimassenschneider, rot, wild, fratzenhaft, erregt, impulsiv, aggressiv oder introvertiert;
schlägt zu, verletzt sich ohne Schmerzäußerung;
bereut nicht, da Geschehenes vergessen wird;
glaubt sich verfolgt, grundlos zornig;
spuckt in wilder Wut nach anderen, stampft mit den Füßen auf;
nach schweren seelischen Erlebnissen geben.

Sexuelles Verhalten
Sinnlich, erotisch, schamlos;
rot, hitzig;
in der manischen Phase unbändig geil, unbändig eifersüchtig.

Nervosität
Tobsüchtig, schlägt zu.

Schlaf
Kinderschlaf: Lichtverlangen, Angst, erwacht gegen *23 Uhr* mit Aufschrei, von entsetzlichen Träumen ausgelöst, erkennt niemanden;
Träume von Verfolgung durch schreckhafte Gespenster, Feinde.

Schule
Legasthenie bei normaler oder überhöhter Intelligenz.

Sprache
Stottern, stolpert über erste Silbe und über seine lahme Zunge.

Gemüt
Manische Depression, voller Freude, voller Wut, dann stolz und trübsinnig;
Gefühl, sei völlig *allein* auf der Welt;
Halluzinationen: jemand *läge* neben ihm im Bett, über Kreuz, gehöre nicht zu ihm;
er sei *doppelt;*
sei *gespalten*, ein Teil gehöre nicht zu ihm, sei von einem Teil *getrennt*, der Macht über ihn hat (Teufel, Mörder);
sei von *Feinden umgeben*, die aus der Ecke auf ihn zukommen, er redet, verhandelt, tobt, flieht;
sieht *Fratzen, Gespenster*, die aus der Ecke kommen und ihn erschrecken;
glaubt, die *Glieder gehörten* ihm *nicht*, seien *vom Körper abgefallen* oder sein Körper sei *in Stücke* zerfallen;
hört Musik;
sieht Menschen, die in *fremder Sprache* sprechen und spricht mit ihnen in fremder Sprache;
sieht Kaninchen, Ratten, Mäuse, Schlangen, Hühner, Hunde gehen auf ihn los;
er werde *gelyncht;*
eine *höhere Macht* habe Einfluss auf ihn;
Zähne fallen aus;
im akuten Wahn: wild, geil, schrecklich, erschreckend, erschrickt, weicht vor schrecklichen Dingen zurück, zerfleischt sich die Haut mit den Fingernägeln;
tobsüchtige, rote *Besessenheit;*
Feuerwahn, sieht rot übersäten Lichterglanz, dann erschreckendes Blut;
Wahn, es sei *Krieg*, bedrohlich;
religiöser Wahn, sei verteufelt, klagt sich selbst an, singt, lacht, reimt, betet mit frommen Gebärden;

Teufelswahn, fürchtet das Feuer des Teufels, betet herzzerreißend;
Verfolgungswahn, Vergiftungswahn, voller Schrecken, versucht zu entfliehen mit dämonischer Gewalt, mit unbändigen Zornesausbrüchen, mit wildem Blick;
Psychose im Wochenbett, geschwätzig, sitzt im Bett, lacht, singt, flucht, betet und macht Reime, aber auch tobsüchtig mit wildestem Zorn (!), hellrotes, erschrockenes Gesicht, tobt mit Gespenstern;
Schizophrenie, destruktiv, rot, warm, feucht, gedunsen, schwatzhaft, wild tobend, verzweifelt;
Zwangsneurose, Waschzwang, duscht mehrmals täglich seine verschmutzte Seele.

Kopf

Böse Folgen bei *Hirnhautentzündung* (Meningitis), Person rot, roter Bruder der blassen *Hyoscyamus*;
Hirnschaden, will aus dem Bett fliehen;
Kissenbohren, Kind gefährdet (!), rot, heftig, Entzündung, Hirndruck, Delir, Krämpfe, Schwindel;
Kopfrollen (Jactatio capitis) durch Hirnreizung, *Draufhauer, Spielverderber*.

Hals

Schluckbeschwerden, Krämpfe beim Schlucken, *Verschlucken*, sehr heftig, verschluckt sich bei Flüssigem.

Lunge

Akuter *Erstickungshusten*, kräftig rotes Gesicht, Aufsitzen bessert.

Bauch

Schluckauf (Singultus), chronisch wiederkehrend.

Weibliches Genitale

Periode mit sexueller Erregung, mannstoll.

Schwangerschaft

Geschwätzige *Wochenbettpsychose*, sitzt im Bett, lacht, singt, flucht, betet und macht Reime oder tobsüchtig mit wildestem Zorn (!), tobt mit Gespenstern, hellrotes, erschrockenes Gesicht.

Haut

Übermäßiger, heißer *Schweiß* (Hyperhidrose), nicht erleichternd, schlechtes Omen, Erregung, Hektik, Delirium.

Nerven

Parkinson (Entartung von Hirnsubstanz), rot, sehr heftig, Wut, Zerstörung, Aufschreien, erkennt niemanden.

Strontium carbonicum

Auslösung

Nahrung
Verlangen nach hartem *Schwarzbrot* und *Milch* dazu.

Operation
Störungen nach *Augenoperation*, Gegenstände sind blutig gefärbt.

Röntgen
Lymphstau nach Bestrahlung, harte Schwellung des Gewebes, Narbenbildung.

Verletzung
Chronische Schwellung nach *Fraktur*, warme Auflage lindert.

Verfassung

Sexuelles Verhalten
Impotenz bei roten, kräftigen Diabetikern.

Diathese
Metastasen (streuende Geschwülste) in den Knochen.

Kopf

Kopfschmerz im Verlauf der Sonne zu- und abnehmend, nimmt pausenlos bis zum Höhepunkt zu, hüllt sich den Kopf ein, *warmes Zudecken bessert* trotz innerer Hitze, kräftiger Mensch;
Verkalkung (Arteriosklerose) des Gehirns, Person rot, cholerisch, starr, mürrisch, streitsüchtig.

Ohr

Außenohrentzündung (Otitis externa) mit Zerstörung der Knorpel.

Rachen

Mandelentzündung (Tonsillitis), vernarbte Angina bei kräftigen, warmen, nach Wärme verlangenden Menschen.

Bauchspeicheldrüse

Diabetes mit Impotenz roter, kräftiger Menschen.

Weibliches Genitale

Hitzewallungen ohne Schweiße in den Wechseljahren mit schweren Kopfschmerzen, heftig, tief, Hinterhaupt, hüllt den Kopf warm ein, tiefrotes Gesicht.

Haut

Uhrarmbandekzem, eher trocken.

Gelenke

Kreuzarthrose (Ileosakralarthrose), Gelenkversteifung;
Perthes (aseptische Nekrose der Femurkopfepiphyse), allmähliche Bewegungseinschränkung der Hüfte;
Rheuma mit nächtlichen Knochenschmerzen der *langen Röhrenknochen*, zieht, bohrt, um *3 Uhr* morgens, Wärme lindert;
Umknicken der Knöchelgelenke, häufig wiederkehrend;
Karies und *Wucherungen* der Gelenke.

Knochen

Knochenfistel, erste Arznei für alle abbauenden Knochenprozesse;
Knochenfraß der langen Röhrenknochen;
Bohren in den Röhrenknochen;
Knochenwachstumsstörung (Osteogenesis imperfecta), Knochenbrüchigkeit, Minderwuchs alter Menschen, rot, kräftig;
Osteoporose (Knochenstoffwechselstörung) mit Rückenschmerzen, Knochenbrüchen;
Perthes (aseptische Nekrose der Femurkopfepiphyse), Hinken, Bewegung schmerzhaft eingeschränkt;
Schwellung nach Knochenbruch, nicht eindrückbar, warme Auflage tut gut.

Wirbelsäule

Bechterew (chronische Entzündung der Wirbelsäule), Wirbelsäule schrumpft und verknöchert;
Bandscheiben-Teilvorfall;
Kreuzarthrose (Ileosakralarthrose), Gelenkversteifung.

Beine

Umknicken der Knöchelgelenke, häufig wiederkehrend;
Karies und *Wucherungen* der Gelenke.

Blut

Perniciosa (Störung der Vitamin B_{12}-Aufspaltung), fehlende Magensäure, Schleimhautschwund.

Gefäße

Hirndurchblutungsstörung (zerebrale Durchblutungsstörungen), *Verkalkung* (Zerebralsklerose), Person rot, cholerisch, starr, mürrisch, streitsüchtig, schlechtes Gewissen hüllt ihren Kopf ein.

Nerven

Parkinson (Entartung von Hirnsubstanz), Rucken der Glieder, als Endarznei einsetzen.

Herz

Herzklopfen (Tachykardie) bei Prüfungen, „Brett vor dem Kopf";
Herzschwäche (Herzinsuffizienz), alter Mensch mit allgemeiner Schwäche, Atemnot, mit Wassersucht und spärlichem Urin.

Strychninum nitricum

Herz

Drohende *Herzlähmung*, Atemnot, blaue Lippen, blaue Fingerspitzen, saures Aufstoßen, *zentraler Herzkollaps*.

Strychninum phosphoricum

Auslösung

Infektionen
Tetanus (Wundstarrkrampf), Atemkrampf, Kaumuskelkrampf, blaues Gesicht, *klarer Verstand*.

Verfassung

Sexuelles Verhalten
Zwanghafte Onanie, nicht unterdrückbar, Rückenschwäche folgt.

Nerven

Krampfartige Lähmung (spastische Spinalparese) kleiner Kinder, Rücken schmerzhaft empfindlich, Glieder müde, zerschlagen, Krämpfe bei jeder Bewegung, kann nur auf dem Rücken liegen, Einschießen wie elektrischer Strom;
Multiple Sklerose (unklare Hirn- und Rückenmarkerkrankung) mit Blasenlähmung, Krämpfe idem.

Strophantus

Auslösung

Angst
Vor *Schule*, vor *Prüfungen*, Herzklopfen und *Brett vor dem Kopf*, obwohl gut vorbereitet;
Angst vor *Überraschungen*, Herzklopfen, Hirnleere.

Reise
Erschöpfung bei *Skilangläufern, Abfahrtsläufern*, bei schwerem Atem, schnellem Puls, Erregung, *beachte:* erst absteigen, dann ausruhen (!), viel Tee und Säfte zum Nierenspülen.

Verfassung

Schlaf
Einschlafen gestört, nervös, unruhig, Herzunruhe, Herzklopfen.

Sulfur

Auslösung

Alkohol
Leberzirrhose bei warmen, rundlichen, roten Säufern, die insgeheim aus Lust und Sucht weitersaufen.

Angst
Angst, *arm zu sterben* und angesammelten Besitz zu verlieren;
Angst vor der *Zukunft*;
um sein *Seelenheil*, während ihm das der anderen völlig egal ist;
Angst *zu versagen*;
Angst vor *Wasser*, für ihn ist „Wasser was für Leute, die schmutzig sind", aber auch Angst vor *schmutzigen Gewässern*.

Ärger
Schlaflosigkeit und *Schwäche* nach Ärger.

Arzneimittel
Bei *Symptomarmut* am Beginn einer homöopathischen Behandlung einsetzen;
Ekzem durch *chemische Medikamente*, besonders Antibiotika, mit frieselartigem, heftig juckendem Ausschlag, besonders am Stamm;
Ausschläge und Durchfall nach *Antibiotika-Missbrauch*.

Drogensucht
Motivation: Flucht vor Arbeit, Verantwortung, Eigenbrötler mit chaotischem Weltbild.

Entzündungen
Absonderungen, chronisch, stockend, verstopft, krustig, *übel riechend* wie faule Eier, aus Nase, Nebenhöhlen, Unterleib;
zur Auflösung und *Ausheilung* (Resorption) bei jeglicher Entzündung einsetzen.

Grippe
Anhaltende *Schwäche* nach Grippe;
Rückfall nach teilweiser Genesung, zugluftempfindliche, schläfrige Person mit Hitze auf dem Kopf (v.a. auf dem Scheitel) und kalten Füßen, nachts hitzig, unruhig.

Infektionen
Persistierende Hepatitis bei pyknischen, runden Menschen;
Masern mit starkem Juckreiz (Arznei fördert den Ausschlag);
plötzliche oder fortgeschrittene *Ruhr*, frühmorgens, spärlich, wässrig, blutig, Dauerkrämpfe;
chronischer *Tripper* (Gonorrhöe), verschlampt, gereizt, wund, brennt (*Medorrhinum D200* dazwischen setzen);
Tuberkulose im Frühstadium mit Hitzegefühl, vor allem in der Brust, stinkender Nachtschweiß;
beginnender *Typhus*, anfänglich solange einsetzen, bis der erleichternde Schweißausbruch eintritt;
Windpocken mit unerträglichem Juckreiz, auch einige Gaben nach der Erkrankung einsetzen;
Schulschwierigkeiten nach einer *Kinderkrankheit*, wenn das Kind unruhig ist, keine zwei Gedanken zusammenbringt.

Nahrung
Verlangen nach *starken Gewürzen*, braucht würzige Anregungen, sonst wird er arbeitsscheu und philosophiert, liebt *kulinarische Erlesenheiten*, sammelt süchtig Genuss, Verlangen nach *Saurem, Mixed Pickles* (beachte: Schwäche!) und nach allem, was *roh* ist;
gieriges Verlangen oder Abneigung bei *Fett*;
Verlangen nach oder Abneigung und Unverträglichkeit bei *Süßem*, saures Aufstoßen, gebessert durch Essen;
Unverträglichkeit von *Obst*, saures, laut-

starkes Aufstoßen, vor allem nach *Äpfeln* und *Erdbeeren*;
Erbrechen und/oder stinkender Durchfall nach *Milch*, mag so gern Milch wie *Calcium-carbonicum*-Menschen, aber *keine Eier*, bekommt Sodbrennen davon;
Allergie nach *Milch, Süßem, Fett*.

Reise
Rascher Höhenwechsel (nach *Arsen* einsetzen), wenn die rauschartigen Beschwerden vorüber sind;
Amöbenruhr (Bakterienruhr), plötzlich oder fortgeschritten, frühmorgens, spärlich, wässrig, blutig, Dauerkrämpfe im Bauch;
akute *Cholera* (solange geben, bis der Schweiß ausbricht, Arznei unterbricht den Krankheitsprozess);
akuter *Typhus* (ebenso lange geben, bis der erleichternde Schweißausbruch eintritt).

Schulkopfschmerz
Kopfweh *bei Hunger*, wenn das Pausenbrot nicht rechtzeitig eingenommen werden kann.

Schule
Leistungsschwäche, in allem zu langsam, bemüht sich nicht, *begriffsstutzig* für Ideen, kennt nur seine eigenen;
auch Leistungsschwäche durch *Unterforderung*, weiß zuviel, wird lauthals arbeitsscheu, „wozu der ganze Sch..."; „null Bock", Schulversagen;
lernt schnell, vergisst schnell, nimmt mühelos auf, nichts bleibt haften;
weiß schon alles oder nichts, „ist sowieso egal".

Wetter
Wechsel *von kalt zu warm*, verträgt keine *feuchte Wärme* (z.B. Ekzem) und keine *Kälte*, nur *trockene Wärme*.

Verfassung

Aussehen, Erscheinung
Runzeliges, erschöpftes, müdes *Gesicht*, waagerechte Falten auf der Stirn, *senkrechte Falte* vom äußeren *Augenwinkel zur Wange*, tiefe *Furchen* von der *Nase zu den Mundwinkeln*;
oder rotes, fettes, unreines, schmutziges *Gesicht*;
fettige *Nase* mit großen Schuppen;
Wangen zu fett, kräftig rot, zu mager unter dem Kinn, am *Hals*;
das obere und untere *Zahnfleisch* erscheint beim Lachen (oder nur das untere bzw. nur das obere);
Körperform abgemagert, schlank, blass oder kräftig, muskulös, rot, schmuddelig;
Hängeschultern besonders bei Jugendlichen, Haltung dadurch beim Gehen gebeugt;
die Vorderpartie, der *Brustkorb* zu fettleibig, Pickel im Bereich des vorderen Brustkorbs;
Gürtellinie zu umfangreich (Bierbauch!), eher bei Männern, aber *Beckenpartie, Pobacken* zu mager;
Hände dick, rot, aufgedunsen, *Wurstfinger*, Venen auf dem Handrücken geschwollen oder Hände und Finger zu mager, grobe *Stricknadelfinger*;
Hand- und *Fußschweiß* zu übermäßig, heiß, sauer, übel riechend;
Gang kräftig, stampft wie ein Elefant, Person heiter, lustig, witzig oder ernst, philosophierend, oder, vor allem in der Pubertät, psorisch stinkend, hitzig.

Verhalten, Benehmen
Nägelkauen bis zur Nagelwurzel;
nervös, juckt und kratzt sich, bohrt und zupft sich überall, bohrt ständig in der Nase;
„das ganze Leben ist ein Fehlschlag", *grübelt chronisch* darüber nach;

oder *voller Ideen*, was zu tun wäre, ständig in Bewegung, sie umzusetzen oder im Nichtstun pseudophilosophierend zurückgelehnt, beides geht am Lebenssinn vorbei;
abschweifend, Anamnese nicht möglich, schwätzt wie ein Vertreter, der erfolgreich Luft verkauft;
begeisterungsfähig, selbst über nichtige Dinge, voller Initiative, brillanter Ideen, *Höhenflüge*, fördert, beschleunigt, katalysiert, setzt Dinge und Leute in Bewegung ohne systematischen Plan zur Ausführung;
genial, vollbringt Unmögliches, oder *dämonisch*, verwendet seine Intelligenz, um anderen Schlechtes zuzufügen, gottlos, heuchelt Frömmigkeit, wenn sie von Nutzen ist, ungerecht, *unbeherrscht*, klagt laufend, kritisiert die undankbare Welt, die sein Genie nicht erkennt;
mürrisch, gleichgültig, *rücksichtslos*, kämpferisch, ungeduldig durch Bewegungsdrang;
selbstsüchtig, teilnahmslos gegen das Wohlergehen anderer, aber auch gegen sein Äußeres;
schrullenhafte Kleidung, schreitet wie ein Herrscher einher, trägt aber Lumpen, Fetzen, Papierkrone (Kinder, Fasching, Altersheime);
exzentrisch, *unkonventionell*, der zerstreute Professor, außergewöhnlich interessant, aber *pedantisch, umständlich*, ermüdend, ist sich seiner Wirkung nicht bewusst;
kann der Rede eines anderen nicht zuhören, schläft ein;
diskutiert gewandt, *provozierend*, trainiert seinen Intellekt, das Fundament seiner Verständigungsart;
geizig, *sammelt* für seinen über alles geliebten *Besitz*;
Angeber, *prahlt*, was er alles besitzt, mehr Schein als Sein;
schallendes Lachen über deftige Witze;

tröstet und bindet sich schnell aufs Neue nach gebrochener Beziehung, „das steht jedem Menschen zu";
seine Kinder streichelt er, wie er seinen Besitz liebkost, ist stolz auf sie;
kann schlecht „Nein" sagen, macht tausend *Zusagen ohne Umsetzung* oder findet einen Trottel, der sie ausführt;
verzweifelt nie über seine Schwäche, ist viel zu beschäftigt, „um solchem Unsinn stattzugeben";
verwechselt, was er tun könnte mit dem, was er glaubt, ausgeführt zu haben und treibt alle anderen an, dass es wahr werde.

Verhalten des Kindes
Kraftmeier;
ständig lauthals in Aktion, erschöpft sich nie;
unruhig, erregt, ständig in Bewegung, rasch ermüdbar;
lebhafte Interessen, aber *oberflächlich*;
„meins ist das Beste", frühzeitig entwickeltes Gefühl für Besitz und Geld, *sammelt* alles chaotisch;
hochmütig, *bestimmend*, selbstsüchtig;
stößt Drohungen aus, setzt sie aber nicht um;
gefräßig, dick, träge, isst alles, was ihm in die Quere kommt, oder gefräßig, dünn, schmalbrüstig, Spindelbeine, Stricknadelfinger, dicker Bauch, hungrig auf *alles*;
teilnahmslos gegen das Wohlergehen anderer und gegen sein Äußeres;
Ausdauer beim Spiel, aber weniger beim schlanken Kind, immer in Bewegung auf der Suche nach Neuem, *rast* durch die Praxisräume, *stört* erheblich den Praxisablauf, aber nicht auf unangenehme Weise;
wäscht sich ungern, „Waschen ist was für Leute, die schmutzig sind";
empfindlich da, wo Wechsel stattfindet (die Haut ist der Wechsel von der Innen- zur Außenwelt).

Sulfur

Verhalten in der Jugend
Beliebte Aussage: „ich bin, wie ich bin" laut betonend, Interessenneigung: *Wissenschaft, Handel*;
Erwachsene gehen ihm aus dem Weg;
Rollenkonflikt: depressiv, psychotisch, veränderte Körperwahrnehmung, verkommen, verschlampt und fühlt sich trotzdem schön, anziehend und auserkoren;
rauschgiftsüchtig, verwahrlost, abgemagert, philosophiert über eine menschenferne, religiöse Weltschau;
hasst Unrecht, will die *Welt verbessern*: lehnt sich zurück und redet darüber;
teilnahmslos gegen das Wohlergehen anderer und gegen sein Äußeres.

Sexuelles Verhalten
Der Mann zeigt, was er hat;
übermäßiges Verlangen beim Mann, Sex als sportlicher Besitz und Zugewinn;
homosexuelle Männer, die Erlebnisse sammeln;
Erektion mangelhaft oder *Samenerguss* zu früh beim Koitus, beim geringsten Kontakt oder nachts ohne Erregung, ohne Erektion;
Genitalien schlaff, kalt oder kräftig; hinfällig, impotent, schwermütig.

Appetit
Fettsucht bei Erwachsenen mit heißem, schmutzigem, schwitzigem Kopf, dickem Bier- und Fettbauch;
Heißhunger mit *Abmagerung*, Person alt, blass, verschrumpelt, stinkt, Finger dünn wie Stricknadeln;
Magersucht (Anorexia nervosa) mit Heißhungeranfällen, schleicht um den Eisschrank, stopft sich voll, erzwingt Erbrechen.

Essen, Trinken
Vielfraß, Allesfresser, kann sich an alles rasch gewöhnen;
satt nach wenigen Bissen, Völle, Blähung, Sodbrennen, Aufstoßen, aufgetriebener Magen und viel Säure;
Schwächegefühl im Magen um *11 Uhr*, isst ein wenig Süßes, das bessert, aber Säure verursacht.

Missempfindungen
Brennen an allen Körperöffnungen.

Schlaf
Ausgesprochener *Nachtmensch*; kann nicht einschlafen, weil es ihm zu heiß ist;
erwacht um *3 Uhr* morgens und ist munter, vorher *Katzenschlaf*;
schlaflos nach Ärger mit Schwäche.

Kinderschlaf
Vormittags gegen 11 Uhr schläft das Kind *im Sitzen* ein, schläft bis mittags, erholsame *Nickerchen* (Unterzuckerung?).

Sprache
lispelt, rollt das „r", wenn nicht sprachüblich, verwechselt „l" mit „r".

Diathese
Alle Formen von *allergischem* Asthma im Wechsel mit *Ekzem*, auch gleichzeitig, im Sommer und/oder in der Bettwärme schlimmer;
Folgen von *unterdrückenden* Behandlungen, Abwehrsystem mit Giften belastet.

Geist
Denkvermögen mit *geistigem Tiefgang*, chaotisch, beharrlich, unermüdlich, *unverwüstlich*;
zündet seine Lebenskerze nur an einem Ende an;
Gedächtnisschwäche, kann Entfernungen nicht einschätzen, alles erscheint größer;
vergisst Zahlen, Namen, kann seinen eigenen nicht mehr schreiben, muss lange nachdenken, bis er ein Wort buchstabieren kann, vergisst, was er tun wollte;

schwachsinnig, unbesinnlich, wird verlegen und meidet Gesellschaft;
Leistungsschwäche, weil in allem zu langsam, bemüht sich nicht;
oder durch Unterforderung, weiß zuviel, wird lauthals arbeitsscheu, „wozu der ganze Sch...";
lernt schnell, vergisst schnell, nimmt mühelos auf, nichts bleibt haften;
begriffsstutzig für Ideen, da er nur seine eigenen kennt.

Gemüt
Hausteufel, Gassenengel;
Lebenskrise (Midlife-Crisis) mit existenziellen Selbstzweifeln, *Wechsel* der Altersstufen, mit Zweifel an seiner Lebensweisheit;
hat Ahnungen, hört sich selbst nachts rufen;
Psychose junger verkommener, verschlampter Menschen, die sich trotzdem schön und auserkoren fühlen;
rote, teuflische *Besessenheit*;
Größenwahn, glaubt, er sei für große Taten und Entdeckungen geboren, er rette die Welt, sei reich und schön, obwohl schmutzig und verschlampt;
religiöser Wahn, verzweifelt an seinem Heil, aber das Heil anderer ist ihm gleichgültig;
Teufelswahn, sieht ihn, klein, rot, lustig, auf seiner rechten Schulter sitzend, ihn zur Faulheit verführend, verhandelt mit ihm über sein Seelenheil;
Schizophrenie, lymphatisch, blass, schwach, nörgelnd, weltverbesserisch, arbeitsscheu;
Selbstmordneigung durch Erschießen;
Zwangsneurose: Putzwang, glaubt, alles sei schmutzig, alles stinke, *Waschwang*, glaubt selbst schmutzig zu sein, duscht den ganzen Tag.

Kopf
Wochenend-Migräne im ganzen Kopf bei roten, aktiven Unternehmern, sobald sie zur Ruhe kommen;
Kopfschmerz bei Medikamentenmissbrauch, besonders nach Antibiotika, morgens um 10 Uhr, brennender Schmerz auf dem Scheitel, isst fettes Schmalzbrot;
Schuppen im behaarten Kopf mit brennendem Jucken, schlimmer nachts;
Schwindel beim Hinunterschauen, beim Bewegen, Bücken, schlimmer morgens;
Wasserkopf (Hydrozephalus) mit halboffenen Augen, nach hinten fallendem Kopf, mit starrem, zuckendem Körper und Großzehenkrämpfen.

Augen
Entzündungen der Binde- oder Hornhaut mit heißem Tränenfluss beim Öffnen der Augen, verträgt keine Hitze;
akute Bindehautentzündung (Konjunktivitis), rot, brennend, Splitterschmerz (nach *Aconitum*, nach *Ferrum phosphoricum* einsetzen);
traumatische Bindehautentzündung durch Fremdkörperverletzung, ätzende, heiße Tränen, muss die Augen schließen;
Haarausfall der Augenbrauen;
Ekzem, trocken, nässend, juckend;
chronische *Hornhautentzündung*, dicke, ätzende Absonderung;
Einrisse (Rhagaden) an den Augenlidern, eitrig, wund, verklebt.

Ohr
Mittelohrentzündung (Otitis media), chronische Schmerzen, Ohren hochrot, rau, eitrig stinkender, übel riechender, wundmachender Ohrfluss.

Nase
Nasenbohren bei Kindern (und Erwachsenen), bohrt und zupft sich überall;

schuppige Haut der Nase, äußerlich *fettig*, großschuppig;
Nebenhöhlenentzündung (Sinusitis) ohne Ausscheidung (der Schleim verstopft alle Ausgänge) mit roter, brennender Nase; *chronischer Stockschnupfen* mit wunder Nase, besonders morgens und drinnen mit dicker, brennender, geschwüriger Absonderung, übel riechend wie faule Eier.

Mund

Pilzbefall, Candidiosis (Candida albicans), Soor aller Schleimhäute nach Antibiotika.

Kehlkopf

Chronische *Kehlkopfentzündung* (Laryngitis acuta) durch Toxinbelastung durch unterdrückende Behandlungen, nach unterdrücktem Ekzem oder durch sonstige Giftbelastung, mit chronischer *Heiserkeit* morgens (falls *Causticum* ohne Erfolg, immer an Unterdrückung von Ekzemen denken!).

Speiseröhre

Speiseröhrenkrampfadern (Ösophagusvarizen) bei Pfortaderstau, bei chronischen Stauungen, besonders bei chronischen Säufern.

Herz

Herzbeschwerden (Dyskardie), als sei das Herz zu groß, Herzklopfen, Atemnot.

Lunge

Asthma ab Frühjahr bis Herbst roter, runder, kräftiger oder schlanker Menschen mit hängenden Schultern, die irgendwie immer schmutzig und schmuddelig aussehen;

Asthma im Wechsel mit Ekzem oder gleichzeitig, im Sommer und/oder in der Bettwärme schlimmer;
chronische Bronchitis mit anhaltendem, feucht-eitrigem, laut rasselndem Erstickungshusten;
Lungenentzündung (Pneumonie) ab zweitem Tag mit Anschoppung, rostrotem Auswurf, Atemnot und hektischem Fieber (wie *Jod* am Beginn aller Stadien nützlich), ab dritter Woche bei gelber Hepatisation mit dickem, schmutzigem, übel riechendem Auswurf nachts, am Ende der dritten Woche bei langsamer oder unvollständiger Lösung von eitrigem, dickem, schmutzigem, übel riechendem, eher nächtlichem Husten oder lockerer, vernachlässigter, verschlampter Husten nachts, so verschlampt wie der dahinter stehende Mensch, Lungenentzündung *nach Antibiotikabehandlung* mit langsamer oder unvollständiger Lösung und hinfälliger Schwäche, Lungenentzündung *mit Hirnhautreizung*, typhösem Delirium, mit Atemnot von Mitternacht bis 2 Uhr, deckt sich ab wegen zu großer, trockener Hitze, Schweiße gegen Morgen;
Mukoviszidose (rezessiv vererbte Stoffwechselerkrankung) mit personenbezogener Schwäche, schlimmer um 11 Uhr;
feuchte Rippenfellentzündung (Pleuritis exsudativa), nach *Aconitum* und *Bryonia* zu geben, wenn in Rückenlage und bei Bewegung Stiche durch die linke Lunge jagen.

Bauch

Völle und *Blähungen* im Oberbauch, beengen, drücken zum Herzen hoch, genussreicher Allesfresser, rülpst und lässt höchst unanständig Winde ab.

Magen

Schwächegefühl im Magen um *11 Uhr*, isst ein wenig Süßes, das bessert, aber Säure verursacht;
satt nach wenigen Bissen, *Sodbrennen*, *Aufstoßen*;
Oberbauchsyndrom (Roemheld, gastrokardialer Symptomenkomplex);
Magenbeschwerden bei Säufern mit aufgetriebenem Magen nach wenig Essen und viel Säure;
Milchunverträglichkeit der Säuglinge mit stinkendem Durchfall.

Darm

Darmentzündung (Enterokolitis) mit Brechdurchfall (anfänglich solange geben, bis der erleichternde Schweiß ausbricht);
Dickdarmdivertikel (Kolondivertikulose), entzündet, verstopft;
chronischer Durchfall, plötzlich, früh zwischen 4 und 5 Uhr aus dem Bett treibend, mit heftigem Drang, tagsüber wechselhaft;
fortgeschrittener, *ruhrartiger Durchfall*, plötzlich, früh, spärlich, wechselnd, wässrig, gelb, blutig, schleimig, stinkend, Dauerkrämpfe, Geruch folgt dem Patienten;
Durchfall bei rachitischen Kindern, stinkende, verschlampte, überaktive, fressgierige Kinder mit Lust auf Fett, Durchfall nach Milch;
Hämorrhoiden, eher bei Männern als Folge von venösen Stauungen, heißer Enddarm, hitziges Gemüt;
Verstopfungsdurchfall nach Blutverlust, Hitzegefühl und Unwohlsein im Enddarm.

Leber

Anhaltende *Leberentzündung* (persistierende Hepatitis) pyknischer, runder Menschen;
Leberzirrhose durch Alkoholabusus, säuft lustig, süchtig und heimlich weiter.

Bauchspeicheldrüse

Diabetes, auch Altersdiabetes, Person rot, immer aktiv und schwitzend, hält keine Diät, isst alles, trinkt alles, Stuhl wechselhaft.

Blase

Chronische *Harnröhrenentzündung* (Urethritis) mit Ausfluss, verschlampt, gereizt, wund, brennt (*Medorrhinum D200* dazwischensetzen).

Männliches Genitale

Ekzem in der Leiste (Intertrigo), alle Formen, auch wallartig, nässend, juckend, brennend, mit übel riechendem Schweiß;
heißer, saurer, übermäßiger, übel riechender *Schweiß* am Genitale.

Weibliches Genitale

Ausfluss (Fluor vaginalis), übel riechend wie faule Eier, chronisch, stinkend, eitrig, wundmachend, stockend;
Eierstockentzündung (Adnexitis) mit passivem Blutandrang (hyperämisch) bei aktiven, verschlampten Frauen;
Juckreiz (Pruritus sine materia) am Scheideneingang, intensive Rötung aller Köperöffnungen;
ausbleibende Periode (sekundäre Amenorrhöe) nach Erkrankungen, besonders nach Grippe;
akute *Schamlippenentzündung* (Vulvitis), feucht, heiß, brennend;
übermäßiger Schweiß am Genitale, heiß, sauer, übel riechend;
Hitzewallungen in den Wechseljahren mit warmen Schweißen, mit großer, erschöpfender Hitze, Brennen überall bei breitschultrigen, gebeugten Frauen.

Schwangerschaft

„*Eugenischen Kur*", im 5. Monat einsetzen, Arznei setzt „Gifte" in Bewegung und scheidet sie aus; brennender Juckreiz an den Schamlippen und an allen Köperöffnungen.

Haut

Akne als Ausdruck einer Verhaltensstörung, eher bei Jungen, lithämisch, sind arbeitsunlustig, faul, stinken, hängen herum, sind dünn gebeugt oder dicklich kräftig;
akuter, flächenhafter *Ausschlag* (Exanthem) bei kräftig roten Personen mit Hitze und Schweiß überall und Kälteverlangen; Haut wird *schwarz* durch Gold und Silber;
alle Formen von *Ekzemen* als Folge unterdrückender Therapien oder durch Medikamentenmissbrauch, besonders nach Antibiotika, bei schmuddeligen, hitzigen Personen mit ätzendem Schweiß, schlimmer im Sommer, meist frieselartiger, heftig juckender Ausschlag am Stamm;
ruhendes, *chronisches Ekzem*, Ekzem an den Augenbrauen oder Bartflechte, trocken, nässend, eiternd, stinkend, roter Bart bei dunklem Kopfhaar;
alle Formen von Ekzem in der Leiste (Intertrigo), auch wallartig, nässend, juckend, brennend mit übel riechendem Schweiß, *Ekzem im Wechsel mit Asthma*, auch gleichzeitig im Sommer und/oder in der Bettwärme;
Juckreiz (Pruritus sine materia) am Scheideneingang;
intensive Rötung aller Körperöffnungen;
Schuppen im behaarten Kopf mit brennendem Jucken nachts;
fettige, schuppige Nasenhaut, großschuppig, ganze Nase;
Krätze (Scabies), juckt hitzig, brennt, Haut fettig, schmutzig, vor allem im Sommer;

Leberflecke, Person rot, kräftig, sammelt alles;
Brennen von Haut und Körperteilen, Kälte bessert;
Einrisse (Rhagaden) an den Augenlidern, eitrig, wund, verklebt;
Schuppenflechte (Psoriasis), schlimmer im Sommer, girlandenartig (auch zur Zwischenbehandlung bei eher kräftigen oder schlanken Menschen);
übermäßiger Schweiß an Fußsohlen (brennend), Handflächen und Genitale, nachts heftig, heiß, sauer, übel riechend;
Vitiligo (teilweise Entfärbung der Hautpigmente) bei kräftigen, roten oder schlanken, blassen, gebeugten Menschen;
wiederkehrendes *Erysipel* (als Zwischenbehandlung oder sofort nach der akuten Phase zur Systemreinigung einsetzen).

Haare

Haarausfall der Augenbrauen oder Ekzem, trocken, nässend, juckend.

Gelenke

Kniegelenkarthrose (Gonarthrose), Geschwulst, in Ruhe und Bettwärme schlimmer.

Wirbelsäule

Skoliose (deformierte Wirbelsäule);
Hängeschultern bei kräftigen, aber schlanken, blassen, schmuddeligen, ernsten, philosophierenden Jugendlichen.

Arme

Übermäßiger *Schweiß* auf den Handflächen, heiß, sauer, übel riechend.

Beine

Übermäßiger *Schweiß* an den Fußsohlen, heiß, brennend, sauer, übel riechend.

Blut

Polyzythämie (vergrößerte Blutkörperchen im Knochenmark) bei kräftigen Erwachsenen (selten gebrauchte Arznei, aber bitte erwägen!).

Drüsen

Bei *Lymphdrüsenschwellung* (Lymphadenome) kräftiger Kinder, alle Lymphdrüsen können befallen sein.

Gefäße

Hoher Blutdruck (Hypertonie) bei roten, pastösen, verschlampten Menschen; *Krampfadern*, eher bei roten Männern durch Leberstau oder Leberschwellung und/oder Pfortaderstau.

Nerven

Epilepsie mit religiösem Wahn, fromme Schwärmerei, fürchtet um sein Seelenheil; *Wasserkopf* (Hydrozephalus), hat die Augen halb offen, Kopf fällt nach hinten, starr, zuckt, Großzehenkrämpfe.

Sulfur jodatum

Lunge

Eitrige, stinkende *Bronchitis* (foetida), zur Auflösung der Verschleimung.

Weibliches Genitale

Eierstockentzündung (Adnexitis) zur Ausheilung (Resorption), erst einsetzen, wenn Blutsenkung (BSG) wieder normal ist.

Haut

Zusammenfließende *Akne* (Acne conglobata), als Resorptionsarznei einsetzen; unbeeinflussbare *Furunkel*.

Gelenke

Erguss bei *Kniegelenkentzündung* (Gonarthritis), zur Auflösung des Ergusses, als letzte Arznei einsetzen.

Symphytum

Auslösung

Verletzung
Sehnenriss, Knochenbruch, Grünholzfraktur, Arznei fördert Kallusbildung durch Leukozyten-Einwanderung.

Verfassung

Kleinwuchs
Knochenbrüchigkeit (Osteogenesis imperfecta).

Muskeln

Sehnenriss.

Knochen

Knochenwachstumsstörung (Osteogenesis imperfecta), Knochenbrüchigkeit, Minderwuchs, junge Menschen; *Sudeck-Syndrom* (Pseudogelenkbildung nach Knochenbruch).

Nerven

Amputationsneuralgie, Nervenschmerzen im amputierten Bein/Arm, Phantomschmerz, Folge von Knochenverletzung, Gefühl wie gebrochen.

Syzygium

Bauchspeicheldrüse

Diabetes, organisch einsetzen zur Senkung von Urin- und Blutzuckerspiegel, auch vorbeugend geben.

Tabacum

Auslösung

Nikotin
Unverträglichkeit von Tabakrauch, Übelkeit nach dem Rauchen;
zur *Raucherentwöhnung* bei Kopfdruck, Übelkeit, Kreislaufstörungen.

Ohnmacht
Blässe, wie Nikotinvergiftung, elend, Herzdruck, *als bliebe das Herz stehen*.

Reise
Überessen, Ohnmacht, Person leichenblass, totenelend, will nicht warm zugedeckt werden;
fahrkrank bei Reise per *Eisenbahn*, Drehschwindel, Elendigkeit durch Erschütterung des Zuges, vor allem im zu warmen Abteil, muss Fenster öffnen, Augen schließen (!);
Reise per *Schiff*, seekrank mit Drehschwindel, schließt die Augen, krampfiges Erbrechen, blassblaue Lippen.

Schlaganfall
Bei niedrigem Blutdruck, blass, elend, speiübel, außen kalt, innen heiß, deckt sich auf.

Verfassung

Essen, Trinken
Ohnmacht durch *Überessen*, leichenblass, totenelend.

Kopf
Schwindel beim Reisen, sehr übel, erbricht, kalter Schweiß, Schiff und Flugzeug;
Schwindel bei niedrigem Blutdruck, blass, kaltschweißig, Brechdurchfall, Diabetes;
Menière (Innenohrschwindel), kurativ einsetzen.

Augen
Toxische *Blindheit* (Amaurosis), Sehnervlähmung, degeneriert;
Netzhautdegeneration (Retinadegeneration) infolge Durchblutungsstörungen oder bei Diabetes mit Augenmuskel- und Sehnervlähmung, Schielen, Doppeltsehen;
toxische *Sehnervdegeneration* (Optikusatrophie), Gefäße krampfen.

Ohr
Akuter *Hörsturz*, plötzlich mit heftigem Schwindel und kaltem Schweiß, Gefäßprozess.

Herz
Herzbeschwerden (Dyskardie) mit großer Angst, blass, plötzlich totenelend, Übelkeit, Brechreiz, höchst schmerzempfindlich;
frischer Herzinfarkt mit Totenelendigkeit, Schwäche und Zittern nach dem Infarkt, eiskalte Haut, fühlt innere Hitze, will nicht zugedeckt werden.

Lunge
Hyperventilation (rasche, tiefe Atmung), blass, bläulich, Tetanie, kalte Haut, kalter, klebriger Schweiß, Kribbeln in den Gliedern;
akute *Lungenembolie*, blass, sterbenselend, erbricht.

Magen

Übelkeit (Nausea) mit Kollaps, Schock, Blässe, Elendigkeit, wie Nikotinvergiftung.

Bauchspeicheldrüse

Diabetes, „Spontanhypo" mit Schwindel, Übelkeit, diabetische Netzhautstörungen, Augenmuskel- und Sehnervlähmung, Schielen, Doppeltsehen;
akute *Pankreatitis* (Bauchspeicheldrüsenentzündung) mit Schock, Kollaps, Elendigkeit.

Weibliches Genitale

Eierstockentzündung (Adnexitis) mit Schock und Elendigkeit;
Hitzewallungen mit kalten Schweißen in den *Wechseljahren,* erschöpfend, ängstlich, schwindelig, sterbenselend, Herzklopfen.

Haut

Kalter, flüssiger, übermäßiger Schweiß (Hyperhidrose) im Gesicht, an den Händen, fühlt sich elendig, schwindelig.

Gefäße

Niedriger Blutdruck (Hypotonie) mit Kopfweh, Schwindel, Brechdurchfall, Person blass, kaltschweißig;
Schlaganfall bei niedrigem Blutdruck, Person elend, speiübel, außen kalt, innere Hitze, deckt sich auf;
niedriger Blutdruck *mit hohem Blutdruck wechselnd,* plötzlich, durch Gefäßkrämpfe bedingt;
Durchblutungsstörungen der Arterien, funktionelle Gefäßkrämpfe, Übelkeit, Schwindel, Blässe.

Nerven

Missempfindungen der Haut (Parästhesien) durch Gefäßkrämpfe ohne Befund;
Zittern (Tremor) der Glieder, Durchblutung, Verkalkung.

Tarantula cubensis

Auslösung

Reise
Spinnenbiss, bis zum Aufsuchen eines örtlichen Arztes einsetzen.

Haut

Dicht beieinandersitzende *Karbunkel* (fressende Furunkel), meist am Nacken und Rücken, die sich häuten, beißender Schmerz, schwarzer Punkt im Zentrum.

Tarantula hispanica

Auslösung

Kummer
Folge von *nicht erwiderter* Liebe.

Nahrung

Verlangen nach *Unverdaulichem* (z.B. Sand), isst es mit sichtbarem Vergnügen.

Ohnmacht

Nach *Sport,* ähnlich wie bei *Arsenicum album,* leichenblass, kaltschweißig.

Verfassung

Verhalten, Benehmen
Reuevoll zornig, maßlos *gewalttätig,* ruhelos, winselt um Beistand, hysterische Anfälle, *Lachkrämpfe,* epilepsieartige Krämpfe, wenn er nicht beachtet wird, Glieder zittern, Musik beruhigt.

Verhalten des Kindes
Unruhige Arme und Beine, *gestikuliert* unentwegt;
labil, unreif, *überaktiv*, immer zur gleichen Tageszeit;
wildes Tanzen und Singen zu rhythmischer Musik, sanfte Musik lindert, Rockmusik verschlimmert;
höchst *gewalttätig*, wirft Gegenstände wuchtig durch den Raum, haut *aggressiv* auf Jüngere und Ältere ein, oft ohne Kontrolle, wollte nicht so weit gehen, *bereut danach*;
pikst *heimlich* seine jüngeren Geschwister.

Sexuelles Verhalten
Übermäßiges Verlangen bei Frauen, heißes, wollüstiges Jucken;
onaniert bei lateinamerikanischen Rhythmen mit Kopfrollen (Jactatio capitis), *aggressiv-erotisches* Gesamtverhalten, Kinder zupfen oder kratzen sich am Geschlechtsteil.

Nervosität
Unruhige Arme und *Beine, gestikuliert* unentwegt wie von der Tarantel gestochen.

Gemüt
Schizophrenie, destruktiv, rot, kalt, feucht, verzerrt, rasend, tanzend, verzweifelt, verblödet;
Zwangsneurose, Lachzwang, maßloser Bewegungszwang mit ruhelosen, zitternden Gliedern, Musik beruhigt.

Kopf
Kopfrollen (Jactatio capitis) durch sexuelle Erregung.

Weibliches Genitale
Juckreiz der Scheide, auch ohne Ausschlag, vor oder nach der Periode, mit trockener, heißer Haut.

Schwangerschaft
Steißbeinschmerz (Kokzygodynie) nach Entbindung.

Haut
Umlauf (Paronychie) um den Nagel, chronisch blaurot, mit heftigen, bissartigen Schmerzen.

Nerven
Kopfrollen (Jactatio capitis) durch sexuelle Erregung;
Tic convulsiv (ruckartige Nervenzuckungen) im Gesicht, Kältegefühl im Tick;
grimassiert, wenn unbeobachtet, manische Unruhe;
großer Veitstanz (Chorea major), „wie von der Tarantel gestochen", Musik und Beachtung beruhigen;
epileptische Hirnkrämpfe bei normalem EEG.

Taraxacum

Auslösung

Infektionen
Hepatitis, galliger Durchfall, fröstelt nach dem Essen, Landkartenzunge;
chronisch-aggressive Hepatitis, Umwandlung in Zirrhose.

Verfassung

Essen, Trinken
Essen verschlimmert, Frösteln bei Leberentzündung;
galliger Durchfall, Landkartenzunge.

Mund
Pilzbefall, Candidiosis (Candida albicans), Soor mit *Landkartenzunge*, Leberbelastung.

Leber

Leberbeschwerden (Hepatopathie) mit Kopfschmerzen, Person bedauernswert, ausgemergelt;
chronische Leberentzündung (Hepatitis), galliger Durchfall, fröstelt nach Essen, Landkartenzunge;
chronisch-aggressive Hepatitis mit Umwandlung in Zirrhose.

Tartarus stibiatus

Auslösung

Impfung
Nach *Pocken-Impfung* (heute entbehrlich), stark eitrige Pusteln.

Infektionen
Pocken, Ausschlag (beste Arznei!), Blasen, Pusteln an Haut und Schleimhaut, lockerer Husten, quälender Lendenschmerz, eventuell Gastritis;
auch *vorbeugend* einsetzen.

Verfassung

Essen, Trinken
Übelkeit und Erbrechen durch *Überessen*, wie bei *Ipecacuanha*, aber dick-weiß belegte Zunge, besser nach Erbrechen;
Husten oder Übelkeit mit Brechreiz *nach dem Essen*, würgt, erbricht schon während des Essens, Angst.

Lunge

Asthma der Kinder *mit Bronchitis*, schlimmer um *3 bis 4 Uhr*, Brust voller feinblasiger Geräusche, voller Schleim, der nicht abgehustet werden kann, bekommt nicht genügend Luft, sieht blass, gedunsen aus;
Bronchitis mit grobem, schwer löslichem Schleim, Atemnot steigert sich beim Husten, mit *Kreislaufschwäche*, Brechwürgen und Schweißen;
tiefsitzende Bronchitis (Bronchiolitis) mit Brechwürgen, Durchfall;
spastische Bronchitis, blass, gedunsenes Gesicht, feinblasige Geräusche;
Husten von *3 bis 5 Uhr*, voller feinblasigem Schleim, Husten verschlimmert Atemnot, gedunsenes Gesicht, Husten *bei und nach dem Essen*, feucht, locker, rasselnd, Person würgt, erbricht, neigt zum Kreislaufkollaps;
Lungenentzündung (Pneumonie), Ende 3. Woche: Lösung, viel eitriger, feinblasiger Husten ab 4 Uhr nachts, mit scharfen, stechenden Schmerzen beim Husten, Lungenentzündung *mit Rippenfellentzündung*, feinblasig, vergeblicher Husten ab 4 Uhr, Lungenentzündung *mit Leber- und Gallenbeschwerden* (biliös), Brechhusten, Durchfall mit einer Zunge wie dick weiß angestrichen, Lungenentzündung *mit Bronchitis*, hustet viel, glaubt vergeblich, der nächste Husten bringe den Schleim hervor (!), Lungenentzündung *bei Kindern* mit dicker, weiß belegter Zunge, Brechhusten;
Mukoviszidose (rezessiv vererbte Stoffwechselerkrankung), zäher Schleim der Atem- und Verdauungswege, blasses Gesicht, Arznei bedarfsweise bei feinblasigem Husten einsetzen.

Magen

Erbrechen von unverdauten Speisen, schweres, erschöpfendes Würgen, Zunge wie weiß angestrichen;
Übelkeit (Nausea) mit Brechreiz und Angst, mit weiß belegter Zunge.

Weibliches Genitale

Periode mit Kreuzschmerzen bei Erschütterung, beim Husten, Niesen, Lachen, mit Übelkeit, mit Erbrechen.

357

Haut

Impetigo (Grindflechte), Bläschen, Pusteln, gelbbraune Krusten, pockenartige Eiterbläschen, Eiterpusteln, dann trockene Krusten.

Wirbelsäule

Ischias (Ischialgie), tief im Muskel sitzend, kollapsartig, jeder Hustenstoß erschüttert das Kreuz.

Tellurium metallicum

Auslösung

Entzündungen
Absonderung übel riechend, Knochenfraß, *Knoblauchgeruch*.

Verfassung

Diathese
Metastasen (streuende Krebsgeschwülste) in den Knochen, *Elfenbeintumore*.

Ohr

Mittelohrentzündung (Otitis media), Karies der Hörknöchelchen, Gehörgang sehr empfindlich, reichlich dünne, scharfe Absonderung;
mit Schmerzen, eitrig stinkender Ohrfluss, dünn, scharf, reichlich, Gehörgang äußerst berührungsempfindlich.

Nase

Schnupfen, übel riechend, Knochenfraß, *Knoblauchgeruch*.

Rachen

Mandelentzündung (Tonsillitis) bei schwachen, kalten, nach Wärme verlangenden Menschen.

Weibliches Genitale

Erste Periodenblutung (Menarche) mit stinkendem Achselschweiß wie Knoblauch.

Haut

Nachwehen bei *Gürtelrose* (Herpes zoster), lang anhaltende Verkrustung;
Herpes circinatus (kreisförmig angeordnete Herpesbläschen), trocknen ein mit weißen Schuppen, überall am Körper;
Schuppenflechte (Psoriasis), girlandenartig, flohstichartige Schmerzen, am Meer besser.

Terebinthina

Auslösung

Vergiftung
Phosphor (Feuerwerk, Streichhölzer, Rattengift), Herzbeschwerden.

Zahnen
Mit *Fieber*, Zahnfleischentzündung, Zahnfleisch geschwollen, gereizt, nächtliche Ruhelosigkeit.

Zähne

Zahnschmerzen bei *Karies*, folgt und ergänzt *Kreosotum*, wenn zusätzlich der Mund wund ist.

Niere

Akute Nierenentzündung (Nephritis acuta), blutig, eiweißhaltig, Schwellungen, starker dumpfer Schmerz bis in den Harnleiter, Urin wolkig;
chronische Nierenentzündung (Nephritis chronica), Urin *tropfenweise*, schwarz, übel riechend, *teerartig*, Person schwach mit hinfälliger Ruhe.

Blase

Blutharnen (Hämaturie), dunkel, teerartig, tröpfchenweise, bei Nierenschrumpfung.

Tetanus

Auslösung

Impfung
DTP-Impfung (Diphtherie-Tetanus-Pertussis), geistiger Leistungsabfall;
Tetanus-Impfung, Schwäche, Leistungsabfall, Konzentrationsstörungen in der Schule.

Teucrium marum verum

→ Marum verum

Teucrium scorodonia

Verfassung

Aussehen, Erscheinung
Offener Mund, *retardiert*, große Lymphdrüsen, tuberkulöser, reizbarer Mensch.

Thallium aceticum

Verfassung

Diathese
Metastasen (streuende Krebsgeschwülste) in den Knochen, im Röntgenbild diffus, nicht abgrenzbar.

Thallium metallicum

Auslösung

Entzündungen
Auflösung von *Metastasen* in Knochen.

Verfassung

Diathese
Tief greifende, degenerative Knochenprozesse;
Knochenkrebs (Sarkom), *Metastasen* (streuende Geschwülste) im Hirn, tiefer Schmerz oder schmerzlos, je nach Lokalisation, Person erregt oder teilnahmslos.

Augen

Haarausfall (Alopezie) der Augenbrauen.

Ohr

Außenohrentzündung (Otitis externa) mit Zerstörung der Knorpel.

Lunge

Mukoviszidose (rezessiv vererbte Stoffwechselerkrankung), zäher Schleim der Atem- und Verdauungswege.

Haare

Partieller Haarausfall an jeglicher Körperstelle;
totaler Haarausfall durch Vergiftung.

Gelenke

Kreuzarthrose (Ileosakralarthrose) mit Gelenkversteifung;
Perthes (aseptische Nekrose der Femurkopfepiphyse) mit allmählicher Bewegungseinschränkung der Hüfte.

Knochen

Tiefgreifende Knochenprozesse;
Knochenfistel, heftig brennende Fußsohlen, Druckschmerz der Schienbeinkante;
Osteoporose (Knochenstoffwechselstörung), Rückenschmerzen, Knochenbrüche;
Perthes (aseptische Nekrose der Femurkopfepiphyse), Hinken, Bewegung eingeschränkt, schmerzt;
Sarkom (Knochenkrebs);
Sudeck-Syndrom (Pseudogelenkbildung nach Knochenfraktur), nach *Aurum* einsetzen, heftige, schlagartige Schmerzen, Aussetzen (Latenz) der Schmerzen mehrere Tage.

Wirbelsäule

Bechterew (chronische Entzündung der Wirbelsäule), Wirbelsäule schrumpft und verknöchert;
Bandscheiben-Teilvorfall, kurativ einsetzen.

Blut

Perniciosa (Störung der Vitamin B_{12}-Aufspaltung), fehlende Magensäure, Schleimhautschwund.

Thea

Verfassung

Schlaf
Einschlafschwierigkeiten, euphorische Ideen bei Kaffeetrinkern.

Gemüt
Halluzinationen, hört die Türglocke.

Theridion

Auslösung

Angst
Beim *Augenschließen;*
vor *Geräuschen.*

Reise
Kein Schlaf durch *Lärmbelastung,* überempfindliches Gehör, Schwindel;
Schiffsreise, totenelendiger Schwindel.

Verfassung

Missempfindungen
Bandgefühl, Reifengefühl, krampfartig umklammernd;
Schmerzen durch den ganzen Körper und *Schwindel* beim Schneiden von Glas, Papier, Karton, Styropor;
Spinnweben im Gesicht bei Neuralgie.

Kopf

Kopfschmerzen bei *Lärm* wie ein Band um den Kopf, krampfend, packend;
Schwindel beim Reisen, fühlt sich todkrank, nervöse Frauen schließen widersprüchlich die Augen;
Menière-Schwindel bei *Geräuschen,* beim *Augenschließen,* wird leichenblass.

Ohr

Innenohrschwindel (Menière) bei Geräuschen, beim Augenschließen, blasser Mensch;
Überempfindlichkeit gegen Geräusche und Lärm mit Schwindel, mit durchschießendem Schmerz und innerer Kälte;
Ohrgeräusche nur tagsüber.

Haut

Alte Narben brechen auf ohne Geschwürsbildung.

Nerven

Multiple Sklerose mit *Umklammerungsgefühl*.

Thlaspi

Weibliches Genitale

Ausfluss (Fluor vaginalis) *vor* oder *nach* der Periode, dunkel, blutig, stinkend, nicht auswaschbar.

Thuja

Auslösung

Angst
Wenn sich jemand nähert, er *könne zerbrechen*.

Entzündungen
Absonderungen schleimig, grün, eitrig, dick, sämig.

Grippe
Bei *feucht-kaltem* Wetter, bei jedem Wetterwechsel, Person *fröstelt immer*, Rotznase, Schleimhäute geschwollen, Polypen, liebt trocken-sonniges Wetter.

Impfung
Zur *Vorbeugung* vor und nach jeder Impfung;
Pocken-Impfung (heute entbehrlich), herpesartige Pusteln;
Scharlach-Impfung, Erkältungserscheinungen mit grünem Hustenauswurf und grünem Schnupfen.

Infektionen
Pocken, milchige, flache, schmerzhafte Pusteln, dunkel entzündeter Grund, stinkt;

Komplikationen bei *Scharlach*, Erkältungsinfekt mit Husten und Schnupfen; chronischer *Tripper* (Gonorrhöe), Ausfluss dünn, gelb bis grün.

Nahrung
Begierde oder Widerwille nach *Knoblauch, Zwiebeln*, Magen verstimmt danach.

Operation
Stechender Schläfenschmerz nach *Augenoperation*.

Wetter
Herbstasthma bei *nasskaltem Wetter*, nach *Durchnässen, Kälte, Wetterwechsel*, große Gelenke, Knie;
Asthma oder Kreuzschmerzen und Ischias bei jedem *Wetterwechsel von warm zu kalt-feucht*.

Verfassung

Aussehen, Erscheinung
Fettes, unreines, *schmutziges Gesicht*, ekelerregend, lithämisch, weiche *Warzen* überall, im *Gesicht*, an den *Händen*, klein und groß, gefächert wie *Blumenkohl*, riechen nach altem Käse;
Blinddarmgegend auffällig aufgetrieben, Darm chronisch gereizt, verstopft;
Beine übermäßig dunkel behaart bei Frauen, mehr als bei *Natrium muriaticum* und bei *Sepia*;
Körperform *oval* wie ein Holzfass;
Leberflecke, blasser Schwächling, wässrig, möchte gern, aber ist gelenkschwach;
Oberlippenbärtchen bei Frauen, „Damenbart" bei weichen, wässrigen, schwachen, ovalen Frauen.

Verhalten, Benehmen
Schwacher, schweißtriefender *Händedruck*;
weint bei Musik;
Beine zittern.

Verhalten des Kindes
Depressiv, feinfühlend, verletzbar, Trauer ohne Tränen, denkt lange über Kleinigkeiten nach;
empfindlich gegen fremde Menschen;
Musik rührt zu Tränen.

Verhalten in der Jugend
Teilnahmslos gegen das andere Geschlecht.

Essen, Trinken
Durchfall *nach dem Frühstück,* jeden Morgen zur gleichen Zeit, wie aus einem Spundloch, mit vielen Winden.

Missempfindungen
Gefühl am Auge bei Entzündungen, *wie mit kalter Luft angeblasen.*

Sprache
Wortfindungsstörungen, jagt den Worten nach;
„Warum-Kinder".

Diathese
Anlage zu *Feigwarzen, Feuchtwarzen,* lithämisch, nässend, *stinkend wie Fischlake;*
Rheuma mit Entzündung der Prostata;
Epitheliom (Plattenepithel) an Blase, Eierstock;
Scirrhus (Faserkrebs) an Blase, Eierstock;
Blasenkrebs, entartete Polypen;
Zysten (sackartige Geschwulst mit Kapsel) alt, verschlampt, Folge von Tripper.

Gemüt
Halluzinationen, seine *Beine seien aus Glas, aus Holz,* fürchtet durchzubrechen, bewegt sich vorsichtig, niemand darf sich nähern, *hört Stimmen* in seinem Unterleib, glaubt, seine *Seele sei vom Körper getrennt,* sein *Körper sei aus Glas,* fühlt sich *magnetisiert, spiritisiert,* Seele ist selbstständig, entkörperlicht;
Scheinschwangerschaft jüngerer, blasser, melancholischer Frauen, auch bei Tieren bewährt;

Teufelsvision, „scheinheiliger Teufel" (unsachgemäßer Umgang mit Magie).

Kopf
Juckreiz im behaarten Kopf, juckt und brennt tagsüber, Wärme lindert, große Schuppen, glanzloser Haarausfall;
Kopfschmerz, bohrend, als ob ein *Nagel eingehauen* würde, linker Scheitel, linker Stirnhöcker.

Nase
Nasenpolypen, lithämisch, wie bei *Calcium phosphoricum,* dick-grüner Schleim, Geschwüre, schlimmer bei nasskaltem, feuchtem Wetter und von 16 Uhr bis 4 Uhr;
chronische Nebenhöhlenentzündung (Sinusitis), dicke, grüne, milde Absonderung, Nebenhöhlenentzündung *bei Nasenpolypen;*
Schnupfen bei jedem Wetterwechsel, Schleimhäute geschwollen, Polypen, erst Fließschnupfen draußen, dann dicke, eitrige, schleimige, sämige, grüne, wundmachende Absonderungen;
Herbstschnupfen bei Nässe, Kälte, Nase nachts zu bis 4 Uhr, schläft erst danach ein.

Kehlkopf
Stimmbandpapillome (Wucherungen auf den Stimmbändern), akut und chronisch, fröstelnder, wässriger Mensch mit belegter Zunge, mag trockenes Wetter.

Lunge
Bronchialasthma (Herbstasthma) bei jedem Wetterwechsel, nach Durchnässen, Kälte, ab *16 Uhr* bis *4 Uhr* mit *Schweiß an unbedeckten Körperteilen,* verlangt heiße Umschläge und äußere Wärme.

Magen

Magenbeschwerden (Gastropathie), Schleimhautpolypen, *belegte Zunge*.

Darm

Darmpolypen, unbemerkter Zufallsbefund, Person lithämisch, wässrig; *Durchfall* nach dem Frühstück, jeden Morgen zur gleichen Zeit, wie aus einem Spundloch mit vielen Blähungen; *Einrisse* (Rhagaden) am After, nässend, stechend, nach Fischlake stinkend; *Feigwarzen, Afterekzem*.

Blase

Blasenpolypen, gutartig, die Zunge ist wie belegt (!);
chronische *Harnröhrenentzündung* (Urethritis), Ausfluss dünn, gelb bis grün.

Männliches Genitale

Herpes genitalis (Herpes im Genitalbereich), eitrig, *nach altem Käse riechend*; auch feuchte *Feigwarzen*;
Prostataentzündung (Entzündung der Vorsteherdrüse) bei Rheuma, Stiche vom Rektum in die Blase, Absonderung morgens;
Schrunden am Penis, nässende, stechende Risse;
übermäßiger Schweiß (Hyperhidrose) am Genitale, warm, stinkt nach *Fischlake*.

Weibliches Genitale

Ausfluss (Fluor vaginalis), eitrig, schleimig, dick, sämig, mild, grün, hartnäckig, stinkt nach Fischlake;
wiederkehrende *Bartholinitis* (entzündete Bartholinische Drüse in der Scheide);
schleichende *Eierstockentzündung* (subakute Adnexitis), links, anhaltende, murrende Schmerzen, chronischer Zustand, Scheide empfindlich, leicht reizbare Frauen;
Eierstockzyste (Ovarialzyste) als Tastbefund (und im Ultraschall), alte verschlampte Zysten, Folge von Tripper, „Schokoladezysten";
Herpes genitalis, Herpesbläschen an den Schamlippen, eitrig, nach altem Käse riechend, auch spitze Feigwarzen;
akute *Schamlippenentzündung* (Vulvitis), nässt, übel riechend;
Schrunden an der Vulva, nässende, stechende Risse;
übermäßiger, warmer *Schweiß* (Hyperhidrose) am Genitale, stinkt nach Fischlake.

Schwangerschaft

Scheinschwangerschaft, bildet sich ein, schwanger zu sein, jüngere, blasse, melancholische Frauen;
Wasserbruch bei *Neugeborenen*, meist beidseitig.

Haut

Bäckerekzem, Bläschen an den Händen, feucht, verlangt trockenes Wetter, Blumenkohlwarzen;
Ekzem im Nacken;
Herpes labialis (Herpesbläschen der Lippen) nach Zugluft im Herbst;
Leberflecke, ernster, blasser Schwächling, wässrig, möchte gern, aber ist gelenk- und beinschwach;
Schrunden am After, nässend, stechend, stinken nach Fischlake, nässende, stechende Risse am Penis, an der Vulva, Feigwarzen, Herpes;
Schuppenflechte (Psoriasis) der Fingernägel, im Herbst schlimmer, girlandenartig bei eher fröstelnden, weichen, wässrigen Menschen;
übermäßiger Schweiß (Hyperhidrose) mit exzentrischem Geruch, wie *Honig*, nur an

unbedeckten Teilen, am Genitale warm, stinkend wie Fischlake;
Warzen an den Händen, klein und groß, gefächert wie *Blumenkohl*, riechen nach altem Käse;
Hühneraugen an den Zehen, belegte Zunge mit *Zahneindrücken* am Zungenrand.

Gelenke

Rheuma der großen Gelenke im *Herbst* (nasskaltes Wetter), nachts bis 4 Uhr, tags ab 16 Uhr;
Tripperrheuma, Knie, Schienbein wie vergrößert, braucht Wärme;
Rheuma mit Entzündung der Prostata.

Wirbelsäule

Kreuzschmerzen (LWS-Syndrom) und *Ischias* bei jedem *Wetterwechsel* von warm zu kalt-feucht.

Blut

Polyzythämie (vergrößerte Blutkörperchen im Knochenmark), zur Nachbehandlung einsetzen bei lithämischer Diathese.

Thyreoidinum

Hals

Schilddrüsenüberfunktion (Hyperthyreose) mit Fettleibigkeit, unterstützt *Fucus vesiculosus*;
Basedow (Überfunktion der Schilddrüse) mit *Glotzaugen* (Exophthalmus), Person blutarm, abgemagert, schwitzt, schwach, *Herzflattern* bei geringster Anstrengung, anhaltender *Stirnkopfschmerz*.

Toxoplasmose

Auslösung

Infektionen
Toxoplasmose.

Schwangerschaft

Habituelle Fehlgeburt (Abortus);
Querlage im letzten Monat, sehr bewährt!

Trillium

Verfassung

Diathese
Hämorrhagisch;
helle oder dunkle, klumpige Blutungen, Kälte des Körpers, schwacher Puls, Ohnmacht.

Nase

Nasenbluten bei Heranwachsenden, idem.

Magen

Blutendes *Magengeschwür* (Ulcus ventriculi), idem.

Weibliches Genitale

Gebärmutterblutung (Uterusblutung), hell oder dunkel, klumpig, kalter Körper, schwacher Puls;
Periodenblutung, Hüfte *wie zerbrochen*, muss sie schnüren, trägt knallenge Jeans.

Tuberculinum bovinum

Auslösung

Föhn
Lymphatische Diathese, *wetterempfindlich*.

Grippe
Wintergrippe, eine Erkältung löst die andere ab, Kopfweh, Magenweh, verlangt nach Obst und Milch.

Nahrung
Verlangen nach *kalter Milch* das ganze Jahr, nach *Schweinefleisch, Speck, Geräuchertem, Süßem, Spaghetti* und *Pizza*; liebt *kulinarische Erlesenheiten*, suggeriert Genusssucht.

Schule
Leistungsschwäche im *Sprechen*.

Wetter
Wetterwechsel von *kalt zu warm*; leidet unter *nasskaltem, feuchtwarmem* Wetter, unter *Föhn, Gewitter*; Cabriofahrer, *liebt* es, dem *Wind* entgegenzugehen.

Würmer
Kribbeln und Jucken im After.

Verfassung

Appetit
Vermindert bei abgemagerten Kindern, Kind entwickelt sich nur langsam; *Magersucht*, als Zwischengabe einsetzen.

Verhalten, Benehmen
Wieherndes Lachen;
ruhelos, verwöhnt;
Romantiker, leidenschaftlich *verträumt*; lustig;
junger, *begeisterungsfähiger* Mensch mit *heiterem Humor*.

Verhalten des Kindes
Unruhig;
labil, *unreif*, überaktiv;
schlecht gelaunt, heiter oder zornig, *überschätzt* sich;
Schreianfälle, rennt *im Kreis*, tanzt verkrampft, zerreißt Gegenstände und Kleider;
schlägt sich mit der Faust an den Kopf, Folge von Geburtstrauma? Kopfrollen?

Sexuelles Verhalten
Onanie mit Kopfrollen (Jactatio capitis); auch *Kissenbohren*, Kind sehr gefährdet; Therapiebeginn.

Bettnässen
Als Erbnosode dazwischen einsetzen.

Schlaf
Kinder schlafen in *Knie-Ellbogen-Lage* oder in *Rückenlage, schlagen* sich mit der *Faust* an die *Stirn*;
Schlaf *unbeeinflussbar* gestört;
erwacht sehr *früh* im Frühling.

Gemüt
Depression, kein Mensch versteht ihn, melancholischer, oberflächlicher Genießer.

Diathese
Sanguinisch, rot, hitzig, schwächlich, ängstlich, schüchtern.

Kopf

Folge von *Hirnentzündung* (Enzephalitis) und *Hirnhautentzündung* (Meningitis), verblödet, schlägt sich mit der Hand an den Kopf, Kopfrollen, Person rot oder blass;
Folge von *Hirnschaden*, entzündlich oder traumatisch, *Kissenbohren*, Kind gefährdet! *Kopfschmerz* und *Schwindel* bei Föhnwetter;
Kopfrollen (Jactatio capitis) durch sexuelle Erregung.

Augen

Astigmatismus (Fehlsichtigkeit in einer Ebene);
Flügelfell (Pterygium) am inneren Augenwinkel, Bindegewebshaut, degenerativer Prozess.

Zähne

Zähneknirschen, nicht nur bei Kindern; *Zahnfistel*.

Nase

Schnupfen, zur Vorbeugung einsetzen bei jährlichen Rückfällen ab Herbst.

Hals

Harter Kropf (Struma), lymphatische Anlage.

Darm

Afterfistel, Therapiebeginn;
Afterjucken ohne Ausschlag, lymphatisches Terrain.

Niere

Akute *Nierenentzündung* (Nephritis acuta) bei sehr dünnen Menschen, erkältungsempfindlich, erschöpfbar, hilflos;
Nierenschrumpfung (Nephrose), amyloide Degeneration.

Männliches Genitale

Hodenhochstand (Kryptorchismus), Hoden weder sichtbar noch tastbar;
Prostataentzündung (Entzündung der Vorsteherdrüse), durch Fokalherd bedingt;
Prostatakrebs, als Zwischengabe einsetzen.

Weibliches Genitale

Scheidenfistel, Therapiebeginn.

Haut

Afterjucken (Pruritus ani) ohne Ausschlag;
Akne als Ausdruck einer vererbten Anlage, lymphatische Menschen, leben gern miteinander, eventuell mit einer pflanzlichen homöopathischen Arznei einsetzen;
Blutschwamm (Hämangiom), Flammenmal, als Zwischengabe einsetzen;
Ekzem, nur homöopathische Arznei von Pflanze oder Säure folgen lassen (!);
Hautfistel (eitrige Gänge von Schleimhaut zur Haut);
ringförmiges Granulom (Granuloma anulare), Tuberkulose, weiche Lymphknoten;
Impetigo (Grindflechte), Bläschen, Pusteln, gelbbraune Krusten am Rücken;
Keloid (verhärtete Narbenbildung);
übermäßiger Schweiß (Hyperhidrose), ist im Allgemeinen immer *tuberkulinisch*, in gleichem Maße wie eine zu trockene Haut.

Haare

Ungewöhnliche Behaarung, *Lanugo*, übermäßig beim Säugling und beim Erwachsenen.

Gelenke

Rheuma der Jugendlichen.

Wirbelsäule

Scheuermann, erblicher Haltungsfehler der Wirbelsäule, bei Kindern und Jugendlichen, Wirbelsäule verkrümmt.

Nerven

Epilepsie, Folge von Hirnhautentzündung (Meningitis), schlägt sich mit der Hand an den Kopf, Kopfrollen;
Kopfrollen (Jactatio capitis) durch sexuelle Erregung.

Tuberculinum GT

Auslösung

Angst
Vor *Katzen*, vor ihrer Unberechenbarkeit (oder vor der eigenen?).

Grippe
Zur *Vorbeugung* bei jährlichen Rückfällen.

Impfung
BCG (Bacille Calmette-Guérin, Tuberkulose), nach der Impfung einsetzen.

Infektionen
Folge von *Hirnhaut-* und *Hirnentzündung*, Person blass oder rot, schlägt sich mit der Hand an den Kopf, Kopfrollen, verblödet.

Verfassung

Appetit
Vermindert (Inappetenz) bei abgemagerten Kindern, die sich nur langsam entwickeln;
Magersucht (Anorexia nervosa), Person verweigert Nahrung.

Kleinwuchs
Knochenbrüchigkeit (Osteogenesis imperfecta).

Schlaf
Zähneknirschen im Schlaf.

Schwangerschaft

„*Eugenische Kur*", im 1. bis 5. Monat einsetzen, beugt Erkältlichkeit und Drüsengeschichten vor.

Haut

Knotenrose (Erythema nodosum), rheumatische Hautknötchen, andere Erbnosoden dazwischen setzen;
Sklerodermie (chronische Gefäßbindegewebs-Systemerkrankung), wachsartige, derbe Verhärtung der Haut;
Vitiligo (teilweise Entfärbung der Hautpigmente), Zeichen einer destruktiven Anlage, trotzdem mit dieser Nosode beginnen.

Gelenke
PCP (primär chronische Polyarthritis).

Knochen

Knochenwachstumsstörung (Osteogenesis imperfecta), Knochenbrüchigkeit, Minderwuchs junger oder alter Menschen;
Osteoporose (Knochenstoffwechselstörung), Rückenschmerzen, Knochenbrüche;
Perthes (aseptische Nekrose der Femurkopfepiphyse), Hinken, Bewegung eingeschränkt.

Nerven

Multiple Sklerose (unklare Hirn- und Rückenmarkerkrankung), destruktive Diathese, trotz Degeneration mit dieser Nosode beginnen.

Umckaloabo

Auslösung

Infektionen
Toxoplasmose.

Reise
Toxoplasmose durch *rohe Eier* und *rohes Fleisch* (Tartar) oder Katzenkot hervorge-

rufene, weit verbreitete, chronische Infektion, „Katzenkratzkrankheit".

Schwangerschaft
Habituelle Fehlgeburt (Abortus) durch Toxoplasmose.

Gelenke
Rheuma bei Jugendlichen.

Uranium nitricum

Auslösung
Nahrung
Verlangen nach *rohem Schinken*.

Verfassung
Essen, Trinken
Magenschmerzen *vor dem Essen*, Person wird immer weniger und schwächer, *beachte:* destruktive Diathese!

Darm
Zwölffingerdarmgeschwür (Ulcus duodeni), Nüchternschmerz, besser durch Essen.

Bauchspeicheldrüse
Diabetes, Person appetitlos, Kopfweh, Beinkrämpfe, Abmagerung.

Blut
Perniciosa (Störung der Vitamin B_{12}-Aufspaltung), fehlende Magensäure, Schleimhautschwund.

Urtica urens

Auslösung
Reise
Nesselsucht durch Verletzung mit *Nesseln* oder *Gras* mit Jucken, Brennen, durch Wärme besser.

Vergiftung
Nahrungsmittelvergiftung, Nesselausschlag.

Verfassung
Diathese
Allergisch, Nesselsucht, Nesselfieber.

Schwangerschaft
Stillschwierigkeiten, Milchmangel ohne ersichtlichen Anlass, auch als Brennnesseltee trinken.

Haut
Nesselsucht, Nesselfieber nach Seefischgenuss, nach Insektenstichen, Quaddeln, Brennen, Jucken, Wärme lindert.

Muskeln
Rheuma der Schultern (Deltoidmuskel) rechts und links, Harnsäureablagerungen, Waschen verschlimmert.

Usnea

Kopf
Kopfschmerz, Augen wie *aus dem Kopf getrieben*, als säße eine Faust hinter dem Auge.

Ustilago

Verfassung

Diathese
Hämorrhagisch (ererbte Blutungsneigung), helle, aktive Blutungen, flüssig und klumpig, beim geringsten Anlass.

Weibliches Genitale
Gebärmutterblutung (Uterusblutung), reichlich, hell, aktiv, klumpig, linker Eierstock schmerzt;
starke *Periode* mit reichlichen Schleimhautfetzen, hell oder dunkel, mit klumpigen, schwarzen Strähnen;
Scheidenblutung (Vaginalblutung) bei Untersuchung, hellrot, flüssig, klumpig.

Schwangerschaft
Geburt, Wehen lassen nach, *Eröffnungsphase* bei zu schlaffem, schwammigem Muttermund;
Blutung im *Wochenbett*, dunkel, klumpig, schwarz, Muttermund aufgerauht (nicht untersuchen, sonst vermehrt Blutung!).

Vaccinuum myrtillus

→ Myrtillus

Valeriana

Auslösung

Würmer
Übelkeit, Ekel, *Bauchkoliken* durch Würmer.

Verfassung

Missempfindungen
Gräte im Hals;
Kloß, vom Magen aufsteigend, *warmer Klumpen* bis zum Hals, Atemnot;
elektrische Schläge überall, zum Beispiel im Daumen beim Schreiben.

Nervosität
Unruhige *Arme* und *Beine*, aber jegliche Bewegung verursacht Kopfweh, Person erregt, zittrig.

Verhalten, Benehmen
Kann kein Blut sehen, zittrig, fällt leicht in *Ohnmacht* (hysterisch) wie auch beim geringsten Schmerz;
launisch, rascher Stimmungswechsel, *lustig*, lebendig, *gesprächig*, dann *traurig* mit heftigem Bewegungszwang.

Gemüt
Zwangsneurose, nervöser Bewegungszwang, aber Bewegung verschlimmert.

Kopf
Schwindel, geht *wie auf Wolken*, fühlt sich *körperlos*.

Rachen
Halsschmerzen (Pharyngitis), als ob eine *Schnur* oder ein *Draht* den Hals runterhinge.

Vanadium

Herz
Herzmuskelschwäche (Myodegeneratio cordis), fettige Degeneration, auch *Leber* und *Gefäße* angegriffen, bei chronischem *Rheuma*, bei *Diabetes* und *Tuberkulose*.

Variolinum

Auslösung

Impfung
Nach *Polio-Schluckimpfung,* chronische Oberlidlähmung (Ptose).

Infektionen
Pocken, Bläschen gehen in *Pusteln* über.

Augen
Lidlähmung (Ptose) nach Impfungen.

Haut
Wiederkehrender *Herpes genitalis* (Herpes im Genitalbereich).

Veratrum album

Auslösung

Angst
Nicht wieder gesund zu werden; *Gewissensangst* (schlechtes Gewissen), als *habe* er *etwas Böses getan* und *sei in die Hölle verdammt;*
Angst in der *Schwangerschaft* mit *geschwätziger Schwermut;*
Angst *um sein Seelenheil,* betet inbrünstig.

Ärger
Durchfall *nach Ärger,* Krämpfe, Ohnmacht.

Grippe
Darmgrippe im Sommer.

Infektionen
Akute *Cholera,* reichliche Stühle, wie *Reiswasser-* oder *Spinatstühle,* mit gleichzeitigem Erbrechen, Vergehen während der Entleerung, Ohnmacht nachher, schneidende Krämpfe vorher, blaues Gesicht, kalter Schweiß, kalte Körperoberfläche, inneres Brennen, deckt sich ab;
Cholera der Säuglinge (Cholera infantum), Stühle idem.

Nahrung
Verlangen nach *Hering, Sardinen,* nach *Salzigem,* nach *frischer Nahrung,* nach *Obst,* besonders *saures,* Verlangen oder Unverträglichkeit von *Eis,* liebt *Kaltes* trotz äußerlicher Kälte;
bekommt Durchfall nach *Weintrauben, Melonen, Pfirsichen.*

Ohnmacht
Blass, kalter Schweiß, ruhig, deckt sich auf.

Operation
Operationsschock, *Kreislaufversagen,* plötzlich hinfällig, kalter Schweiß, blasses, verzerrtes Gesicht, Tetanie.

Reise
Durchfall nach *Überessen,* nicht warm zudecken!

Schlaganfall
Bei *niedrigem Blutdruck,* Person blass, kalt, friert, elend, deckt sich auf.

Vergiftung
Kollaps, kaltschweißig, blau, eingefallen, spitze Nase, Atem kalt, erbricht häufig.

Wetter
Wechsel von warm zu kalt, Fieber, Schüttelfrost, kalte Schweiße, Kolik, Krämpfe, Kollaps.

Verfassung

Verhalten, Benehmen
Herr und Frau Biedermann, sauber, erfolgreich;
freche *Klatschtante,* alberner, flegelhafter *Klugschwätzer;*
schwatzhafter *Streber,* geschwätziges

Waschweib, scheinheiliger Rentner; *Denunziant*, Nachbarin *bespitzelt* andere, *erregt sich über* die *religiöse Unmoral*, Pfarrer, Pfarrerin, *erregt sich* über die *Fehler anderer*, verträgt aber keine Eigenkritik, wird dann ausfällig;
geltungssüchtig, *erfolgssüchtig*, arbeitet sehr ehrgeizig, gleicht damit seine unheimliche Schwäche aus;
geschwätzig, redet wirres Zeug;
gottlos, heuchelt ohne Scheu und Scham;
freundlich zu Fremden, nicht aber zur Familie, *beleidigt* Ehepartner in Gegenwart der Kinder (oder Fremder);
lässt niemanden neben sich gelten;
ständig in Eile, *geschäftig* mit Nichtigkeiten;
geiles Lachen, mannstoll.

Verhalten des Kindes
Blass, zart, *lügt*, geschwätziges Zeug, wenn in Hochstimmung; *ungehorsam*, will nur anordnen;
schimpft *böse*, *stampft mit den Füßen* auf, außer sich, *spuckt* nach anderen, *rachsüchtig*.

Verhalten in der Jugend
Rollenkonflikt: fühlt sich sexuell beschmutzt, möchte engelhaft werden.

Sexuelles Verhalten
Übermäßiges Verlangen bei Frauen, besonders in den Wechseljahren;
küsst und umarmt alle, verträgt aber keine Nähe, wünscht sich einen Mann, aber verträgt weder Wärme noch Zuneigung;
sinnlich, erotisch, *schamlos*, blass;
gebärdet sich *albern verliebt*, redet viel schamloses Zeug, akut bei akuten Erkrankungen, chronisch bei erotischen Wahnideen, ist sich darüber nicht bewusst.

Essen, Trinken
Übelkeit, Brechreiz, Durchfall, Ohnmacht durch *Überessen*, nicht warm zudecken!

Schläfrigkeit
Im Herbst mit Kreislaufbeschwerden.

Gemüt
Depression in der *Schwangerschaft*, geschwätzig, manisch, ruhelos, hochmütig;
manische Depression, brütet vor sich hin, misstraut jedem;
religiöse Depression, betet inbrünstig;
Einbildungen, sei *krank*, leide an Krebs, sei *taubstumm*;
Einbildungen *von Macht*, von *persönlicher Wichtigkeit*, spricht über die Fehler anderer, wird ausfällig, sobald selbst angegriffen;
Einbildungen, *sei eine andere Person*, ein Prinz;
glaubt, *sei verdammt*, betet inbrünstig, flucht ausfällig, wenn man sie dabei stört;
Besessenheit, blass, verhext, versext, verteufelt, leises Delirium mit kaltem Körper, geöffneten Augen und lächelndem Gesicht;
religiöser Wahn, betet mit Inbrunst;
Teufelswahn, glaubt, dem Teufel die Seele verkauft zu haben, betet inbrünstig, schimpft ausfällig;
Verfolgungswahn, Vergiftungswahn voller Raserei, zerfleischt sich die Haut mit den Fingernägeln, zerschneidet oder zerreißt seine Kleidung, blass, kalt;
Psychose mit unbändigen Zornesausbrüchen, wird ausfallend, sobald er sich angegriffen fühlt, wilder Blick, fühlt sich verfolgt, das Blut verlässt ihn, empfindet Kälte;
Wochenbettpsychose, geschwätzig, sitzt im Bett und zerschneidet ihre Kleider, mit sexueller Überreizung, glaubt, der Teufel kämpft mit ihrer Leidenschaft, windet ihre betenden Hände;
Schizophrenie, destruktiv, blass, kalt, frostig, feucht, rasend, fluchend, beißend, betend;

Zwangsneurose, Putzzwang, überträgt die verschmutzte, verteufelte Seele auf ihre Umgebung.

Kopf

Schwindel bei niedrigem Blutdruck, *mit Brechdurchfall*, Person blass, kaltschweißig, trinkt viel.

Ohr

Innenohrschwindel (Menière), Person ist blass, kreislaufschwach, *als bliese ein kalter Wind durch den Kopf.*

Hals

Akute *Tetanie* (Schwäche der Nebenschilddrüsen).

Herz

Schwäche und Zittern nach *Herzinfarkt*, eiskalte Haut, friert, will nicht zugedeckt werden;
Herzklopfen (Tachykardie) alter Menschen mit niedrigem Blutdruck.

Lunge

Bronchitis mit Kreislaufschwäche, kalte Schweiße, eiskalter Körper, deckt sich trotzdem ab;
akute *Lungenembolie*, blass, schweißbedeckt, eiskalter Körper, verweigert aber warme Zudecke.

Magen

Azetonämisches Erbrechen bei Kindern nach Kummer mit Schwäche, heftig, reichlich, grün, anhaltend, trinkt viel, kalt-feuchte Haut, verträgt keine warme Zudecke;
Erbrechen mit Durchfall gleichzeitig, Reiswasser- oder Spinatstühle, kalt-feuchter Körper, deckt sich ab;

Übelkeit mit Kollaps, Schock, Blässe, kaltem Schweiß, ruhig, möchte nicht zugedeckt sein.

Darm

Brechdurchfall (Gastroenteritis acuta): *Erbrechen* heftig, reichlich, grün, *Durchfall* gleichzeitig, wie Reiswasser oder Spinat; akute *Darmentzündung* (Enterokolitis mit Brechdurchfall) bei Säuglingen und Kleinkindern, Krämpfen vor, Ohnmacht nach dem Stuhl, blaues Gesicht, kalter Körper und Schweiß, *mit Kollaps* bei der Entleerung, große Hinfälligkeit und Schwäche nach reichlich Reiswasserstühlen, blau, feucht, trinkt viel, ruhig, *Durchfall bei Angst*, Erregung, Schreck, blass, kaltschweißig, mit dem Gefühl zu vergehen, aber verlangt Kälte;
Stuhlinkontinenz (unfreiwillige Stuhlentleerung), unbemerkt, bei Kollaps, Schock, Durchfall;
Verstopfung (Obstipation) bei Kindern, großkalibrig, schwarz, presst bis ihm schwarz vor Augen wird, mit kaltem Schweiß.

Bauchspeicheldrüse

Akute *Pankreatitis* (Bauchspeicheldrüsenentzündung) mit Schock, Kollaps, kaltem Schweiß, ruhig, will sich abdecken.

Weibliches Genitale

Ausfluss (Fluor vaginalis) durch sexuelle Erregung, blutig, stinkt;
Eierstockentzündung (Adnexitis), Schock, kalter Schweiß, ruhig;
Periode mit sexueller Erregung, *möchte alle küssen*;
Wechseljahre mit sexueller Übererregtheit, wünscht sich einen Mann, aber verträgt weder Wärme noch Zuneigung.

Schwangerschaft

Scheinschwangerschaft blasser, fröstelnder, kaltschweißiger Frauen, möchte endlich ausgefüllt sein;
Angst mit geschwätziger Schwermut;
Schwangerschaftsdepression, manisch, ruhelos, hochmütig, geschwätzig, Durchfall mit Schwäche und kaltem Schweiß danach, mit Herzklopfen, mit kalten Schweißen auf der Stirn;
schmerzhafte Kindsbewegungen, Kind strampelt und tritt, zur Ohnmacht führend;
Kreislaufstörungen durch niedrigen oder schwankenden Blutdruck, Schwindel, Erschöpfung;
Tetanie, eingefallenes, kaltschweißiges Aussehen;
Wochenbettpsychose, geschwätzig, sitzt im Bett und zerschneidet ihre Kleider, mit sexueller Überreizung, glaubt, der Teufel kämpft mit ihrer Leidenschaft, windet ihre betenden Hände.

Haut

Übermäßiger, flüssiger, kalter *Schweiß* (Hyperhidrose).

Muskeln

Krampfneigung (Spasmophilie), Tetanie (Nebenschilddrüsenschwäche), akute Krampfanfälle.

Gefäße

Niedriger Blutdruck (Hypotonie) mit Kopfweh, Schwindel, Blässe, kaltem Schweiß, friert, verträgt aber keine Zudecke.

Nerven

Epilepsie, seelisches Verhalten unbeeinflusst, Person blass-blau, kaltschweißig, verlangt Wärme, verträgt sie nicht, mit religiösem *Wahn*, Gewissensangst, habe Böses begangen, Schlimmes stehe bevor.

Veratrum viride

Auslösung

Infektionen
Fieber, Person rot, Kopf heiß, Glieder kalt, blass-bläulich, Schweiß, *keine Angst* (!);
Pocken im Beginn, Fieber idem, Rückenschmerzen, Schweiß.

Vergiftung
Strychnin (Rattengift), Arznei beeinflusst die Körperkrämpfe.

Kopf

Kopfschmerz bei Periode, pulsiert vom Nacken aufwärts, rotes, heißes, gedunsenes Gesicht.

Kehlkopf

Krupp-Husten, lauter, metallisch klingender Bellhusten, Beginn *um Mitternacht*, heftig, aber keine Angst.

Herz

Herzklopfen (Tachykardie) mit Blutwallungen, heftig, laut, in allen Adern, ohne Angst (!);
Herzentzündungen, Herz erweitert.

Lunge

Akute fieberhafte *Bronchitis*, hektisches, trockenes Fieber, große Hitze, keine Angst (!);
Lungenentzündung (Pneumonie) mit Hirnhautreizung, akut, hektisches Delirium (typhös), 1.Tag: tiefrot gedunsen im Gesicht, Kopfschmerz, Übelkeit, Er-

brechen, heftiges Fieberdelir, auch bei Kindern.

Weibliches Genitale

Schmerz *vor Periode*, kolikartig mit brennendem Harnzwang;
Schmerz *bei Periode* um das Becken herum wie zum Platzen, pulsierende Kopfschmerzen, vom Nacken aufwärts, heißes, rotes, gedunsenes Gesicht; Hitzewallungen in den *Wechseljahren* ohne Schweiße, mit viel Frost und Schauder, mit kalter Haut, mit klebrigem Schweiß.

Schwangerschaft

Akuter Blutverlust, Atemnot, Brustenge, hektisches Fieber, aber ruhig, ohne Angst, *roter Streifen* in der Zungenmitte;
Eklampsie während Schwangerschaft oder Geburt, blass-blaues, zuckendes Gesicht, kaltschweißig, Erbrechen, Koma, höchste Gefahr!

Verbascum

Zähne

Neuralgische *Zahnschmerzen*, als sei der Kiefer *mit Zangen gequetscht*, schlimmer durch Druck, durch Kauen, durch Kaltluft.

Kehlkopf

Kehlkopfentzündung (Laryngitis acuta), späteres Stadium, *röhrender Husten* aus der Tiefe.

Nerven

Kieferneuralgie und chronische *Trigeminusneuralgie*, periodisch *zweimal täglich*, wie gequetscht durch Zangengriff, schmerzt bei Zahndruck, bei Zugluft, aber Kälte lindert.

Vespa crabro

Auslösung

Insektenstiche
Wespenstich.

Verfassung

Diathese
Bauchfellkrebs, stechende Schmerzen mit Bauchwasser

Viburnum

Weibliches Genitale

Periode mit Magenbeschwerden, Magen wie leer, Schwächegefühl, *Blutfluss* mit reichlichen Schleimhautfetzen, hell, scharf, schwach, *Schmerz* um das Becken herum vor und bei der Periode, krampfartig, plötzlich, hinabdrängend (stärker als *Sepia*), mit Reizblase, Magenkolik und Rückenweh.

Schwangerschaft

Drohende Fehlgeburt (Abortus) in den ersten und späteren Monaten, durch *Gebärmutterverlagerung*, Rückenschmerz ziehend zum Unterbauch, bis *in die Oberschenkel ausstrahlend*.

Vinca minor

Kopf

Milchschorf der Säuglinge, feucht, übel riechend, heftig juckend, Haar verfilzt wie ein *Weichselzopf*.

Viola odorata

Schwangerschaft

Atemnot, klinisch bewährt!

Gelenke

Rheuma der Fußrücken, Versuch lohnt sich.

Viola tricolor

Kopf

Ekzem am behaarten Kopf, feucht, borkig, Einrisse der Ohrläppchen, Pusteln, gelbe Krusten, eher bei Kindern;
Milchschorf der Säuglinge, eitrig, krustig, Haar verfilzt, strähnig, Harn stinkt nach *Katzenurin*.

Ohr

Ekzem hinter den Ohren, eher trocken, mit *Einrissen* (Rhagaden) am Ohransatz; *Milchschorf* hinter den Ohren, *Kopfhaarekzem* der Kinder.

Vipera

Auslösung

Reise
Camping: Schlangen-, besonders Vipernbiss mit Herzbeschwerden.

Augen

Ungleiche *Pupillen* (Anisokorie).

Blut

Blutungen aus allen Körperöffnungen mit Schwäche und Ohnmacht.

Herz

Herzenge (Angina pectoris), wie umschnürt, nervös bedingt, drückende, blasse Angst.

Haut

Alte *Narben* brechen auf.

Beine

Beingeschwür (Ulcus cruris) bei Durchblutungsstörungen der Venen, Beine *wie zum Platzen*, legt sie hoch, blasse Schwester der *Lachesis*.

Gefäße

Hoher Blutdruck (Hypertonie) mit Beinschwellungen, Person blass (!), Beine wie zum Platzen beim Hängenlassen.

Viscum album

Verfassung

Missempfindungen
Gefühl alter Menschen, *keinen Boden unter den Füßen* zu haben, Schwindel, Übelkeit, Vernichtungsgefühl.

Kopf

Schwindel bei rotem Hochdruck, alte Menschen, bei Lageänderung.

Gefäße

Hoher Blutdruck (Hypertonie), funktionell bedingt im Alter, *Schwindel* bei Lageänderung, *fällt nach hinten*, Schwindel beim Zu-Bett-Gehen, *roter* Mensch.

Wyethia

Nase

Trocken, *Gaumen* und *hintere Nasenlöcher jucken* heftig.

Rachen

Knötchenförmige *Halsschmerzen* (Pharyngitis follicularis) bei Sängern und Vielrednern, geschwollenes verlängertes Zäpfchen, trockener, heißer, kitzelnder, prickelnder, brennender Rachen, brennende Stimmbänder, zäher Schleim, ständiges Schlucken, erfolgloses Räuspern;
absteigendes Heuasthma.

Lunge

Trockenes Heuasthma mit Hackhusten, im Rachen beginnend, schlimmer *nachmittags*, nervöses, *kaputtes Schwächegefühl* (Korbblütler!).

Xanthoxylum

Weibliches Genitale

Kopfschmerz über dem *linken Auge* einen Tag *vor Periode*;
Unterleibsschmerz *vor Periode*, quälend neuralgisch, brennend, Beine wie gelähmt, Schmerzen bis in die Oberschenkel *während Periode* bei nervösen, blassen, *mageren* Frauen mit *Assimilationsstörungen*, mit *schlechtem Schlaf* und häufigem *Hinterkopfweh*.

Schwangerschaft

Nachwehen, klinisch bewährt.

Xerophyllum

Weibliches Genitale

Herpes genitalis, Herpesbläschen, Entzündung an Schamlippen und Scheideneingang.

Yucca

Galle

Gallensteine (Cholelithiasis) durch *Gallestau* mit *Gelbsucht*, Schmerz zieht zum Rücken, Stuhl locker, gallig, Zahneindrücke an der Zunge.

Zincum metallicum

Auslösung

Alkohol
Krämpfe, Hirnkrämpfe, epileptische Anfälle.

Angst
Gewissensangst (schlechtes Gewissen), als sei er *eines Verbrechens schuldig*.

Ärger
Schlaflosigkeit, Unruhe und Zittern *nach Ärger*, Person blass, eingefallen.

Impfung
Hirnschäden als Spätfolge eines Impfschadens, *Hirnhautreizung* mit Beinunruhe.

Infektionen

Böse Folgen von *Hirnhaut-* und *Hirnentzündung*, Arznei einsetzen, wenn sich die Kinder beruhigt haben;
Masern, Komplikationen mit Hirnkrämpfen;

Röteln, Ausschlag erscheint nur schwach.

Nahrung
Verlangen, Abneigung oder Unverträglichkeit von *Süßem*, vor allem *Zucker*, Sodbrennen, scharfes Aufstoßen; Abneigung gegen *Kalbfleisch*.

Operation
Folge von *Magenoperation* (Billroth II), Dumping-Syndrom, Speisen rutschen durch den Magen.

Reise
Nackensteife bei *Autofahrern* mit Verkrampfung, einschießende Stiche am 12. Brustwirbel, Zeichen von Ermüdung!

Schule
Konzentrationsschwäche, hirnmüde, versagt wegen „zu langer Leitung", „verzinkt" sich und wird undurchlässig.

Verfassung

Verhalten des Kindes
Unruhig, ängstlich, gehemmt; Beine ständig in Bewegung wie auf einem Tretrad.

Sexuelles Verhalten
Impotenz als Folge *sexueller Exzesse*, gereizt, Hoden krampfhaft hochgezogen; Spätfolgen von *Onanie*, schwarze Augenringe in blassem Gesicht, schwache Verfassung, unruhig, reizbar.

Nervosität
Speziell der *Beine* und *Arme*.

Schlaf
Einschlafen erschwert, findet keinen ruhigen Platz wegen unruhiger Beine, muss „Rad fahren", sich umlegen;
schlaflos nach Ärger mit Unruhe und Zittern;
Schlafstörungen bei Arteriosklerose mit Beinunruhe;
Zähneknirschen im Schlaf, Hirnerregung, Beinunruhe.

Diathese
Als *Reaktionsarznei* beachten: Folge von Unterdrückung, Hirnschaden;
Porphyrinurie (Eiweißstoffwechselstörung).

Gemüt
Sexuelle Depression nach langer sexueller Gereiztheit, Person abgehärmt, dunkle Augenringe, bleich.

Kopf

Kiefersperre durch Muskelverkrampfung beim Gähnen;
Kopfrollen (Jactatio capitis) durch Hirnreizung, Kümmerling mit Hirnschaden;
Kopfschmerz bei Taxifahrern, LKW-Fahrern, mit Nackenkrampf, schlimmer durch Wein, selbst von wenigen Schlucken, Schmerz sitzt an der Nasenwurzel, Person nervös, Brillenträger;
nervöser Schwindel nach dem Lesen, Gesicht verdunkelt sich, Person neigt zum Fallen;
Wasserkopf (Hydrozephalus), starrer Blick, Beinunruhe, rollt und bohrt Kopf, hinten heiß, vorne kalt.

Augen

Flügelfell (Pterygium) am inneren Augenwinkel, heftiges Stechen;
Hornhauttrübung (Korneatrübung) durch abgelaufene Entzündungen mit stechenden Schmerzen ohne Absonderung;
Lidkrampf (Blepharospasmus), chronisch, klonisch, lichtscheu, Flimmern und Farben vor den Augen.

Zähne

Zähneknirschen, nicht nur bei Kindern, mit Hirnerregung, Beinunruhe;

Zahnungsbeschwerden mit Hirnreizung, bei blassen, schläfrigen Kindern mit Muskelzucken, Muskelkrämpfen.

Herz

Herzschwäche (Herzinsuffizienz), Stöße, Zuckungen im Herzen.

Bauch

Dumping-Syndrom nach Magenoperation, Speisen rutschen durch den Magen; *Schluckauf* (Singultus), chronisch wiederkehrend, Person blass, zart, erschöpft.

Blase

Harnentleerungsstörung (Miktionsstörung), kann *nur rückwärts gebeugt* oder *nur im Sitzen* Harn lassen; *Harnträufeln* (Harninkontinenz) beim Husten, Niesen, Schnäuzen.

Weibliches Genitale

Bohrende *Eierstockschmerzen* (Ovarialgie), eher *links*, besser bei Ausfluss und Druck, Zappelfüße (!); *Gebärmutterverlagerung* (Uterusverlagerung) mit „gynäkologischem Kreuzschmerz", Gefühl, als falle alles aus der Scheide, blasse, müde, rastlose Frauen.

Haut

Ekzem, durch Salben unterdrückt, Arznei ruft Ekzem wieder hervor.

Muskeln

Allgemeine *Krampfneigung* (Spasmophilie), Hirnschädigung mit Beinzappeln.

Gelenke

Kiefergelenkarthrose, Kiefersperre durch Muskelverkrampfung beim Gähnen.

Wirbelsäule

Nackenkrampf beim Autofahren; *Rückenschmerzen* (BWS-Syndrom), letzter (12.) Brustwirbel schmerzt dumpf, sticht, vor allem bei geistiger Erschöpfung.

Blut

Porphyrinurie (Eiweißstoffwechselstörung), akute hepatische Form; nervös, schwache Glieder, Bauchkoliken, hoher Blutdruck, Herzrasen, Leukozyten erhöht (Appendizitis?).

Gefäße

Hirndurchblutungsstörung (zerebrale Durchblutungsstörungen) mit Schlafstörungen, Unruhe, besonders der Beine.

Nerven

Epilepsie, Beinunruhe, „Rad fahren", verblödet, destruktiv; *Krampfanfälle* als Folgen einer unterdrückenden Behandlung; *Kissenbohren*, Kind gefährdet (!), sehr blass, Krämpfe, Hirnerweichung, Entzündung, Blutleere; *Kopfrollen* (Jactatio capitis) durch Hirnreizung bei Kümmerlingen mit Hirnschaden, mit Epilepsie, z.B. als Folge von Impfungen (!); *amyotrophe Lateralsklerose* (fortschreitende Degeneration der Willkürmotorik), Person steif, krampfig, zittert, zuckt, Beinunruhe nachts, Bewegen bessert; *Multiple Sklerose* (unklare Hirn- und Rückenmarkerkrankung), Wadenkrämpfe mit Zittern, Zucken, Beinunruhe, muss sich bewegen, Bewegen erleichtert.

Zincum valerianicum

Auslösung

Drogensucht
Hilfe bei *Entwöhnung*.

Verfassung

Schlaf
Kinder schlafen *ängstlich* ein, voller *motorischer Unruhe* mit Nervosität und Beinunruhe, *erschrecken* nachts aus dem Schlaf mit Angst.

Kopf
Kopfschmerz bei Sonne, *Hitze*, Überwärmung, Person blass, findet keine Ruhe im Bett, muss ständig die Beine bewegen.

Weibliches Genitale
Gebärmuttersenkung (Uterus descensus), als ob alles aus der Scheide herausfiele, ausgelöst *durch mangelnde Ruhe* (Alten-, Kinderpflege) bei nervösen, überarbeiteten, *verwirrten* Frauen, die ihre zappeligen Beine übereinander kreuzen, um den Vorfall zu verhindern.

Zingiber

Lunge
Asthma mit Magenstörungen, gegen Morgen am schlimmsten, Husten trocken, Stechen am rechten Rippenbogen, muss aufsitzen, *keine Angst (!)*

Anhang

Arzneinamen

Rufname	Handelsname
Acidum benzoicum	Acidum benzoicum e resina
Acidum muriaticum	**Acidum hydrochloricum**
Adonis	Adonis vernalis
Ailanthus	Ailanthus glandulosa
Aletris	Aletris farinosa
Ammonium muriaticum	**Ammonium chloratum**
Apis	Apis mellifica
Apomorphinum	Apomorphinum hydrochloricum
Aralia	Aralia racemosa
Aranea	Aranea diadema
Argentum	Argentum metallicum
Aristolochia	Aristolochia clematitis
Asarum	Asarum europaeum
Aurum	Aurum metallicum
Aurum muriaticum	**Aurum chloratum**
Bellis	Bellis perennis
Beryllium	Beryllium metallicum
Blatta	Blatta orientalis
Calabar	**Physostigminum**
Caladium	Caladium seguinum
Calcium carbonicum	Calcium carbonicum Hahnemanni
Carduus	Carduus marianus
Causticum	Causticum Hahnemanni
Ceanothus	Ceanothus americanus
Cepa	**Allium cepa**
Cerium	Cerium oxalicum
Chimaphila	Chimaphila umbellata
Chionanthus	Chionanthus virginicus
Chloralum	Chloralum hydratum
Cicuta	Cicuta virosa
Cistus	Cistus canadensis
Collinsonia	Collinsonia canadensis
Convallaria	Convallaria majalis
Copaiva	**Balsamum copaivae**
Croton	Croton tiglium
Cuprum	Cuprum metallicum
Cypripedium	Cypripedium pubescens

Rufname	Handelsname
Datisca	Datisca cannabina
Dioscorea	Dioscorea villosa
Dolichos	Dolichos pruriens
Elaps	Elaps corallinus
Equisetum	Equisetum hiemale
Erigeron	Erigeron canadensis
Ferrum	Ferrum metallicum
Fraxinus	Fraxinus americana
Galega	Galega officinalis
Gambogia	**Gutti**
Gnaphalium	Gnaphalium polycephalum
Grindelia	Grindelia robusta
Guajacum	Guaiacum
Harpagophytum	Harpagophytum procumbens
Hedera	Hedera helix
Heloderma	Heloderma suspectum
Helonias	Helonias dioica
Iberis	Iberis amara
Juglans regia	Juglans
Lachnanthes	Lachnanthes tinctoria
Lactuca virosa	Lactuca
Lilium	Lilium tigrinum
Lolium	Lolium temulentum
Luffa	Luffa operculata
Lycopus	Lycopus virginicus
Lyssinum	**Hydrophobinum**
Magnesium muriaticum	**Magnesium chloratum**
Melilotus	Melilotus officinalis
Mercurius corrosivus	Mercurius sublimatus corrosiv.
Murex	Murex purpureus
Mygale	**Aranea avicularis**
Myristica	Myristica sebifera
Naja	Naja tripudians
Natrium muriaticum	**Natrium chloratum**

Rufname	Handelsname
Niccolum	Niccolum metallicum
Nuphar	Nuphar luteum
Oenanthe	Oenanthe crocata
Onosmodium	Onosmodium virginicum
Origanum	Origanum vulgare
Paeonia	Paeonia officinalis
Passiflora	Passiflora incarnata
Phellandrium	Phellandrium aquaticum
Plantago	Plantago major
Platinum	Platinum metallicum
Platinum muriaticum	**Platinum chloratum**
Plumbum	Plumbum metallicum
Populus	Populus tremuloides
Prunus	Prunus spinosa
Ptelea	Ptelea trifoliata
Quercus	Quercus e glandibus
Raphanus	Raphanus sativus
Rhus tox	Rhus toxicodendron
Robinia	Robinia pseudacacia
Sabal	Sabal serrulatum
Sanguisorba	Sanguisorba officinalis
Sanicula	Sanicula aqua
Secale	Secale cornutum
Senecio	Senecio aureus
Solidago	Solidago virgaurea
Syzygium	Syzygium jambolanum
Tarantula hispanica	Tarantula
Tartarus emeticus	**Tartarus stibiatus**
Tellurium	Tellurium metallicum
Terebinthina	**Oleum terebinthinae**
Teucrium	**Marum verum**
Thallium	Thallium metallicum
Thea	Thea chinensis
Theridion	Theridion curassavicum
Trillium	Trillium pendulum
Tuberculinum (Koch)	Tuberculinum GT

Rufname	Handelsname
Urtica urens	Urtica
Ustilago	Ustilago maydis
Vaccinuum myrtillus	**Myrtillus**
Vanadium	Vanadium metallicum
Viburnum	Viburnum opulus
Vipera	Vipera berus
Wyethia	Wyethia helenoides
Xanthoxylum	Xanthoxylum fraxineum
Yucca	Yucca filamentosa
Zincum	Zincum metallicum

Literatur

Allen HC: Leitsymptome wichtiger Arzneimittel. Übers. und hrsg. von M. Freiherr von Ungern-Sternberg. Göttingen: Burgdorf Verlag; 1987.
Allen HC: Nosoden. 1. Aufl. Berg am See: Barthel & Barthel Verlag; 1987.
Allen HJ: Die chronischen Krankheiten. Die Miasmen. Übers. und hrsg. von Renée von Schlick. Aachen: R. v. Schlick Verlag; 1987.
Allen HJ: Homöopathische Therapie der Hautkrankheiten. 1. Aufl. Stuttgart: Karl F. Haug Verlag in MVS Medizinverlage; 1998.
Aubin M, Picard P: Homöopathie im Alltag. Landsberg am Lech: mvg-Verlag; 1986.
Bailey PM: Psychologische Homöopathie. 1. Aufl. München: Delphi bei Droemer Verlag; 1998.
Barbancey J: Pratique homéopathique en psycho-pathologie, 2 Bände. 2. Aufl. Paris: Similia Verlag; 1987.
Barthel H (Hrsg.): Synthetisches Repertorium, 3 Bände. 3. Aufl. Heidelberg: Karl F. Haug Verlag; 1987.
Blackie MG: The Patient, Not the Cure. 1. Aufl. London: McDonald and Jane's; 1976.
Blackie MG: Lebendige Homöopathie. 1. Aufl. München: Johannes Sonntag Verlag; 1990.
Boericke W: Homöopathische Mittel und ihre Wirkungen. Übers. v. M. Harms. 3. Aufl. Leer: Verlag Grundlagen und Praxis; 1986.
Boericke W: Handbuch der homöopathischen Materia medica. 3. Aufl. Stuttgart: Karl F. Haug Verlag in MVS Medizinverlage; 1996.
Bomhardt M: Symbolische Materia Medica. 3. Aufl. Berlin: Verlag Homöopathie + Symbol; 1999.
Bomhardt M: Symbolisches Repertorium. 3. Aufl. Berlin: Verlag Homöopathie + Symbol; 2000.
Borland DM: Kindertypen. 1. Aufl. Heidelberg: Arkana Verlag; 1986.
Borland DM: Kinderkonstitutionstypen in der Homöopathie. 4. Aufl. Stuttgart: Karl F. Haug Verlag in MVS Medizinverlage; 2000.

Candegabe EF: Vergleichende Arzneimittellehre. 1. Aufl. Göttingen: Burgdorf Verlag; 1990.
Charette G: Homöopathische Arzneimittellehre für die Praxis. 7. Aufl. Stuttgart: Hippokrates Verlag in MVS Medizinverlage; 1997.
Clarke JH: Taschenbuch homöopathischer Verordnungen. Verlag Volkskunde; 1981.
Coulter CR: Zur Psychosomatik ausgewählter Konstitutionstypen, Band 1. 5. Aufl. Stuttgart: Karl F. Haug Verlag in MVS Medizinverlage; 1998.
Coulter CR: Zur Psychosomatik ausgewählter Konstitutionstypen, Band 2. 3. Aufl. Stuttgart: Karl F. Haug Verlag in MVS Medizinverlage; 1998.
Coulter CR: Eine erweiterte Betrachtung der Materia medica. 1. Aufl. Stuttgart: Karl F. Haug Verlag in MVS Medizinverlage; 2002.
Creasy S: Anmerkungen zu den Nosoden. 1. Aufl. Homöopathie Seminare und Vertrieb. Seehausen: Verlag Peter Irl; 1998.
Cummings S, Ullman D: Das Hausbuch der Homöopathie. 2. Aufl. München: Heyne Verlag; 1989.

Dewey WA: Homöopathie in der täglichen Praxis. 1. Aufl. Berg am See: Barthel & Barthel Verlag; 1985.
Dewey WA: Homöopathische Grundlagen in Frage und Antwort. 6. Aufl. Heidelberg: Karl F. Haug Verlag; 1987.
Dewey WA: Katechismus der reinen Arzneiwirkungslehre. 2. Aufl. Leipzig: Dr. Willmar Schwabe Verlag; 1921.
Dorcsi M: Handbuch der Homöopathie. 1. Aufl. Wien: Orac Verlag; 1986.
Dorcsi M: Homöopathie (Gesamtwerk), 6 Bände. Heidelberg: Karl F. Haug Verlag; 1982.
Dorcsi M (Hrsg.): Documenta Homoeopathica, 9 Bände. Heidelberg: Karl F. Haug Verlag; 1979-1988.
Dorcsi M: Bewährte Indikationen in der Homöopathie. 1. Aufl. Karlsruhe: DHU.

Enders N: Homöopathische Hausapotheke. 8. Aufl. Stuttgart: Karl F. Haug Verlag in MVS Medizinverlage; 2004.
Enders N: Handbuch Homöopathie. 3. Aufl. Stuttgart: Karl F. Haug Verlag in MVS Medizinverlage; 2002.
Enders N: Homöopathie für Kinder. 1. Aufl. Stuttgart: Karl F. Haug Verlag in MVS Medizinverlage; 2002.
Enders N: Praktische Homöopathie in der Kinderheilkunde. 1. Aufl. Stuttgart: Karl F. Haug Verlag in MVS Medizinverlage; 2002.
Enders N: Homöopathie für unterwegs. 1. Aufl. Stuttgart: Karl F. Haug Verlag in MVS Medizinverlage; 2003.
Enders N: Homöopathie für Atemwegserkrankungen. 1. Aufl. Stuttgart: Karl F. Haug Verlag in MVS Medizinverlage; 2003.
Enders N: Bewährte Anwendung der homöopathischen Arznei, Band 2. 2. Aufl. Stuttgart: Karl F. Haug Verlag in MVS Medizinverlage; 2004.
Enders N: Gesund durchs Jahr mit Homöopathie. 1. Aufl. Stuttgart: Karl F. Haug Verlag in MVS Medizinverlage; 2004.
Enders N: Homöopathie für Atemwegserkrankungen. 1. Aufl. Stuttgart: Karl F. Haug Verlag in MVS Medizinverlage; 2003.
Enders N: Homöopathie – eine Einführung in Bildern. 1. Aufl. Stuttgart: Karl F. Haug Verlag in MVS Medizinverlage; 1996.

Farrington EA: Klinische Arzneimittellehre. 1. Aufl. Göttingen: Burgdorf Verlag; 1979.
Foerster G, Heé H: Vergleichende Arzneimittellehre. 1. Aufl. Stuttgart: Karl F. Haug Verlag; 2002
Fricke P, Smith T: Homöotherapie gynäkologischer Erkrankungen. 1. Aufl. Regensburg: Johannes Sonntag Verlag; 1984.
Furlenmeier M: Mysterien der Heilkunde. 1. Aufl. Stäfa/Schweiz: Gut & Co. Verlag; 1981.

Gaisbauer M: Homöotherapie psychiatrischer und psychosomatischer Erkrankungen. 1. Aufl. Regensburg: Johannes Sonntag Verlag; 1984.
Gaisbauer M: Homöotherapie neurologischer Erkrankungen. 1. Aufl. Regensburg: Johannes Sonntag Verlag; 1984.
Gallavardin J-P: Psychismus und Homöopathie. 1. Aufl. Heidelberg: Karl F. Haug Verlag; 1987.
Gawlik W: Homöopathie und konventionelle Therapie. 1. Aufl. Stuttgart: Hippokrates Verlag; 1988.
Gawlik W: Arzneimittelbild und Persönlichkeitsportrait. 1. Aufl. Stuttgart: Hippokrates Verlag; 1990.
Gutman W: Grundlage der Homöopathie und das Wesen der Arznei. 1. Aufl. Heidelberg: Karl F. Haug Verlag; 1979.

Hackl M: Als-ob-Symptome in der Homöopathie. 1. Aufl. Regensburg: Johannes Sonntag Verlag; 1986.
Hauptmann H: Homöopathie in der kinderärztlichen Praxis. 1. Aufl. Karl F. Haug Verlag; 1991.
Herscu P: Die homöopathische Behandlung der Kinder. 1. Aufl. Groß Wittensee: Kai Kröger Verlag; 1993.
Horvilleur A: Enzyklopädie der homöopathischen Therapie. 1. Aufl. Karl F. Haug Verlag; 1987.

Imhäuser H: Homöopathie in der Kinderheilkunde. 2. Aufl. Heidelberg: Karl F. Haug Verlag; 1970.

Jahr GHG: Homöopathische Therapie der Geisteskrankheiten. 1. Aufl. Berg am See: Barthel & Barthel Verlag; 1986.
Julian O-A: Materia medica der Nosoden. 3. Aufl. Heidelberg: Karl F. Haug Verlag; 1977.
Jus MS: Praktische Materia Medica. 1. Aufl. Zug/Schweiz: Homöosana Verlag; 2003.
Jus MS: Die Reise einer Krankheit. 1. Aufl. Zug/Schweiz: Homöosana Verlag; 1998.
Jus MS: Kindertypen. 1. Aufl. Zug/Schweiz: Homöosana Verlag; 1995.

Kent JT: Arzneimittelbilder. 3. Aufl. Heidelberg: Karl F. Haug Verlag; 1977.
Kent JT, Erbe W: Repertorium der homöopathischen Arzneimittellehre. 4. Aufl. Stuttgart: Hippokrates Verlag; 1986.

Lathoud J-A: Materia Medica. 2. Aufl. Schäftlarn: Barthel & Barthel Verlag; 1994.
Lewin L: Phantastica. 2. Aufl. Linden: Volksverlag; 1980.

Mateu i Ratera M: Erste Hilfe durch Homöopathie. 1. Aufl. Greifenberg: Hahnemann Institut; 1997.
Maury EA: Homöopathische Reiseapotheke. 1. Aufl. Stuttgart: TRIAS Verlag; 1988.
Maury EA: Homöopathie von A bis Z für die Familie. 1. Aufl. Stuttgart: Hippokrates Verlag; 1982.
Maury EA: Heilen Sie Ihre Kinder mit Homöopathie. 1. Aufl. Stuttgart: Paracelsus Verlag; 1980.
Meuris J: Homöopathie in der zahnärztlichen Praxis. 1. Aufl. Heidelberg: Karl F. Haug Verlag; 1983.
Mezger J: Gesichtete Homöopathische Arzneimittellehre, 2 Bände. 8. Aufl. Heidelberg: Karl F. Haug Verlag; 1988.
Morrison R: Handbuch der homöopathischen Leitsymptome und Bestätigungssymptome. 2. Aufl. Groß Wittensee: Kai Kröger Verlag; 1995.
Müller HV: Die Psychoanamnese. 1. Aufl. Heidelberg: Karl F. Haug Verlag; 1981.

Nash EB: Lokale Leitsymptome. Regensburg: Johannes Sonntag Verlag; 1983.
Nash EB: Leitsymptome in der Homöopathischen Therapie. 15. Aufl. Heidelberg: Karl F. Haug Verlag; 1988.

Panos M, Heimlich J: Homöopathische Hausapotheke. München: Heyne Verlag; 1986.
Pschyrembel W: Klinisches Wörterbuch. 256. Aufl. Berlin: de Gruyter Verlag; 1990.

Quilisch W: Die Homöopathische Praxis. 2. Aufl. Stuttgart: Hippokrates Verlag; 1982.
Quilisch W: Homöopathische Differentialtherapie. 2. Aufl. Heidelberg: Karl F. Haug Verlag; 1980.

Rätsch C: Enzyklopädie der psychoaktiven Pflanzen. 3. Aufl. Aarau/Schweiz: AT Verlag; 1998.
Rätsch C: Pflanzen der Liebe. 4. Aufl. Aarau/Schweiz; AT Verlag; 1998.
Rehm E: Bewährte homöopathische Rezepte. 1. Aufl. Bietigheim: Turm Verlag; 1974.
Rehman A: Handbuch der homöopathischen Arzneibeziehungen. 2. Aufl. Stuttgart: Karl F. Haug Verlag in MVS Medizinverlage; 2002.
Roberts HA: Repertorium der Empfindungssymptome. 1. Aufl. Murnau: Lage und Roy Verlag; 1998.
Roy R und C: Selbstheilung durch Homöopathie. München: Droemer Knauer Verlag; 1988.
Royal G: Abriss der homöopathischen Arzneimittellehre. Regensburg: Johannes Sonntag Verlag; 1970.

Sananès R: Homöopathie und die Sprache des Körpers. 1. Aufl. Stuttgart: Sonntag Verlag in MVS Medizinverlage; 1998.
Sankaran R: Das geistige Prinzip der Homöopathie. 3. Aufl. Mumbai: Homoeopathic Medical Publishers; 2000.
Sankaran R: Die Substanz der Homöopathie. 2. Aufl. Mumbai: Homoeopathic Medical Publishers; 1999.
Sankaran R: Einblicke ins Pflanzenreich, 2 Bände. 1. Aufl. Mumbai: Homoeopathic Medical Publishers; 2003.
Schlüren E: Homöopathie in der Frauenheilkunde. 1. Aufl. Heidelberg: Karl F. Haug Verlag; 1977.
Scholten J: Homöopathie und die Elemente. 1. Aufl. Utrecht: Selbstverlag; 1997.
Scholten J: Homöopathie und Minerale. 1. Aufl. Utrecht: Selbstverlag; 1997.
Schroyens F (Hrsg.): Synthesis, Repertorium homoeopathicum syntheticum. 1. Aufl. Greifenberg: Hahnemann Institut; 1998.
Schroyens F (Hrsg.): 1001 kleine Arzneimittel. 1. Aufl. Greifenberg: Hahnemann Institut; 1995.
Schultes R, Hofmann A: Pflanzen der Götter. 2. Aufl. Bern, Stuttgart: Hallwag Verlag; 1987.
Shore J: Kinder in der homöopathischen Praxis. 1. Aufl. Groß Wittensee: Kai Kröger Verlag; 1994.

Stauffer K: Homöopathisches Taschenbuch. Radeburg bei Dresden: Verlag Dr. Madaus & Co.; 1926.

Stauffer K: Klinische Homöopathische Arzneimittellehre. 8. Aufl. Regensburg: Johannes Sonntag Verlag; 1981.

Stübler M: Homöopathische Arzneien. 1. Aufl. Stuttgart: TRIAS Verlag; 1989.

Stübler M, Krug E (Hrsg.): Leesers Lehrbuch der Homöopathie, 6 Bände. Heidelberg: Karl F. Haug Verlag; 1983-1987.

Tyler ML: Arzneimittelbilder. 1. Aufl. Göttingen: Burgdorf Verlag; 1987.

Tyler ML: Wichtige Krankheitszustände und ihre homöopathische Behandlung. 1. Aufl. Bielefeld: Silvia Stefanovic Verlag; 1991.

Vermeulen F: Kindertypen in der Homöopathie. Regensburg: Johannes Sonntag Verlag; 1988.

Voegeli A: Leit- und wahlanzeigende Symptome der Homöopathie. 3. Aufl. Heidelberg: Karl F. Haug Verlag; 1990.

Voegeli A: Die rheumatischen Erkrankungen. 2. Aufl. Heidelberg: Karl F. Haug Verlag; 1990.

Voegeli A: Die Kreislauferkrankungen. 2. Aufl. Heidelberg: Karl F. Haug Verlag; 1990.

Voisin H: Materia medica des homöopathischen Praktikers. 1. Aufl. Heidelberg: Karl F. Haug Verlag; 1969.

Whitmont EC: Psyche und Substanz, Essays zur Homöopathie im Lichte der Psychologie C.G. Jungs. 1. Aufl. Göttingen: Burgdorf Verlag; 1987.

Whitmont EC: Konflikt – Krankheit, Homöopathische Kursbücher, Band I. 1. Aufl. Göttingen: Burgdorf Verlag; 1989.

Wienrich H: Homöopathie in der Zahnheilkunde. 1. Aufl. Regensburg: Johannes Sonntag Verlag; 1982.

Wright-Hubbard E: Das Studium der klassischen Homöopathie. 1. Aufl. Heidelberg: Karl F. Haug Verlag; 1990.

Wright-Hubbard E: Kurzlehrgang der Homöopathie. 1. Aufl. Berg am See: Barthel & Barthel Verlag; 1983.

Yingling WA: Handbuch der Geburtshilfe. 1. Aufl. Berg am See: Barthel & Barthel Verlag; 1985.

Zaren A: Materia medica, 2 Bände. 1. Aufl. Göppingen: Burgdorf Verlag; 1994.

Die ideale Ergänzung

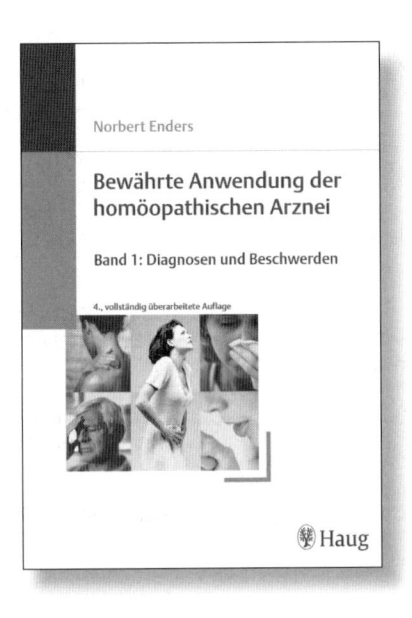

N. Enders

Bewährte Anwendung der homöopathischen Arznei

Band 1: Diagnosen und Beschwerden

4., überarbeitete Auflage 2004
612 S., geb.
€ [D] 59,95
ISBN 3-8304-7111-4

Die Bewährte Anwendung der homöopathischen Arznei ist ein praktisches Handbuch der Homöopathie in zwei Bänden. Der erste Band beschreibt – geordnet nach klinischen Indikationen wie Ohrensausen, Nasenbluten, Kopfschmerzen usw. – knapp und präzise das Spezifische der zugehörigen homöopathischen Arzneien. Die in der Neuauflage noch weiter optimierte Struktur gibt eine schnelle, zeitsparende Orientierungshilfe. Der klinische Aufbau vermittelt einen unmittelbaren Zugang zum passenden Mittel, wovon auch der Fortgeschrittene profitiert.

MVS Medizinverlage Stuttgart GmbH & Co. KG
Postfach 30 05 04 · 70445 Stuttgart
Telefon 07 11 / 89 31-906
Fax 07 11 / 89 31-901
www.haug-verlag.de

Haug

Die sanfte Alternative für die kleinen Patienten

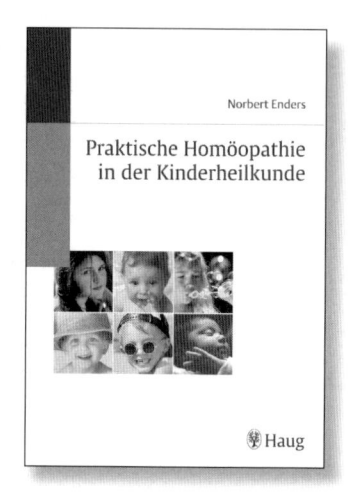

" Rundum zu empfehlen."
[Naturheilpraxis 6/2004]

N. Enders
Praktische Homöopathie in der Kinderheilkunde
2002, 449 S., geb.
€ [D] 54,95
ISBN 3-8304-7142-4

Mit
→ Notfall-Erkrankungen
→ Beschreibung allgemeiner Erkrankungen und Zustände, wie z. B. Infektionen
→ Impfproblematik
→ Einzelne medizinische Fachgebiete, wie Hals-Nasen-Ohrenheilkunde oder Hauterkrankungen

Übersichtliche Strukturierung nach klinischen Indikationen. Einer knappen und präzisen Darstellung der einzelnen Krankheitsbilder folgt eine Beschreibung der in Frage kommenden Arzneien mit ihren für die Arzneiwahl entscheidenden Symptomen. Besonders hilfreich ist die Angabe der Dosierung und Potenzhöhe.

MVS Medizinverlage Stuttgart GmbH & Co. KG
Postfach 30 05 04 · 70445 Stuttgart
Telefon 07 11 / 89 31-906
Fax 07 11 / 89 31-901
www.haug-verlag.de

Haug

Preisänderungen und Irrtum vorbehalten.